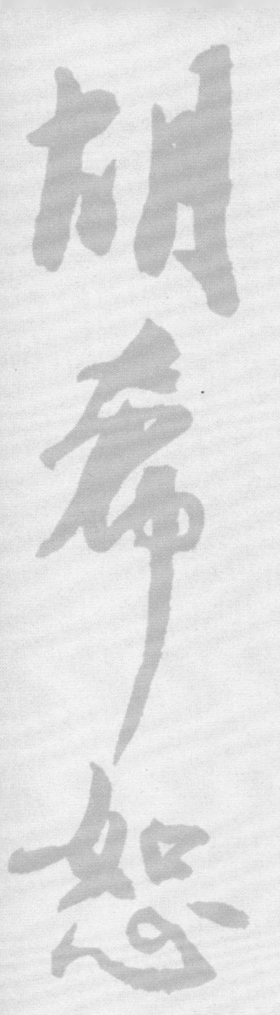

胡希恕晚年讲课录音“完全现场”

中日方录音互弥合璧“增补版本”

胡希恕伤寒论讲座

胡希恕　讲述

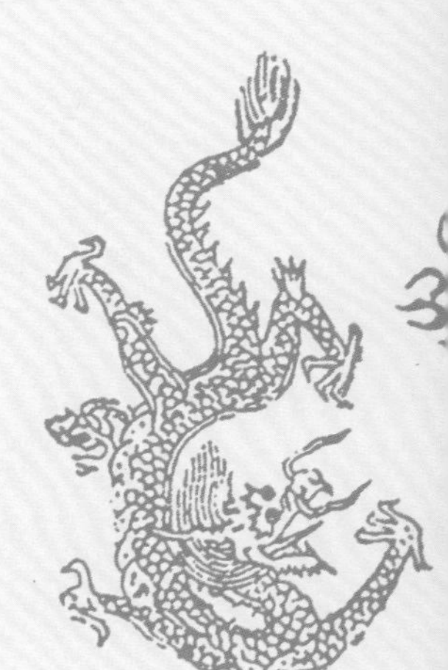

學苑出版社

图书在版编目(CIP)数据

胡希恕伤寒论讲座／胡希恕讲述．— 北京：学苑出版社，2008.7(2025.2 重印)
(中医临床家代表作系列丛书)
ISBN 978-7-5077-3104-0

Ⅰ.胡…　Ⅱ.胡…　Ⅲ.伤寒论-研究　Ⅳ.R222.29

中国版本图书馆 CIP 数据核字（2008）第 106683 号

责任编辑：付国英
出版发行：学苑出版社
社　　址：北京市丰台区南方庄 2 号院 1 号楼
邮政编码：100079
网　　址：www.book001.com
电子邮箱：xueyuanpress@163.com
联系电话：010-67601101(营销部)　010-67603091(总编室)
印 刷 厂：廊坊市都印印刷有限公司
开本尺寸：890 mm × 1240 mm　1/32
印　　张：21.125
字　　数：494 千字
版　　次：2008 年 7 月第 1 版
2010 年 3 月第 1 次修订
2011 年 6 月第 2 次修订
2016 年 1 月第 3 次修订
印　　次：2025 年 2 月第 36 次印刷
定　　价：78.00 元

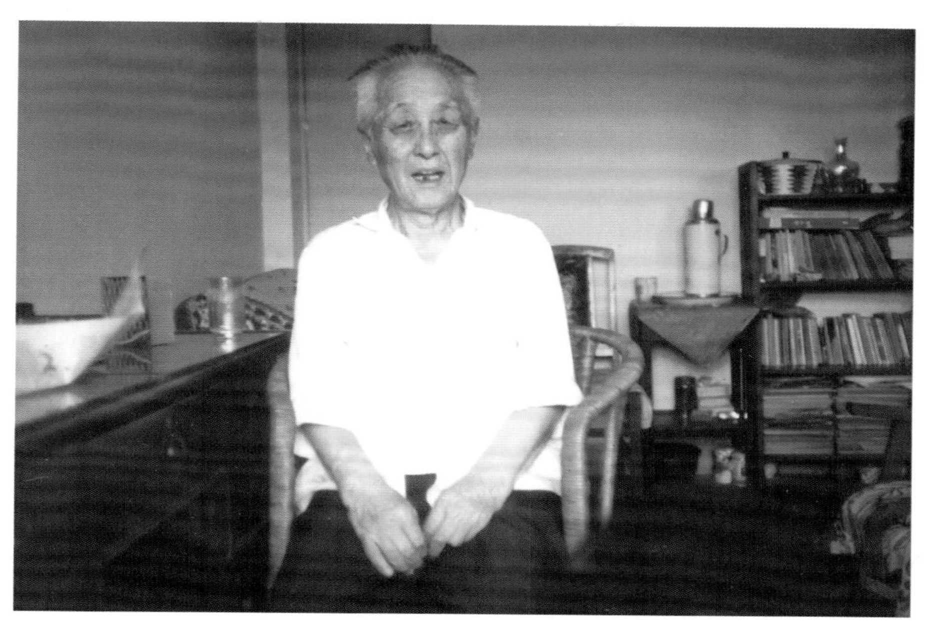

胡希恕先生

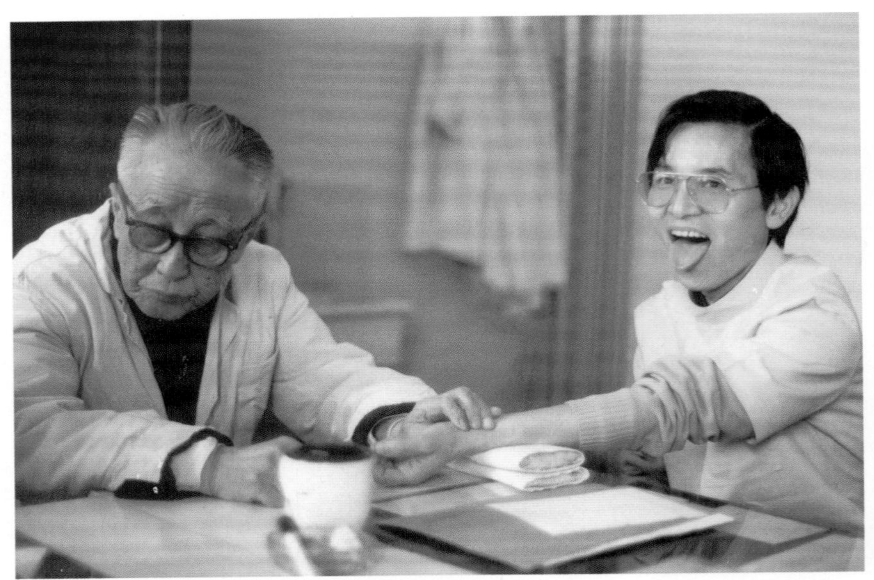

胡希恕先生带教日本学生

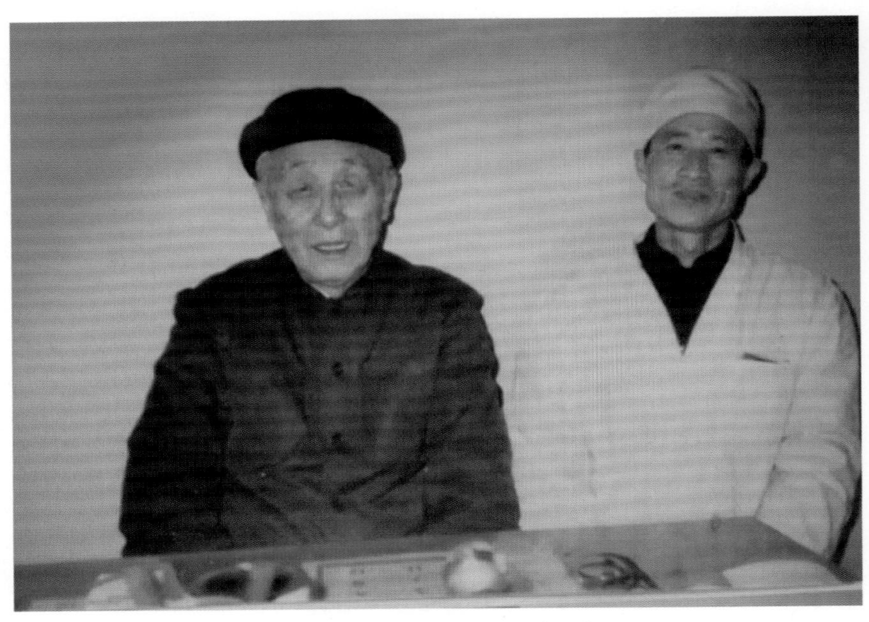

胡希恕先生与弟子冯世纶在一起

前　言

早在2008年，我们就整理编辑了《胡希恕伤寒论讲座》、《胡希恕金匮要略讲座》，由学苑出版社出版。这两本书是百分之百胡希恕晚年讲课的“完全现场”，由当时跟诊学习的冯世纶亲自用录音机录下胡希恕讲课全程。这两本书出版之后，成为广受全国经方同仁与中医界同仁欢迎的精品著作。

胡希恕作为中国现代杰出的经方家、中医临床家、师承教育家，率先提出了《伤寒论》的六经来自八纲，明确了经方治病是根据症状反应，先辨六经，继辨方证，求得方证对应治愈疾病，经方医学是不同于《内经》的医学理论体系。

胡希恕先生对《黄帝内经》、《神农本草经》、《伤寒杂病论》、《温病条辨》乃至“五运六气”皆有研究，尤其致力精研仲景学说，对《伤寒论》与《金匮要略》造诣极深。

胡希恕先生对于各类辨证体系皆有涉猎，熟悉脏腑经络辨证、八纲气血辨证、方证药证辨证、六经辨证、卫气营血辨证、三焦辨证，临床尤其精研以“八纲气血”为核心的“六经—八纲—方证”辨证论治体系。

《胡希恕伤寒论讲座》、《胡希恕金匮要略讲座》两书，即以“六经—八纲—方证”辨证论治体系来逐条解释《伤寒论》、《金匮要略》。

遗憾的是，限于当年的录音条件，在更换录音磁带的时候，会造成多处间隙无法录音而“录音缺失”的情况。经过冯世纶教授多方奔走，终于与当时同在胡希恕讲课现场进行录音的日本弟子联络上了，胡希恕日本弟子提供了当年“同一录音内容”的另一个录音版本。实际上，日本弟子的录音并不完整，因为他们听课中途即返回日本（而且因录音带损坏严重，音质较中国录音相差很多），但毕竟能够增补很多中国版本的“录音空隙”。

本次整理的《胡希恕伤寒论讲座》（中日录音增补版）、《胡希恕金匮要略讲座》（中日录音增补版），在此前出版的《胡希恕伤寒论讲座》、《胡希恕金匮要略讲座》基础上，由胡希恕名家研究室、冯世纶名医传承工作站组织骨干成员，根据日本弟子录音逐条增补，补充进日本录音的新内容。虽然所增补内容在数量上并不是很多，但是，毕竟已经尽了最大的努力，也就不留遗憾了。

在逐字逐句审听日本录音的工作中，我们也为日本弟子的严谨作风所震撼：比如，在日本版录音《胡希恕金匮要略讲座》里，有大段损坏的录音，应该是磁带受损而基本没有声音，只能听到杂音、忙音，但日本弟子仍一丝不苟将其留存在编辑后的文件。我们只能听到滋滋啦啦的磁带运转的声音。这种严谨的态度让我们深感震动。当然，这部分在日本录音缺失的内容，中国冯世纶教授的录音能够完全还原、弥补。

中日录音终成合璧完整版本！

经方无国界，中日韩乃至更多国家的经方人，在仲景学说的旗帜下，会把经方临床和研究推向一个历史的新高度。

胡希恕名家研究室

冯世纶名医传承工作站

2015年8月20日

目　录

胡希恕伤寒论讲座

引　言

历来对伤寒论的看法，有的就说这个书是圣贤留下的，张仲景也算医圣了嘛，这是一种看法，就是所谓的古典经文；那么，又有一种看法，说这个书叫《伤寒论》，那么主要就是论治伤寒了，不能治杂病。像李东垣说《伤寒论》是不能治内伤的，说张仲景长于治外感，不长于治内伤；还有的说《伤寒论》所载的方剂都是古方，古方不能治今病，上次咱们那儿还有人提这个问题。这种说法统统是错的。我们解答这个问题，就得对这个书是怎么来的（进行分析），我们才能有一个正确的看待方法，那么这就不能不谈中医的发展问题了。

中医的发生、发展是比较久远的。这个书在张仲景那个时候，距现在快两千年了，一千六七百年过去了。这个书有这么完整的体系，可见中医的发展还早得多。由于那么早，所以中医辨证施治这套东西不是在某一个基础理论上演绎出来的，它绝不像今天西医那样。为什么呢？因为当时的时代，大概都可以想象出来，限于科学水平，而且又没有什么好的器具，想要对病变的本质有个明确的认识是不可能的。那么只能在人身的反应上，就是咱们现在说的证候，在这上面想办法治病，中医的开始是这么来的。你们想一想是很不容易的。时间的经过是相当的长久，经过多少个人体，很长一段时间，逐渐地观察，逐渐地实践，他（古人）也在疾病上看出了一些规律，这个规律就是“一般的规律”。

那么什么是“一般的规律”呢？咱们这个书就要讲了，六

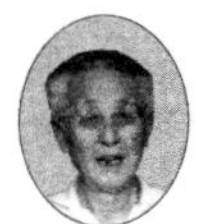

经就是啊，它是六个类型；（还有）八纲，这都是一般的规律，就是疾病基本是不同的，它都有一般的反应。那么古人经过很长的时间，他得出很多的结论，首先得出的是疾病发展的一般规律的结论，那么在这种一般的规律上他想治病的方法。当然那个时候也是试验，先从单方来逐渐地试验来试验去，做出了一种很可靠的结论。

在以前记载这些结论的书，较早的就是《汤液经》。《汤液经》这个书出得尽管晚，但是发展却是最早的。这本书叫《伊尹汤液经》，说这个书是伊尹作的。伊尹是商代宰相，这个也是不可能的。以前旧社会封建时代，作书的人也不知道中医是谁搞出来的，但那时候结论是很清楚了，只能说是圣人。就像《本草》弄到神农身上了。咱们讲《内经》，说是岐伯和黄帝，都不外乎是皇上宰相这一帮人。他们是天，生而知之嘛！这是错误的，这就是歪曲历史。实质作书人也不是反动，可是他的确也不知道。不是一个人啊。所以中医的发展，不是一个时代，更不要说某一个人（的成就）。无论是伊尹，或者张仲景，都不可能一个人完成这么个东西。它（中医）是从经验来的，所以中医学简单地说就是经验医学，就是从疾病斗争中搞出来的一套东西。

张仲景这个书是从《汤液》上来的。这在《甲乙经》中就有，他（《甲乙经》作者皇甫谧）说："仲景论广《汤液》，为数十卷，用之多验。"同时在这个书（《伤寒论》），我们现在这个本子，全把王叔和那套东西给拿掉了。他（王叔和）这本书有《伤寒例》，《伤寒例》是由王叔和作的。王叔和搜集仲景的旧论搞了这个书（《伤寒杂病论》）。那么他（王叔和）也说是"仲景旧论，脉证声色，真方，有神效者"，他（王叔和）就是基于这些东西"以防世急也"，这个书就有的。那么仲景他也不是杜撰的，他是根据《汤液经》，说他论广，当然他有所发挥，这是肯定的。那么我们想象《汤液经》这个书，它就好像《本经》这类的，比如说桂枝汤，桂枝汤底下就有了，说太阳病什么情形之下来用它，是这么一种东西。（《汤液经》）总是以方剂为主的，一听这个名呀，叫《汤液经》。那么张仲景呢，他就不是用这个办法了，他是把方剂搁到一个病上，像《金匮要略》"水气病"、"痰饮"啊，这种病里头需要哪个方剂，他就把这个方剂拿来。可是方剂的这种应用，是依本《汤液》，（《伤寒杂病论》与《汤液经》编排）方法不一样。那么《伤寒论》也是，它是治伤寒。我们中医说的"伤寒"，不局限于肠外寒，它是广义的，凡是热病之属都叫伤寒，我们一会儿讲你们就知道了。他是拿出这么一种病，而用《汤液经》各个方剂，征引很多。

那么中医它是通过实践来的，一切的方法规律，一律像王叔和所说的是"真方，有神验者"。这些东西都是通过实践得出的结论，它是客观存在的一种事实。古时候是这样的，现在还这样，它客观存在，是自然界的一种规律，是不变的。我们讲这个干什么呢？现在学这个（《伤寒杂病论》）还可以用吗？不像他们说的"古方不能治今病"。它是注重只要合乎这种事实，你用它就有效，它是客观存在的东西，所以中医辨证的主要精神也在这儿，它的根据是一般的规律，你想想根据一般规律找出治病的方法，它就是治一切疾病的方法，它不是专对某一个疾病。因此我们对《伤寒论》总要有这么一个认识，这个认识一点都不诡辩。咱们根据发展的时代，尤其是我们这些年的应用，我个人这几十年，我所用的方剂大概都是根据古方，并没有"适于古病而不适于今病，只能治伤寒不能治杂病"，这些说法我们根据实践都可以把它反驳了，不是！的确是有效果，而

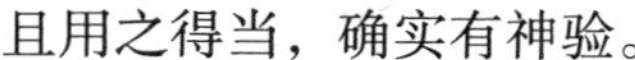
且用之得当，确实有神验。

那么我们对于《伤寒论》，应该有这么一种认识，就是“仲景论广汤液”是比较可靠的，所以（《伤寒论》）前头这个序言：“撰用《素问》、《九卷》……”等等的，与皇甫谧这个说法（“仲景论广汤液”）根本是矛盾的。那么根据我们看呢，当然（《伤寒杂病论》）与《内经》毫无关系。

太阳病篇

辨太阳病脉证并治上

1　太阳之为病，脉浮，头项强痛而恶寒。

今天我们开始研究太阳病，头一段说：“太阳之为病，脉浮，头项强痛而恶寒”。这一段，后世说是叫提纲。什么叫提纲？“提纲”两个字提的对，就是太阳病的纲领。我们更具体地来说，对于太阳病它是一个概括的特征，凡是太阳病它必须有这个特征。那么也就是说太阳病不是一个个别的病，像咱们说的现在的病名，比如肝炎呐、肺炎呐，都是个别的病，都是专有一定的致病因素，一定病变所在的地方，这种现在西医的病名，一个病有一个病的病名。这个虽然叫太阳病，但它不是单独对某一个病说的。

太阳病，凡是脉浮、头项强痛而恶寒，有这一系列的症候反应，它就叫太阳病。太阳病就是一般的证，无论什么病，比如我们平常见的感冒、流感、伤寒、瘟疹等等，它们一开始发作都有这种情形，这是我们临床常见的东西了。脉浮、头项强痛而恶寒，那么具备这种特征就叫太阳病，你就根据治疗太阳病的方法来治疗，那是不会错的，太阳病头一节说的就是这个。

那么根据这些症候，我们再来更深入地认识认识太阳病。

“脉浮”说明什么问题呢？脉浮就是脉出来了，往外出来了。怎么出来的呢？就是血管里头充血了，就是血液多了，所以它脉浮。血液多了就是血里头水分多了，不是说一得病血倒

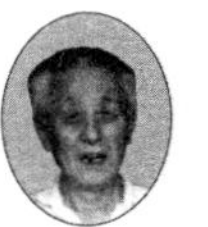

多了，哪有那事啊，是水分多了。脉浮啊，就是我们身上外面这些靠近表的浅在的动脉，有高度充血的情况，脉才出来了。

尤其头项这个部位充血更加厉害、加剧，所以在上边特别疼，而且强（qiáng）。这个强啊，就是凝滞性的发强直的样子，在书的注里给改作僵（jiāng），这也通。这个强啊，现在河南人说身上哪个地方发板（bǎn），他就说这块儿“强”（qiáng）。张仲景是河南南阳人，我曾到河南南阳给人看过病，可见这个强是河南的语言，还是对的。由于充血是上半身厉害，越往上越厉害，我们一般都得过感冒，一得感冒脑袋的血管就都蹦起来了，越往上越厉害。那么这说明什么呢？充血啊，靠着外面浅在动脉都充血，而上体部尤其厉害。

“而恶寒”，这个恶寒就是体表热。我们平时（体表）的温度，它与外面的空气接触（温度）有一定的差距，人就习惯了，（现在体表温度）忽然高起来了，与外面差距骤然加大了，就感觉外面的空气来袭，这是肯定的，它加大了与外边（温度）的差距了就恶寒。

那么根据症候的分析，我们还要想一想，这是怎么一个情况呢？人想要出汗，在出汗以前，血管要扩张，大量的体液都往外来，这个时候，脉就浮了。而且人要想出汗，都在上体部，上体部面儿大嘛。那么这种情形，就把体液大量输送到上体部来了，所以脉也浮了，尤其上边更厉害，头项强痛。那么液体随着热一起来吧，西医也是这么说法，所传导的热跟液体都往外来，外面的体温就增加、升高，就感觉外面怕冷了。

我们根据这些症状，就可以看出一些问题来。这是在出汗前驱的症候，要出汗而没能出汗，它就“脉浮，头项强痛而怕冷（恶寒）”。我也参考西医书了，也的确这样。太阳病是怎么样一个病呢，根据这些症候我们就可以得出这么个结论：它是要出汗而达不到出汗，这么一种病理现象。这个（结论）中医有个传统的看法，这看法还是对的，中医说正邪交争。所以说如果我们有了病，机体对疾病是要斗争的，它不等着，所以“正邪交争”这是中医顶要紧的一句话。

那么太阳病为什么要出汗呢？这就是机体打算通过出汗而解除疾病。就是这么一个道理，这个（道理）我们讲桂枝汤的时候再讲，在《内经》上也有（相关论述）。可见表证，就是太阳病，是正与邪斗争。在哪呢？在表。机体利用发汗的机能，打算把疾病排除于体外。假如要是排出去，那（病）就好了。可是人这种自然的良能是有限度的，往往达不到，达不到就会出现太阳病这种情况，要出汗不能出汗，满上半身充血，所以就有这个“脉浮，头项强痛而恶寒”了。这我们可以拿一般的事物（做类比）就能看出来，人的身体对刺激非常敏感，就拿夏天来说，夏天的脉都洪，洪是什么呢？也就是有浮的现象，也想出汗嘛，跟这是一样的。夏天要出汗，干什么呢？热得厉害，身上不出汗，你受不了。那么，冬天人就不怎么出汗。咱们平时有一种俗语，“冷尿热屁穷撒谎”，说是夏天多汗，一到冬天小便就多，人穷了就可能撒谎。热，则水分在外边多了，里头就有空气，所以他容易放屁，这是咱们平常人都能观察出来的。可见人的身体有所刺激，它就要适应它，就要与它斗争。那么，有了疾病这种刺激是相当剧烈啊，假如人身体没有这种卫外的机能的话，人就活不了的，怎么样的卫生也不行。空气中的病菌有的是，人遇到这种外在或内在的刺激，都起来斗争，所以古人在长久的经验中说“正邪交争”，在《内经》中讲得很好了，这一节先讲到这。

2　太阳病，发热，汗出，恶风，脉缓者，名为中风。

太阳病，就是指第一条的“脉浮，头项强痛而恶寒”这样

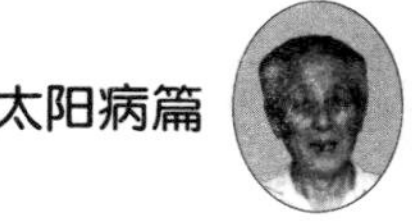

的太阳病证。那么假如它又发热汗出，这个汗出不是大汗出，得感冒也有这个（现象），身上潮乎乎的出汗并不太多，而且那个汗啊，觉着有臭（xiù）味。发热，不但恶寒而且还恶风，恶风比恶寒厉害。“脉缓”，缓脉和紧脉是相对应的，紧脉就像烟卷一样，裹得很紧，拿手一摁，很清楚。你要是倒出去一半，烟卷就是缓了，你按着也就软了，就不是那么硬了，这叫缓。为什么脉缓呢？就是因为出汗了，汗出来了，水分丧失了一部分，所以这个脉一按就缓了。那么后面要讲的伤寒，就一点汗都不出，脉特别紧。

这一段它说太阳病里头有这么一种太阳证：发热，汗出，不但恶寒还脉缓，这类的太阳病就叫做中风。这个“风”在古人的意思就是风邪了，就是中的风邪，这是错的。它是因为怕风，所以古人给它起名叫中风，其实就是个类型的问题。我们前面讲的太阳病要出汗达不到出汗，才有太阳病这种情况，这会儿见汗了，应该好了，但没好，这就是出汗的机能的关系了，这个汗达不到驱除疾病质和量的程度，虽然出汗但不能驱除疾病，（这就是中风，）而下面的伤寒干脆就达不到出汗的目的，分这么两种情形（中风与伤寒）。

那么古人说中风，就是把现象当本质了，这是古人的一个错误。古人嘛，仲景的时候，两千多年前，限于当时的科学水平，没法说别的（只能这么说）。现在咱们不能这么说了，现在把中风当一个证名看就对了，并不是真有风邪在这里。可因为（中风）这个名字的关系，对于解释（清楚什么是中风）就成问题了，我们过后再谈，现在先不说这个。

中风，这个“中”字还是有用意的，这个“中”就是拿箭射东西谓之中，“中者中于内”，这就说明出点汗但邪留到里面去了，出汗表就虚呀，可是表虚肌肉不虚，邪就深入到肌

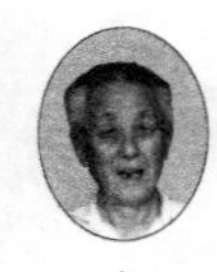

肉这个部位，所以古人叫中风。中风者，言其邪深也。这个邪就是病邪，所占表的部位较伤寒要深，所以搁个“中”字，这个“中”字还是很有意义的。但“风邪”的说法，现在不要信了，不要说恶风就是风邪，恶风是因为出汗，身上有热则一有汗非恶风不可。洗澡大家都常经历，从热水里出来，出一身汗，那就怕风，你非披上点衣服不可。（中风的时候）身上热又有汗，那就要恶风，不但恶寒还恶风，所以恶风比恶寒厉害。由于恶风，古人说是风邪，这风邪（这种说法）是不对的。

但是这种证（中风）不妨碍我们治疗，例如太阳病“脉浮，头项强痛而恶寒”这类病，它有脉缓、发热、汗出，这一类的太阳病就叫中风证，（中风）这个病邪比较深，不在皮肤这一层，而在肌肉那一层。古人有句话：“邪之所凑，其气必虚。”由于外表出汗了，皮肤疏松，所以邪乘着这个虚，它就往里面去，到哪呢？表还没整个罢，它进不到里面去，就在肌肉这里，所以后面我们要讲了，桂枝本为解肌，不叫发表了，这是第二条。

3　太阳病，或已发热，或未发热，必恶寒，体痛，呕逆，脉阴阳俱紧者，名为伤寒。

太阳病是表阳证，是迟早要发热的。不过开始得的时候，或者已经发热，或者还未发热，有的人一有病就出现头疼等症状，看病的时候还没发热呢，可他转头（编者按：形容时间快）就要发热。

无论已发热还是未发热，必恶寒呐，一定是怕冷的，所以恶寒是表证的一个特征，他一定怕冷，而且不汗出的（类型）怕冷特别厉害。在临床上也是，麻黄汤证的怕冷比桂枝汤证的

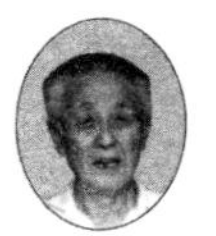

怕冷要重得多，尤其是大青龙汤证，冷得更厉害。

“体痛，呕逆”，由于一点也不出汗，人的气体不得旁达，不得旁出，像桂枝汤证它不是不往上撞，它也撞，但轻，所以桂枝汤也有干呕啊。而麻黄汤证一点汗也不出，气体一点也不往旁走，它都往上撞，所以它呕逆。桂枝汤证身体不是不疼，也疼，但疼得轻，血管缓了嘛。而伤寒是无汗，充血固然上面重，身上哪儿充血都比中风重得多，所以身体都疼，不光头项。这就是有汗、无汗的关系，有汗脉缓，无汗脉紧。阴阳俱紧就是上下脉全紧。就像我刚才讲的脉紧、脉缓，脉紧，你拿手一按脉，界限非常的分明，这类太阳病就叫伤寒，伤寒是个证，就是太阳伤寒。

那么古人取这个名词（伤寒）跟中风一样，也是由于这一类的太阳病必恶寒，恶寒比中风明显、显著，所以就叫伤寒，伤于寒嘛。这也不对啊。这也是拿现象当本质，古人那时候限于水平，没法分清致病的本质。所以，我们研究中医，第一要搞清规律、方法，这是客观事实啊。至于这种客观事实怎样来理解它，古人有时候拿现象当本质，那是错误的。但是这种形象，也就是客观事实，是永远存在的。现在也是啊，在临床上我们常遇到这两种感冒，一个是有汗的，一个是没汗的。那么古人管有汗的叫做中风，没汗的叫伤寒这是因为古人限于当时的科学水平，可我们现在就不应该这么认识了，还要说什么风伤哪了、寒伤哪里（这都是不对的），这明明白白的，现在都是常识了，不是什么科学专门的事了，还要那么讲（风伤哪、寒伤哪）就是错了。可是这个“伤”和这个“中”是让你要分析的。所以仲景的文字都这样，他起个名字，你看“中风”与“伤寒”，这是很有味道的。“中”，邪深。“伤”者，伤于外（邪浅）。咱们磕伤、碰伤，都是伤于表皮，这个（伤寒）是皮

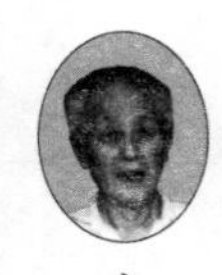

表不开，汗不得出，所以一想法汗出（病）就好了，人体的病邪浅，这叫做伤寒。

这三段，头一条讲的是太阳病的提纲，也就是概括的特征。那么太阳病再细分，有两种，一种太阳中风，一种太阳伤寒。主要的差别，一个是汗出，一个是无汗。由于汗出和无汗，症候就不同了。

4　伤寒一日，太阳受之，脉若静者，为不传；颇欲吐，若躁烦，脉数急者，为传也。

伤寒病，一开始的时候全发生太阳病，所以说太阳受之，不过这种话是有语病的，什么语病？还是说是开始得病时太阳经受邪，有这个（经络的）味道，我们现在不要这么看了。不光是伤寒病，就是感冒也是如此，一开始得都是太阳病，尤其第一天。如果脉平静，平静是怎么样儿呢？就是不特别大，不特别快，这都说明病轻，一般轻病是这个样子，这样子则病是不会传的。什么叫做“传”呢？仲景的书讲表里相传，开始病在外，它往里头传，传入半表半里，（再）传入里。

当大夫应知道病轻病重，虽然开始在太阳病，一看脉象比较平静，那么这个病不要紧，吃点什么样的发汗药就会好了。吃点感冒冲剂、桑菊饮片，甚至喝点姜汤也能好的。

假设说“颇欲吐，若躁烦”，“颇欲吐”就是内传少阳的情况，少阳病尤其是柴胡证，心烦喜呕。“颇欲吐”这个“颇”字很有意思，不是说这个人得了感冒，稍稍有点恶心，就要传了的意思，“颇”就是很的意思，心里闹得慌，要吐。

“若躁烦”，这个躁烦，阳明病，热在里头，人就发烦躁，烦躁得厉害。搁个“躁”字，不安，躁者乱也，人一点也不安静，起来又躺下，而且发烦，烦是个热象，发烦热，这有内传

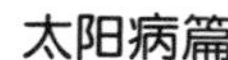
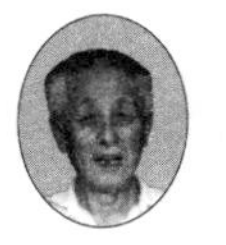

阳明的症候，而脉又是数急，数就是快，急更快，就是快得厉害，这说明这个病与上面的病相差太多了，这个病必传，来势挺凶。

所以我们遇到这种病，大夫必须在这个病的一开始就应该知道它的轻重，传与不传。这个要“传”即便你就是治的对，治的正确，依法来治的，（病）也不（一定）马上就好的。当然，对这个病要重视了。这个病也正在急剧变化之中的，临床上千万要注意。假如有脉数急什么的，说明这个病是往前进展的，它没停止。这你得要注意了，尤其是留到病房里的大夫，你要勤看一看，这肯定是要必传的。

5　伤寒二三日，阳明、少阳证不见者，为不传也。

上面说的是开始，一日。这里说，过了两天三天的时间。那么如果这个病传，一定是有征兆的，传哪去呀？它由表往里传，或者传阳明，或者传少阳，而阳明少阳证一点都不见，肯定它不传。

那么这两段我们看的虽然是太阳表证，但你对这个病的轻重缓急、传与不传，当大夫的也要心里有数。怎么来观察呢？那么不外乎在脉证。开始两三天不传，那它肯定是不会传。这个我们在临床上常看到的，两三天这个病就传少阳的多，人也无力了，发烧不退，脉浮细这类情况。你看他胸胁满闷，呕逆啊，柴胡证就来了，这个病较为重。那么两三天还不传，肯定这个病还是不要紧的，就是一般的伤风感冒了。

6.1　太阳病，发热而渴，不恶寒者，为温病。

这个病形似太阳病，也头项强痛，脉浮，很像太阳病，但主要的是它渴。这个渴是内热的一种表现，像阳明病白虎汤证就渴呀，它里头有热。里热的这种病啊，它不恶寒，这是什么道理呢？它也身热，身上不是不热，根据我们刚才讲的：太阳病，身上热，加大外边（温度）差距，它要恶寒的。

这个为什么“不恶寒”？里热刺激很强烈，人身上的条件反射，是巴甫洛夫说的，我认为解释得很好。这种刺激过于兴奋，则另外一种刺激就被抑制。巴甫洛夫很有意思，他用狗试验，用很热的电线烫狗，狗当然叫唤了，甚至咬他，那时候喂它什么它也不吃，可是每要烫它就给它好吃的。过的日子多了，狗一见到拿电线烫，它就淌哈喇子，它就老老实实的。后来（狗的皮肤）都给烫破了，它也不动弹，还（欢快地）打滚。为什么呢？（狗知道好吃的来了）它这个食欲过于亢奋了，把烫得这种疼的刺激反倒抑制了。这（太阳病，发热而渴，不恶寒者，为温病）也是的，里热刺激得相当厉害，尤其对于大脑。要不阳明病的人说胡话，谵语烦乱呢！所以（虽有）恶寒（但感觉）它倒不恶寒了，它是光恶热了，就是恶热的这种刺激过于亢奋，而恶寒的刺激就被抑制了，所以就不恶寒了。

温病就是这样，“发热而渴，不恶寒者为温病”，里热，这说得很清楚了。你看这个地方还这样子：与上面的“中风”、“伤寒”的文法不一样，那个“名伤寒”、“名中风”，这个是“为温病”。那个中风、伤寒都是太阳病的一种证，这个“温病”是冲着太阳病说的，太阳病才叫病，温病不是太阳病的一种证，它（温病与太阳病）是对等的看法。这是另一种病，叫温病。

所以它（《伤寒论》）的文章就是这样，你要细心读就能够知道了。那么既然是温病，就不能根据太阳病的方法来治了。太阳病的治疗方法是发汗，温病不属于太阳病就不能发汗了，里热是不能发汗的，这个千万要注意。

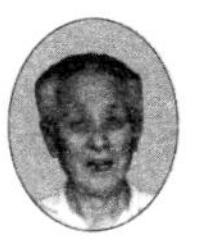

6.2 若发汗已，身灼热者，名风温。风温为病，脉阴阳俱浮，自汗出，身重，多眠睡，鼻息必鼾，语言难出。

假若发汗的话，发汗最伤人津液。里头有热，就怕发汗，你越发汗，它越热，像壶在炉子上坐着似的，火蒸着它，你再一撤这水，这壶热得更快。温病就是如此的，它是热病，里头有热，不能发汗。

假若发汗之后，“若发汗已”，就是发汗之后，假若（实为温病，但）你当作太阳病了，而误发其汗之后，那不是一般的热了，“身灼热”，身上干热干热的，灼热，像火烤的那样子，这就是由温病变成风温了。“风温”这个词怎么起的呢？它就是根据底下的症候，我们前面不是有个太阳中风吗？（太阳中风是）发热汗出，它这个（风温）也汗出，也发热，但是它不恶风也不恶寒，它是热盛啊。类似中风那种情况（汗出、发热）的这么一种温病，它是这个意思，所以它叫风温。

那么，它（风温）的症候是什么样的呢？底下就解释了，“风温为病，脉阴阳俱浮”，就是上下的脉全浮，这个浮呀，也主表也主热，在这儿就主热。

“自汗出”，身灼热、自汗出，我们讲阳明病的时候就有了，它这个热（阳明之热）是由里往外蒸的，里热往外出的这个热就是蒸蒸身上热而汗出，它（阳明之汗）是这么一种汗出。不像前面那个中风证，它（中风之汗）那个汗出得有限，并没透，所以肌肉还是不解。这个（阳明之汗）不是，它是由里往外出汗，它是热。

“身重”，这个身重也很重要，说明身体有湿，皮肤肌肉的组织里头，湿挺重的。这说明什么问题呢？虽然里头热，身上还有这么大的湿，说明里面不实，这个在阳明病里头就有了。凡是阳明病的里热最伤人津液，热实到极点了，津液就枯燥了，

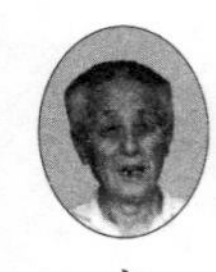

所以大便也干了。水火这两个东西是互相排斥的，火盛了，水就少了，水多了，火就要熄。所以从这个里热程度上看，身还重，里还不实。

由于这个热往上涌，“鼻息必鼾”，出气呼哧呼哧的，有声。“语言难出”，这都是热往上涌的反应。这就是说温病加重了。

假若要是发汗，吴鞠通《温病条辨》还说用桂枝汤，这个用不得啊。温病里头有热用桂枝汤是绝对不行的，不但桂枝汤不能用，就是银翘散、桑菊饮也不可以用。这个咱们要注意了，要记得。这个病就是白虎汤，它里头热，不是表热，解表没用，越解表越坏。桂枝汤更不能用，那是甘温的药。

6.3 若被下者，小便不利，直视失溲。

上边隐伏这个“身重”，就告诉你辨证（的奥秘）了，中医不辨证不行。“直视失溲”，下后伤津液，吃泻药、发汗药，都伤人津液、伤血液。而且里头不实，身还重嘛，湿还盛嘛，你为什么给他吃泻药啊？一吃泻药，更伤津液了，小便没有了，小便不利，这就是津液丧失得太甚了。吃下药为什么也丧失津液？下药这东西就是把胃肠里头应该消化的东西，不等吸收就都给拿药催下去了，可不就是丧失津液了。所以下、发汗都是亡津液亡血液的。津液亡失多了，小便也就少了，同时眼睛也发直，眼睛失去血液的濡养，就发直。

同时下药伤脏气，如果里头是热实的，像阳明病大便秘结，下是不伤人的。里头不实，下则脏气虚了，不但小便不利，由于津虚，膀胱有点尿还憋不住，就会流出来了，失溲，这个病就比上面那个风温更重了。失溲者，就是肾功能失去收摄作用了。

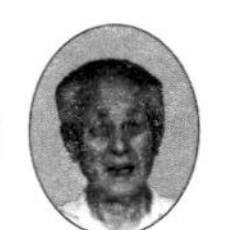

6.4　若被火者，微发黄色，剧则如惊痫，时瘛疭，若火熏之。一逆尚引日，再逆促命期。

若被火者，就更不行了。它是温病、是热病，这是以火济火，如抱柴救火，这火烧得更厉害了。"微发黄色"，微，有点，所以说要"被火"呀，顶轻为脸上身上都是黄的，这个黄不是发黄疸，就是微黄的样子，一点血色都没有。那么要是"剧"呢？剧就是厉害。所以说这都是误治啊，误治的结果，吃泻药与火攻，轻者微发黄色，要是重者，那就了不得了。"剧则如惊痫，时瘛疭"，就是一阵一阵地发惊恐，时常地抽，身上的颜色就不只是发黄了。"若火熏之"，就是拿火烤过的那个颜色，所谓黄褐色了，就是熏肉那个颜色。

"一逆尚引日，再逆促命期"，就是指泻下和火攻。这个火攻是古人治病的方法了，有很多种火攻的方法，（比如）扎火针；再如把地面用火烧得非常热，人躺到上头，当然垫些稻草等东西，也就是捂大汗，这也是火攻的一种；再有就是熨背，后背拿热东西敷，这都叫做火攻，火攻是必须大汗。

"一逆"是指误下，人还能活些日子，"尚引日"，但是已经是很重了。"再逆"就是指火攻，活不了了，真像如火熏色那个样子，那就是促其命期了。

那么这一段呢，有人就说张仲景不讲治温病，这段很清楚。所以温病不能发汗，又不能吃泻药，更不能用火攻。火攻与吃凉药都是对待的看法了，火攻能到这样子（误治），所以就得清解了，没别的办法了。可见温病只能用白虎汤，根据他这个条文，绝不能发汗，泻药也不行，它没有实，实可以（泻下）。

那么后世，像陈修园他们主张，真正的温病实证，可以用大量的麦冬、生地配合白虎加大黄，这我试验过，非常好使，但是得实。什么是实啊？人说胡话，大便干了，那么这种温病

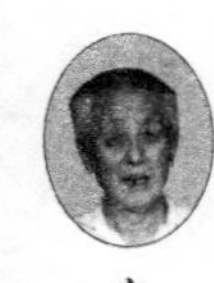

你也说不能下吗？那该下就得下，但是只是攻不行，你得用强壮滋阴解热的药，就是麦冬、生地这类药，相当好使，得大量的用，我用麦冬都是一两，不用生地用人参也都行。

那么《伤寒论》里讲不讲温病呢？讲的。这一段是在太阳病中提出来了，你不要把它当成太阳病来治疗，后来我们在阳明篇里就有了。阳明篇里讲“外证云何”呀，那就说的是温病，“身热汗出，不恶寒，反恶热”，那就是温病，就与这个（“发热而渴，不恶寒者”相比）一点不错嘛。那个（身热汗出，不恶寒，反恶热）用什么治，就用白虎汤，渴呢就用白虎加人参。这在原则上都是对的，怎么不讲治温病啊?!

读书，你得前后看。但是温病不属于太阳病。也有人把中风、伤寒、温病都放到太阳病里边，这就错了，根本不是太阳病，不是在表呀。所以他（张仲景）特意拿出一节来，讲的是太阳病，恐怕医家也拿这个（温病）当太阳病来治，一治就坏了。

（温病）辨证要点，就是“渴而不恶寒”，“不恶寒”就与（太阳病）提纲冲突了。前头说了，“太阳之为病，脉浮，头项强痛”，（为了）加重恶寒的语气，才在后面搁个“而恶寒”。那么这个（温病）不恶寒，就不是太阳病。所谓的提纲，就是太阳病的起码症候，它必须具备这些条件，尤其是恶寒。

7　病有发热恶寒者，发于阳也；无热恶寒者，发于阴也。发于阳，七日愈；发于阴，六日愈。以阳数七，阴数六故也。

这一段也很重要，它讲太阳病啊。太阳病是表证，表证里头还有个少阴病呢。那么差别在哪呢？少阴病偏虚偏寒呐，所以一开始就病有发热恶寒者，那就指太阳病，太阳病是发热恶

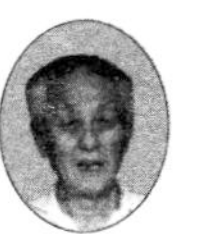

寒呀。没有热，一味是恶寒，那不是太阳病，是少阴病了。就是说疾病的伊始有这么两类表证，有发热恶寒的，是发于太阳病；无热恶寒的，是发于少阴病。

“发于阳，七日愈；发于阴，六日愈”，这是个约略之词。真正的伤寒病，我也得过，六七天的时候是个要紧的关头，病好不好在这个时候很关键。老太太们都知道，这几天是憋汗的时候，好，大约在这个时候，不好，在这个时候也（略有）减轻。那么在六七天的时候减轻，这个病就没问题了。那么这个书呢，也是约略之词。

至于下面说的“以阳数七，阴数六故也”，这是一种附会之言。古人有（些人）拿这十个数，一二三四五，这谓之“生数”；六七八九十，叫“成数”，这是五行的生成，这是五行学说。你们把这个数字排一排，一二三四五在上头，六七八九十在底下，一对六，二对七，不就这样子嘛。这个“一”是奇数，属于乾，乾坤的乾，就是天。偶数属于阴，属于地。他说天一生水，“一”，属于天了，阳嘛，天一生水。你看看对应的是六，所以地六成之，这六是地呀，总得天地交媾万物生成啊，他是这么看的。他说天生则地成之，地生则天成之。数一摆就看出来了，“天一生水，地六成之”。那个“二”，又是地了。“地二生火”，你看二底下是七，就是天了，天七成之。你看三又该轮到天了，“天三生木”，底下呢又该是地了，地八成之。“三”过去不就是“四”了嘛，“四”又是地了。“地四生金”，底下是九，九是天，“天九成之”。到五又是天了，“天五生土，地十成之”。他这个五行啊，是瞎造的，这么搞出来的。

那么阳数七、阴数六啊，就是根据这个（五行），这是瞎说，所以我向来不讲这个东西。这就是五行的生成，十个数字。这没什么意思，但是前面的那几句话，“病有发热恶寒者，发于阳也；无热恶寒者，发于阴也”（有道理）；“发于阳，七日愈；发于阴，六日愈”，这是一种约略之词，不关乎五行生成的关系。

8　太阳病，头痛至七日以上自愈者，以行其经尽故也。若欲作再经者，针足阳明，使经不传则愈。

这是根据上面的“七日愈”，太阳病七天愈，在七天以上又好了，那就是“行其经尽故也”，到时候行其经尽的缘故，它就不再传了。

假设要传呢？针足阳明，那就是足三里穴了。这也不一定，太阳病，在六七天的时候要传里的情况多，在五六天、四五天传少阳的情况多。隔个七日了，一般在这个时候传阳明的情况多，所以他说针足阳明。那么六七天也有传半表半里的情况，那你针足阳明就没什么用了。

这也是针对一般的情形来说的。太阳病在七八天的时候，这是传阳明的时候，如果病不好，有传阳明的可能，那么这时候，你针足三里，可以使它不传。但仲景在后边的治疗，他不用这个法子。这也是古人的一种说法，是属于针灸的，可以做参考，但这个也不一定。

9　太阳病，欲解时，从巳至未上。

这个没有什么理性。巳时到未，正是天中（白天中间）的时候，午时是正当中，午时的前边是巳时，午时的后边就是未时，从一天的十二时辰来看，在这个期间（午时）阳气最盛。太阳病，它是旺于这个时候，热得最厉害。从巳至午正在旺时（疾病）要好的，要好就在这个时候，这也靠不住啊。我想，（这种说法）就是出自仲景手，也是根据《汤液经》上的一种

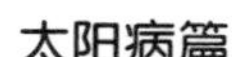
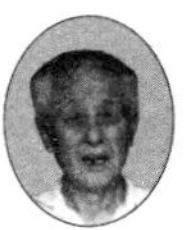

照例的文章，没有解释的必要，事实也不一定。可也没人体会，是不是这个病准在这个时候好，据我看不一定。

中医什么都要解释，可是往往是拿五行、拿臆测，再就是拿现象解释。你像我随便举个例子吧，就像“六七天病愈”，在西医不算什么，西医什么病都有个周期性，什么时候要减轻，什么时候这个病大概要好了，就是一个病在本质上进退的变化，没有什么可解释的。中医不然，古人他非要解释不可，他解释不出来道理来，于是就把阴阳五行什么都拿出来了，就是这个事儿，用不着解释的。（如果说）这个病必好于什么时辰，因为这个时辰正是它旺的时候，这哪对啊?！根本就不合理。还有“几日传变”他都要解释，（其实解释得）不对的占多数。“巳至未上”是靠不住的。

10　风家，表解而不了了者，十二日愈。

风家就指的太阳中风。表已经解了，那么有些余证，犹不了了，大概就在十二日愈，这也是约略之词。有时候这样，病都好了，身上老有些酸痛，当然自己就能好，不用吃药了，但是一般说来，大概十二天就可以好的。这都是就一般（情况）说的。实质上伤寒病，病多少日子的都有，那么后头就有了（详细论述）。

11　病人身大热，反欲得衣者，热在皮肤，寒在骨髓也。身大寒反不欲近衣者，寒在皮肤，热在骨髓也。

有些病是这样的，看着外边是热，而里是真寒；看着外边是寒，而里是真热。这得举个例子，也不是每一种病都是这样的，有的时候遭遇到这个可能。

你看后一个（情况），它说这个病大寒，如手足厥冷，但是里头是真热，所以他不欲近衣，那么这一类呢，白虎汤证就有这个情形。咱们说是厥深热深嘛，外边手脚都凉，可这个人他是烦渴欲饮、不愿衣被，正是大热。这个寒是个假象，要是吃了白虎汤厥逆也就都好了。

还有一种病，里头是大寒，浮热都跑到外头来了，这也了不得，这都是大病，像四逆汤就有这个情形，通脉四逆汤也有。里头那么样的虚寒，外边反不恶寒，脸还有时候发红，像是外边有热，其实一点热也没有。就是里头的大寒，把人的一点虚热反倒都赶到外头来了，所以（这种情况）大夫也知道，也应该知道。

我们在临证时，不能只就表面上看，就来确定寒热，这不行。这也是举个例子，后边具体的情形有的是。今天咱们就讲到这了。上面这些都是总论，是对于太阳病的总论。开始说的是太阳病的特征，然后，太阳病里有两大类型，一个中风，一个伤寒。你看太阳病的时候，要详细地观察，知道这个病的轻重缓急，传与不传，当大夫的都要注意。然后，形似太阳病而实际不是太阳病的一种温病，你们可不要错当太阳病来治疗，那样治疗就坏了，不能发汗！发汗不行吃泻药，这是一般大夫常干的事啊。先汗后下，这是一种庸俗的套法，这更不行。它（温病）虽然里热，可没到那个时候不能下；温热的病更不能用火攻，用火攻可以使人猝死，“再逆促命期”嘛！

然后，又说疾病在太阳病的时候，得多加小心少阴病。有两种表病，看着都是身疼痛，要是试验体温都有体温，不是少阴病没体温，也有体温，可是症候的反映上，不发热但恶寒，这个“发热”就是指人感觉热，那么这要注意。言外呢，少阴病有少阴病的治疗方法，在这里就不提了，单有一篇论少阴病。

然后，又说一般的情形，说太阳病一般要是“好”（编者

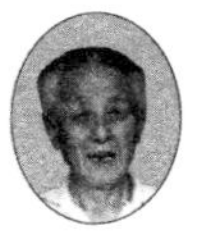

按：此处的“好”，指病愈），都在六七天。时辰呢，大概都在巳时到未时上。这也都靠不住，我们这样（按照病愈的周期）来理解也可以。

最后，又提到有真寒假热、真热假寒，这在临床上要注意。中医得讲辨证，是根据症候的反映来辨证的。以假当真，能把人家给治坏的，所以这个（真假寒热）也要注意。

讲到这个地方，都讲的是太阳病的原则问题。那么底下呢，太阳病应该怎么治疗呢？原则是要发汗的，怎么发汗，要根据具体情形，底下就要讲了，就要讲到这些具体的情形了。

《伤寒论》这个书，是个要紧的书，这个书很不好明白。

学生插话：“病有发热恶寒者，发于阳也；无热恶寒者，发于阴也”还是不太好理解。

发于阴，是指少阴。

学生插话：“无热恶寒者，发于阴也”。我的理解是：人还是有点发热，但是恶寒更重了，实际还是有热吧。

不发热。

学生插话：不发热？一点都不发热吗？

人是有热，量体温是有体温，人不觉得热（编者按：指温度表有发烧显示，但患者的自我感觉是自己不发热。）你们看少阴篇的头一段就是“反发热，脉沉者”，搁个“反”字，意思是：少阴病一般不发热、光恶寒。但这一段特殊啊，反发热，脉沉。

学生插话：葛根汤主之。

不是这个（葛根汤证）啊。不发热。所以在临床上要注意，少阴病的治疗，要是按照太阳病治就把人治死了。所以，得少阴病的人，都是身体不好的，老人最爱得，所以老人得少阴病，老人感冒大概都这么死的。平时有这么一句话嘛，“老怕伤寒，少怕痢疾。”老怕伤寒的“伤寒”，就是《伤寒论》上说的伤寒，一般的感冒就是。老了得这个病，就容易得少阴病。遇到粗心大夫，一下子就治死了啊，没好儿！这时发汗，非用亢奋药不可。用麻黄、附子、甘草之类的药。要是用麻黄汤，一发汗人就完了。所以，这个病（少阴病）在太阳篇就提出来。因为它（少阴病）是在表证上。

伤寒论这部书啊，古人写作这部书，是反复推敲，就像杜甫作诗似的，“语不惊人死不休”，张仲景的原文也是这样的。但凡能简练则简练。一字就传神，你看为什么这个搁中风，那个搁伤寒，他是有用意的，不是没用意的。后头你们看，“桂枝本为解肌”，注意，桂枝汤在什么时候（仲景）也不说它发表，而麻黄汤都说发表。前面都告诉你了，中风的“中”，是在里头，在肌肉，“不和”在肌肉啊，非得想法解除肌肉的邪不可。“中风”埋伏在这里了，（暗藏的）话在这儿呢。

而伤寒呢，麻黄这个药轻清透表，是要发表的。为什么呢？（病邪）就在外边呢，如果表开了，汗一出就好了。（伤寒的）病邪都在体表呢（而中风的病邪在肌肉）。

前面所说的中风、伤寒，就引出了这些意思。（伤寒论）这部书就这样子。（不这么深入分析）要不然你就不理解，（伤寒论）用字，不是随便用的。你看，中风、伤寒后面没有“病”字，温病则后边搁个“病”字。为什么（温病）搁个“病”呢？这个病字，从太阳病来的。太阳病、温病，这是两个对待（编者按：即对应）的东西，就不像（说到）伤寒、中风那种口气了。古人炼字，到这种程度上。那就是告诉你，（温病）不是太阳病，治疗温病用太阳病的治法，一治一个坏！（伤寒论）省了多少话啊！你要是看出这些问题来，那可不简单，不是很容易在短时间能看出来的。（伤寒论）是这么个书。后头（类似

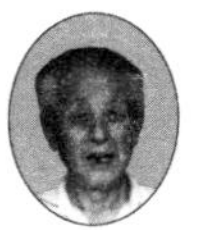

这样的情况）很多啦。这是冠首在全篇，讲了些原则的东西。

前面十一条，就把太阳篇的总论说完了。十二条以下，就是具体证治了。

12　太阳中风，阳浮而阴弱。阳浮者，热自发，阴弱者，汗自出。啬啬恶寒，淅淅恶风，翕翕发热，鼻鸣干呕者，桂枝汤主之。

桂枝汤方

桂枝三两（去皮）　**芍药**三两　**甘草**二两（炙）　**生姜**三两（切）　**大枣**十二枚（擘）

上五味，㕮咀三味，以水七升，微火煮取三升，去滓，适寒温，服一升。服已，须臾啜热稀粥一升余，以助药力。温覆令一时许，遍身漐漐，微似有汗者益佳，不可令如水淋漓，病必不除。若一服汗出病差，停后服，不必尽剂。若不汗，更服依前法。又不汗，后服小促其间，半日许，令三服尽。若病重者，一日一夜服，周时观之。服一剂尽，病证犹在者，更作服。若汗不出，乃服至二三剂。禁生冷、黏滑、肉面、五辛、酒酪、臭恶等物。

这一条就是承太阳中风那条，开始不是太阳中风嘛，就是承那一条而申明其证和治的。太阳中风咱们前面有一个概要的认识了，那么关于它的详细症候和治疗，这一节我是接着那（已讲过的太阳中风）来谈的。

“阳浮而阴弱”，是指着脉说的。外为阳，内为阴。阳浮而阴弱，就是指脉有浮于外而弱于内的形状，实际上就是浮弱。脉，轻按浮，再使劲一按，不禁按，弱，非常地软弱无力。仲景论脉之阴阳，有的指上下尺寸说的，上为阳，下为阴；也有

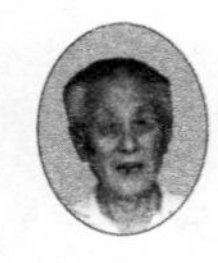

的指浮沉说的，就是外为阳，内为阴，指脉的外内上说的。这一节说的“阳浮阴弱”就是外和内。脉是浮出在外，但不禁按，软弱无力。这个弱脉同弦脉是对待的，比如说我们把琴弦给它上上（拧紧），一按这个弦呢，上下端直，这叫做弦。如果弦上（编者按：上即拧）得不紧，拿手一按，软弱无力，这就叫做弱。

“阳浮者热自发，阴弱者汗自出”，阳浮之脉，为有热之应，就是发热（的症状）之应。阴弱之脉，就是汗出之应，由于汗出脉就弱。脉与证是相应的。

“啬啬恶寒”，这个啬就是嗦，啬啬就是嗦嗦的意思。冷了，人就拘蜷，就是嗦嗦然而恶寒，形容恶寒这个状貌。

“淅淅恶风”，淅淅这两个字，本来是风的声音，微风的声音，淅淅然。也有（说法提到）这个淅指着洗米的水，叫做淅。所以淅淅当水讲也行，当风声讲也行。那么这一段应该当风声讲，本来没有风，太阳中风这类的病，老感觉有微风淅淅然来袭，老感觉得有微风吹得慌，其实没有，就是因为出汗，感觉外面有风，有风刺激。

“翕翕发热”，你看这个“翕”字，一个“合”字，底下搁一个“羽”字，就是合而不开的意思。这个翕当合，当闭，关闭的闭。“翕翕发热”的意思就是表证这个时候热，弥漫全身，合而不开，感觉着闷热的意思，合而不开嘛。

那么总起来，上面（阳浮者，热自发，阴弱者，汗自出。啬啬恶寒，淅淅恶风，翕翕发热）就是发热、恶寒和恶风，用了一些形容词。

“鼻鸣干呕”，表证啊，气不得旁达。平时人的皮肤是透气的，（当然我们可能）感觉不出来透气，（正因为是透气的）要不然我们衣服总得清洁，我们老洗澡，衣服要脏嘛，（皮肤）也

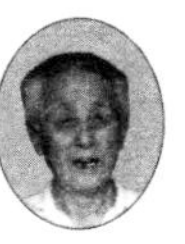

往外排出废物，也通透气息。表证，就是不透（气），不透则气不得旁达，就往上壅，逆于上，就鼻鸣干呕，这都是气往上壅的一种反映。

那么这一节说的是太阳中风的症候，比以前说的太阳中风的症候详细多了，至于治疗呢，它用桂枝汤，桂枝汤主治这种病。

桂枝汤的药物，桂枝三两，我们现在不要去皮，这个（原文说的）“去皮”恐怕是个错误。现在干脆有的书就把这个“去皮”删掉不要了。桂枝能够有点发散作用，就依赖这层皮，这层皮有一种挥发油的成分，把皮去了，光剩一个干木头，恐怕就没有这个（发散）的效验。所以，我们一般应用桂枝现在都不去皮。三两，是古人的度量衡的名称，古人的度量衡非常小，一两合我们“十六两为一斤的秤”的三钱。三两不就是九钱吗？可是古人的一付药开的一个单子，它一煎就是三付药。我们现在开这个量呢，要拿三除，比如这个三两，拿三除才一两，那么一两不就是三钱吗，那么现在拿“克”计算就是9克，这也是约略数，古人的一两合现在的三钱，也是个约略数，也不是绝对准确，但是一般应用都根据这个分量，差不多（就这样）。有的说是二钱八九这个样子，也有的说就是三钱，或者还多一点，那么这个也没有一定的考据。历来的习惯，就是古人的一两合现在三钱。我们现在又把它变成公制了，就是克。克就是9克。其他的分量也都是一样。在汉的时候度量衡特别小。芍药也三两，甘草二两，炙。这个三两，因为它是三剂，都要拿三除的。生姜也是三两，都要切成片。大枣12枚，把它掰开。

根据桂枝汤方剂的组成，对上面中风证的治疗，我们要分析分析它。《内经》上有这么一段说得非常的好，能帮助我们更容易理解这个药。《内经》有个《评热病论》，这是《素问》里的。首先研究“汗”的问题，《评热病论》上说：“人所以汗出者，皆生于谷，谷生于精。”意思是人所以出汗，就是由于饮食。古人说的“谷”就是五谷的谷，主要是饮食所化生的。那么谷气不能直接为汗，它得在胃经过消化之后，变成养人之精气，这个精就是精气，所以它又说“谷生于精”，就是谷气变成精气之后才能为汗。用现在的生理学来解释，就是我们的饮食经过消化，吸取营养成分，血管吸收进来的营养成分供给周身。那么这种营养成分经过吸收，古人叫做精气。精气也是养人的，养人之精气，就是精真之气，古人是这样说的。在《评热病论》中，它是“阴阳交”头一节把这个汗（讲了），因为阴阳交也出汗。第二节它又说了“夫邪气交争于骨肉”，说太阳病这个阶段，就是在表的时候这个阶段。“邪”就指外邪了，咱们现在说“病邪”也可以。“气”就指的精气。“交争于骨肉”，这个骨肉就是说的体表，这是约略言之。我们体表是由皮肤、肌肉、筋、骨所组成的，外在的躯壳嘛，就是人身的外在的躯壳。《内经》上说是“交争于骨肉”，它是概举的，意思就是在体表这一块儿来相交争，就是在这一块互相斗争。那么这就与我们前面讲得太阳病是一样的，太阳病的时候，就是人身上的正与邪老发生斗争。“汗出者”，干什么呢？怎么个斗争的方式呢？就是患病的机体，打算要出汗把病邪解除于体外，就是为这个（而斗争）。那么交争的结果：出汗了，出汗就是“精胜也”，就是精气胜了，精气胜了邪就解了，这是根据《内经》上这几句话。但是“精”要如果胜，起码这个人能吃东西，为什么呢？它根据前面那句“人之所以汗出者，皆生于谷，谷生于精”，胃消化水谷，如果精气能把邪祛除出去，而胜了邪，胃气一定得旺盛，胃气旺盛人能吃东西，“当能食”。这个邪要是解除了，“不复热也”，人应该吃东西而不复热，不再热了，也就是机体的机能完

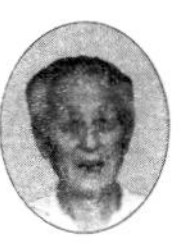

全胜利的结果。那么，“阴阳交”不是这样的。“而复热者”，又还是发烧，这个是邪盛，发烧还是（由于）邪在那儿呢。那么汗呢，是“精气也”，这会儿提出精气来了，外边出去的汗，是精气跑到外头去了。那么如果再不能吃，“不能食者，精无俾也”，如果人再不能吃（东西），精气的来源断绝了。唯独吃东西他才能够化水谷为精气，如果不能吃东西，只是邪留在人的体内，而邪留着，那人就活不了了，“其寿可立而倾也”，这是《内经·评热病论》有这么一节。

为什么讲这个呢？我们看看桂枝汤，桂枝汤证就是中风证，它并不是阴阳交，还能吃嘛，没到那个（阴阳交的）程度，但是它也是汗出而复热呀。你看看这一段就看出来了——“翕翕发热，阳浮而阴弱。阳浮者，热自发，阴弱者，汗自出。”（桂枝汤证）它也是汗出，一般的说法，汗出就不应该有热，这个（桂枝汤证）是汗出而还有热，说明精气也是打败仗了，力量不足以驱邪，但是胃可不是衰，还能吃嘛，所以不到阴阳交。那么（为什么）汗出呢？精气不足以驱邪，所以虽然汗出，而邪不去。是这么一种病。

那么怎么治疗呢？我们根据《内经》上的这几句话就可以理解，第一个，我们必须要促进胃气，增强精气，那么再有汗，病就能解了，因为精气力不足以驱邪嘛，所以它出其微汗，可是邪还留着。那么，这样咱们研究桂枝汤就好研究了。

你看看这桂枝汤，桂枝汤的发汗，主要在桂枝和生姜这两味药，（而且）都是辛温药。这两味药合起来是足以使人发汗的，可是这两味药我们再分析分析，桂枝这个药，我们后头也有，它主要治气上冲，气往上冲逆，它（桂枝）能治。那么后边奔豚气（桂枝）它也能泄奔豚气。生姜治呕逆。那么根据这两个药，一个治气冲，一个治呕逆的性能上看，它们都有下达

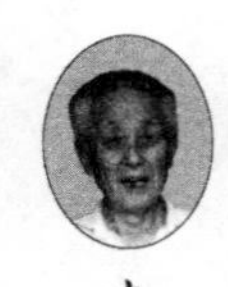

之性，都有往下的力量，而升发的力量不强。这两个药合到一起，固然能使人出汗，但是不至于大出汗。凡是大出汗的药，往上升发的力量非常强，旁的咱们没吃过，大葱就吃过，大葱往上升发的力量就强，所以容易出汗，而且容易出大汗。麻黄也是，这个药非常的轻，往上升发的力量非常的强。桂枝和生姜它们都有下达之性，往上升发的力量不强。咱们讲太阳病也是（这个道理），汗要出全是从上体部，所以越升发的药就会使汗越容易出。它（桂枝汤）为什么摘取这两个药（桂枝、生姜）呢？你看看这个病："阳浮而阴弱"，就是津液有所损伤了。（此时）你再大发汗，那更损伤津液，所以不要大发汗，采用（桂枝、生姜）这么两个发汗的药，而不采取麻黄。

另外，这两个药（桂枝、生姜）都有健胃作用。桂枝也是挥发性的药，辛，有点稍甘，它刺激胃，也能健胃。生姜也是，生姜咱们都知道，古人食不离姜，就是起健胃作用的。这两个药啊，都有健胃作用。同时配合甘草、大枣，这都是纯甘之品，甜药，是甜（就）能补脾，补脾就是健胃。所以这个桂枝、生姜，再配合甘草、大枣，它就有补益胃气的作用。

那么这四个药（桂枝、生姜、甘草、大枣），甘、温，甘温药搁到一起他又怕出汗出多了。太阳中风病，已经丧失人的体液了，（因为）它出汗嘛，再出多，人就虚下来，所以他加芍药。芍药其实它不是酸，但是这个药不利于发汗。在《本经》上说它是"味苦，微寒"，桂枝、生姜，它们是辣呀，辛嘛。用苦以制辛，使它（桂枝、生姜）辛散的力量更小；同时苦微寒的药配上甜药，还养液。所以一个药的应用两方面照顾，一方面制桂姜之辛，辛散的辛；一方面又助甘草、大枣，甘药以养液，它（芍药）寒嘛。

那么，这五个药搁起来你再看一看，它既是发汗、解热药，

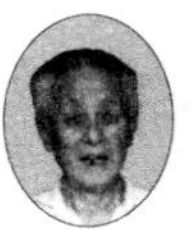

（因为）发汗就解热，我们夏天出汗不就散体温嘛，所以它既是发汗解热，同时又是安中健胃，增加养液，也就是安中养液、滋液的一种药。所以，对于上面由于精气虚，力不足以驱邪，虽汗出而邪不去者，用这个（桂枝汤）正好。精气虚，亢进胃气，增强精气，这样就使邪不得伏留于肌肉，后面要讲的，这叫解肌，才能解除这个（中风）疾病，这是根据药物分析，（来探讨）对这个病的治疗作用。

那么，我们再来看看这个药，根据后边的煎服法，搁七升水，我们现在不要搁这么多水，（古人）那是三付药，他一堆儿煎，取三升。古人的升也小得多，要是大升，一回吃一升，那还了得。他的一升就是现在一茶杯，你看他每服一升，就像我们现在吃一回药一样的量，没有我们的饭碗大，就像小茶杯那么一杯。他们有考据的，（不知道）是不是现在还有这种东西（古人的度量工具），（好像考据的人）他们以前还有看到的。汉时候的升，就像咱们现在的大酒盅，东北那块的那种酒盅，大，个也是很大，但是没有碗大。所以现在就是一茶杯。那么，水搁三茶杯就行了。你看他七升煮取三升，我们要搁三杯水煮取一杯那是蛮好的。不过这点我们还是要考据，就是煎药的问题，古人他用微火煎，微火它慢慢地使药的成分溶解到水里去。我们现在这个灶不行，都是用汽油、煤气，所以这火就暴，这样子水要多搁点。按理说应该要用微火，早些时候用柴火，而且不要让它大，慢慢慢慢煎，所以煎药与治疗的作用有关系啊。你看我们要炒个菜，火候要不对头还不好吃，你吃这个药，（效果对比就）更厉害了，要治病啊。我们应该遵照古法，应该用微火，但是现在一般来说生活条件变了，微火也是比较难。要是用蜂窝煤火还行，小一点，慢慢煎，水就可以少搁。否则，水就要多搁。

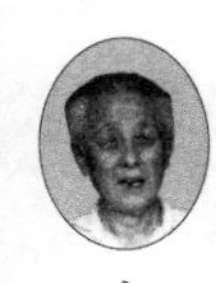

那么这个药（桂枝汤），他一回吃一升，就是一小碗。而且吃完这个药，要喝稀粥，要服稀粥“一升余”，比吃药的量要大点，药仅喝一升，这（喝稀粥）要一升余，以助药力。你看看这个（张仲景的）全书呀，只是喝桂枝汤有喝稀粥（的要求），（其他方剂）再没有喝稀粥的办法了。什么道理呀？这就是增强精气。它有了甘温的药来鼓舞胃气，在这期间再喝点稀粥，精气是要能增益，这都是挺妙挺妙的，这才足以驱邪，再一有汗，邪就解了，不要发大汗。“温覆令一时许”，温覆就是要盖一盖，不盖也不会出汗的，虽然这药是发汗药，你吃完药，跑外头逛去，也不会出汗的。“温覆”就是多盖点，差不多“一时许”，就是现在俩钟头，古人一时辰合现在俩钟头。“遍身漐漐”，“漐漐”就是微汗。“微似有汗者益佳”，顶好要出汗而不出汗才好，微似有汗，身上发潮乎乎的，那最好了。“不可令如水淋漓”，大汗亡阳那就坏了，病必不除，所以发汗也得告诉患者。“若一服汗出病差，停后服”，这也要紧，发汗伤人津液，如果吃一付，汗出，病也好了，后头那个药就不要吃了。“不必尽剂”，尽剂是三付药，一付药就是吃一回。假若，头一回药吃下去，不出汗，“更服依前法”。“更服”，还无汗，方法得变变了。“后服小促其间”，这时候再给他吃呀，时间要缩短。“半日许”，就是半天，要“令三服尽”。那么咱们现在（的时间计算），就是半天内两个钟头吃一回。“若病重者，一日一夜服”，如果这个病比较重，白天晚上一起吃。“周时观之”，就是24小时，古人是12个时辰，谓之周时。白天晚上一起吃，经过24小时，好好观察。“服一剂尽”，病没完全好，“病证犹在者，更作服”，给他吃第二剂，一剂就是（现在的）三剂呀。“若汗不出者，乃服至二三剂”，如果汗还不出，可以吃两三剂，三剂就是现在的九剂呀。“禁生冷、黏滑、肉面、五辛、酒酪、臭恶等

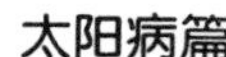

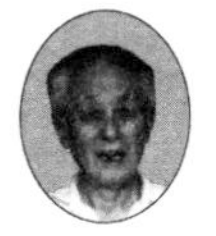

物”，这是一般服药应该戒口的地方，按理说是对的，真要是得热病呀，他也不想吃东西。尤其五辛、生冷，对于吃药是有妨碍的。你看这个药（桂枝汤）吧，不要发大汗，你要真吃辣的东西配合这个药，就要发大汗了，那就不对了，所以该戒口的还是要戒口。

为什么这一段我要这么详细地说呢？这就证明桂枝汤不是个了不得（热得了不得）的药。因为现在呀，把桂枝看的都是热得了不得、不得了。就我们这里（的中医环境）也是，你开桂枝，（有人会说）这个病发烧怎么还吃桂枝呀？你看看，（《伤寒论》）是吃桂枝没有不发烧的，这个书就这样，你一看就知道了，而且它非常平稳，不会发大汗的。（桂枝汤）这是发汗之中讲养胃增津液的一种办法，不伤人，所以这个药（桂枝汤）最平稳不过了。所以他告诉你，吃了不发汗再吃，不发汗再吃，就是发汗病没完全好也可以再吃。那么以后，就不是每一个方剂都这么详细说了。因为对于桂枝汤，现在有些陋习，都不敢用。在陈修园那时候就有过这种情形，陈修园是福建人，福建（的医生、患者）就怕桂枝，那也是南方。陈修园用过之后，大家一看用桂枝挺好，后来那个地方后来（桂枝）也用到四钱五钱，也不怎么的，大家才敢用。陈修园在闽侯，闽侯那个地方要有熟人可以打听，他们那边（医生患者）对桂枝后来就不怕了。

这是头一节，太阳中风，发热汗出，恶寒恶风，那么这类的病，鼻鸣干呕，这种太阳中风证，可以用桂枝汤，道理咱们都讲过了。

13　太阳病，头痛，发热，汗出，恶风，桂枝汤主之。

那么这一条有什么意思呢？头痛发热，汗出恶风，这和上头差不多呀！他有用意的，仲景的书就这样的，他还怕你（认为）桂枝汤就是中风证，离开这个（中风证）就不能用了。这段不是了，这段它说凡是太阳病，只要是太阳病，属于这一类的病，它要有头痛发热，汗出恶风，就用桂枝汤，没问题的，你不必管它中风不中风。这是中医辨证的精神，从这书上也看出来了。

所以桂枝汤的主要应用，就是在表证的时候发热、汗出、恶风，它一汗出没有不恶风的，所以这个时候用（桂枝汤）是没有错的。这段的意思，就是怕你由于前一条（讲）太阳中风（用桂枝汤），（你就认为）必须是中风才用（桂枝汤），但是后世呀，这条还没人注意。就认为桂枝汤是散风邪的，要不是风就不能用，这是错的。凡是太阳病，只要是头痛、发热、汗出、恶风，你就用桂枝汤，那是没有错的。

14　太阳病，项背强几几，反汗出恶风者，桂枝加葛根汤主之。

桂枝加葛根汤方

葛根四两　**麻黄**三两（去节）　**芍药**三两　**甘草**二两（炙）　**生姜**三两（切）　**大枣**十二枚（擘）　**桂枝**三两（去皮）

上七味，以水一斗，先煮麻黄、葛根，减二升，去上沫，内诸药，煮取三升，去滓。温服一升，覆取微似汗，不须啜粥，余如桂枝法将息及禁忌。

“项背强几几”中“几几”这两个字是象形字。成无己注释说就是伸脖子的一种形状，伸颈状，他也解释明白这个意思了。实质这个字查字典没有，小鸟学飞的时候羽毛不丰，飞不起来，脑袋往前伸伸的样子，叫做“几几”。由于项背特别强，强就是拘紧，脖子回转不自如，就叫做“几几”。伸着脖子，左

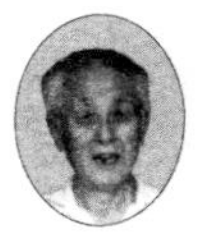

右的运转不自如。

太阳病现于“项背强几几”的这种情况，“反汗出恶风者”，搁个“反”字。后头还有这么一段“太阳病，项背强几几，无汗恶风者，葛根汤主之”。它冲着那一段来的：太阳病，项背强几几，全是由于无汗而恶风，用葛根汤。

那么现在，搁个“反汗出”，与那个就不一样了。那个“无汗”，而这个是“反汗出”。有用意啊，特意搁个“反”，干什么呢？让你对这两个方剂（桂枝加葛根汤、葛根汤）作个鉴别。全是“项背强几几”，无汗者是葛根汤，有汗者就是桂枝加葛根汤。搁个“反”字，就把这个内容给揭示开了，搁个“反”字让你比较，就是让你比较那一段（后头就快讲到了），这两个方剂（葛根汤和桂枝加葛根汤）应用的主要鉴别点。项背强，就是项背这个地方肌肉发痉挛，痉挛得厉害，就是痉病了，就要背弓反张了；轻者就是“几几”然，就是脑袋别扭，脖子伸伸着，运转不自然。这是肌肉的关系，肌肉发痉挛。

葛根这个药，在《本草》上说是，“主消渴，身大热”，是个清凉性的解肌药，而有治疗“项背强几几”的作用，就是项背肌肉拘急，葛根有这个治疗作用。那么，其他都是桂枝汤证，别看书上没写，“太阳病”就贯穿了，“太阳病汗出恶风”，就概括前面那两段了：太阳病，头项强痛，怕冷，同时再有汗出恶风，这就是桂枝汤证。但是“项背强几几”，桂枝汤治不了，所以他加一味葛根。葛根有治项背拘急的特能，所以加入到桂枝汤里头，它就治桂枝汤证而项背强急的这么一种症候。那么方剂（的药物）呢，这个书上是错的，麻黄不应该有，有麻黄就是葛根汤喽，后头单有一个葛根汤，赵开美本搁个麻黄，你们把它勾掉。而且这个药物的分量也不对，芍药、桂枝也都应该三两，它（桂枝加葛根汤）是桂枝汤的加味，就是桂枝汤加

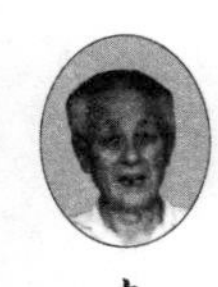

上四两葛根就对了，旁的（每味药的分量）都应该照旧。它这个葛根汤啊，桂枝和芍药都减量了，这个书把葛根汤搁这个地方了，这不叫桂枝加葛根汤了，所以这个是错的。这本书上应该把它改了，麻黄去掉，芍药搁三两，桂枝还是搁三两，那么这个方子的煎服法与桂枝汤一样，但是不必喝稀粥。我们在临床上应用，就是桂枝汤证（一切合乎桂枝汤）同时项背强几几。太阳病只是项强，这个（桂枝加葛根汤）牵连到背了，非加葛根不可。

15　太阳病，下之后，其气上冲者，可与桂枝汤。方用前法。若不上冲者，不得与之。

这一段也挺有意思，太阳病，依法当发汗，吃下药是错误的，（属）误治。那么，误治后变证多端。如果患者感觉有气上冲，从哪儿往上冲？从小腹往胸上冲。这是一种自觉症状，所以我们要问病人。这时候表未解，可与桂枝汤，和前面的服法一样，也是要服了桂枝汤之后，要喝一碗稀粥。

那么气上冲是怎么回事呢？我们就要看太阳病是怎么的一种病了。太阳病我们开始讲了，就是机体对外邪，它要斗争，想要怎么的呢？我们方才还讲呢，《内经》上也这样（说），邪气交争于骨肉嘛，想要把病邪从上半身以发汗的这种作用解除到体表，限于自然的良能，（但）没解出去，解除不了，就发现太阳病的症候：脉浮，头项强痛而恶寒。那么这时候大夫得帮助机体祛除病邪就对了，（假若）你再治理以“下”，（本来）机体的机能由里往外往上想要发汗，（但）这大夫给吃泻药了，这不正给生理机能一个相反的打击吗？

那么这时候就看患病的人体机能的强弱了，如果机能强、亢盛，它不但没使这病有变化，而反倒给下药以回击，这个病

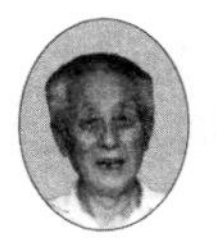

人就感觉有气上冲，这是个神经症候。那么如果不气上冲呢，机能就受不了“下药”的打击，那这病就变了，就陷于里了，离开表了你就别给吃桂枝汤了。所以气上冲在这块的反映，正反映了机体能否保持原来的抗病机制。中医的这点观察我认为是很宝贵的，永远是正邪交争。那么我们治病，（若）把“正”对付“邪”斗争的机制给予相反的阻碍，这个病是要坏的。那么（此处）应发汗帮助机体解除疾病就对了。你吃泻药，正给予这种机制一个相反的作用，那么机体反倒反抗，这说明、证象还没变，还是那个机制，所以还可以给桂枝汤。

为什么吃桂枝汤呢？这也要注意，原文说“太阳病，下之后”，没提自汗，为什么用桂枝汤呢？“下”伤津液。汗、吐、下这种治疗，都是攻啊，都是治实证的办法，全足以亡津液、亡血液，所以经过这种治疗（汗吐下）而有表证，决不能再发汗了，不能用麻黄汤了，必须用桂枝汤。为什么？桂枝汤是安中养液来解除疾病的。所以凡是津液有所损伤之后，有表证，（只能）用桂枝汤，不能用麻黄汤，不管有汗没汗。凡是太阳病，下之后而表不解，还得使桂枝汤。表不解，有什么症候呢？气上冲是其中的一种症状，那说明表没解，那么可以与桂枝汤，根据前边（所说），还得喝稀粥。

“若不上冲者”，这个病就已经变成坏病了，那就“随证治之”了，你不能再给吃桂枝汤。不是说下后就得吃桂枝汤，也不是的，得辨证。

16　太阳病三日，已发汗，若吐，若下，若温针，仍不解者，此为坏病，桂枝不中与之也。观其脉证，知犯何逆，随证治之。

桂枝本为解肌，若其人脉浮紧，发热汗不出者，不可与

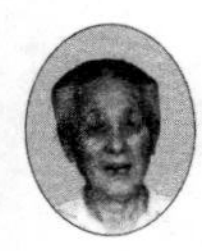

之也。常须识此，勿令误也。

“太阳病三日，已发汗，若吐，若下，若温针，仍不解者，此为坏病，桂枝不中与之也。观其脉证，知犯何逆，随证治之。”到这是一段，底下是另一段。“桂枝本为解肌……”，应该为另一段，这（两段）搁一段是错了，成无己本就是分为两段。

这段说太阳病三天了，经过发汗，发汗是对的，太阳病当发汗嘛。发汗没好，如果表不解，你还得想法子服桂枝汤。那么这个大夫（治疗），三天的工夫发汗还没好，他就“若吐，若下，若温针”，乱来一阵，这些治疗都是错误的，所以这个病仍不解，病不会好的，“此为坏病”。这个“不解”，就是治坏之病，他这样子又吐又下又温针，病绝不会再在表了，它是逆治而成的坏病。

这一段也跟上边有关系，（上边）说“下之后，其气上冲者，可与桂枝汤”，但不能说经过治疗病不解就吃桂枝汤，这也是不对的，他这儿仅举一个例子。这都（是）在桂枝汤的基础上来论述的，哪个应该用，哪个不应该用。如果是治坏的病，那可就不能用了，所以“此为坏病，桂枝不中与之也”，那桂枝（汤）不是一个万能的药啊。

那得怎么办呢？详审其脉证。他这个书啊，就是辨脉辨证，看其结果“知犯何逆”，这个“知犯何逆”面很广，不是光问他是怎么治坏的，（当然）那也可以问的，（但）主要的还是在结果：它是津液亡失太厉害，变成了虚证？或者由于这种错误（治疗）而邪入内，发生陷胸汤证？是发生阳明证了？或者发生阴寒重症？……这都不一定的，这都是治逆的结果。“知犯何逆”，让你考察这些东西。“随证治之”，这是中医辨证的主要精神，这句话不要把它轻易放过了。中医治病就是随证治之，不是你拿脑瓜想。那么有什么证，你就应该怎么治，现桂枝汤证

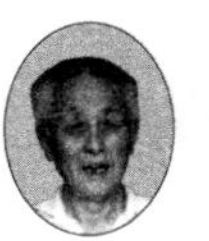

用桂枝汤，现承气汤证用承气汤，这叫“随证治之”，随所现之证而来治疗。这句话很重要，它是一贯全书的。

所以刚才讲桂枝汤，在临床上你遇到桂枝汤（证），这个证候合适，你就用，什么病都治，随证治之嘛。

底下，这是又一段了，“桂枝本为解肌，若其人脉浮紧，发热汗不出者，不可与之也。常须识此，勿令误也。”这也是围绕着桂枝汤来论说的。说的是桂枝汤的医疗作用，桂枝汤本为解肌而设。什么叫做解肌呀？中风，头一段我就给讲了，病邪深，精气不足以驱邪，它反倒出汗了，可是邪趁着出汗之虚，而入肌肉之内，它离开表皮了，表皮虚了。（中风）这个病整个在肌肉阶段，桂枝汤就是解肌肉那块的不和，去那块的病，怎么去呀？就是前面讲的，安中养液，增强精气。精气不虚，邪在（肌肉就）那儿就待不住。精气充实于肌肉了，再一出汗，邪就跑了，它在那待不住了。（桂枝汤）是解肌，主要的目的就是我们方才讲的，安中养液，充实精气，力量足以驱邪了，再那么一汗，邪就走了，所以谓之解肌。

桂枝汤与专门来“发表”、让（患者）出汗的那种方剂——麻黄汤，是大有区别的，是不同的，所以底下接着“若脉浮紧，发热汗不出者，不可与之也”。桂枝汤是阳浮阴弱啊，浮之中按着没力量。而脉浮紧则是脉紧聚有力。脉“紧”，我上头说了，是就“脉的宽度”上来看的，脉道是紧束有力，那里头充血的情形是相当严重了，就像一个胶皮管子，你打气把皮管灌得溜紧，咱们都骑自行车，自行车轱辘气打得绷绷的，拿手一按，紧啊/你把气放了一半，一按就是缓弱。“紧”说明里头血液充实。“发热汗不出”，它也像桂枝汤证那样发热，但是就是汗不得出，汗不出不是说不出汗，是汗不得出。因为它的精气充实在体表，所以血管里充满液体，它就是皮表不开，出不来汗。

一出汗（这种麻黄汤证）马上就能好。这个（麻黄汤证）精气不是虚，一点都不虚，反倒实，由于“实”造成汗不出。这时再给吃桂枝汤，那（可）不得了，桂枝汤它是增益体液的，就是精气，这就变成实实之祸了。本来就实，你还让它增加津液，增加精气，那就实上加实了，这在《内经》上就是“实实”嘛。实证，又当虚证治，再让它实，这就是实实之弊，这个病只能是更加恶化，而不会好。所以他就再三叮咛，“常须识此，勿令误也”。都是感冒、外感，该要用麻黄汤的用桂枝汤不行，反过来呢，应该用桂枝汤的用麻黄汤也不行，后边就要讲了。所以桂枝汤这个作用不是单纯的发汗药，“本为解肌”。到这个地方他才把医疗作用点出来。解肌的方法呢？就要安中养液，增强精气，而来达到解肌的目的，这与单独发汗的药是不同的。

17　若酒客病，不可与桂枝汤，得之则呕，以酒客不喜甘故也。

“酒客病”，就是病酒的人。过饮的人常得酒病，酒病这个人就大便不通了，人也是汗出。因为酒这个东西蕴湿蕴热，它由里往外蒸，也出汗。这种情况你拿它当桂枝汤证可不行。病酒的人，他是老喝酒呀，蕴湿蕴热而汗出。这个（热）是在里，（而）桂枝汤它是解热，是解外热的，里热千万不能用，“得之则呕”。因为里头有热，所以病酒的人他喜清凉，里头有热嘛，有湿有热，故而不喜甘温。桂枝汤是甘温药，甘温除热，除表热除外热，而且还得精气虚，精气不虚用着（桂枝汤）都不行。要用它呢，（会）怎么样呢？反助其热，壅逆于上，一定要呕的。甘药多壅，壅者往上壅，再加上温，里头又有热，则以热激热，非吐不可。所以桂枝汤应该戒用的地方（有多处）：

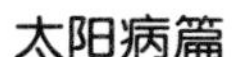

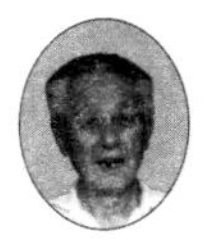

第一个提出来的，就是同是表证，脉浮紧、无汗的，就是汗不出的这种发热，那是表实证，麻黄汤证，不能用（桂枝汤）。虽然是在表有热，也不能用，因为它是脉浮紧而无汗。

这一节呢，虽然汗出，里热也不能用，他搁个“酒客病”，来说明里热也不能用。你要用了吧，用了非吐不可。所以这个桂枝（汤），遇到里热的病，你千万不要用。前面明说“太阳病，头痛，发热，汗出，恶风者，桂枝汤主之”，必须有太阳病，这可是一个主要条件。里热不行，里热有汗也是不行，这就说明咱们平时看病啊，也不能片面看问题，说一出汗就是精气虚，看着出汗了就用桂枝汤，这可不行，那可要出错误的。必须要全面观察，第一个确定它是太阳病，太阳病发热汗出，那你可以用桂枝汤。它不是太阳病，而是里热的问题，那用它（桂枝汤）就坏了，一定要呕的。

18　喘家，作桂枝汤，加厚朴、杏子佳。

“喘家”，平时就有喘的人叫喘家。那么他患了桂枝汤证，你打算也给他作桂枝汤服之，可他平时就喘，当然得了外感他还是喘，你对喘也得照顾（到）。所以用桂枝汤那是必然的，你还要加厚朴、杏子才好。厚朴、杏仁这两个药治喘满，这是让你不要（死死）守方治病，你老记得桂枝汤不行，病有出入，方子还是得加减变化，这也是举个例子，比方说喘家，外感了，是桂枝汤证，就像我们前面说的头痛、发热、汗出、恶风、脉缓这类的情况，肯定是桂枝汤证了，但他喘，那再加厚朴、杏子较为好。

19　凡服桂枝汤吐者，其后必吐脓血也。

这是警戒。里热吃桂枝汤，一定吐。发汗，伤津液，里热

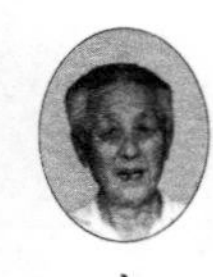

反倒更助热。你们看《金匮要略·肺痿肺痈》那节就知道了，它说热在上焦为肺痿，肺痿怎么来的，就是热在上焦。底下又说了，“肺痿之病从何得之?”它说头一个（来源）从发汗，“或从发汗，或从消渴，或从快药下之”，都是伤津液。（本已）里热，你再助其热，再使伤其津液，（这样）没有不伤害肺的，肺为嫩脏，也容易伤，而且热伤血脉，血气凝滞，它就要为痈脓之变，你们回头看看《金匮要略·肺痿肺痈》那一篇就知道了。这个（凡服桂枝汤吐者，其后必吐脓血也）就是根据那个（肺痿肺痈），内热的，你要拿甘温药，让它往上，壅于上，准伤肺。这不是说吃一回了（可能吃多回才能造成恶果），如果他吐了，说明热往上壅得相当严重了。如果热久久不去，其后必吐脓血，所以这种情况应该戒甚，危害相当严重啊。所以（桂枝汤）不能治里热。里热攻表，这根本就不行的，桂枝这种甘温药更不行。

20　太阳病，发汗，遂漏不止，其人恶风，小便难，四肢微急，难以屈伸者，桂枝加附子汤主之。

桂枝加附子汤方

桂枝三两(去皮)　**芍药**三两　**甘草**三两(炙)　**生姜**三两(切)　**大枣**十二枚(擘)　**附子**一枚(炮，去皮，破八片)

上六味，以水七升，煮取三升，去滓，温服一升。本云桂枝汤，今加附子。将息如前法。

这个与“桂枝本为解肌”那节正是相反的，那个是桂枝汤不能用于麻黄汤证，（即）“脉浮紧，发热，汗不出”的那个麻黄汤证。这个呢，它是桂枝汤证误用了麻黄汤。含义是这样的，书上倒没明写。它是太阳病桂枝汤证，而用麻黄汤发其汗，“遂漏不止”。怎么知道它是这个意思？就从一个“遂”字，这个

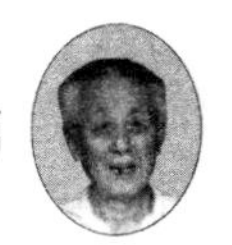

"遂"字是一个褒贬之辞。古人用字净在字上琢磨，发汗"遂"就汗漏不止，（暗示说）这个发汗是错误的呀。太阳病不应该发汗吗？（应该，）但桂枝（汤）证用麻黄汤发汗是错误的，所以发汗"遂"就汗漏不止，大汗亡阳。

"其人恶风"，这个恶风就跟前面（所讲一致），"病有发热恶寒者，发于阳也；无热恶寒者，发于阴也"，光恶风寒了，它不发热，这就说是陷入阴证了，表当然也没解，大汗淋漓，病必不除。由于津液丧失太多，"小便难"。体液大量亡失，小便没有，所以说"小便难，四肢微急，难以屈伸"。四肢微有些拘急，就是痉挛，而屈伸费劲，难以屈伸。屈伸就是弯回来，伸出去，一曲一伸嘛。这都是由于津液丧失太多了，组织枯燥才有这种情况，肌肉马上就拘挛。这是由于病发汗过了，应该用桂枝汤，用了麻黄汤了，虚极就变成阴证了。汗多，体温放散得当然也多了，所以亡津液同时也能亡阳。

这个时候用桂枝汤就不行，得加附子。附子这个药辛温，是个热药，有亢奋作用。同时这个药在临床上体会，它能够复兴代谢机能。是生物都老在新陈代谢，这种（新陈代谢的）机能要是沉衰，附子很有恢复它的力量。如果这种机能沉衰，反映在里，下利清谷，四肢厥逆。反映于里，你要用附子配合干姜这类药，（如）四逆汤、通脉四逆汤都是。如果这种沉衰的机能反映于表，就是反映于外表，你就用附子配伍麻黄、桂枝这类的药。也就是后面要讲的少阴病，麻黄附子细辛汤，它也同太阳病一样，该发汗也得用麻黄，该解肌也得用桂枝。这个汗漏不止，一直出汗较甚，大发汗是不行了，也得解肌。但这样子虚而现阴寒的状态，你只用桂枝汤是不行了，非用附子，大力附子。这个（桂枝加附子汤）吃下去，既能够达到解表的作用，同时这种沉衰机能也能恢复。附子有这些作用。这个（病

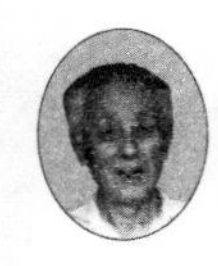

证）可见也是少阴病范围，也就是桂枝汤证而现阴虚证（编者按：此处胡老所说“阴虚证”特指阴证、虚证，而非教材的“阴津虚证”，下同）的话，加附子。表证阴虚还是（属）少阴。

表证有两种：一种是太阳，表阳证；一种是少阴，表阴证。桂枝加附子汤证就是桂枝汤证而陷于阴证，就是少阴病现桂枝汤证。那你光用桂枝汤是不行的，（因为）它是一味恶寒而不发热。当然也怕风。它也出汗，出汗出得更凶了。那么我们（怎么）来应用呢？比方说少阴病，它有自汗、脉微细、但欲寐这些情况，那你不能用麻黄附子甘草汤，虽然无里证，也不能用麻黄附子甘草汤，你得用桂枝汤加附子，就是这个意思。所以这个方剂（桂枝加附子汤）的应用标准，就是桂枝汤证而陷入少阴病。当然了本段的说法也可以做参考嘛，汗漏不止，四肢拘急，难以屈伸，恶风得厉害，不发烧。也不一定不发烧，但人不（自觉）发热。

21　太阳病，下之后，脉促胸满者，桂枝去芍药汤主之。

桂枝去芍药汤方

桂枝三两（去皮）　**甘草**二两（炙）　**生姜**三两（切）　**大枣**十二枚（擘）

上四味，以水七升，煮取三升，去滓，温服一升。本云，桂枝汤今去芍药。将息如前法。

这个脉促，各家的注解我认为都有问题，（他们）都根据王叔和的说法，说是“数中一止，谓之促脉”，就是快脉，有时候一止。我认为（这种解释）欠通，不对。凡是“一止”，脉跳跳，一止，就叫做结脉。无论数中见之，或迟中见之，都叫做结脉，结脉有数有迟。那么这个“促”，咱们平时说短促、近、促近，就是靠近，促脉，就是促于上、于外的意思，就是靠近于上，靠近于外。靠近于外就是浮，就是只见到上头，上头就是寸位，所以只是“关以上浮，关以下沉”这么一种脉象。尤其这一段更说明这个问题。

你们看看这一段，它说“下之后”，我们前面讲的桂枝汤，“太阳病，下之后，其气上冲者，可与桂枝汤，如前法”，也是今天正讲的。那么这一段的“胸满”是什么东西？就是气上冲啊。他吃了泻药了，“下之后”，太阳病不应该下，吃了泻药了，就气上冲。气上冲可是表没解。气上冲，冲得挺厉害以至于胸满。气冲于上，同时他由于吃下药虚其里，因气冲的关系，可见上实下虚，脉也应之，上头见浮下边就沉。所以脉与证是相应的，绝不像他们说的“数中一止”，没有那么大的热，那么大的热他把芍药去了干什么？数代表热，而这个（促脉）不是（热，不是数中一止），它（是）由于气上冲。

脉浮在关以上叫寸；而由于泻下的关系，腹气虚，所以下脉沉，（就是）关以下沉，（促脉）应该是这个脉。那么由于表没解，还用桂枝汤，同上边用桂枝汤一样。由于腹虚了，所以去芍药。我们后头有桂枝加芍药，“腹满时痛者，桂枝加芍药”，他把芍药三钱增到六钱。腹满时痛要加芍药，而在这把（芍药）去了是什么道理？腹虚，不但不满，而且腹气虚了，所以他把芍药不要了。我们在临床上的确是用芍药治腹满。我常治肝病，把芍药大量用，对治下腹满就起作用。

那么满的反面就是不满，虚得厉害了反倒要去芍药，不就是这么个道理嘛。底下虚，上头实，所以脉也应之上浮而下沉，这不是很对嘛！绝不是“数中一止”。桂枝去芍药汤证就是桂枝汤证气冲得更厉害。我们刚才讲了桂枝汤，芍药这个药能制桂

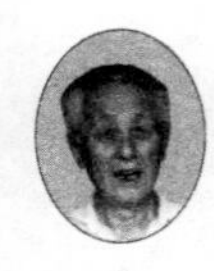

姜的辛散。气冲得厉害，则桂枝发挥作用，桂枝治气上冲，芍药在里头有碍桂枝（发挥作用），同时腹气虚，它（芍药）也不应该要，所以把它去掉了。

我对这个方剂（桂枝汤去芍药证）的体会，就是桂枝汤证（但）气冲比较厉害一些，而胸满、脉促。我们根据这个来用它，没问题，这是桂枝汤的一个变化，桂枝汤去掉了芍药。另外（桂枝汤）还有一个变化，桂枝汤（出去掉芍药）把大枣、生姜也去掉，就是桂枝甘草汤，这是桂枝汤又一个变化。

所以，桂枝汤有这么三个大阶段，这是一个，就是胸比较满，桂枝治气上冲，它又是腹气比较虚，所以把芍药去掉。

22　若微寒者，桂枝去芍药加附子汤主之。

桂枝去芍药加附子汤方

桂枝三两（去皮）　**甘草**二两（炙）　**生姜**三两（切）　**大枣**十二枚（擘）　**附子**一枚（炮，去皮，破八片）

上五味，以水七升，煮取三升，去滓，温服一升。本云，桂枝汤今去芍药，加附子。将息如前法。

这段和21条应该是一段，这个书搁成两段了。成无己版本为一段，他说“太阳病，下之后，脉促胸满者，桂枝汤去芍药汤主之，若微寒者，桂枝去芍药加附子汤主之”。它是一段，这个书它搁成两段，分成两段则前后不对头了。而且成无己他给改了，改成“微恶寒”。（改成）“微恶寒”不对，它不是恶寒，假设是微微恶寒的话，那正是表不解嘛，加哪门子附子呀？“微寒”是对的。

这个“微寒”是接着上面这段，就是“脉促胸满”，如果微陷于阴寒证，（则）“微寒”，没有那个“恶”字。（我们现在所用的）这个赵开美本是对的，在《玉函经》是“微寒”，不

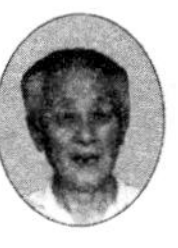

是"微恶寒"，就是微陷于阴寒证，那要加附子，和桂枝加附子是一样的。桂枝去芍药加附子这个方子的运用很多，后头的《痉湿暍病》风湿相搏里就用这个方子起作用了。桂枝汤证气上冲比较剧甚一些，而胸满脉促，要用桂枝去芍药，这个方证，如果陷于阴寒证的话，要加附子。

23.1　太阳病，得之八九日，如疟状，发热恶寒，热多寒少，其人不呕，清便欲自可，一日二三度发。脉微缓者，为欲愈也。

这是一节，这一大条分成三节。头一节，它说太阳病在八九天的时候，真正的伤寒病八九天的时候就是一个关口。这个病好也在这个时候，危险期过去了；可是病的恶化也在这个时候。八九天在伤寒病里是这么一个阶段。

假如这个病有了这么种变化，"如疟状"，发疟疾大家都知道，定时发作；"发热恶寒"，有定时的发热恶寒，而且"热多寒少"。表证以恶寒为主，我们以后有很多段落，（如）"恶寒者表未解"。如果病要去表，恶寒就要少，没有表证的就不恶寒。所以表证我们每每以恶寒的轻重多少，而来验证表证之进退有无。那么这一节就说明这个，这个人变成这么个情形：定时发寒热，可是热多寒少。

是不是这个病转变了呢？它底下又接着说了，"其人不呕"，它要转变成少阳病，则心烦喜呕，非要呕不可，但这个人不呕，证明没传少阳。"清便欲自可"，就是大小便正常，二便正常了，也没传阳明。若是传阳明，则大便燥结，小便黄赤或红赤（但他）也没有。所以这病既没传少阳，又没传阳明，只是一天二三度发，就是二三次发寒热，而且热多寒少。

看看脉吧，"脉微缓"。微缓不是又微又缓，而是微见其缓，微微的缓。脉不数急，也不紧，见着像缓弱，缓弱说明这个病现在平静。咱们开始就讲“脉若静者为不传也，脉若数急者为传也”。脉数急说明病正在发展变化，而脉微见其缓弱说明邪已经衰了。可是这病现在来说是没好的，还是发热恶寒如疟状嘛，而且热还偏多一点。热多脉应该快呀，应该数急，但脉反倒微缓，挺缓弱，意思也就是当然不是快了。

根据脉与“热多寒少”比较来看，这个热不要紧的，不久将好了。因为脉见到缓弱，是邪衰的一种反应。尤其急性病一来，脉都数急呀，而且应手脉紧，紧脉不是好现象。假若这脉也不紧了，而是缓弱了，也不快了，那么这个病也就停止了往前进展。尤其缓弱，说明邪气已衰了，病就“不了了”了，言外就是说这个病不治也可以望其自愈。这是头一段。

23.2　脉微而恶寒者，此阴阳俱虚，不可更发汗、更下、更吐也。

这又是一段。它说（也是）太阳病得个八九日，虽然是如疟状，一天两天都发，（但）它不是热多寒少，（而）是只恶寒，一味地恶寒而脉微，脉微是不足的脉了，所以脉微者为亡阳，就是没津液，这是表里俱衰啊。

这段也可以这么讲，就是太阳病得之八九日，没有如疟状和以下这些情况，“太阳病，得之八九日，脉微而恶寒”，这个人是光恶寒而脉微，这是表里俱虚，陷于阴寒症状。那么这个时候是不能够再发汗、再吐、再下了。这么讲也可以，没有“如疟状”。

总而言之，第二段不是这一（大）段所论述的（重点）。

头一段所说的，欲愈者如疟状，一日二三度，发寒热，热多寒少，而且脉微见其缓弱，这是邪衰病有欲愈之兆，言外之意不治也可以；这一段说到八九日的时候，脉微而恶寒。无热而恶寒，脉已深陷于里阴寒的一种症候，所以它叫表里俱虚，不可再发汗、再吐、再下了。怎么办呢？就是用温补的法子了。用什么药呀？随证治之，后头有啊。后头有很多方子治这个病，但现在主要不是（论述）治这个病。底下就是第三段了。

23.3　面色反有热色者，未欲解也，以其不能得小汗出，身必痒，宜桂枝麻黄各半汤。

桂枝麻黄各半汤方

桂枝一两十六铢（去皮）　**芍药**　**生姜**（切）　**甘草**（炙）　**麻黄**（去节）各一两　**大枣**四枚（擘）　**杏仁**二十四枚（汤浸，去皮尖及两仁者）

上七味，以水五升，先煮麻黄一二沸，去上沫，内诸药，煮取一升八合，去滓，温服六合。本云，桂枝汤三合，麻黄汤三合，并为六合，顿服。将息如上法。

这个又反过来到前面了，“太阳病，得之八九日，如疟状，发热恶寒，热多寒少，一日二三度发”，虽然“脉微缓者，为欲愈也”。但是，如果这个人“面色反有热色者，未欲解也”。

欲愈，不会颜面赤红啊。他说如果这个人面色反有热色，热色就是红，面色缘缘正赤啊，要是这样的话，病还不是要好的。为什么呢？古人有个名称，叫做怫郁在面，阳气怫郁在表。所以这还是表没解的一种症候，表热它出不来，所以人脸就发红。人不得小汗出，要一得小汗出就不红了。而且病人的身体发痒，要出汗它出不来，水分含在皮肤里头，人就发痒。你问问他，准痒。这样子，所以用小发汗法，宜桂枝麻黄各半汤主之。

为什么用桂枝麻黄各半汤呢？你看看啊，这是桂枝汤麻黄汤的合方，各取小量，都是各取1/3，量极小。为什么呢？你看

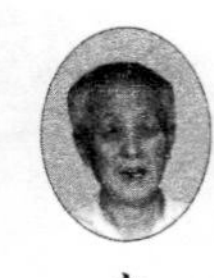

那个症候，我给你们分析分析就明白了。合方是两个病合并到一起，你得有个认识。你看这段说得很好，“如疟状”，就是定时发寒热，不过这句话他写到前面了，后头有这个意思，说“脏无他病，时发热汗出者，桂枝汤主之”。时发热汗出，就是定时发热而汗出，这是桂枝汤证，古人叫营卫不调、营卫不谐。那么这一段你们看一看，如疟状，就是定时发寒热了。定时发寒热则它像桂枝汤证又不是整个桂枝汤证，定时发热汗出才是桂枝汤证。

它这个（症状）虽然定时发热多，（恶）寒少，但是它不汗出。桂枝汤证有一半，那一半不汗出是什么证啊？不得小汗出，出不来汗，是麻黄汤证的一半嘛，是不是？

所以我们对于合方，你若对方证不熟就搞不清楚。这个（病症）既有桂枝汤证的时发热汗出，可不完全是桂枝汤证，完全是桂枝汤证就不用麻黄汤了，它又有不得小汗出的麻黄汤证，可是麻黄汤它只能够发汗，不能够治“时发热，如疟状”。所以这两个方证都具备，但都不全，所以它是合方治疗。

但是这个病非常地轻，一日二三度发寒热而且脉微缓，这是欲愈的一种情况。但就由于怫郁在表，表还没完全解，得个小汗就能解，所以这个方剂（麻黄桂枝各半汤）药用得非常地轻。你们看一看，桂枝一两十六株（去皮），一两十六株再拿三除，很少的一点啊。这是古制，一两是二十四铢，六铢是一分，一两是四分，这是古时候度量衡的制度。（它）不到二两，二十四铢一两，它是一两零十六铢。底下都一样了，芍药、生姜、甘草、麻黄各一两，你看一两拿三除，古制才三钱挂点零。古制一两合现在三钱，那很轻了。它也是三付呀，才几分的药，很轻很轻了。

看看底下的煎服法，“以水五升，先煮麻黄一二沸，去上

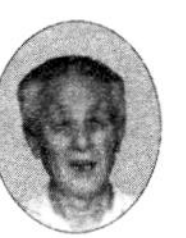

沫”，这是一个定则，煎药的法则。麻黄这个药，沫子缠脑袋，所以煎这个药都要先煮麻黄，煮一两开，把沫子撇一撇，现在还是应该遵守的，把那沫子撇了。“内诸药”，再把其他的药搁里头，煮取一升八合。古人是量病用药，不但药量轻，吃得也轻，一升八合他均了三次吃，每次吃六合，不像咱们前面吃桂枝汤，一回吃一升。这地方咱们在临床上都要注意了，轻病不但药量轻，而且每次吃得也少，所以这是方法啊，在临床上要注意了。病重，量重，要多吃；病轻，量小，要少用。温服六合，三六一十八嘛。

“本云桂枝汤三合，麻黄汤三合”，这个方子本来是这么说的，桂枝汤三合，麻黄汤三合并为六合。他把桂枝汤也煎出来，麻黄汤也煎出来，这个里头倒三合，那个里头倒三合，三合就是1/3了，一升拿出三合不就是1/3吗？然后两个搁到一起，不就是六合了嘛（十合为一升），顿服。这个方剂原先（原起）是这么注明的，那么现在呢？张仲景就把它放到一个方子里了，就用这个分量。

这个方子（桂枝麻黄各半汤）是小发汗的方，发汗很轻很轻的。底下林亿他们给算分量，根据原先（原起）是这么搁的，但是这两个方子的比例数，还是搁1/3，两个（方子）都是各半，等量，各取本方的多少。我们现在来用，也就是把桂枝汤取1/3，麻黄汤取1/3，但是相重的药不要加在一起。你像甘草，桂枝汤有甘草，麻黄汤也有甘草，把两个（同一种药）的量加起来也不行。（方子）合到一起，（其中两方）共有的药味，就根据这个（两方之中相同的药物剂量）量大的用。那（两方之中药物）不同的，单个都拿出来合方，如果1/3取1/3的量就行。你像桂枝、麻黄原先（原起）都是三钱，现在各取一钱就行了。再小发汗，你还可以再轻取，那也不是固定的。研究这个东西也是，它不是固定的。我们在临床上，根据病的情况，还可以少取，就是麻黄一钱，也没有大发汗的，也不会大发汗。

24　太阳病，初服桂枝汤，反烦不解者，先刺风池、风府，却与桂枝汤则愈。

这种事情不常遭遇，本来是桂枝汤证，开始吃桂枝汤的时候，不但病没好，反烦不解。桂枝汤证不是不烦，（但是）烦得并不厉害。吃了桂枝汤了，汗出身和，应该不烦了。但这里却得到相反的作用，反烦而表也不解。

这不是服用桂枝汤有了毛病，大概都是邪盛气滞的缘故，咱们所说的肌不和嘛，在肌肉这一层比较实，所以药力受阻。那么这时候可以用针灸辅助治疗，刺风池、风府各穴。辅助治疗的方法也不可不知。

本来这个病人是桂枝汤证，我们也给他用的桂枝汤，他反而出来相反的作用，你要不知道这个（问题）就不好解决了。知道这个问题，用针灸辅助疗法，刺完风池、风府，再与桂枝汤那就好了。

这种事情在临床上我一生都没遭遇到，桂枝汤我也常用啊，但是古人这么说，可能会有这种情形，咱们也不可不知。这种事情需要知道，但是这种事情不常有。本来是太阳病，是桂枝汤证，吃了桂枝汤反烦不解，这种事情可能有，但是我并没遇到这种情况。

（编者按：胡老讲完此节，又顺便和听课的学生（如冯世纶）谈起“桂枝去皮”的疑难问题）

（关于桂枝去皮）陈修园说不是去上皮，他说可以去“疙瘩溜球”的那部分，整个要是去皮是不对头的，咱们在临床上通过实践证明，我们也不去皮，可是他（患者）吃了是有效的。

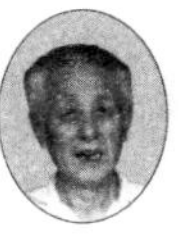

要是新枝子去皮，也行。就是老枝子变成干木头就不行了（不能去皮）。

25　服桂枝汤，大汗出，脉洪大者，与桂枝汤，如前法。若形似疟，一日再发者，汗出必解，宜桂枝二麻黄一汤。

桂枝二麻黄一汤方

桂枝一两十七铢（去皮）　**芍药**一两六铢　**麻黄**十六铢（去节）　**生姜**一两六铢（切）　**杏仁**十六个（去皮尖）　**甘草**一两二铢（炙）　**大枣**五枚（擘）

上七味，以水五升，先煮麻黄一二沸，去上沫，内诸药，煮取二升，去滓，温服一升，日再服。本云，桂枝汤二分，麻黄汤一分，合为二升，分再服。今合为一方，将息如前法。

（太阳病篇）上卷，统统以桂枝汤为基础，反复这么说，应该服啊，不应该服啊，服桂枝汤有什么问题啊，或者错服桂枝汤怎么样，净讲这些。

头一节之中，“脉洪大”是错的，讲到后头就知道了，应该是脉浮，洪大改成“浮”就对了，后头有（讲到）。桂枝汤发汗后外不解，脉浮者还用桂枝汤。脉洪大是错的，洪大是个实热之象，是白虎汤证，下边有（讲到），恐怕抄写的时候把下面那个脉写到这里了，这是错的。脉浮，脉浮则病在表嘛。已经服过桂枝汤了，（但）服得不合法。我们前面讲桂枝汤啊，就是微覆漐漐汗出，要是似汗出者更益佳，大汗淋漓病必不除嘛，这个（服桂枝汤大汗出）就是犯这个（大汗淋漓）病了。吃了桂枝汤，大捂大盖啊，人出了一身大汗，表是不会解的，如果脉浮者可以吃桂枝汤如前法，还像以前服用桂枝汤的方法。

这一段里头也说明一个定法，如果是表证我们发汗后，就是桂枝汤发汗后表不解还用桂枝汤。那么麻黄汤发汗后表不解呢？可不能用麻黄汤了，也是用桂枝汤，这也是一种定法。所以桂枝汤看起来是一个平稳的方药啊，伤津液不重。下之后也是。太阳病不可下之，要是下之后表不解呢，也可以用桂枝汤。下也伤津液啊，津液有伤而表不解，那只能用桂枝汤。我们以前讲了桂枝汤既是一个解表去热，同时它也是一个安中养液的方药，桂枝汤养津液，所以大汗出之后而表不解脉浮，仍然可以“服桂枝汤如前法”。

“若形如疟，一日再发者”，如果定时发寒热，就是疟疾了，一阵冷一阵热的，一天再发，（也就是）两次，那么这需要桂枝二麻黄一汤。为什么呢？如果吃完桂枝汤而大汗出之后，不出汗了，而是变成疟疾似的，一天两次发寒热。定时发热，这是桂枝汤证。前面也有了（讲到），桂枝麻黄各半汤咱们也说了（这个问题），可是它没有汗，这就是麻黄汤证。但是这一段（桂枝二麻黄一汤）桂枝汤证多，与上面（那个）身必痒、汗是要出不来那个样子，而且面有热色，那个桂枝麻黄各半汤，麻黄汤证就要比这个（桂二麻一）汤证多一点，所以古人用药严得很呐。

这个（桂二麻一）形似疟，它也没有汗，可是麻黄汤证呢？（与）上面那个（桂麻各半）对着一看就知道了，它（桂二麻一）比那个（桂麻各半）少，没有“身必痒不得小汗出”那种要出汗的情形，所以（桂二麻一）这样子麻黄汤证更少了。所以拿着这个书来看，中医辨证严得很，所以（只有严密辨证）这样才能好病，他用桂枝二麻黄一汤。

桂枝二麻黄一方剂也是一个极轻极轻的（量）。你看看后头那个方子的解释就知道，它说“本云，桂枝汤二份，麻黄汤一份，合为二升，分再服”。说本来是这么个对药物的用法，桂枝

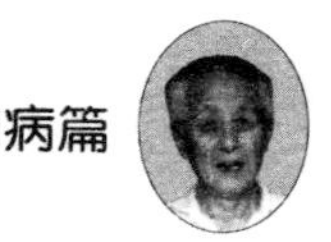

汤用二份，麻黄汤用一份，共计合多少呢？共计合两升。这个合法，古人是这么个办法：麻黄汤也煎好了，桂枝汤也煎好了，随便拿一个东西都行，拿一个匙子也行，你舀二匙子桂枝汤，舀一匙子麻黄汤，往另一个器皿舀，共计舀两碗，那么它们俩还是二比一之比，所以原来的本云，就是仲景以前这个方子（的用法）是这么个办法，就是把这两个方药，桂枝汤取二，麻黄汤取一，取到二升，然后分成两次服。那么现在张仲景就把这个（两个）方子的药物合成一方了。将息如前法，将息就是面肉五辛那类禁忌，但是这个（方子服用后）不要喝稀粥了。根据药物的分析，林亿他们说，桂枝汤根据原方分量的合法取5/12，麻黄汤取的是2/9，这5/12和2/9比啊，也正是（约）2∶1。这种取法药量更轻了，轻得很了，所以这个方子（桂枝二麻黄一汤）吃下去并不大出汗，稍捂一捂、盖一盖，也就是微微的透表而已。

25条也是冲着桂枝汤说的，所以得的桂枝汤证，（如果）桂枝汤服用不合法，也容易造成大汗出而病不解。如果脉还浮——不是洪大，洪大要改为浮——那么还可以与桂枝汤，像以前的那个饮服法。如果病变成这么一个病：就像疟疾似的，定时发寒热，一天发两次，那么这个时候应该小发汗，用桂枝二麻黄一汤。这一节是这个意思。

26　服桂枝汤，大汗出后，大烦渴不解，脉洪大者，白虎加人参汤主之。

白虎加人参汤方

知母六两　**石膏**一斤（碎，绵裹）　**甘草**二两（炙）　**粳米**六合　**人参**三两

上五味，以水一斗，煮米熟汤成，去滓，温服一升，日

三服。

服桂枝汤大汗出之后，变证多端。由于丧失津液最容易阳明内结，这也是常有的事情。26 条就说这个。“服桂枝汤，大汗出后，大烦渴不解，脉洪大者，白虎加人参汤主之”，你看这才是脉洪大呢（上条“服桂枝汤，大汗出，脉洪大者，与桂枝汤”的脉洪大应该为脉浮）。

是由于服桂枝汤（造成的），（但）这不是错用药，不是误治，这就说明，这个（病）表证期间是桂枝汤证，（则）服桂枝汤，但服桂枝汤不应该大出汗，护理人没搞好，大捂大盖，（造成了）大汗出。大汗出则这个病绝对不好的，由于丧失津液太厉害，反倒造成胃不和的里热，所以大烦渴不解。

“大烦渴不解”，不是表不解。服桂枝汤大汗出后，表证没有了，可由于津液丧失，它就动了里热了。“大烦渴不解”，烦躁也厉害，渴得也厉害。这时候脉呢？洪大。脉洪大是里热的情形，所以上边那条“服桂枝汤，大汗出，脉洪大”是错的，从这儿也看出来了，那个应该是脉浮。

里热大烦渴，这是白虎加人参汤证。白虎汤证，不一定渴。脉洪大，身热有汗，口舌干燥，这就可以是白虎汤证。但是津液太伤，就要渴了。津液伤而造成渴的时候，必须加人参兼以健胃。

要是热，津液伤了，后世（的医家）就不这么治了，后世认为这个（情况）都得滋阴。其实在张仲景看来，究其实是胃气不复，津液不生，尤其在白虎汤基础上大量用石膏，更容易影响胃，所以必须加健胃的东西。咱们现在也说人参是补气的，补气就生津液。人参主治心下痞硬，就是治胃。胃虚有心下痞硬的这种情况，你吃人参就对了，后面（书中）有很多加人参的方剂，那好理解的。

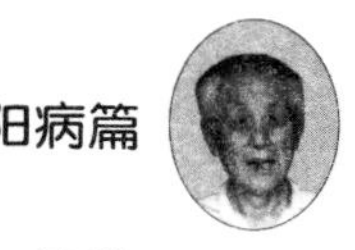

一般对白虎汤，大家都知道石膏是个解渴药，其实它是除热药，不一定渴，主要（治）渴的是人参，这我们在这个书上就可以看出来，凡是白虎汤没有一个说渴的。你们看一看就知道了，连《金匮要略》带《伤寒论》，（只要）是加人参都是渴，“欲饮水数升”啊，“渴欲饮水”啊，“大烦渴”啊，全要加人参，可见人参有健胃生津的作用，也就（是）后世说的补气。古人这个气分，在（仲景）他的书上就是津液。

这一段，服桂枝汤，由于大汗出，那么上边说“要是脉浮，还在表，可以与桂枝汤；如果形似疟，这也在表，不过它是桂枝（汤）麻黄（汤）共有的症候。定时发寒热，这是桂枝汤证，可桂枝汤证呢，它要有汗出的，‘时发热汗出者，桂枝汤主之’，那后头就有的。这个它不汗出，不汗出当然有麻黄汤证，由于桂枝汤证明显，麻黄汤证不明显，所以麻黄汤少搁，桂枝汤多搁。那么我们要用桂枝二麻黄一汤这个方剂，怎么用呢?我们遇到一个病，是桂枝汤证比较多，麻黄汤证比较少，也需要解表，让他微汗，可以用这个方子，他只能够得小汗啊”。可是服桂枝汤大汗出，还能够由于津液丧失太多，动了里热，而为白虎加人参汤证，就是大烦渴、脉洪大，就是我们方才讲的这一节。

白虎加人参汤这个方剂，看后头就行了，知母、石膏、甘草、粳米，这四味药就是白虎汤，看看这个方剂的组成，挺有意思，石膏这个药，咱们说是大凉，反正它是个解热药，但是这个药确实害胃。烦躁，知母去烦躁。那么知母配合石膏，（知母）苦寒，加石膏更寒了，胃受不了，所以要搁粳米、甘草。这两个药啊（粳米、甘草），都是个甘药，咱们说甘药补脾嘛，其实也不光补脾。这种甘药尤其粳米，咱们一般拿大米熬粥就知道了，它黏得很，生一种胶黏质，西医说它是种黏滑药，甘

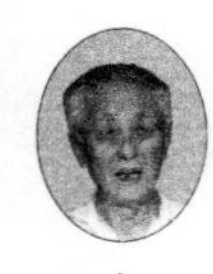

草也是（黏滑药）。搁到一起煎，我们吃下去，它能把胃（保护好）使它不吸收。在胃里头，它能够挂一层黏滑药，黏滑药就起保护胃的作用，它能保护胃，它（能使）知母、石膏这些大苦寒的药，对胃没什么毛病。所以古人对药配伍得非常有意思，他搁大量的甘药。

那么如果他渴，你光用甘草、粳米这些药，也不足以济事了，你非得搁人参不可。人参是健胃的，它配合甘草、粳米，胃气才能够复健起来。（石膏、知母）这两个药去热，（甘草、粳米、人参）这三个药健胃生津嘛，所以大烦渴，津液亏到这么个份儿上了，你非得加人参不可。我们一般应用的时候，当然要是不烦渴，只是口舌干燥，人烦躁，脉洪大，也可以吃白虎汤。他不渴也可以吃白虎汤，但是那不必加人参。

白虎加人参汤这个药的煎服法，这个书说得还挺好。这五味药，“煮米熟”，米熟了，汤也好了。这种药煎的时间都长，以水一斗啊，你看那旁的（方药），六七味药它都是七升，或者六升，唯独这白虎汤它搁一斗，它煮的时间长啊。米熟了，这个汤也成了，这时候把渣子去了，“温服一升，日三服”。所以咱们要是对有石膏配伍的这种方剂，也要多用点水，时间要长一点。咱们现在也常常地把石膏单煎，也可以的，先下锅嘛。

27　太阳病，发热恶寒，热多寒少。脉微弱者，此无阳也，不可发汗，宜桂枝二越婢一汤。

桂枝二越婢一汤方

桂枝（去皮）　**芍药**　**麻黄**　**甘草**（炙）各十八铢　**大枣**四枚（擘）　**生姜**一两二铢（切）　**石膏**二十四铢（碎，绵裹）

上七味，以水五升，煮麻黄一二沸，去上沫，内诸药，煮取二升，去滓，温服一升。本云，当裁为越婢汤桂枝汤，

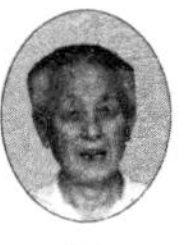

合之饮一升。今合为一方，桂枝汤二分，越婢汤一分。

这一节，一般地（历代诸家）讲的也都是错的多。太阳病，“发热恶寒”说明还在表，但是“热多寒少”。热多寒少是冲着“发热恶寒”说的，不是（指）这个病特别的有壮热，不是（壮热）那个样子。发热恶寒的情况，热比较多而寒比较少，不是在发热恶寒之后另有大热而恶寒少，不是那个意思。那么这个寒少（是什么意思呢?），我们讲太阳病，太阳病的恶寒是一个主要的症候，这个“寒少”说明表证要罢、要解了。那么这个病虽然发热恶寒，但是由于热多寒少，那么这个病表欲解、热不退，恐怕要转成阳明里热的病，它是这么个意思。

可是转成阳明里热呢，你看前面白虎汤（26 条白虎加人参汤）“脉洪大”，（而）这个“脉微弱”。微弱在这也是有两个意思：

一方面冲上面说的，虽然发热恶寒，但是它寒少，表证欲去了，虽然热比较多，但是脉微弱，外邪已轻啊，所以也没有多大里热。

脉微弱还有一个意思，底下他注了，“此无阳也”，这个“无阳”就是津液，就指津液说的。他这个书上，尤其在（谈及）表证的时候，他常说的无阳都是指着津液，脉微者为亡阳嘛。脉弱，咱们前面讲了，阳浮而阴弱，那个弱就是血少了。总而言之就是气血俱虚，就是津液血液都少，所以他说“此无阳也”。“此无阳也”不（是）指（没有）“热”说的，上面明明说的“发热恶寒，热多寒少”，还此无阳也，还没有热，这不是瞎扯嘛。这一句真就有（注家）这么注的，这么注就是错的。这个“此无阳也”，就是没有津液，亡失津液。

“不可发汗”，发汗最耗伤津液了。唯独津液虚，所以不可发汗，宜桂枝二越婢一汤。那么这个表不解怎么办呢？还发热恶寒嘛。就稍稍地用桂枝二越婢一汤清肃其表里。这也是个发汗药啊，（虽是）发汗药但它不大发汗。

越婢汤在《伤寒论》里没有，在《金匮要略》里头有，它就是麻黄、甘草、大枣、生姜、石膏，这几个药就叫越婢汤；那么桂枝、芍药、甘草、生姜、大枣就是桂枝汤了，（合起来）它是桂枝二越婢一。

越婢汤治什么呢？在《金匮》的《水气篇》里头有，它治风水（风水，恶风，一身悉肿，脉浮不渴，续自汗出，无大热，越婢汤主之）。所谓风水、就是全身肿了，脉浮，出汗，身上没大热，同麻杏石甘汤差不多。麻杏石甘汤是喘而汗出、身无大热。它（越婢汤）这个热半陷于里了，（而且）它这个汗出与桂枝汤的汗出是不一样的，它（是）由里往外，就是蒸而汗出，但是不到阳明病蒸蒸发热汗出（的程度），所以无大热嘛。无大热就是冲着阳明里实说的，真正里实那是蒸蒸发热，身上热得很。它这是无大热，不到那个（阳明里实）程度，但是里头也有热，所以搁石膏，但是表也有，（于是）搁麻黄。越婢汤的麻黄用的量大呀，它用六钱。我们要治表有水气，你要发水气，麻黄非重用不可。

那么在（桂枝二越婢一汤）这个方子里麻黄用量相当轻，它把越婢汤用八分之一。原来（源起）这个麻黄用六两，我们现在的分量就是六钱18克，要拿8除，不到一钱了，那很轻很轻的了。（方中所用）桂枝汤，用的是四分之一。四分之一、八分之一，也是二倍（2：1的关系）嘛。所以桂枝汤用得比较多，但是也特别少。他把这两个方子（桂枝汤、越婢汤）合起来用了，合起来用就失去越婢汤的作用了。我方才讲了，想要发水气，麻黄必须重用，那么连一钱也不到，它就不能祛水气了。

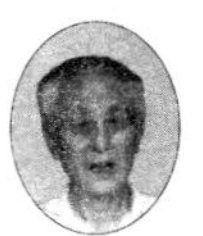

那么桂枝配伍麻黄呢，我们在临床上要知道药物配伍的规律，桂枝配合麻黄出大汗，可是石膏配合麻黄反倒治汗出。你看这个（桂枝二越婢一汤）方子，既有桂枝汤加麻黄，可以出点汗；但是又配伍石膏，出汗也不大。所以这个方子它清肃表里，它能够去里热，因为有石膏的关系，也能稍稍解外，因为有微量的麻黄。那么大部分还是桂枝汤证。我们结合这一段就可以看出，桂枝汤证比较多。

由于桂枝汤证主要是津液虚，脉微弱，要有表不解，还现桂枝汤证，但又不完全是桂枝汤证，它没有汗出。你看这一段里头，它说“太阳病，发热恶寒，热多寒少”，并没有汗出。可是没有汗出，又不能大发汗，因为脉微弱，桂枝汤证明显，但是麻黄汤证不明显，所以（桂枝二越婢一汤的）麻黄量特别小。而且他不用桂枝二麻黄一汤，那个（桂枝二麻黄一汤）麻黄汤里没有石膏，里头还有热，所以少用点石膏，石膏量也不重。

我们再看看（桂枝二越婢一汤）这个分量，搁到一起，每一个药只十八铢，古人度量衡二十四铢是一两。那么古人的一两，我们现在开方子就是一钱，古人都是一煎就煎三付药。十八铢不到一两，一两的四分之三。所以这个方药的药量非常轻。

那么吃了这个方药（桂枝二越婢一汤），要是表里都有点热，可以用，但是它在发汗药之中是最轻最轻不过的方药了，所以他搁个“不可发汗”，这个（不可发汗）专指的是麻黄汤。你说太阳病发热恶寒，真正的表证无汗，我们一般常打算用麻黄汤。所以这个病“脉微弱，此无阳也”，是万不能发汗，不能用麻黄汤。

我记得有一个人问过我这一段，说“此无阳也，不可发汗”，桂枝二越婢一汤是不是发汗药？我说可不一样，它有所指，这个书说不可发汗，都是指的麻黄汤。那么这个地方（假如）用麻黄汤就了不得了，那非坏不可。所以说“脉微弱者”，就是亡失津液，这不能用麻黄汤来大发汗，根据这种病情只能够稍稍地清肃其表里而已，所以用桂枝二越婢一汤。

咱们前面讲的桂枝麻黄各半汤、桂枝二麻黄一汤，和桂枝二越婢一汤，都是小发汗法。这几个方剂也各有不同。

桂枝麻黄各半汤就是桂枝汤与麻黄汤这两个症候相合，大致差不了什么，但是不可大发汗，全是小发汗法，药量都特别轻。

桂枝二麻黄一汤，是桂枝汤证多，而麻黄汤证少，也是小发汗法。

这个（桂枝二越婢一汤）方子尤其小发汗，它不但有表证，里头也有热，所以热多寒少，你就看出来了，表证要罢了，热多寒少，有入里之势，但是这个病非常地轻，脉微弱也就是邪轻的问题了，同时这个人津液也虚。（因此）这个不但麻黄汤用不得，用一般的桂枝汤也是不行的。所以它一方面用桂枝麻黄稍解其表，另一方面用石膏清其里热，它是这么一个方剂。

28 服桂枝汤，或下之，仍头项强痛，翕翕发热，无汗，心下满，微痛，小便不利者，桂枝去桂加茯苓白术汤主之。

桂枝去桂加茯苓白术汤方

芍药三两　**甘草**二两（炙）　**生姜**（切）　**白术**　**茯苓**各三两　**大枣**十二枚（擘）

上六味，以水八升，煮取三升，去滓，温服一升，小便利则愈。本云桂枝汤，今去桂枝，加茯苓，白术。

桂枝去桂加茯苓白术汤的“桂枝去桂”，这个“桂”也可疑，在《医宗金鉴》它改“芍药”了，我认为这是对的。因为

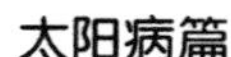
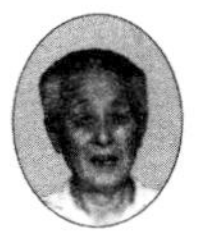

它这个表还不解嘛，你把桂枝去了，拿什么解表？所以应该桂枝去芍药，我们经常用的也是桂枝去芍药。我认为《医宗金鉴》还是对的，这个书（《伤寒论》）错字有的是，像前面那个脉洪大，肯定是错的。

这段书主要注重这个“仍”字，它说这个病根本就不是桂枝汤证。它根本就是“头项强痛，翕翕发热，无汗，心下满，微痛，小便不利”，根本就有这个病，就是这个症候。大夫看到这个“头项强痛，翕翕发热”，觉得这像表证，就给吃了桂枝汤。这就是药不对证了，所以这个病不会解的。

他又看到“心下满，微痛”，心下指着胃说的，又满胀又疼，像里实，他又给吃泻药了，也不对头。

所以他服桂枝汤，或又吃了泻药，但这症状一点没变，仍“头项强痛，翕翕发热，无汗，心下满，微痛，小便不利者”，他才用这个方剂（桂枝去桂加茯苓白术汤）。这种病症我们在临床上常遭遇，如果里有停水，就是小便不利，影响表不解，那么里头胀满，你泻下也不行，非利尿不可。

这一段就说明这个问题，由于小便不利，水不下行，由古人的临床经验看出来，里气闭塞，则表不会通透的，所以非利小便不可。你若是发汗，越发汗越坏，发汗激动里边的水，变证多端。那么，下当然也不行。所以这里发汗或者下之，这个病是永远不变的。那么怎么办呢？

有表证是（可治）表证，但你要兼利小便。它“头项强痛，翕翕发热”，肯定是表证。所以用桂枝汤去芍药。芍药这个药，我们前面讲桂枝去芍药汤，治脉促胸满，气上冲得厉害，用芍药是不对头的，要去芍药。而小便不利，常由气上冲造成的。气往上冲，它诱导小便不往下行，所以利尿药里常搁桂枝，五苓散、苓桂术甘汤都有桂枝。你要把桂枝去了就不对，那么去

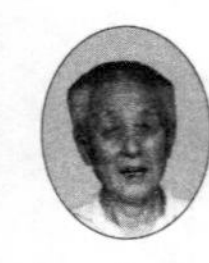

芍药是对的。

因为它还有表证，所以用桂枝汤。本来是个中风证，之所以不汗出就是因为停小便，是小便不利的关系。如果这个人小便要是利，肯定他上边也不会“心下满，微痛”。它就是桂枝汤证。

由于小便不利，影响汗不出，气上冲得也厉害，所以“心下满，微痛”，水往上不往下。那么表证仍然存在，“头项强痛，翕翕发热”，主要的原因就是小便不利。所以他用桂枝汤把芍药去了加白术、茯苓以利小便。小便一利，这桂枝汤就发挥作用了，表就解了，它是这么个情形。

我们在临床上大家要注意这一点，比如说一个感冒，那随便吃点发汗药就可以了，但是他要是明显的小便不利、身上发烧等等的，你要不利小便，这个表绝对不会解的。那么他该用哪一个解表药还要用，但是非加利尿药不可，治小便不利才行，这很重要很重要的。这个书里头后头有的是（这种类型），就由于里有停饮，不兼去饮，表是解不了的。“下”更不行了，后头很多，我们随时解释这种例子。

那么这个方子就是桂枝汤去芍药加白术、茯苓，白术、茯苓这两个药都是利小便的。利尿药也不都一样。像白术、苍术是一样的，这个药是温性药，偏于治胃停水，所以（可治）“心下满，微痛”。茯苓这个药性最平，它也是（治）胃有停水，但是它利小便很有力量。胃要是没有停水，术要少用。术是个温性药，后世也说白术健脾嘛。对于健脾，胃里头如果有停水时（用术）于胃有好处。要是胃没有停水呀，（用术）是有坏处，没有好处的。（术）性温，刺激胃，很容易充血，起码要（刺激地能）达到发炎、充血这种情况。所以咱们看见胃虚，（不少人）就用点术吧，可是胃要是没有停水，术是不要用的，（术）

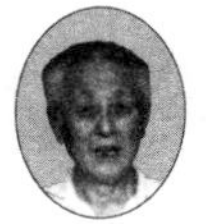

它主要是要利小便。临床应用上后头有，我们随时解释。

茯苓这个药，在水气里有一种神经官能症用的机会多，像心跳，或者是烦躁（都治），也治失眠。像治失眠的酸枣仁汤搁茯神。茯神、茯苓作用是一样的。总而言之，茯苓在利尿之中，有治神经官能症的机会，而且机会多。

白术也是利尿的药，但是它健胃的作用多，健胃的作用（仅）限制于胃有停水。所以我们平时用药不要把它搞错了，（若）这个人小便不利，但胃不但没有停水，上边还有热，白术这个药是不能用的，你看猪苓汤就没有用白术。

29　伤寒脉浮，自汗出，小便数，心烦，微恶寒，脚挛急，反与桂枝，欲攻其表，此误也。

得之便厥，咽中干，烦躁，吐逆者，作甘草干姜汤与之，以复其阳。

若厥愈足温者，更作芍药甘草汤与之，其脚即伸。

若胃气不和谵语者，少与调胃承气汤。

若重发汗，复加烧针者，四逆汤主之。

甘草干姜汤方

甘草四两（炙）　**干姜**二两

上二味，以水三升，煮取一升五合，去滓，分温再服。

芍药甘草汤方

白芍药　甘草（炙）各四两

上二味，以水三升，煮取一升五合，去滓，分温再服。

调胃承气汤方

大黄四两（去皮，清酒洗）　**甘草**二两（炙）　**芒硝**半升

上三味，以水三升，煮取一升，去滓，内芒硝，更上火

微煮令沸，少少温服之。

四逆汤方

甘草二两(炙)　**干姜**一两半　**附子**一枚(生用，去皮，破八片)

上三味，以水三升，煮取一升二合，去滓，分温再服。强人可大附子一枚，干姜三两。

这段是个大段。“伤寒脉浮，自汗出，小便数，心烦，微恶寒，脚挛急，反与桂枝汤，欲攻其表，此误也。”这是头一段。反与桂枝汤，应该有个“汤”字，成无己的本子是“反与桂枝汤”，这个是“反与桂枝”，搁个“汤”字还是好的。

你看它开始就搁个伤寒，伤寒应该脉浮紧，无汗，反“自汗出”，这说明它是亡津液了。小便又数，既自汗出小便又数，这个书说小便数就是小便吃紧，就是频数。这可以与上边参照看，小便不利影响自汗出。本来是桂枝汤证，它变成无汗了。那么小便数，它影响自汗出，虽然是伤寒，由于小便数，它也汗出。有这么一个意思在内，这个书上没有明说。

小便数说明什么问题呢？大概是胃虚。咱们后世医书里有所谓“上虚不能治下”，这是用五行的方法解释了，胃属土嘛，土虚不能治水。其实是有道理的，胃气虚衰，人身上哪里都虚衰。就是虚脱那个样子，脱水那个样子，小便失去收摄，主要是由于上边胃虚。

本来是伤寒应该无汗，由于津液大量亡失，既自汗出又小便数，所致津液竭于内，后边讲阳明病就知道了，所以“自汗出”，汗出多，为太过。伤寒没有汗，（所以大）发汗，发汗使汗出多，也为太过。太过者，阳竭于里，阳也指津液，那大便要干，咱们说的脾约证就是这类的（情况）。可这种脾约不要紧，它是虚证，就是虽然“十日不大便，无所苦也”。所以脾约证不能吃承气汤了，只能吃些麻仁滋脾什么的。它这个病就类

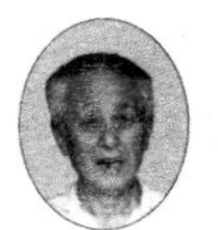

似这种（脾约）情况，它的津液不守，一方面汗自出，一方面小便频数。

“心烦”，有点胃不和的情景了。“微恶寒”，你看它搁个“微恶寒”，这个“微恶寒”说明它虽然冠个伤寒，（但是）这个表要解。我们刚才讲了，恶寒是太阳病的一个主要症候，所以“脉浮，头项强痛而恶寒”，“而恶寒”（在语气上“而”）要加重这个恶寒。如果这个恶寒很轻很轻的了（即微恶寒），（说明）表证要罢。但是心烦（说明）里热要生。什么道理呢？就是因为津液丧失太多，既自汗出，又小便数。津液丧失到“脚挛急”，津液枯燥，发挛急，就是拘急。到这种情形了，万万不能发汗。上面说“脉微弱者，此无阳也，不可发汗”，这个（津液虚，脚挛急）更不可发汗，所以它说，“反与桂枝汤，欲攻其表”，这时候你再攻表，再让它丧失津液，“此误也”，这是治疗的错误。这是头一段。

还有一个问题我们要重视，（对于）小便数，凡是应该发汗的病，小便数绝不可以发汗。这在《金匮要略》里的《水气篇》讲过。像我们方才讲越婢汤的风水，是水气在表，都可汗之。唯独小便数者，有这么一段，它说“渴而下利，小便数者，皆不可发汗”，这要注意。小便数，大概都是里即虚而津液不守，你再发汗再亡失津液，就是逆治。发汗最亡失津液了。那么，这段也就说明这一点。自汗出虽然像桂枝汤证，脉又浮，但是小便数，津液亡失以致脚挛急，而且表证轻微之极了，微恶寒而已，这个病在这时候，这个书上后面有，这时候就应该吃芍药甘草汤，先治脚挛急，观察观察。你看看这里头一点热都没提，它也不发热不什么的，你吃什么桂枝汤啊？所以根本就是错误。

“得之便厥，咽中干，烦躁吐逆者，作甘草干姜汤与之，以复其阳”，这是第二段。药用对了，病人好得挺慢，用错了则立竿见影，马上就给你个样儿看看。不应该吃桂枝汤给吃了桂枝汤，吃了桂枝汤马上四肢逆冷，这是什么道理呀？津液再亡失，同时胃也虚，津液达不到四末。手脚离心脏都远，所以血液、津液达不到这地方了，它（手脚）就凉，这在《内经》上有，它说“脾为胃行津液”，到脚上脚能行，到手上手能握。那么因为发汗，津液亡失得太厉害了，远处的地方（如手脚），（津液）达不到，所以它厥冷。因为在上边也失去润泽，所以嗓子也干。烦躁，吐逆，胃也不和。烦躁，比心烦还加重了，原病只是“心烦”而已，这（里）是又烦又躁，他不安静，这都是胃不和的表现。吐逆也都是胃的关系。这病根本一开始胃就虚，胃虚不能制水，所以小便数。

那么，这种错误的治疗，更丧失津液，胃即有热。（胃）虚，胃里头还停水，所以为发汗药所刺激，反倒吐逆，而且这个病还相当急迫，手脚逆冷，“得之便厥”嘛。把桂枝汤一吃了，马上（就出现）这种情况，所以它说“作甘草干姜汤与之”。

甘草干姜汤以甘草为主，甘草这味药前面咱们讲过了，它也能够养液，也能缓急迫。这个病相当急迫了。干姜、甘草搁到一起，就是健胃、止呕，这不是吐逆嘛。理中汤等都是从甘草干姜汤上来的，甘草、干姜再加人参、白术就是理中汤。四逆汤也是，甘草、干姜加附子就是四逆汤。那么，吃甘草干姜汤干什么呢？“以复其阳”，“以复其阳”是复津液，不是让他再发热，他根本就有热了，胃太虚又有热，主要得恢复胃气。甘草、干姜是温中、健胃、缓紧迫的这么一种药，但是干姜用的量非常轻，这跟我们前面白虎加人参汤中讲的人参健胃生津液是一个道理。这时候胃要是不恢复，津液是不会恢复的，所

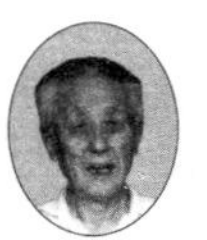

以用甘草干姜来治疗。这个病要用专讲滋阴救逆的这种办法，一吃一个死。一看这个人，咽比较干，就是津液太虚了，用点滋阴药，这不行，胃根本是不好的，只能够恢复胃气才能够生津嘛。同时用大量的甘草也是大有道理的。“以复其阳”，不是复其热，这个“阳”和我们前面说的津液是一致的。胃气恢复，津液充畅，四肢自然就温了。

“若厥愈、足温者，更作芍药甘草汤与之，其脚即伸。”若吃了甘草干姜汤，当然呕逆、烦躁都止了。那么“厥愈、足温”，四肢也不厥了，津液一达到四肢自然就不厥了，也不凉了。这个时候，脚挛急没好，“更作芍药甘草汤与之”。芍药是治挛急的，肚子急痛，小建中汤就是加芍药了，（就是）在桂枝汤里大量地用芍药再加上饴糖。芍药就治挛急，拘急痛，咱们说少腹急痛也是芍药证。那么其他的部位发拘挛呢？芍药也治。那么再给他芍药甘草汤，缓其挛急，其脚即伸。我说开始就应该吃这个药（芍药甘草汤），开始他这个（病症）就是亡失津液，已经到了脚挛急的情形。芍药甘草汤（里的）芍药，是苦而微寒一味药，桂枝汤里搁芍药，它与甘药合之也是养液的。（假如）开始用这个药（芍药甘草汤）就没有这个乱子了。（但既然误治了，误治后的）这个时候“更作芍药甘草汤”，吃这个药他的脚（挛急不伸）就好了。

底下这个（段落）看出这个病是有热了，“若胃气不和谵语者，少与调胃承气汤”。这里边的“胃不和”不是重要的。虽然开始的时候就心烦、小便数，小便数是虚啊。经过上边的治疗，甘草干姜汤、芍药甘草汤之后，一切病都好了，（但）这个人还有说胡话，“胃气不和谵语”的情况，这不是阳明结实的那个厉害，你也不要多用调胃承气汤，只能少少用，以调其胃气就好了，所以“少与调胃承气汤”。用药啊，不是说一个方子怎么

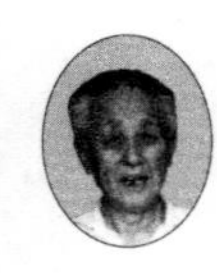

样，“以量来调治”这也是一个方法。前面那几个方子都是（这样以量来调治）啊，你像桂枝麻黄各半汤、桂枝二越婢一汤，表邪非常轻（的病），你不要用大剂药，少少给一点。那么（这里用到）调胃承气汤，虽然是整个方子（都用），但要少少给他一点就行，这就是调其量以适应疾病。这也是一个（治病）方法，不能说我们开个调胃承气汤让你整个（方子）还是一回吃，那（患者）人就受不了了这里头不是（阳明结实）那个实法，虽然谵语，谵语就是大便干了，（但谵语的）大便干是由于亡津液，不要那么攻，所以他说“少与调胃承气汤”。

底下这句是反过来说的，说假若“重发汗”，就是咱们给吃桂枝汤了——这是假若，没有这么糊涂的大夫——又自汗出，又小便数，还给人吃麻黄汤。当然是假设说的。这个病，主要是亡失津液，你还大发其汗，而又加烧针迫其汗，（这种）出汗也最凶了，拿烧针刺激他发大汗。要是这么来（治疗）啊，这个病也要四肢逆厥的，但是不是甘草干姜汤能治疗的了，那非陷于阴证不可。虚极，就要从阳证转变为阴证了，阴寒重证了，非用四逆汤才能治疗。（当然）这是个假设。后面这一段比这段解释得好，我们把（涉及的）方剂再看一看，然后咱们再研究下面这一段。

你们看看甘草干姜汤，甘草是四两，干姜才二两，这个干姜大概都用炮姜。四两拿着十六两的秤（算），应该是四钱。啊，（不是四钱）这个多了，这药分一煎两剂，煮取一升五合嘛，分温再服，匀两次，匀两次这个量就大了。古人一两合现在三钱，十六两秤，三四一十二，拿二除是六钱，所以甘草拿十六两的秤应该就是六钱。那么干姜呢，它是甘草的一半了，那个（甘草是）六钱，干姜就是三钱了。它（甘草干姜汤是）以甘草为君药，为主药的。甘草又缓急迫，配合干姜，辛甘并用，又是温中健胃，所以它（甘草干姜汤）主要是扶胃气、养津液，治四肢厥逆。四肢厥逆，没陷入阴证——陷入阴证非用附子不可——没到那个程度，所以用甘草干姜汤就可以了。如果再使他大虚，非陷于阴证不可。只是用甘草干姜汤还不行，还得加附子，就是四逆汤。甘草干姜汤应用的机会也挺多，它也治小便数。小便数、遗尿，有用甘草干姜汤的机会，这就是“胃虚不能制下”嘛，就是方才所说的这种情况。这（甘草干姜汤）是个温中养液的药。

芍药甘草汤，这个“白”字用不着，搁个“白”芍药当然也行了，旁的书上没有“白”字。芍药、甘草各四两，这个方也是大量用甘草。芍药甘草汤应用的机会也挺多，它不只治脚挛急，也治肚子疼。对于下肢软，它也治，所以古人把这个方剂又叫做“去杖汤”，杖就是拐杖那个杖。脚、下肢软而无力，芍药甘草汤有治疗的机会。像我们这段讲的拘挛，更得用它了。下肢拘急，可以用芍药甘草汤。芍药主要是缓挛的，缓拘挛的。

调胃承气汤，大黄、芒硝加甘草。你们看这个地方，就知道甘草的作用了。三个承气汤啊，大承气汤是大黄、芒硝、厚朴、枳实；小承气汤没有芒硝，就是大黄、厚朴、枳实；调胃承气汤有大黄、芒硝，搁个甘草，所以甘草这个药对胃是有好处的。大黄、芒硝本来是泻下相当有力了，搁上甘草叫调胃，所以甘草看起来起码有护胃的作用，保护胃的作用。就像我们讲的白虎汤（中的甘草之功效）一样，它是甘味的一种黏滑药，所以（调胃承气汤）这个泻下它不重。你要（大黄）配合厚朴、枳实，就是不搁芒硝，泻下也挺重，小承气汤（泻下）也比调胃承气汤重。因为什么呢？你看它（小承气汤）没有甘草。所以古人配伍（用方之精妙），从这个方剂中咱们也可以理解。甘草呢，据说（有些专家认为）也没有那么大作用，但在临床

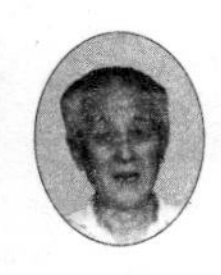

上确实作用很大，所以“少气”之类的都要用甘草，也许与它缓急迫的作用也有关系。这从“急迫症候”（的角度）也可以解释得通的。你看脚挛急也是的，本来平常没有这个病，冷丁就是由于丧失津液，脚发挛急，这也是一种急迫症候，所以搁个芍药甘草汤。甘草同芍药的量是一样大的，现在我们用都是六钱了，都是18克了。对于甘草啊，小便数用它是对的，大量用也可以的。（但）如果这个人有浮肿，甘草影响（小便，容易出现）小便不利。

你看依着前后（提到的）这些病（如此用方用药）都挺适应的，这个病主要根源就是小便数，本来是太阳伤寒，不应该出汗，由于胃虚不能制水，所以小便频数，影响（而使）他汗出，小便数在这段是个主要的症候。这几个方剂都治小便数，甘草干姜汤也是（治小便数），小便失禁、遗尿，甘草干姜汤都起作用。我们后头还要讲苓姜术甘汤，就是甘草、干姜，再加上苓术，也治腰痛，治遗尿，都有用的机会。芍药甘草汤也大量用甘草，所以甘草不利于浮肿，要是有浮肿，用甘草要多加小心，影响到小便不利，更使水没有出路了。由于小便数，（所以）甘草要用。但这些病都好了，和开始一样，就是“心烦，微恶寒”，表欲解，而阳明有内结的情形，他最后多少有点“谵语”不愈，可以给调胃承气汤。

后头这个（重发汗，复加烧针而用）四逆汤是假设的，没有那么治的，假设要是那么治，那就变成阴寒的四肢厥冷，那非用四逆汤不可。四逆汤就是甘草干姜汤加附子，在这（四逆汤）药量都轻了，不像上边（甘草干姜汤）用得重。四逆汤在后头三阴篇当中单独讲得最多了。干姜与附子搁在一起，温里的作用就大得多了。附子这个药偏于治下，像下利等，它是温下元的，后世说它是入肾了，那也是根据部位上说的了，它是

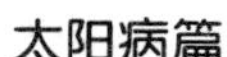
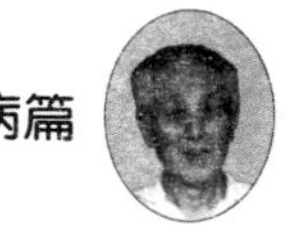

偏于治下的。干姜偏于治上，所以呕吐什么的都要用姜，不用附子。可是这两个药搁在一起，是彻上彻下，无处不温，所以四逆汤必须把干姜和附子搁在一起。古人也有这么说的，说附子有了干姜，它才真热。那么就是这两个药配伍起来，温中回阳的作用才特别大，所以在三阴篇里头对四逆汤我们要着重讲的，现在理解到这就行了。在这一段，也不是主要用它（四逆汤）来进行治疗。

下边这一段，（和上段比起来）这个前后啊，又是像一节，又不像，但是后边的这段我认为解释得好，后边这段就把四逆汤抹去了。

30　问曰：证象阳旦，按法治之而增剧，厥逆，咽中干，两胫拘急而谵语。师曰：言夜半手足当温，两脚当伸，后如师言。何以知此？

答曰：寸口脉浮而大，浮为风，大为虚，风则生微热，虚则两胫挛，病形象桂枝，因加附子参其间，增桂令汗出，附子温经，亡阳故也。

厥逆，咽中干，烦躁，阳明内结，谵语烦乱，更饮甘草干姜汤，夜半阳气还，两足当热。

胫尚微拘急，重与芍药甘草汤，尔乃胫伸。

以承气汤微溏，则止其谵语，故知病可愈。

这个30条，“问曰：证象阳旦，按法治之而增剧，厥逆，咽中干，两胫拘急而谵语。师曰：言夜半手足当温，两脚当伸。后如师言。何以知此？”这是一段，这是故意设一个问答，解释前边这个问题。阳旦，桂枝汤的别名叫阳旦汤。根据那个症候像阳旦，像桂枝汤，那么按法治之不但不好，而且增剧，变成“厥逆，咽中干，两胫拘急而谵语”。两胫拘急是根本（原先）

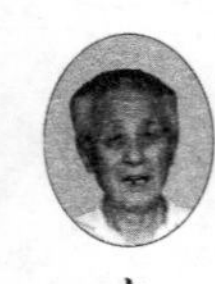

就有的了，脚挛急呀。谵语，人也说胡话，我们上边那段是“若胃气不和谵语”搁后头了，这个段落可见开始就是服过桂枝汤之后，谵语就发生了。

那么当时先生这么说的，说到夜半“手足当温，两脚当伸”。那么后来的结果，同先生说的话是一样的，你怎么知道的呢？底下就是解答了。

“答曰：寸口脉浮而大，浮为风，大为虚，风则生微热，虚则两胫挛，病形象桂枝，因加附子参其间，增桂令汗出，附子温经，亡阳故也。”这个病开始就是个虚证，说寸口脉浮而大，我们前一段只说浮了，这个“浮而大”是浮大其外，而内里头是没有的。作为浮，是有外感了。“浮为风，大为虚”。大脉，如果脉大（而实），按着里头滑，那是实热了。这个里头当然不是了，不禁按，（脉大而虚）所以说大为虚。那么有了外感，当然身微热。那么由于虚，什么虚呀，就是津液虚嘛，两胫发挛。

由于脉浮、汗出，病形像桂枝（汤证），“因加附子参其间”，就是由于汗特别多，前面不有一条吗，说“太阳病发汗，遂漏不止”，有那么一节，也就因为（参考了）那一节，说桂枝汤证而津液太虚，用桂枝加附子，就是用桂枝加附子汤。还又把桂也增加了，好解其表。这都是错的，“附子温经，亡阳故也”。桂枝配合附子，附子本来是个温经药，再增桂，那更令汗出了，那更使之亡阳了，亡阳就是亡津液，所以才变成“厥逆，咽中干，烦躁，阳明内结”。阳明内结就是由于津液丧失太多，内里结实了，所以他谵语烦乱。

那么，这时候可以给他使甘草干姜汤。甘草干姜汤在这段里头是简说的，没说呕吐。虽然他说是个阳明内结，谵语烦乱，（但）主要由于虚。津液特别虚，使得胃不和，这个时候还是救津液要紧的，讲阳明篇就有了，（就是）我方才所说的“脾约”，古人说“脾约”什么意思啊？古人是这么看的，脾为胃行津液，说胃光能消化，它没有把津液往外送的本事，（津液往外送）得靠脾。如果胃里头没有津液可输送了，所以脾受了制约。古人这么看的，这个看法当然是不一定对的，现在我们也不必这么理解。（脾约）它就是由于津液丧失太多而胃里干，你不要先治胃，你还是要想法子调胃而滋津液，所以用甘草干姜汤，谵语（暂且）不必管。

那么吃了这个药（甘草干姜汤）之后，夜半阳气还了，两足应该温了。“夜半阳气还”这句话也要不得，这都是古人的看法，古人认为，一过了子时，阳气当生了，是这么个看法。到子时阴静，过子时阳生，“夜半阳气还”这都是要不得的话。不到夜半，你白天吃了这个药也一样治好病，“两足当热”。

但是津液还没完全恢复啊，只是把四肢厥冷治了。“胫尚微拘急，重与芍药甘草汤，尔乃胫伸。”吃完芍药甘草汤之后，“尔乃”就是不久，脚就好了。

那么这时候对谵语烦乱不止，再稍用调胃承气汤，“以承气汤微溏”，这与前面那段的“少与”是一样的意思，微微地大便稍稀一点，别让他大泻下，“则止其谵语”，谵语就好了。

由于上边的我的看法都正确，所以这个病是可以好的。这一段的说明，比上一段的说明（相比）好些。同时在这里我们也看出来，小便数，桂枝汤吃不得，桂枝加附子（汤）也吃不得，所以凡是小便数，决不可发汗。这在临床上也是常遭遇的事情，所以问病非详细不可。你说（病）人闹感冒，憋不住尿，频数地很，这我们常遇到，拿现在病名说，他也有感冒也有泌尿系感染这类的病，小便非常频数，你先不要治感冒，你先治小便频数就好了。你先给他吃猪苓汤，先别管他那感冒。你要是先发汗，那非越来越坏不可。丧失津液你再发汗就是一个大忌。

这两段也都针对桂枝汤讲的，所以我们辨证不能片面看问题。桂枝汤是治发热汗出的，但是（假如）还有旁的症候，你都得全面看问题，不能一遇到发热汗出就用桂枝汤，这往往治错。所以他有小便数造成这种自汗出，虽然脉浮，你也不能用桂枝汤，尤其要是有了明显的津液竭于里的反应，那更不能用了。像脚挛急、心烦，已经由于津液的枯燥，有了胃不和，你还给人家攻表，这还能行吗?!

所以这个病我们现在看，比如咱们在临床上遇到这个病，脚挛急先就应该使用芍药甘草汤。要是不好呢？要有表证仍不解，有用咱们后头要讲的桂枝汤加芍药加人参的机会。那个（芍药甘草汤）它是治里虚的。病人如果他要渴呢？也有用白虎加人参汤的机会。他里头热相当盛了，用白虎加人参汤，石膏也治小便数，也治自汗出。张仲景他为什么在前面不给你明说呢？他不注重（在这里就开始将）这个（桂枝新加汤、白虎加人参汤）。我们关于这些方剂的治疗在后头都有的。

所以在这一节，后世的医家也都说应该用什么，大家直打架。他这个有很多（种用方思路，所以不展开讲述，），他就是（着重论述）在一个“可戒之点”就是不能够发汗，这是他讲这节的主要用意，不是说这个症候应该用什么方药，还没讲到这个地方。所以我们就这一段的前后看，当然是以吃芍药甘草汤为最好了。芍药甘草汤也能治小便数，也能够所谓“育阴生津”，它有甘草芍药嘛，这是比较正确的。但是张仲景这个书不注重（此处的具体治疗）这一点，他注重后头（禁忌之处），他这一点提出来的最好，像甘草干姜汤（调胃而滋津液）。这里津液虚，是由于胃的关系，这个时候你不理胃、光滋阴，越滋阴胃越坏。咱们（很多大夫）滋阴都用生地、麦冬这类药了，

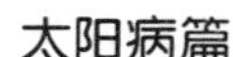
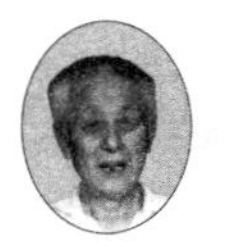

你越滋阴——尤其生地，它碍胃的——胃越不好，津液不会生的。明明是由于胃虚，尤其治误之后马上就吐，那你再使用生地，他不更吐了？所以治病不是只凭脑子想，你最终还要从现实症候上看问题。所以中医辨证是很有道理的，你不能片面看问题，更不能主观。

这一段他讲得比较好，明明是津液大虚，他用甘草干姜汤，这在后世上（很多医家）是不信的，尤其《医宗金鉴》上也说，津液虚，还用辛甘药?! 其实辛甘药用得是对的，你得看什么时候。比如咱们常说“甘温除大热”，甘温除大热不是说遇到大热就用甘温，这是错的，可是有一种需要甘温来解大热的（情况），你非用甘温不可。比如桂枝汤证就是，桂枝汤咱们讲不少了，后头还有。是桂枝汤证没有不发热的，可有个条件，脉必须弱，人必须有津液丧失的这种情况。在这种情况下你用它（桂枝汤），那是百试百验。随便一个大热，像白虎汤证也是，像大青龙汤证也是，那个（大热）脉浮紧而无汗，吃上桂枝汤就坏了。所以“甘温除大热”这句话是有毛病的，它得遇到适应症，是应该以甘温除热的这种大热，用它（桂枝汤）就是对了，否则就是害人。甘草干姜汤它能够治津液虚衰的这种厥逆，但可不能遇到厥逆就用甘草干姜汤，那也是不行的。他（患者）又呕吐，这明明是胃的关系嘛，烦躁，呈现急迫的情况，你用甘草干姜汤就对了。而且原发之病“小便数”始终存在，又有小便数，你用它（甘草干姜汤）不是蛮好嘛。

所以中医辨证，尤其这个书（伤寒论），严得很，不像咱们随便原则上看问题，就自己想方子用药，那是不行的。咱们今天就讲到这了。上卷讲完了，有问题我希望提出来，咱们讨论。

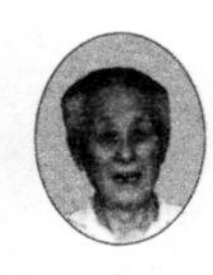

辨太阳病脉证并治中

31　太阳病，项背强几几，无汗恶风，葛根汤主之。

葛根汤方

葛根四两　**麻黄**三两（去节）　**桂枝**二两（去皮）　**生姜**三两（切）　**甘草**二两（炙）　**芍药**二两　**大枣**十二枚（擘）

上七味，以水一斗，先煮麻黄、葛根，减二升，去白沫，内诸药，煮取三升，去滓，温服一升，覆取微似汗，余如桂枝法将息及禁忌。诸汤皆仿此。

项背拘急，“几几”是一个状词，就是脖子能往前伸，左右运转不自由，项背拘急得厉害。这个字本来是形容小鸟学飞的时候，羽毛未丰它飞不起来，伸着脑袋的那个样子，就叫“几几”那个形状。那么太阳病，就是头项强痛而恶寒这类的太阳病，如果“项背强”有“几几”的样子，“无汗恶风，葛根汤主之”。这个方剂，就是桂枝汤加麻黄加葛根。本来是个桂枝汤证，所以它恶风。我们用这个方剂的时候也这样子，恶寒特别厉害，恶寒特别厉害当然它也是恶风了。由于没有汗所以加麻黄，由于项背强所以加葛根，它就是这么一个方剂。

那么这一段和前面那一段（桂枝加葛根汤）回头一看就知道了，那个讲的“太阳病，项背强几几，反汗出恶风者”，就根据这一条，本来是葛根汤证，葛根汤证应该“项背强几几，无汗恶风”，（但反汗出恶风），就不能用葛根汤了，用桂枝汤加葛根。桂枝汤证是发热、汗出、恶风。就“项背强几几”来讲，（似乎）应该是葛根汤证，可是葛根汤证是无汗恶风，所以那一条（桂枝加葛根汤）搁个“反”字。这个“反”字就作为这两个方剂的鉴别点，所以他（仲景）这个文字啊，我们上次讲也

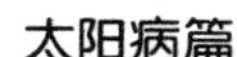
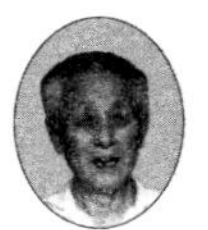

提到了，随便搁一个字都不是轻易地，每一个字都是有所指的。

那么，葛根汤这个方剂，也属于个解表方剂。在临床应用（要注意），你看他特别提出“恶风”，恶寒得特别厉害。而且葛根这个药它是解肌（药），肌肉尤其在颈背部发痉挛，葛根是有特效的。肌肉痉挛就是肌不和，肌不和的原因有很多：有的由于热，热伤津液，津液枯燥，组织营养失调就发痉挛；有的由于湿，湿也能够使肌肉发痉挛。葛根这个药它是专门解肌，治肌肉痉挛。

那么冲着（葛根汤）这个方剂，它（肌不和）是由于停湿停水的关系，湿也能够使肌肉发痉挛。因为他用的是麻黄汤（葛根汤中有麻黄），麻黄就能够使之发汗祛水气，那么配合葛根又能够解肌，所以“项背强几几”是可以好的。

在《金匮要略》有一种痉病，痉病就是项背强达到高度了，不光是项背强了，全身都往后使劲了，拘急相当厉害了，那个就叫做痉。痉病里头也有用葛根汤的机会，但它得现太阳病，因为（葛根汤）这个方剂是太阳病的一个发汗剂。

这个方剂最常用了，我们在临床上无论是感冒或者流感，这个人没有汗，恶寒特别厉害，（但）项背强有的就不明显，有的非常明显，无论（项背强）明显不明显，要是无汗特别恶寒，有考虑用葛根汤的机会。那么这个方剂就很清楚了，刚才我讲了，它是桂枝汤的基础上加入葛根、麻黄，上面那个桂枝加葛根汤没有麻黄，那个是有汗出，这个是没有汗。

32　太阳与阳明合病者，必自下利，葛根汤主之。

葛根汤的应用不只是（上条）这么狭窄，（这一条）就把它的面扩展了。这个“必自下利”是个倒装句，本来应该这个样子来看：“太阳与阳明合病，必自下利者，葛根汤主之。”太

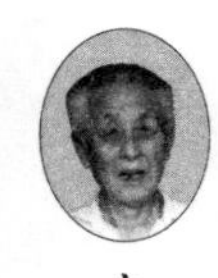

阳阳明合病不一定下利，如果下利的话，可以用葛根汤主之。而且这种下利不是因为吃药得的，是自下利。

那么怎么叫做太阳阳明合病呢？是同时发作的太阳病，而又有下利。下利属于里，这个里就是胃肠之里。胃肠之里，阳性证就是阳明病，阴性证就是太阴病。这里用葛根汤，（说明）是一种阳性证，所以叫做太阳与阳明合病，就是里阳证与表阳证同时发作。

那么，在这个书里头，有两个合病与并病的分析。表病与里病同时发作，这叫做合病。如果先有表，由表传里，表没罢，里病也生了，这叫做并病，就是前一个病并到后一个病而发病，那就是并病。同时发作的就是合病，这个（条文所说病症）是同时发作，就是说既有表证又有下利的里证，所以叫做太阳阳明合病。

那么这种合病也是变化多端，如果自下利，这个（太阳阳明合病）用葛根汤主之。这大家要注意，我们在临床上常遭遇。下利是一个病，这种下利以太阳病（的方式）反映出来了，说明这个病有从表解的机会。所以中医讲辨证，不是说用葛根汤就治下利，我们不要这样看，它是下利而现表证的话，如果无汗，可以用葛根汤。

我们前面讲太阳病，在生理上抗御疾病的机制大致从表解。欲汗而不得汗，所以才发生太阳病，古人管它叫合病，其实就是表证。为什么用葛根汤呢？葛根这个药我们方才讲它有解肌的作用，同时葛根它有治下利的作用。那么当然你用其他的发汗剂就是不如葛根汤了，因为葛根同时有作用于下利。这个病在临床上很常见的。以发汗的法子治下利，用近代医学解释它解释不了，西医认为用发汗治下利很奇怪。（当然）也不是随便用，要下利而有表证，要现无汗的话，大概可用葛根汤。要是

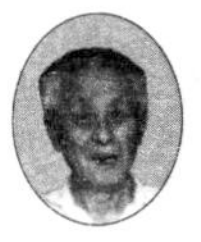

有汗呢？当然就用桂枝汤了，我们后头有，所谓“太阴病，脉浮者，可发汗，宜桂枝汤”，跟这个（太阳与阳明合病，必自下利者，葛根汤主之）可以同时互参，我们讲到那地方再说吧，现在不要说得太多了。

这一段主要讲的是下利而现太阳病的话，宜发汗为主治，用葛根汤，古人管它叫做太阳阳明合病。“必自下利”不要这样来理解：说太阳阳明合病一律得下利，这是不对的。你看这第二段，他自己就说了（不下利的情况）。

33　太阳与阳明合病，不下利但呕者，葛根加半夏汤主之。

葛根加半夏汤方

葛根四两　**麻黄**三两（去节）　**甘草**二两（炙）　**芍药**二两　**桂枝**二两（去皮）　**生姜**二两（切）　**半夏**半升（洗）　**大枣**十二枚（擘）

上八味，以水一斗，先煮葛根、麻黄，减二升，去白沫，内诸药，煮取三升，去滓，温服一升。覆取微似汗。

这条说个“不下利”，所以上面那个“必自下利”就是不对头了，不是吗？它是个倒装句，是“太阳与阳明合病，必自下利者”，这才能用葛根汤，所以下一段就又说了（不下利）。

葛根汤还可以加味，也是表里同时有病，但是不是下利，而是“但呕”，呕就是呕吐，那么这用葛根汤就得加半夏，半夏治呕。当然这个呕也是以表证出现，以太阳病出现，也就是这个病打算从表解，和我们解释上一段是一个意思。古人把呕也看作是里边，属阳明，所以也说是太阳阳明合病。

我们通过临床的实践证明，葛根汤加半夏不只治太阳阳明合病不下利但呕，如果也下利也呕怎么办呢？也用这个（葛根汤加半夏），也行的。因为葛根汤就治下利而现太阳病，同时如果有呕，加半夏就行了，根据加减的规律，也可以这样子理解，事实也确实是这样的。

那么另一个问题，我们也应该注意，葛根汤不是治下利吗？不过葛根这个药，（葛根汤）这个方剂是用它（葛根）为主，量也大。葛根是一个寒性的药，它是甘寒，所以在《神农本草经》上说它："治身大热，消渴。"。葛根于胃不这么合适，我们平时用葛根汤的时候，（如果）这个人胃不好，你也要加半夏，半夏能够祛水——胃虚爱停水的——同时它与甘药一起发挥健胃作用，所以我们用葛根汤的时候要注意这一点。（如果）这个人就是不呕，（但）他胃不好，食欲不好，也要加半夏，这是我们在临床实际应用的时候要知道的问题，（仲景）书上没说。

葛根汤加半夏的煎服法，跟上面的葛根汤是一样。凡是有麻黄要煎的话，都是要先煮麻黄。葛根这个药同样要先煮的，因为葛根不好在水里溶解的，所以同时与麻黄一起煎，然后把上头的沫撇出去，然后再加旁的药，凡是用麻黄都是要注意这一点。这个方剂就不用细解释了，知道葛根汤了，葛根加半夏是个加味的办法，半夏治呕咱们都知道，所以葛根加半夏就是葛根汤证而呕者，我们这样子来领会这个方剂的应用就可以了。

34　太阳病，桂枝证，医反下之，利遂不止，脉促者，表未解也，喘而汗出者，葛根黄芩黄连汤主之。

葛根黄芩黄连汤方

葛根半斤　**甘草**二两（炙）　**黄芩**三两　**黄连**三两

上四味，以水八升，先煮葛根，减二升，内诸药，煮取二升，去滓，分温再服。

太阳病，本来是桂枝证，你看这个书，它提出个"桂枝证"，桂枝证是什么呢？桂枝汤证。所以这个书里头，一个方剂

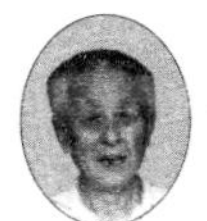

的应用，它有一定的适用范围，这就是某个方剂的适应证，就叫做某方剂之证，简言之，比如桂枝汤证就是桂枝汤的适应证。什么适应证？我们前面讲了，发热、汗出、恶风、脉缓这类病就应该用桂枝汤。太阳病本来是桂枝汤证，就是发热、汗出、恶风这类的太阳病，那么治病的这个大夫，不知用桂枝汤，而反用下法，给吃泻药，这错了。一吃泻药，他里边本来没病，一吃泻药里边就虚了，那么外边这个外邪乘虚就进里头去了，所以就发生“利遂不止”。这个外邪就是热邪，古人管这叫“协热利”。协同下药，热协同下药而作下利不止，这叫“协热利”。那么这是误治造成的，由于误治不但造成协热利，利遂不止，同时表也没解，所以脉促。

脉促咱们讲过了，这是寸脉促，《金匮要略》上有，“脉浮在前，其病在表”。表证的时候，关以前的脉是要浮的。所以咱们上次讲了，促脉，它又迫近于上又迫近于外，就是寸脉独浮这么种脉。那么现在脉促，这证明表还没解。它误治了，本来应该用桂枝汤汗以解之，这个大夫给吃泻药，一方面引邪入里而下利不止，另一方面表也未解，所以脉现促。

“喘而汗出者”，这是表里俱热，热呀，凡是热都往上，热涌于上，所以人要喘。汗出有两个问题，一个是里头热也使他出汗，一个是根本桂枝汤证就没解，也是出汗。

那么这要怎么治呢？用葛根黄芩黄连汤主之。我们方才说了，葛根这个药有治下利的作用，同时你大量用也解表，解表解肌嘛。那么，这个由于里边的热，所以它用滋润清凉的葛根这个药来解表，葛根得大量用，你看他用了半斤，葛根与芩连为伍，黄芩黄连是苦味的收敛药，有治下利的作用。那么葛根配合黄芩、黄连，一方面去热，一方面治利。黄芩黄连咱们常用啊，治下利用苦寒药只要是热利就行，像白头翁汤啊，这都

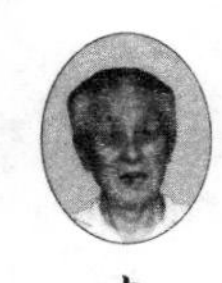

是用苦寒。可是苦寒药不全治下利，栀子就不行，黄连、黄芩、黄柏、秦皮、白头翁这类的都有收敛的作用，所以能够治下利。那么栀子——大黄更不行了——那也是苦寒的药了，所以苦寒药咱们也得分析。

这个方子，它一方面用葛根，大量用，解肌解表；一方面伍以黄芩、黄连来治协热下利。那么甘草呢，咱们常说它是调百味，其实它在这儿也起作用，它治急迫。你们看看这个证急迫不？下利不止，喘而汗出，都有急迫的症状，这个病现急迫之情，这个时候都用甘草，急迫啊。

所以（葛根芩连汤）这个方剂（使用于），表不解，里有热，下利不止。有里热，是热就易往上，所以它反而汗出。那么这个方剂，也很好理解，它以葛根为主药，葛根伍以甘草，它是解肌、解表；伍以黄芩、黄连而治协热下利。

葛根也要先煮，但是不用去沫子。麻黄去沫子是因为麻黄这味药的沫子有点副作用，（麻黄）上面这个沫子，使人头晕，所以用麻黄的时候要去沫子。葛根这个药，溶解于水的时间比较久一点，所以它要先煮。这个方剂（葛根芩连汤）在一般治痢疾的时候，要有表证不可以用葛根汤。这种下利有用葛根芩连加甘草的机会，尤其是小儿痢疾的时候现这个方子的机会挺多。葛根要是用少了，它不起解表作用的。

35　太阳病，头痛发热，身疼腰痛，骨节疼痛，恶风无汗而喘者，麻黄汤主之。

麻黄汤方

麻黄三两（去节）　**桂枝**二两（去皮）　**甘草**一两（炙）　**杏仁**七十个（去皮尖）

上四味，以水九升，先煮麻黄，减二升，去上沫，内诸

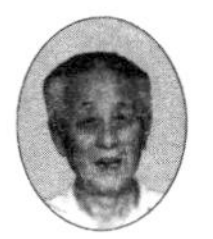

药，煮取二升半，去滓，温服八合。覆取微似汗，不须啜粥，余如桂枝法将息。

那么，到这就开始说明麻黄汤的应用了。

太阳病无汗，与桂枝汤证（区别）就是有汗无汗的关系。它（麻黄汤证）也发热，头痛发热和桂枝汤是一样的。它就因为无汗，体表的水分相当的多，由于水分多，热也重。那么对身上的压迫，对神经的刺激是无处不疼，所以“身疼腰痛，骨节疼痛”，是无处不疼。那么桂枝汤证疼不疼呢？也疼，但是轻。桂枝汤证出了一部分汗，排出去一部分，对外边的水分的压迫也轻，存在的毒素也比较少，所以它（桂枝汤证）疼不这么重，而且也不上波及肺，也不喘。麻黄汤证就不然了，它一点汗也没有，所以麻黄汤证脉紧，脉紧就是血管里有充分的液体，就是水分，咱们叫津液，（麻黄汤证）不但到处疼，而且必要波及于肺的，所以“恶风，无汗而喘”。就由于我们人体表也排泄废物，它（麻黄汤证）一点也不汗出，应该由体表排泄的废物，都担负到肺上了，所以肺受废物毒素的刺激，就要喘的，所以古人用麻黄汤治喘很有点道理。但是要没有表证，治喘古人不用麻黄的。不像有些西医，一遇到喘的就爱用麻黄素，中医不是的，中医讲辨证嘛。它无汗而喘，有太阳病的证候的话，那你用麻黄汤就对了。

麻黄汤这个方药非常简单。麻黄这个药配伍桂枝，发汗相当的厉害。那么麻黄配合杏仁呢，定喘。杏仁咱们都知道了，起下气定喘的作用。甘草也缓急迫，喘病本身就是急迫的症候，尤其这个疼，身上无处不疼，甘草也缓痛啊。这个方子就是：太阳病，要是也发热，头痛，身疼，骨节疼痛，没有汗而喘的话，这类的太阳病，必须要用麻黄汤，这与前面的桂枝汤是截然不一样的。咱们一般说桂枝汤叫表虚证，是阳虚，即阳证中

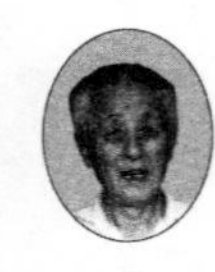

的虚证。那么麻黄汤呢，叫表实证。麻黄汤的煎服法，也是要先煎麻黄，把上沫子去了，煮一两沸就行，然后把旁的药搁里头再煮。这个（麻黄汤）发汗相当有力量了，不像桂枝汤。

36　太阳与阳明合病，喘而胸满者，不可下，宜麻黄汤。

你看看这个也是太阳与阳明合病，不一定下利吧。要冲那句话“太阳与阳明合病者，必自下利”，（可以得出推论）这个“必自下利”是个倒装句，我也不敢在那一段上就说它是倒装句，就因为看全书（前后对照、融会贯通）。要是“太阳与阳明合病者，必自下利”，那么这条（36条）也不会不下利，（但）它不是，可见那个（32条）“必自下利”是个倒装句。所以读古人书光在片段上看问题是不对的，所谓断章取义嘛，你要整个看就不是（片面的理解）了。

这个太阳与阳明合病，就是太阳病和这个“满”。咱们没讲阳明篇呢，阳明篇就是胃家实嘛，当然是腹满。那么这个是“胸满”，或者有“大便干燥”，这两种病（太阳病和满）也同时发作的，所以也叫合病，不过他另有用意，等我讲完了（再细谈）。

“喘而胸满者”，太阳病有喘，阳明病也有喘。阳明病的喘由下及上，比如说胃里头实得厉害，大便不通。胃要是实——实就是停蓄东西多了，讲阳明篇有的是（这种类型），所谓宿食这一类的——它往上压迫，胃要是满了它不往上压迫嘛。压迫哪呢？横膈膜。人的呼吸通过肺，肺是这么呼吸：横膈膜上下配合，你要一吸气，横膈膜它往下；一呼气，横膈膜往上。肺一张一并与之相配合。那么如果底下顶上了，它吸不了气了，横膈膜往下压不下去了，所以“腹满而喘”，这是阳明病，这我们后头有的。

（但麻黄汤证）这个是“喘而胸满”，不是阳明病，它是由于喘，呼吸短促使胸部的内压逐渐增高造成的胸满。这是由于表不解，气不得旁达，往上来，波及肺，（而造成的）这个喘，不可下。“喘而胸满”，是以喘为主，由喘而造成胸满的，（而）不是腹满造成的喘，这个（喘而胸满）与阳明病没有关系，可不要“下”，就是大便干也不要吃泻药，“宜麻黄汤”，应该以麻黄汤来解表。

这段搁个“太阳阳明合病”是有用意的，就让你鉴别这一个问题（腹满而喘，还是喘而腹满），因为“喘”是表里共有的一个病，这在临床上很重要啊。由里实造成的喘，如果用麻黄汤发汗，越发越厉害；要由表不解造成的喘，你越下越坏。咱们前面讲很多了，表证吃泻药，不但表不解，而且引邪入内，变化更多了，那就造成坏病了。他（仲景）就有这个用意，让你注意鉴别。麻黄汤证这个喘，是以喘为主，以满为客，由喘造成胸满，它可不是往下边去。里实证这个喘呢，它是先满，由腹满往上压迫而后喘。所以在临床上我们问病的时候必须搞清楚，看这个人喘，你随便给吃麻黄汤是不行，你得好好问问他。甚至于他喘，（还可能）不但里边没有实证，而且大便还溏泻，你就更不能给吃承气汤了。当然（可能）是麻黄汤证。他这个书不是随便这么说（而是深有用意）。

那么这一节看起来没有合病的问题，就是满与喘同时发作，他特意给你搁个“太阳阳明合病”，就是让你辨证的时候，要弄清究竟是太阳病之喘，还是阳明病之喘。因为太阳病之喘，也有喘而满，但是为胸满。阳明病之喘，也有喘而满，但是为腹满。这两个病主要鉴别点是喘与满哪个为主，要搞不清就容易弄错，所以他特意搁个“太阳与阳明合病”，（其实本条）根本

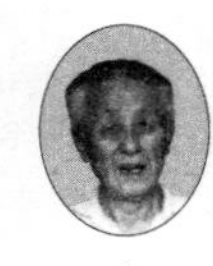

不是什么“太阳与阳明合病”（而是单纯的太阳病麻黄汤证）。

37 太阳病，十日已去，脉浮细而嗜卧者，外已解也。设胸满胁痛者，与小柴胡汤。脉但浮者，与麻黄汤。

小柴胡汤方

柴胡半斤 **黄芩**三两 **人参**三两 **半夏**半升（洗） **甘草**（炙） **生姜**各三两（切） **大枣**十二枚（擘）

上七味，以水一斗二升，煮取六升，去滓，再煎取三升，温服一升，日三服。

“十日已去”，这个“已”不是那个“以”，赵开美《伤寒论》本子上是错的。这一条我们在临床上最多见了。得感冒不一定得十日已去，据我个人观察，三四天就有这个事，表没有了，但脉还是浮，浮可是细。脉细就是津虚血少了，脉浮细就是在表的津液也虚了、血液也不足了，它是在表。这个人同时也嗜卧。嗜卧是半表半里尤其是少阳病的一个特殊症候，少阳篇里它都没提（嗜卧），尤其他是个柴胡证，一会儿我们可以慢慢地讲。这个（柴胡证）在临床上常见的，看到脉浮，你再给吃发汗药就不对了，这是“外已解”呀。因为什么？脉浮细。病入里了，人就是困倦无力而嗜卧。

假设同时又发生“胸满胁痛”，胸满胁痛是柴胡证，胸也满，两胁也疼，我们讲到柴胡汤你们就明白了。柴胡汤里说是“血弱气尽，腠理开”。病开始在表，那么患病的机体打算发汗，所以把体液都输送到体表来了。你看我们讲桂枝汤讲麻黄汤都是这样子，就打算出汗。可是这个阶段（欲出汗）过去了，疾病在表（的正气）支持不了了，它还（要）与疾病不断斗争，但是不能在表了，就打算在半表半里。半表半里就是借助肺、肾脏等，就是各种脏器协和的力量，由呼吸道、泌尿系，或者

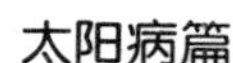
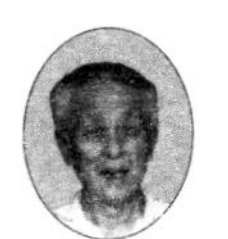

是再由汗腺等各方面排出这个病。（但）这时候表面上血弱气尽，我们讲柴胡汤就有了，血也弱，气也尽，它都撤出（表）这个防线，加强里头防线，要是以打仗为比喻的话。在表津液血液都少，所以就在这个时间“脉浮细而嗜卧”。我们在柴胡汤证里头讲“血弱气尽，腠理开，邪气因入”，邪往里头走，就在胸胁的部位，结于胁下，所以咱们一得少阳病，就胸胁苦满嘛，正邪在这个地方纷争。

这段就说的这个：本来在太阳病的时候脉不细，脉虽浮但不细。脉一见细了，虽浮，在体表的津液血液都不足了，病就有入内之势，如果人再嗜卧，波及内脏人就困倦了，“外已解”，这是外头的表证完全解除了。那么这时候看是不是柴胡证，光一个嗜卧还是不行的，如果再胸满胁痛，柴胡证才算是具备了，那就“与小柴胡汤”。

他这个书又怕你误于这一点，说十几天了就这样子（由太阳病变少阳病），这不一定。说“脉但浮者，与麻黄汤”，十几天也好，再日久也好，脉但浮，不细，而且也没有这一系列的症候、外证，就是嗜卧、胸胁满等都没有，那你该解表还得解表，没有汗，还是用麻黄汤，这后头也有。所以在临床上，不能有主观，说十几天表证应该没有了吧，（但可能）就有嘛，就有你还得解表。前边这种情形（由太阳病变少阳病）很普通，十几天表不解的（仍为太阳病）也有啊，他怕你固执于“十日已去”。

那么如果“脉浮细而嗜卧”，这肯定是病传变了，病都是由表传半表半里，再传里，或者由表传里，仲景这个书是这样的，与《内经》上不一样。《内经》说一日太阳，二日阳明，三日又跑到少阳去了，（仲景）他这个书不是的，你们看就能看出来了。在临床上我们常遇到，这个人高烧不退，可是摸着脉有点细，虽浮而细，这个人困倦无力，这个时候差不多这些病都要来了：恶心，胸胁满，也有时候往来寒热，这都是柴胡证。这个时候用柴胡汤为主，没错的。如果口舌干燥，舌再有白苔，你还要加石膏，这种情况我们在临床上是常见着，所以这一段书挺重要，因为这是我们最常遭遇的事情。大概我刚到（北京中医）学院的时候，大家还都不敢用柴胡呢。那阵儿都说柴胡升散，都怕用它，近几年好了，现在一般人都没有这想法了。所以在临床上有的时候遇到这种情况，有一般的这种高烧，多少日子不退，他不知道用柴胡汤，可是这个病始终不好。（其实）全是这个问题，就是“十日已去，脉浮细而嗜卧”，这类的情况遭遇的最多。

小柴胡汤，主要以柴胡为主药了，你看看它用的量是半斤，这古人半斤，就是一剂分三付的话，每一付还得八钱呢。黄芩与柴胡这两个药，全是苦寒药，解热去烦。柴胡这个药在《本经》上说得很清楚，它就是“主心腹肠胃间结气”。结气，就是结于胁下这个结，所以它治胸胁苦满，从胸到心下就是胃到腹，胃肠中结气邪气。推陈致新，它就是这个作用。所以柴胡配合黄芩，既能解热，又能够去胸胁满和痛。

那么底下呢，用些健胃药，人参、甘草、大枣、生姜，都是健胃的，搁上半夏止呕，因为柴胡证是少阳病必呕啊，这个书这一节还没提，但是常呕、恶心。为什么搁这些健胃药啊？就是我们方才所说脉浮细，津虚血少了。津液虚、血少，血也是液，“血”不是咱们现在都知道的血球，不是血球少了，而是血液、血里面的液体少。津液少，血里的液体也少。那么津液的生成由哪来的呢？由胃来的。

咱们讲桂枝汤的时候讲了，外邪之所以进里，就因为津液在外边不足以驱邪了，所以邪才往里头走。那么这个时候，还

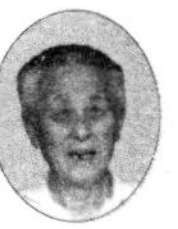

得想法来对付疾病：趁着没入里，健胃生津。所以早先徐灵胎他说“小柴胡汤妙在人参”，就在这一点。可是如果这病已经进里了，这人参要不得，就不能够再健胃了。病已经进里边了，你把门关上了，那就是关着门抓贼嘛，那还行吗？

它（病邪）没进来（入里），外边的气血已经虚了，（需要）健胃，就是补中益气这种意思，所以在小柴胡汤里头，特别用健胃有力的人参。另外呢？有半夏配伍生姜，它止呕的，这个后头讲柴胡证的时候咱们再详细讲，这里略略地提一提。

所以（小柴胡汤）这个方剂，它既是个解热剂，同时也是个健胃剂，健胃止呕。那么小柴胡汤证大概都是胃不好，这我们在临床上也常见，（否则）为什么他呕呢？所以（仲景）他这个书也是，不呕就是没有少阳病，不渴（就是）没有阳明病，阳明病准渴，少阳病准呕，后头再详细讲，这个咱们先搁到这块。

38　太阳中风，脉浮紧，发热恶寒，身疼痛，不汗出而烦躁者，大青龙汤主之。若脉微弱，汗出恶风者，不可服之。服之则厥逆，筋惕肉瞤，此为逆也。大青龙汤主之。

大青龙汤方

麻黄六两（去节）　**桂枝**二两（去皮）　**甘草**二两（炙）　**杏仁**四十枚（去皮尖）　**生姜**三两（切）　**大枣**十枚（擘）　**石膏**如鸡子大（碎）

上七味，以水九升，先煮麻黄，减二升，去上沫，内诸药，煮取三升，去滓，温服一升，取微似汗。汗出多者，温粉粉之。一服汗者，停后服。若复服，汗多亡阳遂虚，恶风烦躁，不得眠也。

这一节很不好理解，他说“太阳中风，脉浮紧，发热恶寒，身疼痛”。“脉浮紧，发热恶寒，身疼痛”，方才咱们讲过麻黄汤

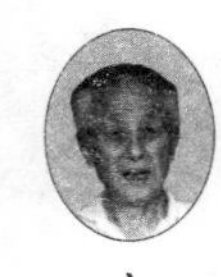

证，麻黄汤证是太阳伤寒啊，它怎么搁个“太阳中风”呢？这里头主要的关键在“不汗出”，他不说是无汗，他说这个病应该汗出。怎么应该汗出？中风应该出汗，而不得汗出才发烦躁，这是就文字上来分析了，实际它是个合方。你们看大青龙汤，它是麻黄汤与越婢汤的合方。桂枝、麻黄、杏仁、甘草，这是麻黄汤，越婢汤没杏仁，越婢汤是甘草、生姜、大枣、石膏、麻黄这几个药。

那么这个（麻黄汤、越婢汤）合方是怎么弄出一个中风呢（开头是“太阳中风”）？由于越婢汤是《金匮》里头的方剂，它治风水，就是人有水气，水气就是浮肿，同时有外感，古人叫风水，风水也是风邪了。越婢汤的主治，是身热不断汗出。这一段（条文），主要说的是越婢汤，中风是从越婢汤这儿说的。越婢汤应该不断汗出，由于这个病又有麻黄汤证，麻黄汤证是表实无汗，由于表实无汗，而汗不得出。越婢汤是治热的，你看它大量用石膏，它就有里热，所以身热不断汗出。但由于表实而汗不得出，热不得外越，所以这个人特别发烦而且躁，（这段条文）它是这么个意思。

所以大青龙汤证（条文之首）搁个“太阳中风”的“中风”两字。那么症候确实（又）是个麻黄汤证。但麻黄汤证他不说“无汗”而是写个“不汗出”，多个“烦躁”。这个“烦躁”是石膏证。

由于这一段，我们可以看出这些问题：中风与伤寒主要区别主要就是一个汗出、一个汗不出。出了汗，脉也不浮紧了，身上疼痛也轻了。要是不汗出呢？不但脉紧，而且身必疼痛。太阳中风与太阳伤寒，关键就在一个汗出一个不汗出。

要是（单纯的）麻黄汤证，只是无汗，不烦躁。那么，烦躁就是里头有热。这一段有别于麻黄汤证，你看看这一段的文字就看出来了。“脉浮紧，发热恶寒身疼痛，不汗出”，还是无汗啊，这不是麻黄汤证吗？但用麻黄汤就错了。所以在“无汗”与“不汗出”这里头的文字上有些区别，同时他也不写伤寒（怕你用麻黄汤），真正不是伤寒，所以搁个太阳中风，这里头的语义相当地深沉。一方面告诉你要分析方剂，这个方剂（大青龙汤）里头越婢汤就是治风的，可是越婢汤汗出，（而）麻黄汤无汗，表实无汗，所以这个汗他叫“不汗出”，汗不得出，而且还发烦躁，热不得外越啊，它往上攻冲头脑就发烦躁，他是这个意思。

所以这个（大青龙汤）不是真正中风病（也不是伤寒），你看他后头就说了，他也怕你误会到（此证是）中风啊，“若脉微弱，汗出恶风者，不可服之”。脉浮微弱，那是真正的中风证，咱们前面讲的中风，阳浮而阴弱嘛，脉浮于外而弱于内，（还有）汗出。（假若是）真正的中风病用这个（大青龙汤）可不行，他在这儿就把前面这个（所讲的中风证的禁忌）补充一下。他怕你真认为是中风证，你也用大青龙汤那就不对了，千万不能给吃大青龙汤，“服之则厥逆”。一吃则大汗亡阳，津液不达于四末，手脚就要凉了，而且“筋惕肉瞤”，肉也跳，咱们方才不讲了嘛，津液丧失则肌肉发痉挛，肉瞤筋惕也是这种情形，它不是拘挛，它是肉跳，也是肌肉当时营养失调。“此为逆也”，这是治疗的错误啊。“大青龙汤主之”，这应该（顺序放在）在前面。

（大青龙汤）这个方剂，前面我们已经讲了，它是越婢汤与麻黄汤的合方，就是应该汗出而不汗出的这么一种里热、表不解的病。主要的（表现）呢，证像麻黄汤证，但是烦躁，烦躁是石膏证。所以与麻黄汤证是不一样的，与桂枝汤证更不一样，不要因为“中风”两个字，而当成中风证来用大青龙汤，那不

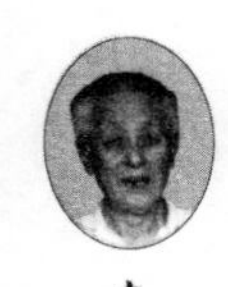

行的。大青龙汤发汗最厉害，你看看用量就知道了，麻黄是六两，一剂是三付，古人开的一剂是三付药，六两就是六钱了，我们现在用六钱，麻黄（量）够重的了。同时麻黄配合桂枝，我们方才讲了，那是发大汗的，又加上杏仁、生姜，这都容易发大汗。但是有石膏，也清里热，石膏阻碍麻黄发汗，所以麻黄配伍石膏是不发汗。但是麻黄大量用，它要出大汗了，所以麻黄不能轻量用，轻用反倒不出汗，非大量用不可。

这个（大青龙汤）方剂也是个挺好的方剂，我们在临床上也常多用，尤其治肾炎的水肿，有时候用这个方子。肾炎水肿一般都用越婢加术汤，有的时候有大青龙汤证就用大青龙汤。但是这个方子（大青龙汤），我们不要轻易地用六钱（麻黄）。我就遇到这么一个事，我也是听人讲的，自己也没看到，他自己也不知道怎么就想起来吃大青龙汤来了，吃了就大汗亡阳，吃死了，这个（大青龙汤）出汗出得厉害。

我们方才讲葛根汤了，那么大青龙汤也是太阳病的一个发汗剂，这个方剂恶寒也特别厉害，所以在临床上要是恶寒特别厉害的太阳病，无汗，在葛根汤与大青龙汤这两个方剂上，你要好好辨。如果这个人没有烦躁——它（大青龙汤）有石膏，不但烦躁，还口舌干啊——那你就用葛根汤。如果他有烦躁，口舌再干，那就是大青龙汤。这两个方剂都恶寒特别厉害。

有一年，我得肺炎，就是恶寒特别凶，我那个时候给自己开的（方子），我没用大青龙汤，我用的是葛根汤加石膏。错了，但是也好，不是不好，好了还回来（病情反复）。我吃了药，烧退了，（但）第二天还有（发烧），这么两三天，我自己也是打怵吃大青龙汤。大青龙汤这个方，麻黄非多搁不可，其实我要是开始吃大青龙汤，我不会后来得那么重（的病），住院住了二十来天。

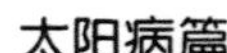
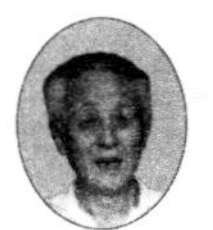

肺炎、急性肺炎的时候，真正恶寒特别厉害，有用大青龙汤的机会。那么治浮肿尤其肾炎的浮肿，也有用它的机会，但是都得这样子：特别地恶寒，没有汗，烦躁。这在临床上有个案例，有一个小儿得了肺炎的，（病情很重）这个小孩子简直就是不行了，住西医院都被推出来了嘛，这个病是（北京中医学院）一个学生治的，他姓刘，刘景源就是用大青龙汤一剂就救回来了。这是小儿肺炎，不是肾炎，这个方子也是常用的方剂。

39　伤寒脉浮缓，身不疼，但重，乍有轻时，无少阴证者，大青龙汤发之。

依他（仲景）这文章，（容易）给后世造成口实：这个“脉浮缓”（之前）弄个“伤寒”。这个伤寒（是）冲着无汗说的，由于这个病是个水气病，水气病就是体表有水气，所以身不疼，但重。人身组织里头，就是肌肉、皮下的组织要是停水多，就沉。那么“身不疼，但重”没有汗，也叫太阳伤寒，但是脉内不是（像麻黄汤）那么样子达到充血程度，所以脉是浮缓而不浮紧，是这么个病啊。他（在本条最开头）搁个太阳“伤寒”，因为这句话，后世注家说大青龙汤又治中风，又治伤寒，所谓鼎足而三嘛，桂枝汤是治风邪的，治风伤卫；麻黄汤治寒伤营；大青龙汤治营卫俱伤，搞出这个来了，其实一点也不对。你们看这段也不是伤寒，哪来的伤寒？它是水气病，所以在底下分析清楚：身不疼。（若本条为）真正伤寒达到那么样子充血，压迫得身上一定疼。（但本条）身上不疼，但重，就是沉，有水气嘛。

“乍有轻时”，水气还没达到整个浮肿，（若是）整个浮肿就光沉、肿，没有乍轻时。“乍轻时”说明水气还流走，它（水气）在这个地方，这个地方就沉，挪到旁处去了，这个地方就

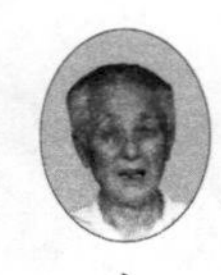

不沉了，所以乍有轻时。

“无少阴证者，大青龙汤发之。”无少阴证这句话，也是与旁的节目（章节）有关了，与《金匮要略》有关，《金匮要略》有这么一条，说“水之为病，脉沉小者，属少阴”。“脉沉小”，我们讲少阴病的时候就知道了，少阴病脉微细。“浮者为风”，脉要是浮就是风，就是越婢汤（风水）那个风。所以水气有属于少阴的，有属于风邪的。要是没有水而光胀，虚胀者为气；要是水肿，发汗就好。但是少阴病呢，属于少阴病脉沉小，应该用麻黄附子甘草汤。要脉浮而不小，不沉小，就应该用杏子汤。你们回去看看《金匮要略·水气篇》这一段。

治水气要是脉沉小，这个（大青龙汤）方剂用不得的，他说的杏子汤（我认为）就是大青龙汤。但是《金匮要略》的注家都不这么说的，因为他们都不是（整部书前后）对照着看，（注家）也有说麻黄汤加杏仁的；也有说麻黄甘草汤加杏仁的，《医宗金鉴》就这么说的；也有说麻杏石甘汤，都不对的，应该是大青龙汤。大青龙汤祛水后边有啊，治溢饮嘛，溢饮指水饮溢于外谓之溢饮。这个（大青龙汤）治水气病，大青龙汤发水气是最好的。你治水气的话，主要（应当特别注意）看有没有属少阴的这种情况。要真正是少阴病的这种水气病，你不能够用大量麻黄和石膏了，那得用麻黄附子甘草汤，那个量都小的很。我们讲少阴病，就有麻黄附子甘草汤了。现在咱们讲到这个地方，（可能初学者）不知麻黄附子甘草汤是怎么个事情，现在咱们先不说这些废话。

所以他治水气病，特别提出来了（要注意禁忌证），尤其大青龙汤发汗的力量也重，解热的力量也重。（假若碰到）真正阴寒的虚证，用这个药（大青龙汤）是大大相反了，那非把人药死不可，所以他特别提出个少阴病，“无少阴证者”那你吃大青

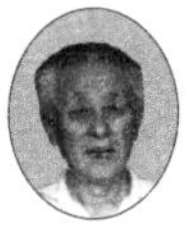

龙汤是没问题的。

这（条的要点）不在脉浮缓、浮紧的问题了，这是水气。你看看这节，哪是什么风伤卫、寒伤营呀。所以注家就是根据上边这个名（本条开头的伤寒），那个叫中风，这个叫伤寒，其实仲景的意思不是这个意思（不是指伤寒，而是指水气）。太阳病无汗者叫伤寒，有汗者叫中风，（但是）上边这个（38 条，太阳中风，脉浮紧，发热恶寒，身疼痛，不汗出而烦躁者，大青龙汤主之）没有汗也叫中风，他的意思是：应该有汗，但却“不汗出”，特意这么来说。为什么应该汗出？由于里热，总而言之就是里热。里热应该汗出而不得汗出，还有个表实啊。所以这两个方剂要合的，一个有热应该出汗吃越婢汤，一个表实汗不得出就是麻黄汤，所以他把这两个方剂合用。这个地方挺要紧，而且都不好理解。

大青龙汤不但是个解表解热的重剂，而且也是一个发水气的重剂，发水气的力量最大，比越婢汤力量大，因为越婢汤里没有桂枝，它（大青龙汤）里头有桂枝。

40　伤寒表不解，心下有水气，干呕发热而咳，或渴，或利，或噎，或小便不利，少腹满，或喘者，小青龙汤主之。

小青龙汤方

麻黄（去节）　**芍药**　**细辛**　**干姜**　**甘草**（炙）　**桂枝**（去皮）各三两　**五味子**半升　**半夏**半升（洗）

上八味，以水一斗，先煮麻黄，减二升，去上沫，内诸药，煮取三升，去滓，温服一升。若渴，去半夏，加瓜蒌根三两；若微利，去麻黄，加荛花，如一鸡子，熬令赤色；若噎者，去麻黄，加附子一枚，炮；若小便不利，少腹满者，

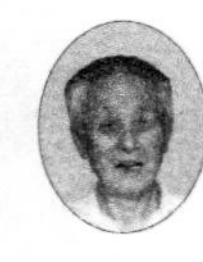

去麻黄，加茯苓四两；若喘，去麻黄，加杏仁半升，去皮尖。且荛花不治利，麻黄主喘，今此语反之，疑非仲景意。

那么由上一段的水气，这个40节他又继续谈到水气。

这与我们前面讲的桂枝去芍药加茯苓白术汤那节有关系。

那节我们讲了，里头有停水，不利水则表不解，所以“服桂枝汤，或下之，仍头项强痛，翕翕发热，无汗，心下满，微痛”，你们看看那节。

这节就由那节上来的，说心下有水气，虽然发汗而表不解。开始是无汗，伤寒嘛。搁个“表不解”干什么？就是由于心下有水气，一般（只）要发汗而表不解，就是（只）用麻黄汤发汗而表不解。怎么回事呢？就（因为）没祛水气，（所以）不但表不解，（而且）由于发汗药的刺激，激动里水就变证百出了。

“干呕”，在《玉函经》里头没有干呕，就是（只有）咳而发热。（加入）干呕也行的，里有水饮，逆于上就干呕嘛。

“发热而咳”，表不解则发热，里有痰饮充逆于肺就咳。

“或渴”，里有水，（则要）看看水的代谢如何，如果小便不利，里头停水非渴不可。这很好理解，由于小便不利，旧的水不去，新的水则不吸收，新的水不吸收，全身的组织都缺少水的营养，他就渴。后头咱们讲五苓散就有了。这个渴就是咱们所说的水不化气，水停不化气，光把水喝到里头而不解渴，甚至于消渴。

“或利”，或者水在里头，小便不走，水谷不别，下利。

“或噎”，气往上撞，再有水，水气冲逆，吃东西咽不下去，噎。

“或小便不利，少腹满”，或者也有这症候：（因为）小便不利，心下才停水。小便不利，少腹一定满。人的膀胱就在少腹，少腹就小腹，小便不利，膀胱里蓄水，小肚子就胀满。

“或喘者”，喘（的症状）在一般麻黄汤证里都有，尤其再加上里头有痰饮。表不解，都往上来，涉及于肺，不但咳而且还要喘。

“小青龙汤主之”，上边这一切的情况，主要是心下有水气。“咳而发热”，这是肯定的，这应该用小青龙汤。那么底下“或”以下，或有或无，不必管它，都要用小青龙汤。

这个书，每个方剂后面要有“或”，都给弄个加减方，这不对的，所以我向来也不这么用。你们看到后头林亿也注了，这“恐非仲景意”。他（后世编辑整理仲景书的人）弄错了。你略微说一下你们就知道，“若渴，去半夏，加瓜蒌根三两”，这都是错的。这个主症——渴，不是瓜蒌根治的，瓜蒌根治渴是一个燥渴，是津液虚那么一种渴，水不化气这种渴它（瓜蒌根治疗则）不行。尤其“小便不利少腹满去麻黄”更是瞎闹了，（小青龙汤）这根本是个解表的方剂，伤寒表不解，去麻黄怎么解表啊？所以这个书后头加减方，每一个都这样，都不要信，用不着的，我们用小青龙汤常用来治咳治喘，无论小便利不利它都能治。所以后头的加减，不要信，也不要这么用。

（小青龙汤）它根本是表不解为主，一般辨证来说，就是外有邪，就是感冒了，而内有饮，内里头有水饮，就这么个病，外邪激动里饮，症候就有些或然的症状。（依据是）看饮多饮少、人的身体强弱，症状百出，不一定（有固定的症状），尤其水饮这个病是最没有一定（之规的），你看也许头晕、恶心、呕吐、心悸，水饮的症候特别多，我们只要依证祛水就行。那么（再）有表证，当然宜小青龙汤。

小青龙汤这个方剂是以麻黄、芍药、桂枝、甘草来解表，其他的都是温中祛饮的药，细辛、干姜、五味子、半夏，也祛

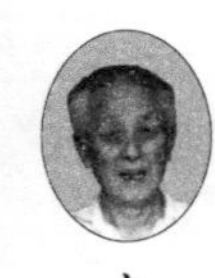

饮也治咳、饮逆。半夏也祛水，五味子也祛水。五味子咱们都知道治咳，它是一个祛水的镇咳药，它有收敛作用。那么细辛、干姜都是温中祛饮的药。里头祛饮，麻黄、桂枝才能发挥解表的作用。如果里头不祛饮，那伤寒表不解，你吃这种发汗药也不行，而且还很容易造成很多的坏病。所以这一篇和我们前面那篇一样，那个根本是在桂枝汤基础上，没有麻黄汤的情形你不能用麻黄汤，所以，用桂枝去芍药加茯苓白术汤就行了，是“心下满微痛，翕翕发热”的那种情况。那么，这个（小青龙汤）就是麻黄汤证，我们临床上也常遭遇，外感冒，里头发热而咳，咳喘，这种情形是常遇的。

但是我们用这个方子（小青龙汤）要注意一点，必须是偏于寒，尤其咱们说的饮，是一种寒饮，起码这个病（患者）不渴。（条文中）这个“或渴”，是由于误治，我们给吃了麻黄汤了，激动里饮，而有这些特殊（情况）。一般不渴，因为里有水饮则不渴，同时口舌也不会干的，要不然干姜、细辛、五味子、半夏这些药下去，太燥了，所以我们用这个方子要注意。

但是真正的老人痰喘，用这个方子（小青龙汤）的机会还是非常的多，痰没有黄痰，是白痰而且是沫痰，这种情况之下大概要有外感的这种痰饮咳嗽和喘，用小青龙汤的机会不少。要有热象千万不要用。如果烦躁呢，用小青龙汤加石膏，这个加石膏的方药在《金匮要略》里就有了，我们方才讲的大青龙汤不是“不汗出而烦躁”吗？那么小青龙汤要烦躁呢，一样加石膏。

41　伤寒心下有水气，咳而微喘，发热不渴。服汤已渴者，此寒去欲解也。小青龙汤主之。

这一节就说明小青龙汤的应用，主要的症候是不渴。

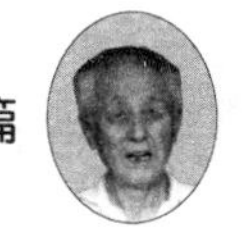

“伤寒”，就是指没有汗，这类的表证，在太阳病病型上来讲，它是伤寒。

“心下有水气”，就是有水，古人把水也叫水气，《金匮要略》里面讲水肿就搁个“水气病”。水是这样子：津液在仲景的书里常叫做阳气。因为水能化气，所以津液也叫做阳气。后面有，慢慢地讲到那儿再说吧，现在说多了让人更糊涂。

“咳而微喘”。伤寒，心下有水气的病，咳而微喘。伤寒表不解，有外邪，里头再有饮，外邪冲动里饮，就咳逆微喘，这是很常见的病。

“发热不渴”，发热有表证了，里头有水饮则不渴。

“服汤已渴者，此寒去欲解也”，服汤已就是吃小青龙汤。小青龙汤是外解表而内祛饮，表解了饮祛了，就要渴了。因为小青龙汤是热药，饮没有了，他感觉胃中干就渴。渴是服小青龙汤之后效验的表现，就是有效了，他渴。所以它底下注解一句话“此寒去欲解也”，这个“寒”指寒饮，水气去了，这个病要好了。

“小青龙汤主之”，应该在“发热不渴”之后。应该是“伤寒，心下有水气，咳而微喘，发热不渴，小青龙汤主之”，不是“吃完药，渴了，寒去欲解”再小青龙汤主之。这是一个插句。“服汤已，渴者”，吃完小青龙汤了，这人渴了，这是服药有效之验，“寒气欲解也”，是这么个文章。

前面这几节是由麻黄汤开始，讲大青龙汤、小青龙汤。柴胡汤是讲麻黄汤传入半表半里的时候插了这么一节。他主要讲的是解表剂。由桂枝汤讲到葛根汤，然后麻黄汤、大青龙汤、小青龙汤，这都是解表剂。像葛根黄芩黄连甘草汤也是解表。

那么在以下，解表的两个主要方剂，就是麻黄汤和桂枝汤，主要要分析这两个方剂的应用。

42 太阳病，外证未解，脉浮弱者，当以汗解，宜桂枝汤。

桂枝汤方

桂枝三两（去皮） **芍药**三两 **甘草**二两（炙） **生姜**三两（切） **大枣**十二枚（擘）

上五味，以水七升，煮取三升，去滓，温服一升。须臾啜热稀粥一升，助药力，取微汗。

“太阳病，外证未解”，外证其实就是表证了，为什么搁个“未解”呢？这就说明太阳病依法服完麻黄汤，如果表还没解，“脉浮弱者”还应该“以汗解，宜桂枝汤”。在他这个书上，外证和表证是两码事，表证只是不得汗出，皮表的表。麻黄汤的表不解，常说表不解。桂枝汤呢？咱们前面讲的桂枝汤，桂枝本为解肌，（桂枝汤）这个病在肌肉这一层，它比表深，可也在人体的外（部），体表、体外，所以它叫外证。桂枝汤证常叫外证，与表证作个区别。

所以这一段就是这样，太阳病外证还没解，表是解了，就是吃完麻黄汤，太阳病还没解，这就叫做“外未解”。“脉浮弱者”，脉拿手一诊，虽然浮，脉往外，但是一按则不禁按。“弱”，和缓的意思差不多，就是浮于外弱于内的这种脉。这还应该以汗解，应该“宜桂枝汤”。

桂枝汤的应用，主要是津液有所丧失再用桂枝汤，不然的话应该用麻黄汤。那么桂枝汤这个方剂的应用要根据情况作加减，我们前面有个桂枝加葛根了（就是范例），所以当大夫不能守方治病，要是（病情）与桂枝汤证有些出入就要加减，底下说的就是一个加味方。

43 太阳病，下之微喘者，表未解故也，桂枝加厚朴杏

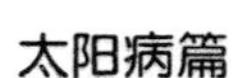
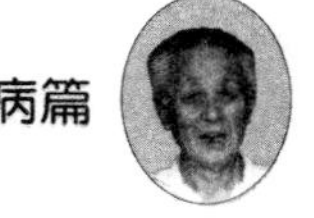

子汤主之。

桂枝加厚朴杏子汤方

桂枝三两（去皮） **甘草**二两（炙） **生姜**三两（切） **芍药**三两 **大枣**十二枚（擘） **厚朴**二两（炙，去皮） **杏仁**五十枚（去皮尖）

上七味，以水七升，微火煮取三升，去滓，温服一升，覆取微似汗。

太阳病不应该吃泻药，这个大夫误用下法，（导致）这个病人是“微喘者”。我们前面有这么一段，“太阳病，下之后，其气上冲者，可与桂枝汤，如前法”。“微喘者”这个喘也是气上冲的一种反应，气往上冲，表未解，邪热也伴着气往上冲，所以他也喘。

微喘，不是咱们说的哮喘的那个喘，微喘也是上冲的一种表现，所以还用桂枝汤。还是表不解，依法应该用桂枝汤，但是由于微喘，与桂枝汤证多少有出入，所以加厚朴、杏仁消胀定喘。这就是说，治病就用桂枝汤行不行，这个也对，也不能坏，但是喘未必一定能好，而且效验也绝不如桂枝汤再加厚朴、杏仁。所以我们在临床上，如果这个病不恰好是这个方子，与这个方证有些出入，你就得想法子（加减化裁），这个（桂枝加厚朴杏子汤）也是这样的。

前面有一段我记得，“喘家，作桂枝汤，加厚朴杏子佳”，也是一样。这个人平常就有喘，再得外感，喘非厉害不可。可是它是桂枝汤证，那么桂枝汤也要加厚朴、杏仁才好，同这条一样。所以厚朴、杏仁有消胀定喘的作用，在这儿看得很清楚。桂枝汤加上厚朴、杏仁，我们现在应该这么来看，就是可以治桂枝汤证微喘者这种病，但是无汗而喘不行的，那还是麻黄汤证，是不是？

44　太阳病，外证未解，不可下也，下之为逆，欲解外者，宜桂枝汤。

这条把“外证”特别提出来了。说本来是太阳病，如果外证没解，就是指桂枝汤证（没解）了，那是万不可下的。前面有一个“桂枝证，医反下之，所以利遂不止”，不有那么一节吗？这条是给桂枝汤作总结，把前后都说了。太阳病，桂枝汤证还存在，所以叫“外证未解”。凡是有这种情况，外证未解的情况，就不可吃泻药。“下之为逆”，如果要给吃泻药，这就是治疗的逆治，这是错误的。那么外证怎么治呢？那就宜桂枝汤，外证就指桂枝汤证说的。

45　太阳病，先发汗不解，而复下之，脉浮者不愈。浮为在外，而反下之，故令不愈。今脉浮，故在外，当须解外则愈，宜桂枝汤。

“故在外”也行，在成无忌本搁个“知”字，“故知在外”也可以。

中医有这么一个说法：汗下，发汗不好了，然后就吃泻药。这是一个陋习，是不对的。庸俗陋习啊，这一段就说明这个（陋习）。“太阳病，先发汗”，应该先发汗，就是用麻黄汤发汗，病没好，这不是错误啊，真正的重感冒也是一样，你像我们遇到流感，你给他吃发汗药，由于病重，不是一下子就能好的。病没好，大夫应该看之所以没好的原因，根据现在的证（思考）应该用什么药。这个大夫粗心，他一看发汗不好，“而复下之”，发汗不好，我再给吃泻药吧，有这么一种大夫，但不是人人都这样子。“脉浮者不愈”，给患者吃泻药的时候要看看脉呀，（如果）脉还浮，外不解，那应该吃桂枝汤就对了。

所以先发汗不解，那就是外不解，应该吃桂枝汤。这个大

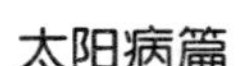

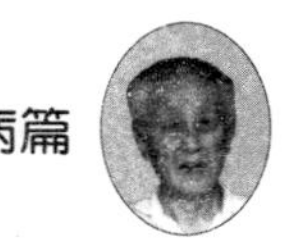

夫没这么来治，他给吃泻药了，吃泻药的时候，脉浮者不愈，根本就脉浮，外不解，吃泻药是误治，这个病还是不会好的。什么道理呢？底下它解释了，“浮为在外，而反下之，故令不愈”，根本原因是这个病还在外嘛，到里边治去了，吃泻药不是治里嘛，所以这个病不好。那么现在发汗了，又泻了，这阵儿再看看脉还浮，所以病仍然在外。在外，你就“当须解外”就好了嘛，给他吃桂枝汤就行了。

这里头你们看出来了没有，桂枝汤证与麻黄汤证用药有个定法：发汗后，下之后，（如果）表不解、太阳病不解，不能再用麻黄汤，都要用桂枝汤。可见桂枝汤是最平稳不过的药了。就是用了桂枝汤，表还没解，也还要用桂枝汤，不能用麻黄汤，这是定法，这在临床上挺重要。就是我们用麻黄汤给人家发过汗了，然后你再用银翘散也不行，薄荷还是发汗的，必须用桂枝汤。这是外不解，不是表不解了，已经发汗了，透表出汗了，所以这个地方挺重要。

我们就看出来中医对外表（之治要精细辨方证），外表（之病）就是咱们得了普通感冒，不是随便（用辛温发汗法就行）。现在咱们讲立个法吧，就是辛温发汗。我们讲这些都是辛温发汗，应该用哪个方剂呀？它提出（不能用麻黄汤而要用）桂枝汤，就是要辨方证。原则上应该用辛温发汗，它是太阳表证嘛，但是各个（辛温发汗的方证）不同。

我们还没讲完太阳篇，还早着呢，发汗就是这样子复杂！应该用葛根汤的，你要用了桂枝汤是绝对不行的，用麻黄汤也绝对不行，不但无效，反而有害。所以方剂搞不清楚，不能治病。

我们看这个书也看出来了，这个书上方子本来不多，非要记熟不可，不但要记它的药味、分量，而且还要知道这个方剂适应的一切，你这样才能治病。其实这很好明白，又好学，不

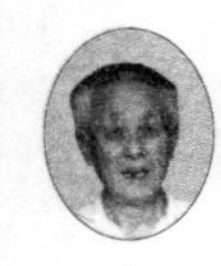

是难学，你记住这个（方剂的适应症）就能治病，记不住不行，你光谈论理论不行，我们看到这儿就看出来了，解表方剂这几个都不一样。你看大青龙汤证很像麻黄汤证，那个症候你要用麻黄汤是绝对不行的。后面说“伤寒，脉浮缓，身重，乍有轻时”，那根本就是个水气病，用麻黄汤就更不行了。（大青龙汤那条开头）说太阳中风，特意搁个中风，怕你用麻黄，那一段语句很好啊。后世注家越注释就越让读者走邪路，说又治风又治寒，风伤卫，寒伤营，大青龙汤就治营卫两伤，哪有这些事呀！不是的，（仲景）他这个文章都有用意的，在这儿（用一些特殊词语，如中风、伤寒）特殊加重，引起你注意，这个不是（单纯的）麻黄汤证，可是有麻黄汤证同时有越婢汤证，你要分析这个方剂，就能明白这个。你要不分析方剂，你就不清楚。

今天就讲到这里。你们自己回去看啊，提出问题才好呢，大家讨论。每个礼拜咱们有两个钟头的时间呢，咱们有时间探讨，大家提出来，一个人提出问题，大家都可以研究研究。也可以看看旁的书，《医宗金鉴》还是后世很有地位的一本书，可以看看，与这个书（《伤寒杂病论》）作个比较就知道了。这个书还是有研究价值的，还是要紧的。中医在张仲景以前没有方书，就没有咱们现在说的辨证论治这套东西，从这个书开始。所以这个书也就是我们辨证论治最原始的材料。可以这么看。这个书搞清楚了，我们通过这个书对辨证论治是怎么个方法方式（进行了解）。你想刚才我们讲的方剂的适证，这就跟我们现在（中医教材）讲的不一样。像桂枝汤从开始讲到现在，老不把它丢下。翻来覆去讲它的应用、不可用、加减、与其他方剂的比较。反反复复讲。所以，（方剂适应证）容易理解，不是不容易理解。下次大家准备问题，有问题我们提出来。我也愿意跟你们讨论，我也进步！

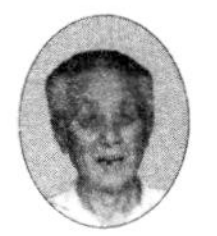

46　太阳病，脉浮紧，无汗，发热，身疼痛，八九日不解，表证仍在，此当发其汗。服药已微除，其人发烦目瞑，剧者必衄，衄乃解。所以然者，阳气重故也。麻黄汤主之。

这一段就是表证，就是麻黄汤证，也有多日不解的。前面刚刚有一段，“太阳病，十余日已去，脉浮细而嗜卧者，外已解也”。一般来说病由表传里，或者是传半表半里，“八九日不解”，八九天大概传里的多，可也有例外，这条讲的就是。本来就是脉浮紧，无汗，发热，身疼痛，这是太阳伤寒表实证。脉浮紧，发热，无汗，身疼痛，如果经过八九天，这一系列的症候不解，经过我们审察表证仍在。“表证仍在”不是一个废话，这里头虽然说是脉浮紧，发热，无汗，身疼痛，是个表实证，但你看这里头没有恶寒。必须恶寒才是表证完全没解呢，搁个“表证仍在”，就是言外有因啊，说经过详细审察确认是太阳表证——就是麻黄汤证了——仍然存在，那么这样子你不必顾虑日数多少，仍然可以发汗。

在这一句话后头就是“麻黄汤主之”，麻黄汤就在这个时候吃。那么吃过这个药之后，“服汤已”嘛，“微除”，这个病一时地感觉轻快，比较好，有效。但是同时这人就发生“发烦目瞑”，发烦就是发烦热，烦躁不安而闭着眼睛。死不瞑目说死了都闭不上眼睛，这条说当时就是闭眼睛。那么这是什么呢？病比较重，时间久，或者是经过误治人身体虚。要是吃药“中”病，常常发生意想不到的瞑眩状态，这就是瞑眩。古人有一句话，说“若药不瞑眩，厥疾弗瘳”，这是《尚书》里的一句话，说假若吃药之后，没有瞑眩的反应，这个药治不好了他的病，这是古时候有这么一句话。可是这在临床上经常见到、遭遇的，当时很吓人的。你看这个人吧，睁不开眼，闭着眼睛发烦躁，折腾不安，就像药不对头似的，其实（很可能预示着）这个病

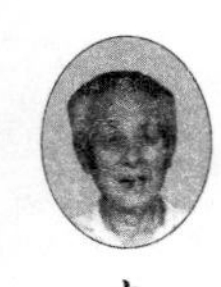

必好。

“剧者必衄”，说的是瞑眩的这种情况，如果再厉害的话，鼻子也要出血，但是这不必害怕，“衄乃解”，鼻子出血，这个病就要好了。言外之意是不出血就发烦目瞑，这种瞑眩状态发作，在临床上（往往预示）这个病非好不可，咱们在临床上也是常遇到这种事情。但是一般的疾病要不是日子久（就不会这样）。你看这个它是八九天啊，八九天应该汗出而不汗出，（所以）有这种情况反应。再不然人身体素虚，得一种急性病，要发生战汗等等，（这类瞑眩状态）有的是，后面咱们这书里头也有的是。他没明说，这个也就是瞑眩状态，就是吃药中病一种有验的反应，就是药有效验的一种反应，这个事情常遭遇的。

我也遇到过这个事情，半夜让人去砸门，也就是（瞑眩状态）这么个事，我给他吃的本来是治下利的一种药，他吃完了是下利无度啊。（病人家属）半夜砸我门，一问，这种情况。我说不要紧，你回去吧，再连续吃病就好了，这个药治下利的，它不会更下利。不过来的这个人他说不行，您得看看去，这个人厉害得很。后来我就去了，正是半夜，去了这个小孩子就好多了，（患者）是个小孩。后来我说把二煎再吃了吧，他妈还不敢（让）吃，我说不要紧，吃了吧。吃完了第二天就好了。这个事情很容易遭遇的，有些方剂，也不是个个方剂（都）有这个情形（瞑眩状态）。

麻黄汤，如果是人体虚、病久，常发生这种情况。何以呢？也就是底下“所以然”，为什么他要这个样子呢？要有瞑眩状态呢？底下有个解释，阳气重故也。这地方看阳气就明白了，阳气重，不是咱们通常所说的热重（阳盛），就是体液充斥体表。太阳伤寒所谓表实证，一点不汗出。所以这种体液充斥周身，脉也充血，所以脉紧。这说明邪重，日久不好，要发瞑眩，之

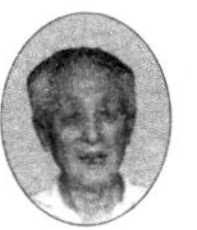

所以出血也是这种原因。外边浅在动脉充血达到一个高度，鼻子这个地方最容易破，所以要出血的。

阳气，古人阳气不一定就指的有热，后世都说成热了，不对的。气分和血分分成阴阳，体液也是属于气分的。古人说的气，凡是气分就是指津液，我们讲到后头再说。这个（阳气重）不是热，咱们开始（的时候）讲了，太阳病的发热，就是人患病的机体“想用体表达到发汗的目的而解除疾病”这么一种病理状态。咱们开始讲了。（但是）老也达不到汗出，到八九天了，体液充斥体表是越来越重，越重他越发不出汗来，越不能出汗。那么这个时候一汗出的时候，是咱们给他用药帮着了。由于这样子（帮其汗出），所以阳气重，他要发生瞑眩而衄血，他如此解释。可见古人说的阳气就指的精气，精气指的什么呢？就是血液、津液，脉外的津液，脉内的血液，都叫做精气，就是养人的精气，以前咱们讲过了，所以这种他叫做阳气。

47　太阳病，脉浮紧，发热，身无汗，自衄者，愈。

也有这个情形：太阳伤寒根本就是体表充实津液了，脉浮紧嘛。也有因为自衄而愈的，古人也说衄，鼻出血，是红汗，其实这话似是而非。是血管里头充斥的水分相当的多，所以脉浮紧，越实越不能出汗，要有了出血呢，体表表气松通一下子，反倒容易出汗，而能自汗愈的。这在临床上也遇到过，就是古人说有个人半身不遂，摔一个跟头，把脑袋磕到石头上了，磕破了，淌不少血，他半身不遂居然好了。这事情有的是。我们前面讲这么一节，“服桂枝汤，反烦不解者，先刺风池、风府，却与桂枝汤则愈”，有这么一节，你们回头看看，那个同这个（自衄而愈）一样。太阳中风，吃桂枝汤是没错误的，就由于病邪比较深、实，阻碍药力反倒达不到出汗，要刺刺风池、风府，

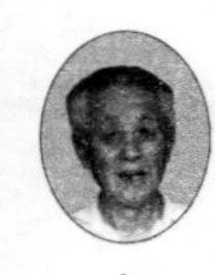

也像自衄一样，使得血液舒通，药力反倒发挥了。

那么这个（自衄而愈）也有类似情况，太阳伤寒是表实证，也有由于鼻衄而好的。我们遇到太阳伤寒、发热脉浮紧这类的病，（假如）这个人鼻衄而愈了，（就）不要给人吃药了。如果衄而不愈，该吃药还得吃药，后头有。这就是根据上边条文“发烦目瞑，剧者必衄，衄乃解”这一段，他说不止于多少日子，太阳病不好，吃了发汗药，而得瞑眩且衄，病好了。也有这样的，根本就没吃药，他自己鼻子自衄，也好了，不是因为吃药。这是说鼻衄与病的进退好坏有时候有关系。一般说，要是表实证衄血，有（病）好的（可能）。总而言之，给邪气得找出路，邪因衄而解，此后他也出汗，不是不出汗。

48　二阳并病，太阳初得病时，发其汗，汗先出不彻，因转属阳明，续自微汗出，不恶寒。若太阳病证不罢者，不可下，下之为逆，如此可小发汗。

设面色缘缘正赤者，阳气怫郁在表，当解之熏之。

若发汗不彻，不足言，阳气怫郁不得越，当汗不汗，其人躁烦，不知痛处，乍在腹中，乍在四肢，按之不可得，其人短气，但坐以汗出不彻故也，更发汗则愈。何以知汗出不彻？以脉涩故知也。

“二阳并病，太阳初得病时，发其汗，汗先出不彻，因转属阳明，续自微汗出，不恶寒。若太阳病证不罢者，不可下，下之为逆，如此可小发汗。”这是一段，这一段主要讲的是二阳并病。

什么叫做并病呢？仲景这本书讲表里相传，由表传里，或者传半表半里。这一段二阳并病就是太阳病传阳明，这是表里相传，由表传里。（但）传里，表证还没罢，里证出现了，这就

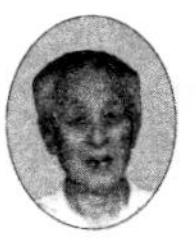

叫做并病。先表后里，表没罢，里证有了。这个并，就是兼并的并，咱们说“秦并六国”，吞并的并。头一个病并于后面的病而发病，所以叫做并病。

那么二阳并病，指的太阳阳明并病，底下有解释了，他说“太阳初得病时”，开始得的太阳表证，当然表证要发汗，可是发汗，汗也出了，但是病没好，这个“不彻”就指的病没除，“彻”当“除”字讲，就是病没愈，因而转属阳明。这不是说不应该发汗，我们以前也讲过如果重的表证发汗合法，能减其病势而已，（但）病常常不好的，要是轻病那没问题了。你像我们遇到感冒，太阳病轻病，你喝点姜水病也好，稍稍出点汗就好，随便吃点什么药都可能好。可是真正重病，就是依法来用药，有时都不好的。不好不要紧，多是在半表半里、在里这个阶段要好的。这条就是讲了这个情形，说原来得的是太阳病，太阳病依法当发汗，发了汗了，但是病并没有好，因此这个病由表进里而转属阳明。

阳明病，搁个“续自微汗出”，这是阳明病的一个外证的反映，我们后头讲到阳明篇就有了。“阳明病，法多汗”，阳明病是胃肠里边有热，热结于里，蒸发于外，所以老出汗。“续自微汗出”，老要微微地绵绵不断地出汗，这就是转属阳明病了。既然并病，太阳病还存在，所以我们不要冒冒失失就要吃泻药，如果我们看太阳病还存在，主要的（症状）身疼痛、恶寒还有，这就是“不可下”，“下之为逆”。这阵儿别看到阳明病了，应该下，可是表证在，不能下，这是定法，必须先解表。下之呢？下之就是为逆，逆就是逆治，就是治错了。那么这时应该用什么药发汗呢？当然用桂枝汤，可小发汗。“续自微汗出”嘛，咱们讲桂枝汤讲的多了，凡是津液有所损伤之后的这种表证，全要用桂枝汤。（仲景）这个书上没说，但是言外之意告诉你用桂

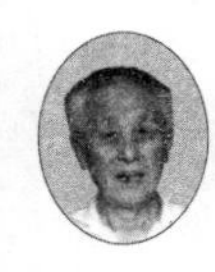

枝汤。这是第一段。

“设面色缘缘正赤者，阳气怫郁在表，当解之熏之。”这又是一段。说在太阳病期间，发汗之后，有的转属阳明而为二阳并病。（有的）也不一定为二阳并病。它底下有这么一段，这（种情况）以前都学过的。说假如这个人“面色缘缘正赤”，就是整个的面色都发红，这还是表不解的现象，这是“阳气怫郁在表”，还是不得汗出的一种问题，这与二阳并病没关系。“当解之熏之”，解之就是以小发汗法来解之，我们前面讲桂枝麻黄各半汤、桂枝二麻黄一汤，都是这种情况。也可以熏之，古人为达到小发汗的方法，也有拿荆芥、艾蒿这一类的（药）熏，用个盆子把它们煮成汤，趁热的时候，身上覆盖了，熏，也可以出点小汗。“解之熏之”，解之就是小剂的（发汗药）发汗的方法，来解其怫郁在表的外邪，这不关乎里边的事。或者是熏之，稍稍出点汗就好，这个病不要紧的。这又是一段。

“若发汗不彻，不足言，阳气怫郁不得越，当汗不汗，其人烦躁，不知痛处，乍在腹中，乍在四肢，按之不可得，其人短气，但坐以汗出不彻故也，更发汗则愈。何以知汗出不彻？以脉涩故知也。”这一段，根本就是发汗不到家，所以病不好。这个是“不足言，阳气怫郁不得越”，那个（前面讲过的“面色缘缘正赤者，阳气怫郁在表”）是个微末的表证不了了的小病了，这个病不是（微末小病）的——你不足以说这是阳气怫郁不得越，这个要重得多了。这是“当汗不汗”，还应该发汗。你看这个人躁烦。躁烦，以躁为主了。这说明表不解而发烦躁得厉害，就是当汗出不得汗出的意思。身上哪儿都疼，没有定处，这是表证，表证大概都身上酸疼，自己也不知道在哪，有时候在四肢，有时候在腹中，但是你摸哪儿，哪儿也不是，“按之不可得”。由于表不解，不得汗，气往上涌，所以“短气但坐者”，就是不汗出而喘，躺着气上不来，热往上涌的厉害，所以这种情形就得再发汗，（即便）“解之熏之”小发汗都不行，这个情形咱们看出来是大青龙汤证，肯定要用大青龙，不汗出而烦躁嘛，这就是咱们前面讲的那个大青龙汤证。

那么怎么知道这是汗出不彻呢？由于“脉涩故知也”。脉涩大家都是根据经文（来解释），（有的认为是）脉的不及，有的（认为）由于邪盛阻碍血行而不流利，而发生涩，这是大家一般的解释。可是叫我看这个脉涩，总是（感觉）有些问题。脉涩不可发汗，你怎么还发汗？而且涩脉是一个关于血液在内流行的反应，凡是涩脉都是虚。真正实而见脉涩的还真少。

是不是这个“脉涩”应该是“脉紧或是脉浮”？叫我看这恐怕是对的，也许（脉涩）是错字。但是现在大家都是根据这个条文来解释，说是实得太厉害，当汗出不汗出阻碍了血行流畅，也有涩的现象，但这种涩它绝对是有力的。这是各家都这么解释，这么解释也能解释的通，但是事实上我没遭遇到这种情况。拿我个人的经验，真正的表实证而脉现涩的，在理论上讲讲不通，恐怕这个（脉涩）应该是脉浮，因为脉浮还在表嘛，再不就是脉浮紧，这个（解释我认为可能）是比较对的。这本书（《伤寒杂病论》）里的错字很多，这个“脉涩”暂时先搁在这个地方。你们看各家的注，全是我前面说的那个（解释）：就由于表实得厉害，不得汗出，血在脉里头反倒受了阻碍，是这么一种涩。把这个“涩”不按着一般“涩者为血虚津液少”的解释法。我认为这是敷衍古人的论说，这不一定是对的，但这不关乎重要（重要的不是字面）。

前面这种情况（当汗不汗，其人烦躁，不知痛处，乍在腹中，乍在四肢，按之不可得，其人短气），不汗出而烦躁，一点汗也没有，这类的情形再发汗就好了，也不关系二阳并病。二阳并病就是指（本条文）头一节。开始太阳病，后来也依法治疗，发过汗，虽然汗先出，但是病不去，这样因而转属阳明。表证没去，阳明病就有了，所以“续自微汗出”就是阳明病的外证了。

那么这个时候怎么治并病呢？并病当然是表证没好先解表，就看并病的里证如何。二阳并病，它是太阳病与阳明病的并病。如果外边有表证，里头是一种虚寒的这类病，象少阴病与太阴病的并病，就不能先解表了。也有太阳病传到太阴，里虚寒，你就不能先解表，当先救里，前面有过（讲述）。下利清谷，可是身体疼痛，那你得先救里，而后治疗身疼痛。身疼痛是表证，表没罢。在他（仲景）这本书里头是一种定法，在临床上都挺重要的。咱们在临床上，这个人多少日不大便，里实很清楚、很明显，但是他还发烧怕冷，表证没罢，你不要先给他吃泻药，还要先给他解表。解完表了，你再下里。所以古人有一句话，说是“下不厌迟”，说是该下的病，缓了没什么大害处。如果里边要是个虚寒的病，就是有表证，也要舍表救里，这在临床上都是定法。你要是不守这个办法，那就是为逆，就不会好病的，这个（定法）咱们要知道。至于这块的“脉涩”，要我看应该是个错字，可是各家都不说它错，就那么个解释法，说是太实了，血液受阻，所以脉也涩。

49　脉浮数者，法当汗出而愈。若下之，身重心悸者，不可发汗，当自汗出乃解。所以然者，尺中脉微，此里虚，须表里实，津液自和，便自汗出愈。

浮数的脉，这应该是表证，依法当汗出而愈。根据治疗的方法，应该发汗，汗一出就好，这是一般的表证。脉浮数，浮为在表，数为有热，表有热的病就是太阳病。（但是）大夫不给

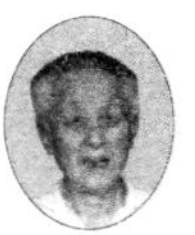

吃发汗药，而吃泻药，若下之，这是逆治了。下之则病变多端，这是举其一例。如果误下之后，“身重心悸者”，不可再发汗了。前面我们讲过很多了，下之后其气上冲，表证还存在，还是要解表，还用桂枝汤了。这都是反复地说，不要守定一个（治法），拿着个别情况当全体就是不对的。

也有这样的，下之后伤了里了，虚其里了，所以外边这个气，郁之而为湿，身重，就是组织里头有些湿、水分，在这儿停蓄了。咱们人身上营卫在体表老流行，（若）停蓄就变成湿，身上有湿就沉。那么里虚血液不足，血不足以养心就悸，心就跳。心悸与心下悸不一样的，这个书里心下悸都指的胃那块儿跳，胃跳都是胃有水，咱们前面也讲了，心下有水气，就是有停饮了。这是在《金匮要略》上的，“胃中有留饮，微者短气”，留饮少，气短，往上压迫，横膈膜受阻碍，人就短气；停水多，“甚者悸”，心下悸。这条说的不是心下悸，说的是心悸，就是心脏跳。血通于心，由于虚其里，胃气虚则津液血液都要虚，因为胃为水谷之海、营卫之源，它要是一坏了就不行了。这个（条文是指）里头没病而给他吃泻药，虚其里，不但外边湿郁于表而体重，而且血虚于内而心悸。这样子不要吃发汗药了，不可发汗。“当自汗出乃解”，要津液逐渐恢复，自然就出汗，这个病就可以好的。

为什么要这样呢？下之后，“尺中脉微”，脉微是气血不足，俱不足。“此里虚”，这是里虚造成的。“须表里实，津液自和，便自汗出”，须表里实、当自汗出，当、须这都是很含蓄的语意。是不是当大夫的就等着让他自己恢复呀？也不是的。这里头告诉你不要再解表了，不要再发汗了，你要在这些方面注意，他是里虚了，主要的（思路是）里不虚了就表里自和，所以他搁个“当自汗出”、“须表里实”。这里头都有让你斟酌治疗

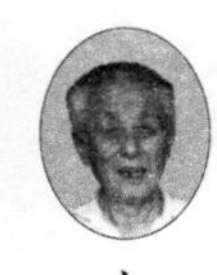

之意。

可是这个（病证的）症候呢？只是举身重心悸这么一种症候，当然他没举全了，这两个说明由于里虚造成外有湿郁、内有心悸血不足。后头有治疗方证，这个时候大概应该用小建中汤比较好，小建中汤治心悸烦。也有桂枝加芍药生姜人参新加汤（的可能），后头也有。总而言之得想办法实里，（因为）里虚。胃气复振的话，血液津液自然就恢复了，后头有，所以在这儿只是告诉你不要再发汗了，应当使津液复，须表里实，他就好了。怎么个"当"、"须"法？后头有（说明）。他（仲景）这个文章向来这样，这样子（若有"当"、"须"）都有商量的意思，语义含蓄得很。

50　脉浮紧者，法当身疼痛，宜以汗解之。假令尺中迟者，不可发汗。何以知然？以荣气不足，血少故也。

浮紧脉就是太阳伤寒脉，表实嘛。表实，身上一定疼痛，受到毒素的刺激加上体液的压迫，所以疼得厉害。这应该发汗，"宜以汗解之"。临床我们不能片面地看问题，看脉浮紧身疼痛就吃发汗药吗？你还要（全面）看看脉。除了浮紧，你再看看还有旁的脉没有，如果同时有迟。尺中迟，脉都迟啊——就是浮紧而迟的脉。不是说尺的部位迟而寸的部位数，哪有那事啊？血管是一条，心一动脉一跳，脉一跳三部脉全跳啊，这个脉跳那个脉不跳，没那个事。

他搁个"尺中迟"干什么呢？仲景的脉法，是浮沉以候表里，关的前后也候表里，这是《金匮要略》里的："脉浮者在前，其病在表。"关以上浮那准是表证，关以下浮上面不浮那就不是表证了。脉没有至数上的互异，可有形状的不同，这是肯定的。我们说的促脉，就是寸上浮，所以表不解嘛，那是表证。

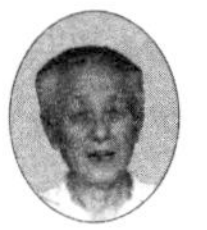

那这个呢，它特意搁个尺。仲景这个脉法，关以上候表，关以下候里，他特别提出来尺中脉迟，就是三部脉全迟，他提个“尺”干什么呢？告诉你这是里，“此里虚，以营气不足，血少故也”，说是脉内的营气不足、血少的缘故。凡是津液虚血少者都不能发汗。发汗亡失人体的体液是最厉害的，所以亡汗也亡血，后头都要有的，一点一点地讲。所以这不能发汗。怎么办呢？用上边的那一条诠释。虽然我们在临床上遇到表证，看看都像（可以）发汗（的类型），你看看有不可发汗的情况没有。如果有，汗不能够随便发。

这两条全是这个（鉴别事项），应该怎么救治，后头有的。脉迟正说明里虚，前面我说的新加汤，就治这个（里虚）。后头有的，现在先不管。

51　脉浮者，病在表，可发汗，宜麻黄汤。

这是简文啊，桂枝汤脉浮不？也脉浮。“脉浮者病在表”这是肯定的，那就得用麻黄汤发汗吗？这不一定，这是个简文，因为关于桂枝汤、麻黄汤反复地说了，前面都有了。就是脉浮无汗者，起码有个无汗，这类的表证必须用麻黄汤发汗。这是简文，这书里面很多（简文情况）。

52　脉浮而数者，可发汗，宜麻黄汤。

跟上面的一样，只是脉浮而数，桂枝汤也脉浮而数啊。如果自汗的话用桂枝汤，无汗的要用麻黄汤，这和上面是一样的。而且表实证不光是无汗，头疼啊、腰疼啊、骨节疼啊，这都是麻黄汤证，这是必有的，同时这个人恶寒。

这两条呢，是同桂枝汤的一个划分，就是以有汗、无汗来说，但在这里没有明说，他这个书全是这样的，前面讲过了，

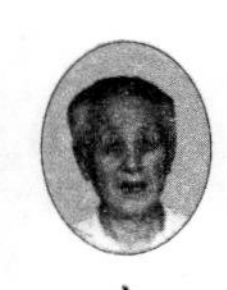

在这里就简略了。但是读书的人到这地方就不能死于句下，脉浮的就用麻黄汤，脉浮数的也用麻黄汤，就错了，不是这个事啊。因为他前头说了，所以在这里就简约言之。

53　病常自汗出者，此为荣气和。荣气和者，外不谐，以卫气不共荣气谐和故尔。以荣行脉中，卫行脉外。复发其汗，荣卫和则愈。宜桂枝汤。

“病常自汗出者”，这就是单独一个证了，就是经常出汗的病人了。“病常自汗出者”，就是常自汗出的病。咱们前面开始的时候讲的中风证，阳浮而阴弱，按到脉里面弱。那么汗出是由血管里头伤于营，他说“此为营（荣）气和”。虽然关系脉内之营，但是这个毛病在营没有什么责任，责任应该在脉外之卫，由于“卫气不共营（荣）气谐和故尔”。这是什么意思？在这儿我把气、血、营、卫跟大家简略说一说。

古人是这么来看人身的体液，体液古人只能看到这么一点，古人不知道造血器官，就知道饮食入胃，拿现在的话来说，就是经过胃消化之后，它要进血管，古人知道这个。化而为赤，古人叫做血。一进血管就是红的，古人叫做血，出于血管古人叫做气。血与气都来源于饮食，这是古人的看法。拿现在的意思呢？就是我们饮食入胃了，营养成分血管给吸收出来了，然后输送到人的周身。拿现在话说就是营养成分，那么古人管这个东西叫什么呢？叫精气。精气就是养人的精真之气，人非它不能养。所以古人说得很好：这个东西不到哪儿，哪儿不行。

但是他（古人）说的有点问题的，他说脾为胃行津液，输送到四肢百骸，不到足，足就不能行；不到手，手就不能握。古人看的东西就是疏，不密。他就是概要地说，饮食入胃，在血管里头色赤为血，就是其精者；其汗者，不在血管里头在血管外头，那叫气，古人这么看。那么气是什么样呢？与后世说得不一样，我说的这些都是《内经》上的，你们看一看就知道了，看看《灵枢·营卫生会篇》上就有。气如雾露之盖，就像下雾下露水似的，遍布人的周身，哪儿都是，甚至于润泽皮毛也都是气的作用。如雾露之盖，那就是指的津液，不过它不在血管之内，在血管外头。古人也知道这两个东西（气血）互相起作用，《内经》上也有啊，说"夺汗者亡血，夺血者亡汗"，也知道血管内外通透，知道得很，你看你发汗大了血也没有了，失血的人也没有汗，再不能发汗。

那么营卫是什么呢？说在血管里的作用，就是血的作用叫做营，营以周身嘛，也叫做荣，咱们这个书上写的是荣。那么血管外气的作用，气的作用叫做卫。所以从本体上说，就是血与气。从作用上来说，就是营与卫。

（卫气营血）其实是两个东西，不要有四个（概念），就是气血，在基础上来说就是气血，就是我们饮食水谷化合物。当然在《灵枢》上讲，也吸收天气了，所以说这个气来自上焦，血管吸收了，也得到达肺，到肺了说"受之于天"，于天，就是指着天气。王冰那个注说是先天，搞到肾上去了，不对的，那在生理上也讲不通的。古人也知道气的成熟，不但有水谷化合物，也得有空气的氧气，这与现在生理讲的也没有什么大差别，但是不够细致。血管的通透作用，古人知道，但是不像西医现在搞得那么清楚，也知道它的作用，也知道它是养人的，在血管外头的气的作用叫做卫，在血管内的作用叫做营，古人是这么个看法。

营卫是相附而行的，一点也不离开。人如果常出汗，由于卫不和，就是血管外头的气，不与脉内之营气调和，于是乎，卫自出于脉外，营而自行于脉内。卫失去营就不固，就要出汗。

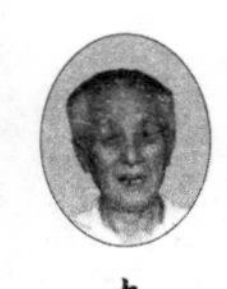

营失去卫也不守，也是由里头往外分泌体液，分泌津液，所以才常汗出。

归根到底毛病在哪儿呢？是在卫，而不在营，就是卫不与营协调了。古人说协调的就是血管通透作用，可没明说，说得不像现在西医解剖生理学那么仔细。这段就说明这些问题：

为什么常自汗出？说营气本来是没毛病的，这是外不谐，就是营气外面（的）卫气，不共营气谐和故尔——本来血管外头水分进血管里头，血管里头的水分也出外头了，因为我们饮食营养成分都在血管里头，必须出血管才能营养组织细胞，组织细胞的废物也得进血管里去才能够排出，由小便排出这种液体废物。古人对这个也知道一些，不是一点不知道，但是话说得非常笼统，不够细腻——那么这就造成什么样子呢？营自行于脉中，卫自行于脉外，“自行”就不行了，不调和了。

对营卫的阴阳，古人讲得很好，说卫得有营，才能固于外；营由于卫外为固，才能守于内，（古人）没说血管通透作用，只是说这个（营卫的阴阳）来说明，但是哪个也不能离开哪个。如果它们两个不调谐，那就坏了，非出汗不。

这一段就这么个解释。我认为在这个地方（卫气营血）中医就应该参考解剖生理，看看那血管通透作用，那解释得非常细腻、具体，明明这段书说的就是这个，我们要对生理上的情况更细致地了解，我们应该看看《解剖生理学》。

桂枝汤，从这段和下段（来看）能调和营卫。不是“出汗”吗？用桂枝汤再发汗，使营卫协调就好了，桂枝汤起这个作用的。这是头一节，说是“病自汗出者”，就是常自汗出的病，这类的病用桂枝汤可以解决的，这是由于卫气不和。

54　病人“脏无他病”，时发热，自汗出，而不愈者，

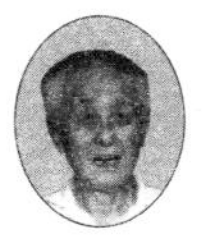

此卫气不和也。先其时发汗则愈，宜桂枝汤。

这个病最常见了。“脏无他病”，就是指的内脏没有什么特殊的病，拿现在的话说，也不是肝炎、也不是肺炎等等的吧。就是有这么一种症候，“时发热自汗出”，这个“时”就是定时，定时发热自汗，经久不愈。“而不愈者，此卫气不和也”，这也同上条一样，也由于卫气不和。那“先其时发汗”，用桂枝汤就可以好的。先其时者，它（时发热自汗出）定时嘛，假设说一天的两点钟，下午两点左右，要发热汗出，你在两点钟以前给他吃桂枝汤准好。这个我遇到很多，我一个朋友，他有一个厨子，就是这个病，已经二十年了，就是到时候发烧，完了出一身汗，过去以后就像好人一样。他那个时候也研究一点中医，他就给厨子吃这个药（桂枝汤），吃了就好了，回头高兴极了，他说这回可好了。这种病，二十年也太时间太长了，这我头一回听说（患“时发热”这么长时间），但是在临床上（“时发热”）这种情况很多。

有一些人老是怕桂枝汤热，其实它不是热，你看看前面所讲桂枝汤证，没有一个不发热的，这个也是“时发热”。要是只汗出不发热，桂枝汤还不行。现在大家有这么个毛病，见到热就不敢用桂枝，其实不对的。这个病很多，在临床上很常见的。我在农村遇到个老太太，每天到4～5点钟的时候，必要发烧，然后出汗，出完汗之后，也不发烧了，也不难受了。她是天天的（这样），也是有很长时间了。我给看的这个病，我给她开三付药，吃了两付药就好了。这个情况很多。

要注意，这就说明桂枝汤，不只治中风病型的表证，就是发热、汗出、恶风、脉缓，它也能调协营卫。调理营卫，营卫不和，他举这么两个例子，第一个，常自汗出；第二个，时发热自汗出。这两种情况全是营卫不协、营卫不调，这个书说是卫不和。桂枝汤专调营卫，治这种病的。

那么用药的方法呢？不定时（病常自汗出，北非“时发热”）没办法了，那还是根据一般（的服药方法），早晚吃药。有定时（时发热的情况），在发作以前两个小时（服药）最好，给吃药就可以好的。

由这个地方，你们回头看看，咱们讲桂枝麻黄各半汤、桂枝二麻黄一汤，为什么里头搁桂枝汤呢？就是形如疟，日再发，就是定时发寒热，不汗出，所以不是整个桂枝汤证，不是只营卫不调，还有“不得汗出”，所以他用麻黄桂枝各半汤，我们讲那个的时候就引证这一条了。讲到这个地方，回头再看看，对于那条也就明白了，为什么用麻黄桂枝各半汤、桂枝二麻黄一汤，全是由于桂枝汤这个方药能治定时发热而汗出，可以回头看一看。

55　伤寒脉浮紧，不发汗，因致衄者，麻黄汤主之。

这同上面“太阳病脉浮紧，发热，身无汗，自衄者愈”那一条（47 条）可以对照着看。伤寒脉浮紧，这是表实证，应该发汗，就由于不发汗而致衄，血管充血达到相当程度，非要破鼻子不可。致衄也有好病的，前面那条就是的。要是不好呢？该吃麻黄汤还得吃麻黄汤，这条就是，这条就是补充那条的不足了。那条“太阳病，脉浮紧，发热，身无汗，自衄者愈”，这不是个绝对的，我方才讲也这么讲的。“脉浮紧、发热身无汗”这种表实证，有人是自衄而愈的。这一段就是说也有不愈的，由于你不发汗，充血是越来越盛，里头就阳气重了，越不发汗，阳气越重，重到相当的程度，就要自衄，由于不发汗所致啊。那么这个时候，病虽然衄而不自愈，还要用麻黄汤治疗。

这两节你一看就明白了。所以，病不是固定不变的，病是

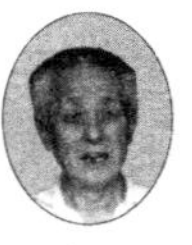

瞬息万变的。有因衄就好的，因衄不好怎么办呢？该治还得治。这条就是补充那条。

56　伤寒不大便六七日，头痛有热者，与承气汤。其小便清者，知不在里，仍在表也，当须发汗。若头痛者，必衄，宜桂枝汤。

这一条是表里病情很混淆，“头痛有热”是表里共有的病，太阳病也有头痛发热，阳明病也有头痛发热。原起是伤寒就是表实证，就是无汗的这种伤寒，已经不大便六七天了，那么这个头痛有热大概是里实的问题。

久不大便，就造成自己自中毒。饮食入胃，血管要吸收。可是老不大便再吸收，就是有了毒素它也吸收，生理上就这个样子，它不知道有毒没毒，所以日久不大便容易有头痛的。六七天不大便，头痛有热，按着常规上看，这是里实证，与承气汤。这个“与承气汤”，也不是说“主之”。这个书，“主之”就是固定不移的。“与之”，比“宜”的口气更轻，“宜”就是当、应当，也不是“主之”。“与”是大有商量余地的，“与承气汤”——承气汤也有多种，大小承气汤、调胃承气汤等——可以与承气汤，就是根据这个病情的轻重缓急，斟酌着用吧，是这个意思。

假若真是里有热，小便要红赤的，这是很要紧的，这是辨证的法子了。头痛有热，不但阳明病有，太阳病也有。如果是阳明病，它里热，里热了小便红赤。“小便清者”，色不变，“知不在里，仍在表”，这种情况虽然六七天不大便，你不要光看不大便，这还是表证，要是阳明病，小便绝对变色。“当须发汗”，那么这种情况还是要发汗的。

这就是病有疑似之间，我们找特别的鉴别方法，尤其表热、里热鉴别的方法，以小便是最好辨了，所以咱们在临床上要问，不问不行。当然他也是举这么一个例子，脉也有问题啊。如果是表证，脉准浮。如果是里证，脉绝不那样子浮，或者要沉。这是让你辨证的时候，抓主要的关键。表热里热，最容易辨的莫过于小便，你问问小便怎么样，小便一点颜色也不变的，里头没有热，你就别给人吃承气汤了，这还仍在表，当须发汗。这个发汗，可能它是用麻黄汤。他说的是发汗，而且开始他用的是伤寒（的说法），没有汗。

“若头痛者，必衄”，这一句话差不多就是一段的意思。假若吃过麻黄汤发汗，而头痛不已，那个人必衄，什么道理呢？这就是病深，病在六七天，热病都往上冲，六七天发汗之后还不好，脑袋还疼，说明上冲也厉害，上冲是桂枝的主要症候，所以治头痛麻黄汤不如桂枝汤。可是麻黄汤也有桂枝，但是桂枝量也小，所以一般的头痛大概用桂枝汤的多。无汗，你不能吃桂枝汤，先要吃麻黄汤，可吃了，头痛还仍然不好，就是与桂枝证上冲有关，不但头不好，而且必衄。“宜桂枝汤”，这个时候应该用桂枝汤再小发汗就好了。

这条也挺重要，重要在哪儿呢？就在验其小便以知表里。汗下异法啊，这很重要，该发汗的吃泻药不行，真正阳明病发汗也不行，越发汗，里头热结得越厉害。假若发汗不好，脑袋疼得厉害，鼻子出血，你以为解表解错了？也不是的。那是因为久不得汗出，阳气重是一方面，同时（另一方面是）气冲得也厉害，气往上冲，这时候你再更发汗，因为表还是没解。

57　伤寒发汗已解，半日许复烦，脉浮数者，可更发汗，宜桂枝汤。

这就接着上边一节，（上节说）“头痛者，必衄”，然后就

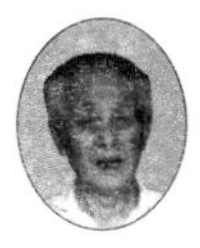

得吃桂枝汤，这也是定法。前面我们讲过了。

本来是太阳伤寒，“发汗已解”，但是“半日许复烦”。表解了人就不烦了，烦就是有热才烦。所以还是热没除，又烦，这时候你看脉还浮数，还是表热，“可更发汗”，这个时候再发汗就好了，但是不能用麻黄汤了，“宜桂枝汤”。

我们讲到这儿，全是对于麻黄（汤）、桂枝（汤）这两个方剂应用方面反复地来申明。他说麻黄汤吃过之后，如果病不解，病还在表，那你还得解表，还得发汗，但是不能再用麻黄汤了，必须用桂枝汤，在这儿他特别地郑重其事地点出来，前面都没说明，可是我（特意）讲了。上边那节也是，本来是头痛有热，（若）小便清这是表证，可是他是伤寒，没有汗的病，当然先用麻黄汤。吃麻黄汤也对，但是头痛不好，鼻子反倒出血，这个时候脉当然也还是浮数，你再吃桂枝汤就行了。这是定法，这在临床上也是一样的，麻黄汤不能连续用，凡服过麻黄汤而表不解，你再解表就得用桂枝汤。你服过桂枝汤表不解，可不能用麻黄汤，还得吃桂枝汤。这是定法。

所以桂枝汤这个方药最平和不过，绝不像后世这个说法“桂枝下咽，阳盛则毙”。那句话正说明麻黄汤证，前面有了，说桂枝本为解肌，若脉浮紧、发热无汗这种太阳伤寒病不可与之也，“常须识此，勿令误也”。我们上边方才讲的阳气重这种病，阳盛则毙就是指阳气盛。它是表实证，不得汗出。桂枝汤是什么样的方药呢？桂枝汤，它是甘温，虽然解表，也有益胃生液的作用。（患者）已经是体液充实体表了，你还增液，你还实上加实了嘛。所以麻黄汤证用桂枝汤是绝对不行的。

“阳盛”指阳气盛于表的那个阳盛，不是有热，桂枝汤哪不治热病？都治热。后世给曲解了，凡是热就不能吃桂枝，这都是错的。桂枝汤这个方药非常平稳，我常用，三伏天我也用，也是三四钱这么用，怎么用也没事，哪有那回事呀（桂枝下咽，阳盛则毙），该用你就得用，不该用你非要用也不行啊。

这是一种定法。说伤寒发汗，本来是药对证了，吃了也好了，可是半日过后病又来了，脉还浮数，还在表，你就换个发汗的法子，用桂枝汤就好了，不能用麻黄汤。

58　凡病，若发汗、若吐、若下，若亡血、亡津液，阴阳自和者，必自愈。

发汗等不合法，也会造成很多的问题。这是个泛论，无论我们治疗什么病，汗、吐、下这是攻实祛病的一个大法。在中医上说，汗吐下都是攻实治病，可是用不得当，都足以害人，起码是亡血、亡津液。亡血就是亡血液，亡失血液，亡失津液。汗法最厉害，发汗亡失体液最厉害。吐下也是一样的，本来吃些东西，胃消化之后要吸收的，你不等消化不等吸收，就吃泻药下去了，身上体液也是不能够补益，不能够继续得到吸收，也是少了嘛，也亡津液亡血液。

“阴阳自和”，阴阳自和指的表里，表里没有他病。我们经过发汗，或者吐、或者下，损失了血液和津液，如果表里自和，这不要紧，这个病可以治好的，不必乱治，“必自愈”。言外之意，如果津液血液亡失，而又有表里不和的现象发生呢？那你得治疗。没有不和是不要紧的。所以人的身体也不是一下子就能糟蹋坏的，但是这是不合法的发汗吐下，损失人的津液体液，亡津液亡血液这是肯定的。亡就是亡失的亡。

59　大下之后，复发汗，小便不利者，亡津液故也。勿治之，得小便利，必自愈。

大下之后，吃了重下剂了，尤其是巴豆这类的下剂，病不

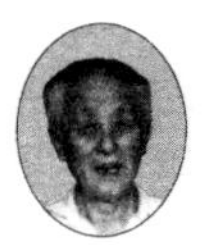

好而复发汗，这有这样的大夫吗？这是汗下倒置啊，一般都是有表证先解表，表解再治里。没有先治里，大泻之后还有表证的，很少了。就是有表证也不能再（峻）发汗，（若再）发汗起码也是要用解肌这类的药物，像桂枝汤这类的，不能再用麻黄汤。这个说的（复发汗）是用麻黄汤。

那么汗下倒置这种治疗没有不亡津液亡血液的。津液体液亡失太多了，小便也就没有了，所以这个小便不利是由于亡津液的结果。这是误治。这就告诉你不要利小便了，所以在临床上不能（治疗只根据）一个症状。我们遇到小便不利，当然要利小便，可是由于亡失体液造成的小便不利这个结果，他没有水分，当然就小便不利。这种小便不利，不要再利小便了，越利小便，津液越丧失，反倒为逆了，所以说“勿治之”，千万不要再利小便了。

“得小便利，必自愈”，由于津液恢复，小便自然利的。这一节就是承着上节说的，就是阴阳自和，表没有什么病，里没有什么病，只是由于大下、复发汗，体液亡失太多了，造成这么一种情况，没有其他的关系，你不要瞅着小便不利就治。根据阴阳自和——小便不利也是一个不和呀，这个不和没有关系的，还算自和之内的——所以这个不要治，津液会恢复的。如果不恢复怎么办？当然也要治，但治你不要利小便了（而要采取别的治法）。

这 59 条以下全是汗下失法而造成种种的疾病变化。今天咱们就讲到这儿。主要把发汗剂都讲完了。我们讲了几个主要的发汗剂。桂枝汤、麻黄汤、葛根汤、大青龙汤、小青龙汤，这几个是最主要的。另外有一些合方、加减方。桂枝麻黄各半汤、桂枝二麻黄一汤、桂枝二越婢一汤，这是合方。另外，有桂枝加葛根汤、桂枝加附子汤，这些都是一些加味的方子，（还有）

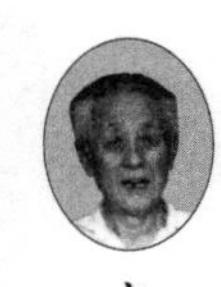

桂枝去芍药汤，都是加减的方子。

回头这些主要方子在脑子里头得有个体会，因为桂枝汤它是解肌，它既能够亢进胃气而生津液，它里头甘温嘛，胃是喜甘、喜温、恶寒、恶湿的这么一个脏，桂枝汤的甘温能够亢进胃气而生津液，它是这么一种发汗药，所以我们用桂枝汤必须以津液丧失为先决条件。像我们前面讲的开始有表证，自汗的需要用桂枝汤，不能用麻黄汤。自汗者就丧失体液，我上面引证《内经》“阴阳交”那一段，本来表证就是人体利用精气，想达到出汗的目的把病邪祛除出去，就是这么一种病机。我们根据症状分析也是这样的。可如果桂枝汤证出了汗了而病不好，足以证明精气力量不足，无论在质还是在量上，不足以驱邪，所以虽然汗出而病不愈，但是不到阴阳交那么一个严重的状态，能吃，没到不能食（阶段），所以不要紧，但是我们治疗可不能用麻黄汤，必须用养津养液的桂枝汤。

麻黄汤与桂枝汤正相反，麻黄汤治表实证，由于表实，体液一点也排泄不出去，那么压迫人身上哪都疼，头、项、关节、腰，无处不疼，桂枝汤证也疼，但麻黄汤证的疼比桂枝汤严重得多。同时，由于表气一点也不解，必波及到肺，就要喘。所以这是麻黄汤与桂枝汤的区别，这两个方剂在太阳篇里最主要。

你看葛根汤，里头既有桂枝汤，又用麻黄，所以葛根汤证一定恶风，因为有桂枝汤的关系；也恶寒特别厉害，有麻黄汤的关系。葛根汤这个方剂是一个清凉性、滋润性的解表、解肌方剂，解肌是有桂枝汤的缘故了。同时葛根这味药也解肌，主要的是治项背强几几。太阳病也头项强，但是背不强。葛根汤能治痉病，如果项背强达到一定程度，这个人就要抽，叫痉病，葛根汤也治（痉病），那是刚痉了，在《金匮要略》里有的。这个方剂在临床上是最常用的，凡是表不解，没有汗，恶风寒

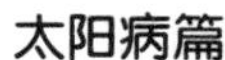

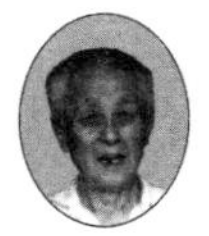

得厉害，觉得怕冷得厉害，无论项背强几几还是不项背强，都可以用葛根汤。

第四个就是大青龙汤了。大青龙汤是越婢汤与麻黄汤的合方，这个方剂就是不汗出而烦躁，要不怎么咱们方才讲二阳并病，“当汗不汗，其人躁烦”，我怎么说就是个大青龙汤证呢？就因为这一点。本来应该出汗，而汗不得出，这个人就烦躁，这是大青龙汤证。大青龙汤是大发汗药，麻黄用六钱，恶寒也相当的凶。大青龙汤与葛根汤这两个方剂的主证，全是表实无汗，而恶寒比较严重，可是这两个方剂好辨，一个有石膏，这是大青龙汤证，必烦躁，或者口舌干，它有内热；这（内热）葛根汤没有。葛根汤有项背强，大青龙汤没有（）项背强。这两个方剂，全是恶寒比较厉害。

小青龙汤证就是咱们平时所说外有风邪、内有痰饮的病，心下有水气，表不解嘛。这个方剂偏于温，它有干姜、细辛、五味子这些药，有咳喘，（就是）咱们说的痰饮咳嗽这类的病。同时大小青龙汤都能发水气，也治溢饮，（治溢饮）这是在《金匮》上。

所以中医发汗，就拿这几个方剂（来说）是各个不同，所以在临床上用错了就不行。像我们方才讲二阳并病，也先发汗，若发汗方法不合适，所以还有大青龙汤证出现，那个病可见开始就是大青龙汤证，也许用桂枝汤了，也许用其他的方剂，都是没达到目的，所以这个“汗出不彻”，与一般的麻黄汤证、桂枝汤证全不同，（用方不当）治不好病，甚至还出大毛病。

这是我们上面讲的发汗剂里头有这么几个主要的方剂，这几个主要的方剂你心里要有数，那么其他几个加减方剂你就容易理解。咱们今天就讲到这了。等我们把太阳篇讲完了，我们从开头到后头，作一个总结。究竟太阳病是个什么病。咱们讲完了大家都有个认识，究竟是什么病？用这些方剂，为什么要这么用。不这么用行不行？大家都可以讨论一下。我刚才讲的“时发热自汗出，卫气不和者用桂枝汤”，我有个老朋友，随便听一点回去用就好使。中医治病不像西医，不要把病名拽住不放。只要有这个证，什么病都治。咱们讲的太阳病，也不是什么特殊的病。所以大家有人把这弄错了，就大错特错了。太阳病，就是一般的证。什么病都可以得太阳病。太阳病不是一个个别的病，没有这么个病名，你在《内科学》上找不到这么个病。

（患者）他现的是桂枝汤证，你就用桂枝汤；现的是大青龙汤证，你就用大青龙汤，这个病准好。我们在临床就这样用，（太阳病）不是一个特别的病，所以《伤寒论》的研究，主要坏在就逮着太阳经（等经络）不放，就认为是太阳经发病，甚至给起个名：又是太阳经、又是太阳腑，（我个人认为是）瞎说八道。哪有那个事儿啊！不是哪个地方发病了，就是一般的证候的反应，那么一般的证候反应，则什么病都可以有的。现在的流感就相当多，真正伤寒、瘟疹、猩红热等，应有尽有，凡是急性传染病开始的发作，都可能发生太阳病。这些病基本不同，怎么能有个共同的病（太阳病）呢？因为有共同的证候反应，疾病一般的规律反应，有规律性。咱们研究自然科学，自然界里就有这样一种自然的规律。古人就掌握这个，自然的规律嘛！疾病万变，有太阳病的规律，这种规律你就根据这种规律治疗准对！哪是什么经络不经络？经络你们好好研究研究。你看，（有人认为）《内经》说的经络就是血管，就是血管病，哪对啊？大血管叫经，小血管叫络，络再小，就叫做孙。左一辈右一辈的，哪对啊？没法说，我认为不是的。

所以古人六经八纲说尽了万有疾病的一般规律，中医就在一般规律基础上治一切的疾病。就这么个精神。所以根据中医

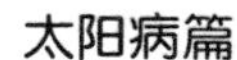
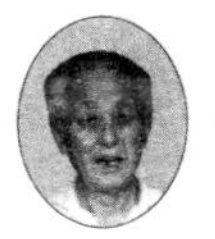

观点搞科研，没法用一个方剂治愈整个病。一个病变化多端啊，要是一个方子把它包治，那是没法包治的，那不是中医治病的精神。所以，这一点要注意。

中西医结合，也应该在这上面结合。中医治病的方法是老方法，好几千年前的东西，那么，现在在临床上还有疗效，道理在哪儿呢？就是中医治病的方法，近代的进步医学还没拿到日程上来，你可知道。现在西医还在疾病本身上啃呢，还没离开（具体的）病而掌握疾病的一般规律，（西医）懂得一般规律，不是不懂，但是在一般规律上而来治一般的病，这种治病的方法，现在西医没有。所以，中医医结合能发展新的东西。可是咱们现在的结合不是（这样）的，就是中西医一起上。咱们遇到一个病了，中医来一套，西医来一套，这样子结合，这不对的。结合不出名堂。病治好了，稀里糊涂好了，也不知道怎么好了。这是不对的。

所以我们研究这个（《伤寒杂病论》）是另一种与西医绝不是相同的东西。所以咱们讲的太阳病，等讲完了，咱们再回头作一个总结。大家用脑子，别我一个人瞎白活（白活，方言，说话的意思）。

以下（60 条）是承接上边，汗吐下，都足以亡血、亡津液，如果阴阳自和必自愈。这个阴阳指表里，表里都没有什么特殊的反应，自和就是自愈，59 条就是一个自愈的例子，说“下之后，复发汗，小便不利者，亡津液故也。勿治之，得小便利，必自愈”。那么底下这个例子 60 条就相反了，非治不可。

60　下之后，复发汗，必振寒，脉微细。所以然者，以内外俱虚故也。

（本条说的是）汗下乱用。下之后没有再发汗的。一般的要是个太阳病，如果吃了泻药，表不解，气上冲者嘛，那是表不解了，还可以吃桂枝汤，但是不能用麻黄汤。这条说的就是用麻黄汤发汗，这个书说“发汗”都指的麻黄汤。

下之伤其里，就是里虚了，复发汗，又虚其表。这样子治疗使表里俱虚，所以“必振寒，脉微细”。这是个倒装句。表里俱虚了，表虚，表虚不固。振寒者，就是打颤颤，打颤颤地怕冷，就是虚得厉害。“脉微细”就是说里虚的情况。那么这个病应该怎么治？后头就有了，这个条文只是在原则上说。下之后复再发汗，往往造成表里俱虚，这个人起码要振寒，而脉微细的。

这个书当前讲得是太阳病，太阳病的治疗依法当发汗。虽然讲的是太阳病，如果要是这个人汗下失法，或者是发汗不当，这都属于误治，而能造成很多的疾病，所谓逆证，就是治坏的病。这种情况我们研究太阳病也不得不知：底下这一系列方子并不都见于太阳病，这个我们要理解。底下就说了关于表里俱虚的治疗。

61　下之后，复发汗，昼日烦躁不得眠，夜而安静，不呕，不渴，无表证，脉沉微，身无大热者，干姜附子汤主之。

干姜附子汤方

干姜一两　附子一枚（生用，去皮，切八片）

上二味，以水三升，煮取一升，去渣，顿服。

“下之后，复发汗”，这就是接着上一条，“昼日烦躁不得眠，夜而安静，不呕，不渴，无表证，脉沉微，身无大热者，干姜附子汤主之。”这条他没提振寒，大概也振寒，光提个脉，脉沉微。这条的主要意思是让你学辨证，正面的反应太少，所

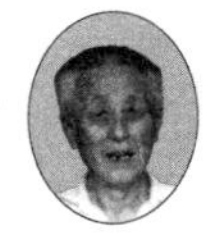

以从正面来辨这个证比较困难，（所以）从侧面来，（中医也不常采用类似）西医的办法，这个除外，那个除外，那就是它了。这段讲的就这个（排除法进行辨析）。

“昼日烦躁不得眠，夜而安静”，这里讲烦躁，三阳病都有烦躁，三阴病也有烦躁。烦躁最厉害的莫过于栀子豉汤，虚烦不得眠。如果是栀子豉汤这种烦躁的话，不会夜而安静，（栀子豉汤）昼夜全是那么烦躁，所以这时候（昼日烦躁不得眠，夜而安静）就不是栀子豉汤证。

“不呕”，病由表传到半表半里是要呕的，说明这个烦躁也不关乎少阳病。

“不渴”，里头有热，人是要渴的，阳明病。不渴，所以这个烦躁也不关乎阳明。

“无表证”，也不是表不解的那个烦，没有表证。

尤其是“脉沉微，身无大热”，大热有两个看法，一个就是表热，表热我们前面讲过了，“淅淅发热”，感觉热笼罩体表而不开的这种热。还有一种阳明病身大热，不恶寒但恶热，蒸蒸发热。本条身无大热，既没有表热，也没有阳明病那种蒸蒸发热。纯阴证有时候外边带点热，我们后头学四逆汤证的时候就有了。这种热就是所谓无根之火，外边是虚热，里面是真寒，这种情形是最坏的，所谓格阳于外。是纯阴寒。

那么一样一样都给除外了：既不是栀子豉汤虚烦证，也不是心烦喜呕少阳病的那种烦，也不是胃家实渴而烦的那种烦，同时也不是表不解那个烦，外头没有大热，既没有表热也没有阳明之里热的这种外证，这肯定是阴证的烦躁。阴证的烦躁最坏了，依古人看法全是说“阴阳绝离”，这是个术语，就是正不胜邪了，就是脏器胜不了病邪，所以烦躁。这还是躁多而烦少，躁者乱也，这在阴证里头是最危险的一个症候，所以用“干姜

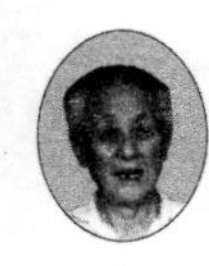

附子汤主之”。

所以这个书从多方面给人指示，也有的（时候）正面症候太少，就是一个脉沉微，一个发烦躁，发烦躁这个病症关系方面（证型）太多，当时确诊不了，怎么用药呢？所以正面反应太少就从侧面，一样一样（排除），是不是虚烦，是不是少阳病，是不是阳明病，是不是表未解，都把它们除外了。那么说明什么呢？真正由于汗下失法，造成里虚阴寒证，这么一种烦躁。

干姜、附子这两味药，古人也说附子不得干姜，不足建其热，这也是一种术语说法。这两个药全是温性热药，附子偏于治下，比如下利偏于用附子，（两药）全是温里的药，要是呕吐常用干姜，所以干姜温上。那么这两个药搁在一起，就是彻上彻下，所以里头真正有阴寒，非这样（用药）不可，把这两个药放在一起，而且量非常的重，你看着虽然干姜一两，但是这回是顿服，就一剂，一剂1两，合后世1两就是3钱，3钱干姜配合1枚附子，量就很重了，比四逆汤都重。

所以阴寒的症候见到烦躁不宁，这不是好现象，这是脏器不足以胜邪，就是精气欲脱的一种反应，所以用这个方子。这个方子再加甘草就是四逆汤了。这个病（昼日烦躁不得眠，夜而安静）不急迫，只是烦躁脉沉微，没有其他的急迫的症候，所以不搁甘草。你像四逆汤证下利清谷等等，都有急迫的症候，用甘缓的药，搁甘草。古人用附子，遇到救逆温中的时候，都搁生的，生的是有力量的。现在附子都是制的，也不论“个”了。一“个”没法考据的，大个的附子都1两8钱的，小的3～4钱、2～3钱，我们现在用就是附子、干姜等量用就行，干姜9克，附子也用9克就行。生附子有毒，咱们刚开始学用，要注意一些，不要因为原方是生用，咱们也生用。就是生用也药不

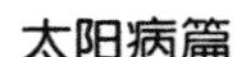
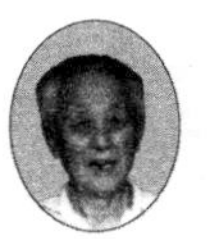

死人，不能说药死人，但折腾人，常常使人头眩，头眩昏，常有这种情况。大量用也能死人的。

这是一节，由于汗下失法，下之后再发汗，没有这个治法，（这样治）没有不虚人的。虚到极点了，就转变（为）阴证了，阴寒在里、脏器沉衰，不足以克服疾病了，人就要死了，这个时候就烦燥，应该用干姜附子汤。

62　发汗后，身疼痛，脉沉迟者，桂枝加芍药生姜各一两人参三两新加汤主之。

桂枝加芍药生姜各一两人参三两新加汤方

桂枝三两（去皮）　**芍药**四两　**甘草**二两（炙）　**人参**三两　**大枣**十二枚（擘）　**生姜**四两

上六味，以水一斗二升，煮取三升，去滓，温服一升。本云，桂枝汤，今加芍药生姜人参。

这个（桂枝加芍药生姜各一两人参三两新加汤方）在《玉函经》上没有分量，也没有新加两个字，就是桂枝加芍药生姜人参汤。这本书搁上这个（分量、新加）也没有什么大问题的，都可以通。

“发汗后，身疼痛”，身疼痛是表证了，发汗之后，身还疼痛，（说明）表没解。表未解，依法应该用桂枝汤，是不是？但是，那个（桂枝汤证）脉可是浮，脉沉迟者不行，需要桂枝汤原方加味，加芍药、生姜，照原量再加 1 两，另外加 3 两人参。

你们看看前面 50 条，“脉浮紧者，法当身疼痛，宜以汗解之。假令尺中迟者，不可发汗。何以知然？以荣气不足，血少故也”。脉不足，不及的脉，就是应不足。不是脉迟准就主寒，不是的，它（脉迟）就指血少，血少不充于脉，脉就迟。

发汗之后身疼痛，表未解，可是人太虚了，虚你不能够再

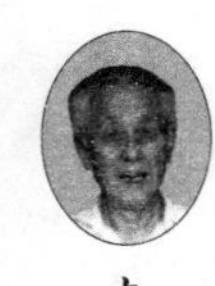

（大发汗），所以我们前面也讲很多了，假设说要有里虚证，也有表证，你非先治里虚不可。（但是）这个里虚不太厉害，只是脉沉迟，没有其他的症候。脉沉迟说明由于发汗之后，丧失人的体液，夺汗就亡血，血液也少，这个时候你再用桂枝汤原方不行了，所以得知道变化。那么这怎么办呢？

我们讲桂枝汤，桂枝汤这个方剂就是安中养液，就是鼓舞胃气，那四味药都于胃有好处，但是脉沉迟（桂枝汤）原方是不行的，只是用那几味药鼓舞胃气不够了，非用人参大力而来健胃不可，所以他用人参，加上3两人参，分量很重了。另外把生姜芍药各加一两。生姜也是健胃药，生姜和人参一起对于健胃当然更起作用了。芍药是育阴，桂枝汤搁芍药也是这样的（作用）。芍药是苦平微寒的药，它是养阴。拿后世的说法，血少就是阴不足，所以脉沉迟就是津液虚、血少，也就是第50条说的"营气不足，血少故也"，所以脉迟。这样子你再用（桂枝汤）原方就不行了，所以古人用药讲究丝丝入扣，你要不恰好，就好不了病。用桂枝汤还是不要紧的，如果要用麻黄汤就了不得了，你再大发其汗，本来血液就少了，你再大出汗，这个人非抽（痉病）不可，那更不行了。就是再用桂枝汤也不行，你还得想办法健胃。

这个地方大家要注意，我们平常（很多同行）说津液虚、血液虚，都要壮水嘛，滋阴、养液，都用这个法子。这在临床上咱们得看（慎重观察），仲景这个书不是这样的，他有时候用四逆汤也养阴，你得看什么情形，也得辨证啊。后世见到热就是阴虚，生地、麦冬就往上上，那么见到寒就阳虚，就附子、肉桂，这是错的。他这个书啊，真正的津液虚、血液虚，（要）看看在什么情形之下。在虚寒，阴寒证虚得最厉害了，这个时候津液虚，生地、麦冬一点也不能动啊，动用了就能死人的。

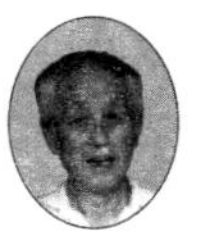

你非得恢复胃气，咱们现在说就是理脾胃了，就是健胃，总而言之就是健胃。胃气一恢复，自能够化水谷而布津液，自然地就好了。这个（情况）在后世的医书里这不谈一点（通过恢复胃气而精液自布），一看到阴虚就想办法滋阴，那就错了。他这个书就是这样（发出警示），所以搁个“脉沉迟”。脉沉迟虽然说是营气不足，血少，在他的书上这么说的，但是也是虚寒，里边多少是虚寒，要不然不足之脉怎么现迟呢。这样我们就不能够用解热滋阴的药，那个根本就是不对的，所以他用这个（桂枝新加汤）。

“发汗后，身疼痛”，表不解，依法应该用桂枝汤啊，但是“脉沉迟”，由于发汗，里头津虚血少而有些虚寒的反应了，所以他要加（参芍姜），不但加人参，而且还要加生姜。生姜这味药是温中，是一个温性药。所以这个方子叫个新加汤，就是这个意思，虚还得用桂枝汤，需新加这几种药味，健胃以滋津液，意思是这个意思。这个方剂就是桂枝汤原方，桂枝、芍药、甘草、大枣、生姜，在原方里头加一味人参，另外把芍药、生姜都增量。我们看这个方子就治桂枝汤的原方证而胃更比较虚。加生姜，里头也有恶心。张仲景这个书（对于）大家都知道的问题一般都不提，其实应该有呕，应该有恶心。

人参也不是万能的药，它就是健胃，健胃也有症候，这个书后面大概有，我记得理中汤就有（提及），什么症候呢？心下痞硬。《外台》说得明白，这是人参的一个主要的症候。（人参）它治胃虚。胃虚到什么程度上呢？我们讲泻心汤的时候就有了。胃虚，则邪气、客热邪气，都往胃这块来，客气动膈嘛，膈就指的心下胃这块了，这样子胃就硬了，无论是水饮或者是邪热之气，都跑到胃这了。这就合乎《内经》上说的话，“邪之所凑，其气必虚”，哪块虚，邪就往哪块去。你用下法或者发

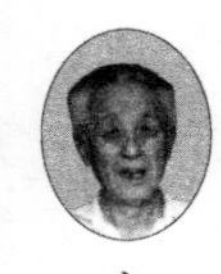

汗，虚其胃了，那么邪气就往胃这块跑，于是胃痞，这块感觉上下不通，而且拿手按着也硬。所以心下痞硬不可下，下之则死，后边阳明篇就有了。

我们用人参要注意这一点，人参不是万能的。当然人参、附子都能够促进机能沉衰（的恢复），拿现在话说就是（治疗）代谢机能沉衰，但是用处各有不同的。真正现虚寒的这种症候，你非用干姜、附子不可。人参这味药是苦、甘，偏微寒，所以在阴证里可以用，在阳证里也可以用。真正虚寒，寒得厉害，真正纯阴证，人参不能用，你看通脉四逆汤、四逆汤都不用人参。用它（人参）的时候，有一个特殊的症候，就是心下痞硬，病人说心下痞，按着这块挺硬，食欲不振，有一种胃虚的反应，这时候就要用人参。要是没有这个症候呢，用着（人参）是有害无益。用什么药都这样啊（要辨证才可以）。

63　发汗后，不可更行桂枝汤，汗出而喘，无大热者，可与麻黄杏仁甘草石膏汤。

麻黄杏仁甘草石膏汤方

麻黄四两（去节）　**杏仁**五十个（去皮尖）　**甘草**二两（炙）　**石膏**半斤（碎，绵裹）

上四味，以水七升，煮麻黄，减二升，去上沫，内诸药，煮取二升，去滓，温服一升。本云，黄耳杯。

这个针对桂枝加厚朴杏仁汤说的。发汗后，一般表不解是用桂枝汤，唯独这一条你不要用（桂枝汤）。“汗出而喘”，汗出，桂枝汤不是治汗出嘛，太阳中风，发热汗出，恶风，脉缓者用桂枝汤。那么这个喘呢？我们前面也讲了，喘（有种可能）是气上冲的一种反应，如果有气上冲的反应当然可以用桂枝汤了。唯独这个（条文中的喘）不行的，这个什么道理呢，咱们

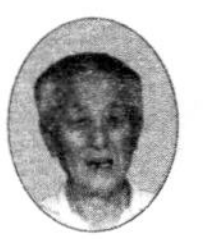

好好把它解释一下。

这个怕你想到桂枝加厚朴杏仁汤。桂枝汤解表，加厚朴杏仁兼以定喘，这（条症状）不跟这个（桂枝加厚朴杏仁汤方证）意思一样？其实这个意思不是一样，他这个汗出（汗出而喘无大热），不像桂枝汤那个汗出，这个汗出是汗多得很，而且汗相当地稠、黏，这纯粹是热。这个喘也是热壅。表不解，表邪也盛，热往上壅得厉害。这个汗出有阳明病的味道，但是又不到承气汤那种情况，我们讲阳明篇就有了，“阳明病法多汗”，里头热嘛，是蒸汗外出。一方面表未解，一方面里头也有热，所以汗出得相当地甚，而且汗臭（xiù）味也重，咱们闻着汗臭味也重得很，也比较稠、黏。

麻杏石甘的这个喘顶厉害的，一方面有表证，有麻黄证；一方面热往上壅，就是石膏证了。所以假设这种汗出而喘“无大热者”，可与麻杏石甘汤。无大热我们上头也讲了，既没有表的淅淅那种热，也没有真正到阳明病那种蒸蒸发热情形——那非用承气汤不可了——不到那种程度，但是确实也是里热。“可与麻黄杏仁甘草石膏汤”，这样子因为邪盛加重麻黄，同时有热，加石膏解其里热。这就是麻黄汤的一个变方，麻黄汤把桂枝去了，里热则桂枝不能用，然后加石膏以解其里热，是这么一个方剂，就是麻黄汤的一种去加法，去桂枝加石膏。

这个方子咱们也常用，尤其肺炎都爱用这个方子。其实这个方子也不是肺炎特效方子。真正的汗出而喘可以用，但是只能够用一次，不能连续用。假设这个药吃了，病好一些，但是热没完全去，这时不要一直搁麻黄，变其他解热清肺的药好了。这个方子是最常用了，我们一般治哮喘也有时候用，真正是汗出而喘，确实里有热。

这个方剂后头，“本云黄耳杯”，这大概是错字。凡是本云，

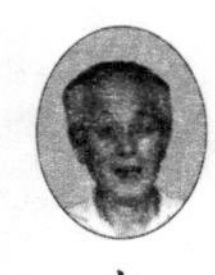

都说明这个方子原方，（我估计）大概“本云麻黄汤，今去桂枝加石膏”，大概是这么一种话。（本云之后）弄个“黄耳杯”，黄耳杯有注家说它是个器皿。要是个器皿，本云黄耳杯就没有意义了。大概是“本云麻黄汤，今去桂枝加石膏”。搁个“黄耳杯”，这个书的错误是有的，像这个就是明明白白的（错简）。

前边两个（62条、63条）全是发汗后，这不一定是误治你可知道。发汗后病重，当时不解，有的可以用桂枝汤。看到有些虚象，就是津虚血少、脉沉迟，可以用新加汤。也有人内热素盛，虽然表证发过汗了，但是反汗出而热壅，现麻杏石甘汤证。这都不一定是治错，（不误治）这种情形也可以发作的。

64　发汗过多，其人叉手自冒心，心下悸，欲得按者，桂枝甘草汤主之。

桂枝甘草汤方

桂枝四两（去皮）　**甘草**二两（炙）

上二味，以水三升，煮取一升，去滓，顿服。

那么底下这个（64条）呢？就是发汗不得法了，这是错误的，发汗过多。所以咱们讲桂枝汤，要取微似汗。（即便）咱们用麻黄汤也是一样，不要大捂大盖，你把人弄得大汗淋漓，病不会好的，而且伤人体液太甚。

这一段就说明发汗不得法，而使之汗太多，也有毛病。由于发汗过多，“其人叉手自冒心，心下悸，欲得按者，桂枝甘草汤主之”。“叉手自冒心”就是交叉其手按着心下这个部位。发汗太多有两个问题，一个问题，多汗者血就少，血不足以养心，心就跳；第二，我们出汗都是上体部特别多，尤其吃药发汗，上体部水分骤然间丧失太多了，（致使）上下体的体液失调，下边的往上来，这是准的，就是骤然间发生高度的气上冲。那么

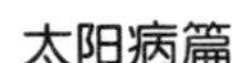
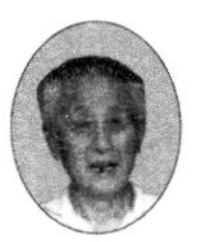

叉手自冒心，（原因）一个是心悸，一个是气冲得厉害，所以按着才舒服点儿。当然就用桂枝甘草汤就可以。

桂枝这个药，主要是治气上冲，同时也起治心悸的作用，可是得大量用。我们治心脏病心悸，要用个三钱二钱一点不顶事。看看这个方子（桂枝甘草汤）用多少，桂枝用了四两，甘草用二两，是顿服啊，顿服（则说明药的）量大，拿到现在度量上，桂枝就顶一两二，甘草是六钱了。治这种心脏病，特殊心悸，烦悸，我用过桂枝一两，这时候桂枝可以多用。

所以桂枝这个药，最平和不过，咱们现在把它形容得简直是了不起的大热药，简直动不得，不是这个事！你看这条就看出来了。这只是发汗过多造成的心悸，加上心下气往上冲，“叉手自冒心，欲得按者”，那么这个时候赶紧降冲气，治心悸。

桂枝加茯苓，治心悸更好，这是我们对治心脏病常用的法子。甘草大量用搁六钱，就治急迫，这种心跳非常急迫，治急迫都用甘缓的法子，一般都用甘草。

我们前面说的光烦躁那个病症（61 条昼日烦躁不得眠，夜而安静……干姜附子汤主之），不那么急迫，所以四逆汤把甘草去了。古人用药仔细得厉害，规律严谨得很。你看仲景的方子，不是随便就搁点甘草，不是那样的，该多用真多用。

这个（桂枝甘草汤）主要是气冲心悸，特别厉害，用单方桂枝甘草。它（桂枝甘草汤）也解表。发汗过多，表还是不解。你们看看桂枝汤方后语，说如果大汗淋漓，病必不除。

（桂枝甘草汤）表还不解。那么这个方子倒不能发汗了，没有（生）姜在里面佐之，光一个桂枝，并不出什么汗，尤其大量搁甘草。但是它治身疼痛，桂枝甘草也治身疼痛。后面，像理中加上桂枝甘草也治身疼痛而胁热下利，后头也有。

这（桂枝甘草汤）就是桂枝汤的最简化方，但是一般用都

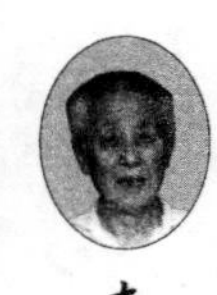

不用这么大的药量。这非是气冲心悸特别厉害（不可），可以用这么大的量。你们遇到心悸试验试验，桂枝用到六、七钱。一点问题没有，你不重用，它（桂枝）不起作用。

65　发汗后，其人脐下悸者，欲作奔豚，茯苓桂枝甘草大枣汤主之。

茯苓桂枝甘草大枣汤方

茯苓半斤　**桂枝**四两（去皮）　**甘草**二两（炙）　**大枣**十五枚（擘）

上四味，以甘澜水一斗，先煮茯苓，减二升，内诸药，煮取三升，去滓，温服一升，日三服。作甘澜水法：取水二斗，置大盆内，以杓扬之，水上有珠子五六千颗相逐，取用之。

这个也由于气上冲。同时发汗而里头有停水的话，只是发汗不行。前面桂枝去芍药加茯苓白术汤那一条可以参看。这一段也就是这个情形：底下有停水，就是小便不利，膀胱蓄水，这时候非利小便才能解表，这时候发汗就错了。所以发汗之后——这个病不是不可以发汗的，表病嘛——马上就出来了"其人脐下悸者"，脐下就是关元膀胱部位，脐下这个地方跳，这就是水之欲动的应征。"欲作奔豚"，这就要发作奔豚证了。奔豚是怎么个情形呢？这是《金匮要略》上的病名，说这种病"气从少腹上冲胸咽，发作欲死"。这种往上冲，人当时就是受不了，发作起来人反简直要死，可是"复还止"，一会儿就下去，下去则人就像好人一样，定名叫奔豚病。这一段后头给定了名堂，说这是肾气往上来。（我认为）其实也不光是肾气，哪光是肾气呢。奔豚不一定得有水，后头就有了，桂枝加桂，那光是气上冲。只是气上冲，那也是奔豚，携带水上冲也是奔豚。

这个就由于误发汗而虚损人的病。那么这应该利水表自解，

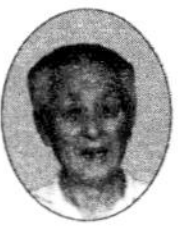

就是解表的药里头合用利尿的药，自然表就解了。你要是不知道这个（合用的道理），就用发汗药，激动里饮，那是病变百出。

我们方才讲了，由于发汗导致气上冲，气上冲也能诱导着水往上冲，所以脐下悸也是个预兆，这就是水伴着气要往上来了，所以它搁个“欲作奔豚”。就是真正发作奔豚，这个方子（苓桂枣甘汤）也好使的。只是有水，小便不利，所以既用桂枝降其气冲——桂枝甘草，苓桂枣甘汤也是含有桂枝甘草的方剂了，另用茯苓、大枣以利水。大枣这个药也祛水，你看十枣汤不搁甘草，搁甘草不行，甜药里头唯独大枣利水，一般甜药都不利小便，所以甘草不行（不利水）。

苓桂枣甘汤桂枝虽然也用四两，甘草也用二两，（但）这个方剂可不同于上个方剂（桂枝甘草汤）。上个方剂（桂枝甘草汤）是顿服，这个（苓桂枣甘汤）是煮取三升，一回服一升，分为三剂，量就不大了。这个（苓桂枣甘汤）我们现在用桂枝就是四钱，这个（苓桂枣甘汤）心的悸动不像上边（桂枝甘草汤）那么厉害。那么这个方子（苓桂枣甘汤）就是桂枝甘草汤证，（见）小便不利，脐下悸，就可以用这个方子（苓桂枣甘汤）。真正奔豚，脐下悸或者腹挛痛，这个方子（苓桂枣甘汤）也好使，大枣也治肚子疼，也治挛痛。

这个方子煎法用甘澜水。什么叫甘澜水呢？底下有个注解，“作甘澜水法：取水二斗，置大盆内，以杓扬之，水上有珠子五六千颗相逐，取用之”。这是古人的一个看法了，（因为病机是）水往上攻，水化气总是用甘澜水好。其实现在这个方药谁也不这么做（甘澜水），用不着，就用普通的水煎就行，这是古人的这么一种（古法）。古人的方剂里有一些言语习惯，认为甘澜水比较好，它在水的上头，是泡，使水化气呀，这个（甘澜）水

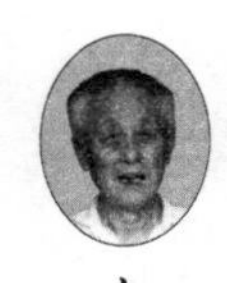

好，其实不然的。

这一段讲的是误发了停水、蓄水之人的汗，就是膀胱有蓄水，小便不利，你发这样人的汗可不行。我们遇到里头有水饮，在上头这类的（条文已经提到），像小青龙汤心下有水气表不解，如果小便不利、膀胱蓄水，那非搁利水药不可。谈到心下有水气，得去心下的水。心下的水呢？当然是用半夏、干姜、细辛这类的温性药，不然的话这病也好不了。

这个地方讲得都很好，帮助我们临床，像咱们临床遇到一个感冒，小便不利，这时候若发汗可就白发汗了。这种情况我们在临床上常遇到，患者有泌尿系感染，同时也有感冒，这时你别管他感冒，你就给他吃猪苓汤治他泌尿系感染就对了。这个（里有水）解了，感冒也解了。你这阵儿要发汗准错，这常见，要注意。泌尿系感染就是撒不出尿来，撒一点一点的，次数挺多，没有大泡的尿，窝膘子（疑为“尿道里”之意）挺疼，里面也有热。水不行，发汗没用。

66　发汗后，腹胀满者，厚朴生姜半夏甘草人参汤主之。

厚朴生姜半夏甘草人参汤方

厚朴半斤（炙，去皮）　**生姜**半斤（切）　**半夏**半升（洗）　**甘草**二两（炙）　**人参**一两

上五味，以水一斗，煮取三升，去滓，温服一升，日三服。

这个地方有几种原因，一种（原因）这个人原来脾胃就虚，（另一种原因是）得了外感了，也得发汗呀，发汗之后常余留下来这种病。这个“腹胀满”是个虚胀、虚满，不是实满，所以不用大黄。

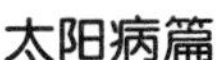
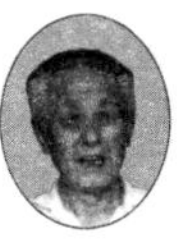

厚朴生姜半夏甘草人参汤这个方子治这种病非常的好。原来就消化不良，（又）发汗丧失津液。我们说了津液来源于胃，大量丧失津液也影响胃。（胃与津液）互相影响。健胃也生津液，津液大量亡失也影响胃虚。本来胃就不好，发汗之后，（就）产生虚胀虚满。

这个方子主要是健胃，人参、半夏、生姜、甘草都健胃祛水饮，另外再加厚朴行气消胀。这个病在临床上常遇到。不是说发汗之后遇到这么一种虚胀虚满才用这个方子，不是的。（直接就）就是个虚胀虚满，这时按腹没有腹水，但是肚子挺大，咱们说这是气胀。我遇到这么一个人，这个人从上海来咱们这来看病，那人是上海人，肚子是挺大，我看也挺大，我寻思有腹水，我让跟着我实习的有个西医检查，看看这个人有腹水吗？他检查半天说没有，就是气。我就给吃的这个药（厚姜半甘参）。他是多少年怎么治也不好，这次他吃三付就蛮好了。所以这个方剂是健胃消胀的药，当然多少有恶心，你看生姜用多少？用半斤的分量。有半夏、生姜，哪没恶心啊？腹胀满不欲食，有些欲呕，这时候用这个方子非常好使。我们方才说了人参是健胃的，此方人参用的量并不大，因为在胃的症候不明显。这种病，我遇到的那个上海患者就是，并不怎么心下痞硬，主要是上下腹全都挺大挺胀。那个上海患者吃了三付药，他的腰围下去相当显著，吃几付药就好了，所以我们在临床上有很多的气胀当腹水了，那是越治越厉害，这个（虚性腹胀）利尿是不行的。这种病挺多见的。不必（非得）发汗后（才出现），当然发汗后而影响出现这个症状也可以。

所以中医就讲辨证，有这种情况就可以这么用。像我们方才上面讲的苓桂甘枣汤，茯苓、桂枝、甘草、大枣，也不一定（非得）在发汗后，凡是脐下悸，或者是少腹挛痛而有奔豚的这种情况，你用它就好使。这在临床上也常用的。

他讲的是《伤寒论》，在伤寒治疗的过程上，有些特殊的情况（变证兼证）得介绍；还有，这种方剂不在这种情况（如发汗后）之下（产生），（但）合乎这种方剂的适应症候，也可以一样用。哪一段都是（这样触类旁通）的。像麻杏石甘汤也不一定在发汗后，得病就是汗出而喘也可以用。我们读这个书不要死于句下。

67　伤寒若吐、若下后，心下逆满，气上冲胸，起则头眩，脉沉紧，发汗则动经，身为振振摇者，茯苓桂枝白术甘草汤主之。

茯苓桂枝白术甘草汤方

茯苓四两　**桂枝**三两(去皮)　**白术**　**甘草**各二两(炙)

上四味，以水六升，煮取三升，去滓，分温三服。

本条开头搁个“伤寒”，伤寒就是无汗的太阳伤寒，依法当发汗，不能够吃吐下的药，“若吐、若下”都属于误治。误治呢？表不解，气上冲。

里有停水，非挟着气上冲往上犯不可，所以“心下逆满，气上冲胸”。由于原来是太阳伤寒，吃泻药，则表不解、气上冲，所以气上冲胸。携带着水，那么心下就是胃这个地方逆满。我方才讲了，吐下都伤胃气，胃虚，水就往胃上来，所以心下这个部位感觉逆满。“逆满”这两个字搁得很好，满就是满，逆就是从下往上来。

“起则头眩”，一动作脑袋就要晕，这是胃有停水的一个主要症候，胃停水就头晕头冒。“脉沉紧”，这就是里有水，咱们讲《金匮》就有了，说里有水饮，脉大概都沉，“脉得诸沉，当责有水”。脉紧呢？紧也主饮主寒。脉沉紧就是里有寒饮。本来

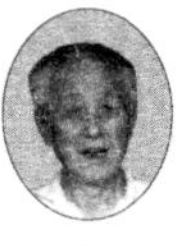

这个病也是里头有停水，（但）大夫在伤寒这个阶段给吃泻药吃吐药，这全（是）错误的，影响（产生）气上冲，水也伴着气而上冲，所以“心下逆满，气上冲胸，起则头眩，脉沉紧”这个症候。

这个症候怎么治呢？就应该用苓桂术甘汤。苓桂术甘汤，就是用前面那个方子（桂枝甘草汤）桂枝甘草降冲气。加茯苓、白术就是利尿。

“发汗则动经”，这更不能发汗了，你看这个它也照顾这一点，（即）我们方才说了里有停饮不能发汗。这个（病症）本来是伤寒，吃了吐药吃了泻药，气上冲，说明什么呢？表没解。表没解得解表，不得吃发汗药？可是这个情形不能吃发汗药，非利水不可。所以根本就应该用后面这个方子——苓桂术甘汤，吃这个就对了。如果再发汗，错上又错了。（当然）是表未解，表未解你利水治其气冲，表自然就解了。

要是发汗的话，“则动经”，使水毒液就是咱们常说水邪动悸经脉。这怎么讲呢？我们发汗，也是夺脉管里的血液。可是，我们身上内里头有水，水借这个机会也渗透到脉管里去。你要不发汗这个问题不大。咱们讲调协营卫，营卫不和，一发汗使它们（调）合。那么假设有停水的话，一发汗，使着水毒必乘虚而入到经脉里头去，（此处的经脉）就指着血管说的，所以说“发汗则动经”，动经就是动悸经脉。“身为振振摇者”，动悸经脉了，就是身上振振摇，就是战振而摇摆。“苓桂术甘汤主之”，这怎么治呢？也得用这个方药，用茯苓桂枝白术甘草汤。

这个（苓桂术甘汤）同上面那个方子（苓桂枣甘汤），全是由桂枝甘草汤加味而成的，那个加茯苓、大枣，这个加茯苓、白术，（但）这个（苓桂术甘汤）利尿的作用比上面那个（苓桂枣甘汤）有力量，因为有白术了。但是治悸烦不跟上面（苓

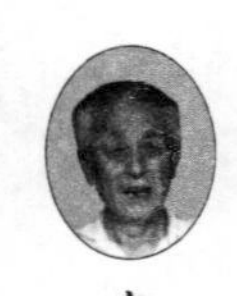

桂枣甘汤一样），上面那个茯苓用量是独多呀，你看茯苓用多少，那个（苓桂枣甘汤）茯苓是半斤，这个（苓桂术甘汤）茯苓才四两。

可这个（苓桂术甘汤）就因为头眩晕得厉害，（说明）胃蓄水多。咱们（很多人）说白术健胃健脾，（我认为）这东西也不能这么看，胃里要停水用白术非常好，如果胃拿现在的话说发炎，有炎性的病变，而且没有水，用白术是有害而无益，（因为）白术这个药是温性药，据西医说是一种刺激性挥发油，能够刺激胃黏膜充血，要是胃发炎的情况下吃了白术更坏。胃停水就是胃虚有寒，水性寒，你用白术就对了。不是说健胃药遇到胃病就可以用的，不是的，这个（苓桂术甘汤）是胃有停水而气冲、眩晕，心下逆满、气上冲胸这种情况，用这个方子。

这个方子（苓桂术甘汤）也常用得很。不是发汗后，不是吐下后（也可以用啊），我们在临床上一般的头晕，多属这个方子，尤其心跳。心跳、头晕，小便有时候也不利但是不很明显，那么这个方子（苓桂术甘汤）再加上泽泻就挺好。如果有贫血的这种情况，贫血还头晕啊，也有这个方剂（苓桂术甘汤）的情形，可以合用当归芍药散。尤其女同志最多（见），头眩晕，有些贫血的现象，经血不利，可以用苓桂术甘汤合当归芍药散。

这个方子（苓桂术甘汤）最常用，不能单独守这个方子用，可以随便加减。要是加上泽泻，就是泽泻汤与苓桂术甘汤的合方。泽泻汤就是泽泻和白术两味药，我一般不用白术，用苍术，我在临床上有个体会，白术不如苍术。古人不分白术、苍术，（但）后世给分了，现在在临床上我觉得苍术要比白术好，白术我感觉有点燥似的。这个方子也常用得很，一般头眩晕，没有其他的病变（就可以用）。所以古人有句话“怪病当问水”，神经官能病也是有停水的关系多，所以无故眩晕，这类的病大概

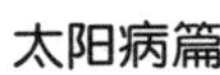
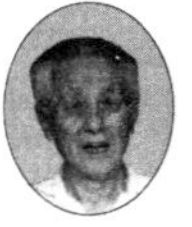

都多是停水，气上冲。如果有恶心那就不行了，恶心那就是吴茱萸（汤）的那种情况，不恶心的这种头晕、心跳，大概这个方子（苓桂术甘汤）都行。

68　发汗，病不解，反恶寒者，虚故也，芍药甘草附子汤主之。

芍药甘草附子汤方

芍药　甘草各三两（炙）　附子一枚（炮，去皮，破八片）

上三味，以水五升，煮取一升五合，去滓，分温三服。

这个是一种什么（病）？就是简约的说法，这篇文字搁这块就不成立，发汗之后病不解，还反倒恶寒，那么就用芍药甘草附子（汤）是不对的，这怎么能对呢？

这个书这些地方都不是主要地给你解释太阳病，略略提一提，可是你自己应该知道，因为前面咱们讲过芍药甘草汤。芍药甘草汤不治脚挛急吗？芍药有育阴作用，由于津液虚而挛急，同时再恶寒，那就是芍药甘草附子证，附子加到芍药甘草汤里。

说如果发汗丧失体液，而病不好，病要好就不恶寒了，不好反倒恶寒。反恶寒，（意思是）反倒增加其恶寒，以前太阳病的恶寒没有这么厉害，反倒恶寒加甚，说明这个病是由阳入阴了。那么现什么症候呢？就这（光恶寒甚）你不能用这个方剂。总（要）是现四肢拘急，或者腹挛痛，你才用芍药甘草加附子，要不然怎么能用这个方药啊。

仲景他提到这（芍药甘草附子汤），没详细解释这个症候，因为芍药甘草汤证在旁处讲得很多，所以在这里就不那么详细分析，主要目的讲太阳病应该发汗，（但）在发汗的过程上，由于发汗不得法、由于滥用发汗药，或者是有些宿疾，就是正当发汗，也许有些什么毛病，就讲这个（变证）。这个当大夫也应

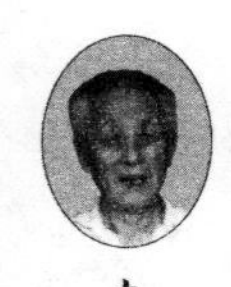

该知道。所以这个地方不是（讲太阳病的）主要目的。但是我们研究治太阳病，是应该知道的事情，所以都不够详细。下面也是。

69　发汗，若下之，病仍不解，烦躁者，茯苓四逆汤主之。

茯苓四逆汤方

茯苓四两　**人参**一两　**附子**一枚（生用，去皮，破八片）　**甘草**二两（炙）　**干姜**一两半

上五味，以水五升，煮取三升，去滓，温服七合，日二服。

这（段话说得症状和治疗太过简约）都不像话，他说发汗，或者又下，病还不好，如果烦躁者就用茯苓四逆汤吗？这也不对。

茯苓四逆汤，四逆汤是老讲的，就是附子、干姜、甘草这个三个药，四逆汤都是里虚寒，人参四逆（四逆加人参汤），在后面的霍乱篇里有。人参，就是胃虚、津液虚，就是四逆汤证有人参证，就是四逆汤证而心下痞硬。同时烦悸，茯苓治烦是肯定的，治烦治心跳。张仲景也没这么说明白，总而言之是发汗，若下之，这人虚极入阴了，而这个烦躁跟上边那个干姜附子汤的烦躁是一样的，（是）阴证的烦躁。

茯苓四逆汤你得分析了，在“霍乱篇”有这么一节，他说“恶寒，脉微而复利，利止亡血也，人参四逆汤主之”。这句话什么意思呢？本来讲的是霍乱，霍乱是上吐下泻，耗损人的津液是最厉害了，损津液就损血液。后来这个人虽然不泻利了，脉微，恶寒得厉害，说明这个病没好，不吐不下了，可是脉微而恶寒，而又复利了。霍乱好了，现在又下利了。然后再补充

说，利止亡血也。说霍乱这个利止，那不是真好，那是亡血也，现在的话就是脱水。他没有可吐可下的了，所以他当时利止，但是病没好，所以脉微、恶寒，“霍乱篇”里要详细讲的。这是亡血了，我们方才讲了，这种亡血就不能用生地了，它（亡血之病）是阴寒了。“恶寒，脉微而复利”。以前霍乱的这个利止了，那就是无可利而利啊，那就是没有什么可利，当时是止住了，可是病没好，所以脉也极微。脉微者亡阳也，这个亡阳指的津液。那么现在又利了，就是这个病不但有阴寒，而且阴血也虚到家了，所以这个地方你要想法滋阴、滋津液、益血液，只能健胃（不能用生地、麦冬滋阴）。这是阴寒证啊，在四逆汤的基础上只是能加人参，那生地、麦冬简直就是不行啊。所以这个地方（的阐释）就拿《医宗金鉴》（来说），（开个玩笑话）《医宗金鉴》是太医院那些吃俸禄的人（编著的），他们也瞎闹啊，他们说这（用人参四逆汤）不对，说附子、干姜为大热药，亡血怎么能吃这些东西（人参四逆汤）呢。其实他是不明白，亡血要看怎么一个症候，它是阴寒症候的血少，若吃寒性的滋阴药，那就是让患者死啊！所以《医宗金鉴》居然也这么说。那正是阴寒的津液虚血液虚，同时还得治阴寒，回阳啊，还得用四逆汤的基础。那么血液哪来呢？即健胃。他胃气不复嘛，胃气一复，水谷之气一行，血液马上就恢复了，所以他是用四逆汤加人参，治阴寒而泻如注，他用这个方子（四逆）。

这个（茯苓四逆汤）又加上茯苓了。在人参四逆汤证又加上烦躁心悸这类的情况，只是用人参四逆汤不够了，还得加茯苓。茯苓这个药，睡觉安眠都用茯苓啊，它治悸烦、心跳、烦，它同茯神差不多。

应该有这些问题（恶寒脉微而复利，利止亡血也；烦躁），（但）他这个书也没明说。之所以没明说的道理，就是四逆汤、

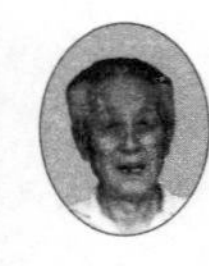

四逆加人参，后头也都有，你们可以自己看去。（在此基础上加）茯苓。这几段都讲个过茯苓，都讲过利尿药，他就是不明说。这个（茯苓四逆汤）与一般的四逆汤辈的不同点就是烦躁。

要照着本文说，这两段都要不得，发汗不好，恶寒，那你就给吃芍药甘草附子汤，这也不行；这一段也是一样，发汗，若下之，若烦躁就给吃茯苓四逆汤，也不行。所以内容不这么简单（这两段的）文字是一个简文，这个（简文模式）非知道不可，要不然的话，我们遇到这个病就根据这个（简文）、照这条文来用就错了。

70　发汗后，恶寒者，虚故也。不恶寒，但热者，实也。当和胃气，与调胃承气汤。

调胃承气汤方

甘草二两（炙）　芒硝半升　大黄四两（去皮，清酒洗）

上三味，以水三升，煮取一升，去滓，内芒硝，更煮两沸，顿服。

这就看明白了，他讲发汗能造成虚寒的这种情况，前面讲的都是，由于虚，虚达到一个相当程度就转入阴，转入阴寒证；“不恶寒，但热者”，一点也不恶寒，但热，就是反恶热，这是实，实指的胃家实那个实。

发汗，能得到两种结果：一个由于虚极而入阴证，上边讲了；另一个由于丧失津液，胃中干，那就能转阳明病，这个（情况）底下要讲。主要讲的就是要提醒：发汗不可等闲视之，要是不得法，造成的疾病相当地多，上边所说是转成虚寒证，底下所说是还能够转成实热证。

实热怎么治呢？就是调和胃气了，可以与调胃承气汤。这也是一个概要的说法，所以搁个“与”，不说“主之”。那么

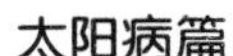

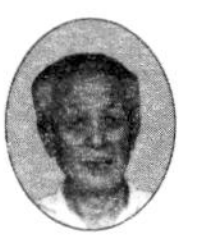

“但热者，实也”，也有白虎汤证；热结于里，也是但热不寒了，也有调胃承气汤（证），真正实了，有潮热，可以用调胃承气汤，（但）要说大实呢，当然还得用小承气汤、大承气汤。

这条的意思，不是在太阳病篇里头专讲调胃承气汤，和上边芍药附子甘草汤、茯苓四逆汤一样，不是专为讲这个（非太阳病的变证）。因为我们讲太阳病依法要发汗，但是发汗得守规律，该用哪种发汗药用哪种发汗药。而且就是即便这么（如法）用，也常常由于素日身体的关系，发汗之后也兴许有这个那个的后遗症发生，这种（特殊）情况也得知道啊。要是错了，错了更不行，错了（则病变）不为虚，就为实。

（病变为）虚寒，上面举了两个例子，芍药甘草加附子汤、茯苓四逆汤就是。那么（病变为）实，也举一个例子，调胃承气汤就是，和胃气。他主要的意思还是讲太阳病为主（捎带着说说变证）。调胃承气汤不能说“不恶寒但热”就使调胃承气汤，也不对的，因为后头还要讲的，咱们到阳明篇的时候就要详细讲了。

今天少讲点吧。不讲了（总结一下），根据前面那一条，汗、吐、下，要是用之不当，也属于亡血液亡津液。那么结果呢？由于津血虚极，可以转为阴寒虚证，所以他要怕冷，前面讲的就是这样，“发汗，病不解，反恶寒者，虚故也，芍药甘草附子汤主之”，69 那条也是，“发汗，若下之，病仍不解，烦躁者，茯苓四逆汤主之”。这全是由于发汗，亡失体液。体液亡失到相当程度，转为阴虚证（编者按：胡老特指阴性的虚证，不同于教材所讲阴津虚证），所以恶寒。

也有津液丧失太多了，胃中干，转成为里实证，就是阳实证了，就不恶寒但恶热，“不恶寒，但热者，实也”，我们后头讲阳明篇就知道了，实就是胃家实这个实，就变成阳明病了。

虚寒都是属于太阴病的范畴，这个书上没明说，但意思就是这个。虚证前面都有了，那么转成实证怎么呢？当和胃气，那就得调理胃。调理胃的方法也很多，他也是举一个例子而已，“与调胃承气汤”。

只是“不恶寒但热”，也不应该（必然）用调胃承气汤，所以他说“与”，不说“主之”，还要加以细审啊。当然一般是用调胃承气汤的机会多，所以他说个“与调胃承气汤”，可以（有）与调胃承气汤的机会。那么在什么情况之下呢？我们后头是有的，在这都没明说。在这个书上（说与调胃承气汤），在《玉函经》上说是小承气汤，一样。小承气汤是以胀满为主，大黄、枳实、厚朴配伍到一起的，但是它祛热的力量差，没有芒硝啊。调胃承气汤偏于祛热，对胀满作用不大，它没有厚朴、枳实。这也就是说，我们根据其他的症候，有用小承气汤的机会，当然也有用调胃承气汤的机会。

他说“与调胃承气汤”，就是让人临证细审的意思，不一定得用它，（只是）一般说可以有用的机会。因为我们上次讲过，他不是专为调胃承气汤立论的，他讲的是太阳病。太阳病依法当发汗，但是发汗不合法，可以转为虚证，也可以转为实证，主要的意思在这一点。实证就要攻实，所以调胃承气汤是攻实之法。

这个方剂就是芒硝、甘草、大黄这三味药，这是一个泻下（方），它叫调胃承气汤，就是调和胃气，其实这个药泻下力量很重。大黄与芒硝合用，根据药物配伍的关系，大黄能加强肠子的蠕动，肠子蠕动就使着大便往下走。芒硝能稀薄大便，尽是干便，怎么蠕动也不下去，再配合芒硝，咸能软坚嘛，能稀薄大便，使之稀，那么加上大黄的蠕动就了不得了。大黄配合芒硝，古人有句话，说是大黄没有芒硝，就像快刀不开刃一样，

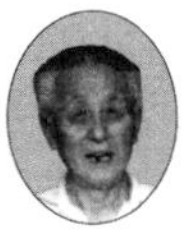

攻破的力量还是差的，所以搁一起则泻下比较重。但是里面配伍大量的甘草，甘草在病情上缓急迫，可是它也缓弱药力，所以叫调胃承气汤是因为用甘草的关系。我们用泻下药，有甘草就不会有虚脱的情形，所以甘草这味药也能缓和药力，所以叫调胃承气汤。大小承气汤里都没甘草，那就是急攻。这个方药（调胃承气汤）就是里实证，大便不通，发潮热。芒硝同石膏的寒性差不多，但是石膏没有泻下作用，芒硝有泻下作用，这个药是咸寒的药，解热的作用相当强。也就是说里实证，发潮热，热得厉害，大便不通，可以用调胃承气汤调和其胃气。

71　太阳病，发汗后，大汗出，胃中干，烦躁不得眠，欲得饮水者，少少与饮之，令胃气和则愈。

若脉浮，小便不利，微热消渴者，五苓散主之。

五苓散方

猪苓十八铢（去皮）　**泽泻**一两六铢　**白术**十八铢　**茯苓**十八铢　**桂枝**半两（去皮）

上五味，捣为散，以白饮和服方寸匕，日三服，多饮暖水，汗出愈。如法将息。

这一条前一半是承接上一条说的，说太阳病当然可以发汗了，如果发汗不合法，造成大汗出。发汗前面讲了，不要大汗，这与护理有关系，不那么大捂大盖，不会出大汗的。要不合法，指的大汗出，身上水分丧失太多了，那么胃中水分也被夺。外面撤水分，胃里头水分也被夺，所以胃中也就是干了。干了，他就想喝水。而且胃中干，胃气就不和，烦躁不得眠。那么这个时候没有其他的病，也没有大便干等这些情况，也不谵语烦乱，光是人烦躁而渴，这个时候可以“少少与饮之”。他就是胃缺水。“少少与饮之”这是个重点，不要大（饮）。胃中干就是人想水喝，你要不限制他，他猛喝，就坏了，那人非喘不可，因为渴得厉害，喝的水存到胃里头，压迫横膈膜就要喘的。那么少少给他，一点一点给他，胃得了滋润，胃气和，不但不渴了，他也不烦躁了。这个情况我们在临床上也常遭遇的，发汗后，汗出多了，病是好了，但是由于胃中干，有这么一种反应，人是烦躁不得眠，渴欲饮水。这个时候不必给他吃药，少少给他水，胃气和就好了，这是一个。

底下这一节（若脉浮，小便不利，微热消渴者，五苓散主之），与这个（少少与饮之）就不一样了。底下这一节就是误发里有停水的人的汗，这是根据前面，前面不有桂枝去芍药加茯苓白术汤嘛。觉着小便不利，水不下行，里有停水，这个（情况）发汗表不解，非得利小便不可。就即便发汗，（也是）汗出而脉仍浮。“若脉浮，小便不利”，原来就有小便不利了。“微热消渴者”，表不解，还有微热。消渴就是随饮随渴，叫做消渴。这种渴就与上边（胃中干）不一样了，上面那个渴，喝点水就好了，这个（喝水就）不对。

小便不利，脉浮微热这种渴，是由于小便不利，里有停水。那么里有停水怎么渴呢？里有停水一般都不渴，比如胃有停水，人都不渴。唯独由于小便不利而里有停水，非渴不可。这也很好理解，由于小便不利，我们身上废水应该排出而不得排出，那么你再喝水也没法吸收。我们静脉里头充斥一种废水，分解到肾脏，到小便那排不出去，那么达到一个饱和量，你再喝水也不吸收，没法吸收了。可是组织上缺少水的营养，他渴，反应到人的食欲上面就渴。这种渴相当地凶，叫消渴，怎么喝，水还在胃肠里头，不吸收，而组织还是需要水，所以渴得相当厉害。

五苓散的渴是两个原因，这是一个，由于小便不利。另一

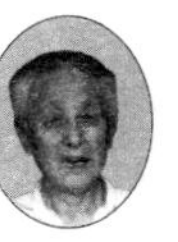

个就是热不除，有热。各组织细胞又缺少水的营养，他就渴，同时有热，他烦渴。这两个加到一起了，所以形成“微热消渴”，这是五苓散证。我们用五苓散一方面是解表——利水解表，就除其热了——同时通利小便，包括水代谢机能整个恢复了，旧的去了，新水自然也就吸收了，他就不渴了。

在后面注的有几句话，“即猪苓散是”，这是错的。五苓散不叫猪苓散，猪苓散在《金匮要略》上有，猪苓、茯苓、术这三味药，（术）就是白术了，这个叫猪苓散。当然也解渴，它不是五苓散。这后头这五个字（即猪苓散是），大概是注错了，“即猪苓散是”这错了。你们回头找一找《金匮要略·呕吐哕下利》那一篇里头有猪苓散，是呕吐而渴者，吃猪苓散。他渴想水喝，水停这个地方还是吐，恶性循环怎么办呢？猪苓散利小便，还解渴。他不渴，里头也不停水了，也不能再有了，你们看看《金匮要略·呕吐哕下利篇》。这一节后头注的这五个字是错的。

五苓散，集合茯苓、猪苓、泽泻、白术，这都是利尿药，而伍以桂枝，配伍桂枝，小量，你看桂枝才搁半两。这个方剂，桂枝也治气上冲，（它在）桂枝汤里是主药了，它也解表，解表去热。我们小便不利，常由于气上冲，所以利尿药都搁桂枝的多。搁桂枝镇其气上冲，不让气往上来，气凌于上，往往诱导水往上不往下。

另外集利尿（药）的群力，达到小便行于下，利尿。这个（五苓散）在利尿药里是相当重的一个方子。这几味药虽然都是利尿药，在临床上应用是不相同的。

猪苓这个药，利尿的作用相当强，同时这个药利尿之中还解渴，它是寒性利尿药，你们看，利尿要是渴的话，都有猪苓。

泽泻是甘寒的药，也是寒性利尿药，甘寒，它入胃，所以

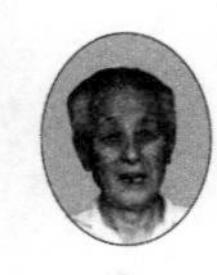

胃有停饮（就用它）。

白术也入胃，白术偏于温。泽泻偏于寒，假设胃有停水，又不是那么寒，而且反而有热，用泽泻。凡是胃有水，都是致头晕，泽泻、白术，这（两）个药都治头晕，所以既是利尿药还治头晕。在临床上，由于里头有停饮而头晕，我们同样用利尿药。小便不利，有头晕，白术、泽泻这药我常用。

茯苓咱们讲过了，茯苓治心悸、心烦、肉跳，都是用茯苓，它也利尿，它也入胃。茯苓性最平和，所以一般利尿药常用它，尤其咱们现在说神经官能症，由于停水造成的关于神经方面的（疾病），多用茯苓。你看安眠药，酸枣仁汤也是大量用茯苓，你不搁茯苓都不行的，它对治神经官能方面的病最多用，尤其心悸、心跳。不但心悸、心跳，其他地方跳，它也治。

所以这几个药啊，共同的作用全是利尿、祛水，但是在临床上特殊的作用并不一样，就像方才我说的那些。所以五苓散，少加桂枝，既能解热，又能利尿，又解渴，当然也治头晕了。（五苓散）这个利尿药里种类用得比较全。我们现在五苓散，用面药（散剂）的也有，不过常用汤药。我们用汤药一般说来，前面这四味药都可以用9克，桂枝可以用6克。但是水逆——饮水则吐叫水逆，后头有——这个（水逆）还是用面药好，汤药不大适宜，这是通过临床上的观察（得的结论）。

72　发汗已，脉浮数烦渴者，五苓散主之。

就是方才说的了，凡是小便不利，里有停水，发汗表不解（用五苓散）。这个（表述虽然）也重复，但很要紧啊，在临床上一个人得感冒了，他小便不利，你给他吃解表药是绝不行的，必须利水。这么一段他又重复，他说发汗以后，脉仍浮数，这是表不解嘛，而且反而烦渴。也烦，烦就是有热的烦；也渴，

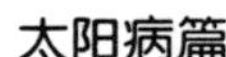
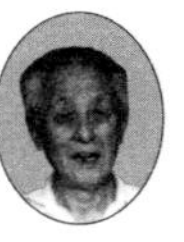

这就是误发了“小便不利、里有停水”人的汗了，那你给五苓散就对了。

当然这里头可要注意，应该有个小便不利，因为上一段说了，这一段就简略了。假设没有小便不利，你们看看这脉证（脉浮数、烦渴），那不一定得用五苓散了，脉浮数而烦渴，这与白虎汤证差不多了，尤其是白虎加人参汤证。脉浮数，烦渴引饮，那不是白虎加人参汤证吗？（但）他有小便不利（就不是白虎加人参汤证），所以这一段就是这个意思：让你与白虎汤证做比较。白虎汤证口舌干燥，烦渴，脉也浮数，但是没有小便不利。五苓散证有小便不利，虽然也烦渴，脉浮数，但有小便不利。这一段应该有个“小便不利”，因为详说在头一条了，这一条就简略了。

73　伤寒，汗出而渴者，五苓散主之；不渴者，茯苓甘草汤主之。

茯苓甘草汤方

茯苓二两　**桂枝**二两（去皮）　**甘草**一两（炙）　**生姜**三两（切）

上四味，以水四升，煮取二升，去滓，分温三服。

这一段更简了，也是根据前一条说的。本来是伤寒，无汗的伤寒证，经过发汗，“汗出而渴者”，也就是表不解而烦渴，还是有小便不利，还得用这个（五苓散）。“五苓散主之”就让你看前面（的详细阐释），这个书就是这样（前详后简）。假设要没有这些话（前面的详细阐释），就是“伤寒，汗出而渴，就用五苓散”是错的。尤其底下这句话，不渴了，那么就喝茯苓甘草汤了，就更错了，不可理解了。

主要这一段（把）五苓散与茯苓甘草汤并提出来，让你鉴别，鉴别的方法，单就这两个方剂而言，是渴不渴的关系。五

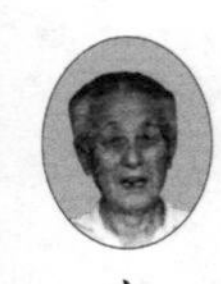

苓散证得根据前面的说法，仍然有脉浮、小便不利而渴者，用五苓散。那么上证不渴的话，可以给茯苓甘草汤，是这么个意思。

茯苓甘草汤，也是桂枝甘草汤的加减方，加茯苓，加生姜。茯苓量用得非常重了，这个（版本的条文）二两是错的，在《玉函经》就是三两，最少得搁三两，因为这个方剂在厥阴篇里头还有这么一段，说“伤寒，厥而心下悸”，应该给茯苓甘草汤，不然的话，“水气入胃，必做利也”。这是什么意思呢？看药物组织就看出来了，既有桂枝，又有生姜，水气冲逆，水合“气冲的气”往上，逆满心下而心下悸，心下就是指胃口这块儿。水和气都往上来，甚至于人要呕的，所以他心下悸。这个（心下悸等）在这段都没明说，这段的主要意思，就是（说明）五苓散与茯苓甘草汤的鉴别点就是渴与不渴的问题。我们用这个方剂（茯苓甘草汤），只是不渴就用它，是错的，（茯苓甘草汤）主要得心下悸，气冲、心下悸，或者有呕逆，方中有生姜嘛，而小便不利，也得有小便不利，我们才能用茯苓甘草汤。不渴，（所以，茯苓甘草汤）不但没有猪苓，同时利尿的作用较五苓散差多了，它影响不到消渴的那种程度上。茯苓甘草汤这个方剂也很常用，一般由于里有停水失眠，这个方剂也挺好使。这个方剂加上龙骨、牡蛎，治心悸、失眠，我常用这个方子，挺好使。假设遇到顽固的失眠证，又有心下悸得厉害，用其他的药不行，你用这个药（茯苓甘草汤加龙骨牡蛎），每每见效。龙骨、牡蛎都可以搁12克，每一样搁12克，很好使。茯苓可以加重，要是治失眠的话，茯苓起码要搁四两，四两就是12克，还可以加。茯苓关于神经方面的症候用得（量）相当多。

这两个方剂的比较，（除了不渴）其他都类似五苓散证，五苓散也有心下悸呀，也有茯苓嘛。五苓散治同时消渴，这个（茯苓甘草汤）不渴。

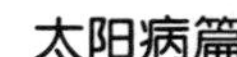

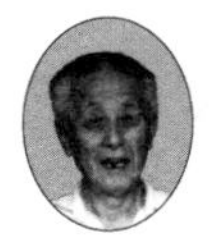

74　中风发热，六七日不解而烦，有表里证，渴欲饮水，水入则吐者，名曰水逆，五苓散主之。

“六七日不解而烦”，原先这个人得的是中风证，中风没有不发热的，在六七日这个过程，当然暗中就是说已经服过桂枝汤了，还不解，这个人反而烦。不解指表不解了。“有表里证”，表证就是上面说的“不解”，还是中风发热那种证；里证就指着下面所说水逆，饮水则吐这个水逆。

他说“有表里证”，这也是倒装句，先把结论搁前面了，底下详细解释。“渴欲饮水，水入则吐者”，五苓散证就渴，渴，喝还渴，这叫消渴嘛，怎么样喝，也不吸收，胃停水多了就要呕吐，所以“水入则吐者，名曰水逆”。吃东西就不吐（喝水才吐），就是水在胃停多了，水下不去，专吐水。可是渴，一喝就吐，那么这叫做水逆证，当然也用五苓散主之。

（五苓散证）开始是消渴，小便不利，有发热，微热，这个时候就吃五苓散就好了，不至于得水逆。这个时候如果再延迟，不利小便而就是喝水，水喝到相当程度，再喝就要吐了，这叫做水逆。水逆还是五苓散证的继续，所以仍然用五苓散。

75　未持脉时，病人手叉自冒心，师因教试令咳而不咳者，此必两耳聋无闻也。所以然者，以重发汗，虚故如此。

发汗后，饮水多必喘，以水灌之亦喘。

“未持脉时，病人手叉自冒心，师因教试令咳而不咳者，此必两耳聋无闻也，所以然者，以重发汗虚故如此。”这是一段，下面应该是另一段。“未持脉时”，就是病人来到（诊室）还没诊脉看（到的）这情形：这个人“手叉自冒心”，交叉着手按着心下的部位，这就很清楚了，桂枝甘草汤前面讲过了，气往上冲得厉害，心也跳得厉害，（患者）按着这个地方（心的部

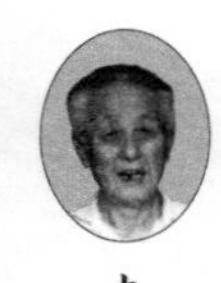

位）比较舒服，“叉手自冒心，心下悸，欲得按”。我们看着病人就看出这种情形了，不用诊脉就知道他是发汗太过了，亡失津液太多。亡津液亡血液，血不足以养心就心下悸，尤其气上冲也厉害。

“师因教试令咳”，看看丧失津液血液的程度，如果要厉害的时候，他必耳聋，所以试验试验。“因教试令咳”，说：你咳嗽咳嗽。他耳朵聋他听不着啊，他也不咳嗽。从这可以明明白白看出来发汗太厉害了，不但心下悸欲得按，耳朵这儿津液不能灌于上了，血不荣于哪儿，哪儿就不好使，他两耳已经聋了。这就是中医讲的望闻问切了，你不用诊脉，在这个情形之下就可以看出误治的结果。

这是一节，主要的是由于发汗太过，亡津液亡血液，造成气冲、心悸、耳聋种种情况。我遇到过这个病，那耳朵聋得一半时好不了，总得津液恢复之后，才能逐渐逐渐地好了。

底下这是又一条了，“发汗后，饮水多必喘；以水灌之，亦喘”，这就是根据讲过的一条，“胃中干，烦躁不得眠，欲得饮水者，少少与饮之”，就根据那条来的。由于发汗，丧失水分太多，胃里头水份也被夺，胃中干，那么这个时候给他喝水，要一点点给他喝，不要大灌。“饮水多，必喘”，这就是根据那条来的。他一时猛喝，他渴嘛，可是水汪到胃里头，一半时不吸收，尤其病人的胃都不好，（如果）在胃里头停水，压迫横膈膜，他呼吸就困难，他就喘。“以水灌之，亦喘”，拿水灌之，是古人治病一个方法，拿水浇身，这就同现在西医用冰袋是一个方法。他是本来里头有停水，（这部分论述）根据五苓散那地方来的了，发汗，表不解，身上发热（那么就要祛热）。古人用浇水的办法祛热，拿水灌之。这也不行啊。凡是表证，如果表不解，（要）详细斟酌所以表不解的道理来。古人有用水灌之之法，一灌之（本来想祛热，结果）使热不得外出，热壅于里一定要喘的。所以这也是非法的治疗，现在中医没有拿水灌之的了。

病在临床上必须要分表里的。一个病人发热，若是表证，你非使之由表解不可。由表解的方法多了。如果小便不利，你利小便就可以了，表也解了，是不是？你要是从外往里头治，越治越坏。我们在临床上常遭遇这样（误治）的事情，像风湿这类的病，它也在表，应该由里吃药，让它由外解。所以烤电这种治疗都是违背治疗原则的。这我可不是随便反对西医了，你们观察吧，凡是由外治关节炎的，好得很少很少的，治来治去都是这个病越治越往里，出来其他的毛病，所以，非从里头治（让病从内往外而解）不可，它是表证啊！表证咱们讲过太阳病，头一回就讲了，表证是什么意思，就是疾病在人体的良能上“愿意由表来解除疾病”而发生的病、发生的这种证。那么大夫应该因势利导，病要由表解，你就要想方设法让它由表解。你要往里头捂，越捂越坏，这是违背治疗的原则。所以“以水灌之”这种法子也是不对头，所以他也喘，热不得却于外而壅于里，他一定要喘的。

76　发汗后，水药不得入口为逆，若更发汗，必吐下不止。

发汗吐下后，虚烦不得眠，若剧者，必反覆颠倒，心中懊侬，栀子豉汤主之；若少气者，栀子甘草豉汤主之；若呕者，栀子生姜豉汤主之。

栀子豉汤方

栀子十四个（擘）　**香豉**四合（绵裹）

上二味，以水四升，先煮栀子得二升半，内豉，煮取一

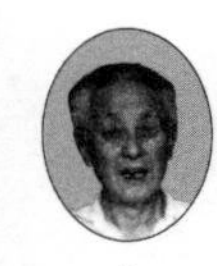

升半，去滓，分为二服，温进一服，得吐者，止后服。

栀子甘草豉汤方

栀子十四个（擘） **甘草**二两（炙） **香豉**四合（绵裹）

上三味，以水四升，先煮栀子、甘草取二升半，内豉，煮取一升半，去滓，分二服，温进一服，得吐者，止后服。

栀子生姜豉汤方

栀子十四个（擘） **生姜**五两（切） **香豉**四合（绵裹）

上三味，以水四升，先煮栀子、生姜取二升半，内豉，煮取一升半，去滓，分二服，温进一服，得吐者，止后服。

“发汗后，水药不得入口为逆，若更发汗，必吐下不止”，这也是一条，以下是另一条。这个说的是水逆证，本来他是小便不利、里有停水的这种人，（治疗光用）发汗不行，那是误治。发汗后，就得了五苓散的这种水逆证，微热、消渴，一直喝水，他就“水药不得入口为逆”。所谓逆者就是失治造成的，就是我们（错误）治疗给造成的逆证、逆治，（就是）由于逆治造成的，就是误发了里有停水人的汗。这样你再发汗，越发汗表越不解，“若更发汗，必吐下不止”，你再发汗，激动里水，水不得出入，而上吐下泻不止。所以水逆证只能用五苓散之类的办法，把水排出去就好了。要是再发汗，水就上下而为上吐下泻这种病。在这是给五苓散作总结，五苓散讲了很多了，水逆只（能）是用五苓散。五苓散这个水逆证，更不可发汗，发汗能为上吐下泻这类的恶变，当医者不得不知。

底下又另起炉灶，另讲一个问题了，与上节是不相关的。底下讲的是虚烦这类的病。

“发汗吐下后，虚烦不得眠，若剧者，必反覆颠倒，心中懊侬，栀子豉汤主之；若少气者，栀子甘草豉汤主之；若呕者，栀子生姜豉汤主之。”也有这么一种病，在汗吐下之后，这里头

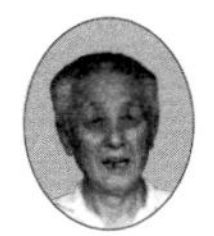

没有食毒了，也发了汗了，也吃过吐药了，吃过下药了，这个人“虚烦不得眠”。虚烦不得眠不是真正虚了。虽然用过发汗吐下药之后，他这个人还发烦，这个发烦不是有实证（编者按：此实证胡老具体特指“已结之实”即胃中之实、食毒、实在的东西，栀子池汤属于“未结之实”），胃里头也吃过吐药、下药，没有实质的症候，表也没有像我们说的麻黄汤那种表实证。这个“虚”就是指着不是“有实在的东西”的虚。拿着现在的话说就是一种炎症。发汗吐下之后遗热不除，热在里头还有，这个人烦躁不得安眠，这种病很多，这种病一般说就是虚烦不得眠。要是厉害的话，“必反覆颠倒，心中懊侬”。反覆颠倒就是睡不着觉，翻转不安，翻来覆去的，等厉害的时候就是辗转反侧，不能安卧在床上，而心中懊侬。懊侬是烦躁剧烈的一个状态。烦恼谓之懊侬，烦躁使人不可如何、不可名状，叫心中懊侬。

那么这都是热冲击人的脑子，影响心脏的这种情况，才能发生这一系列的毛病。这都是热，在中医说是热毒，虽然吃过发汗吐下的药了，但是热还不尽，拿着现在话说就是里头有炎症，这得用栀子豉汤。栀子豉汤这个方药也是很常用的方药，它是以解烦为主，解烦祛热，不是真虚。真虚用不得苦寒药啊，像咱们说的虚劳那个虚，用这个药（栀子豉汤）不行。

“若少气者”，热盛则人的气就短，《内经》说“壮火食气”嘛。少气也是呼吸短，这是一种急迫状态，并不是真正的虚。你看他只是搁甘草（而不加补虚的药物），就是热烦陷入急迫状态，呼吸短促，在栀子豉汤中加入甘草就行了，甘草缓急迫嘛。同时甘草的确也多少都有点补益性，但是在《本草》上没有这么说的。根据临床上的应用来看，它（甘草）也多少有安中的意思，是甘药都有补益作用，甘药尤其补脾胃。

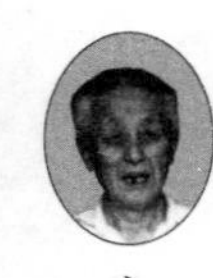

“若呕者”，就是上边那个症候，我们还用栀子豉汤，但是要加生姜，生姜治呕。

底下看方剂。栀子豉汤就是栀子、香豉这两味药，药虽少，在临床上应用很多。凡是心中说不上来的烦躁，大概都是栀子豉汤证比较多。这个方剂后面的注解有错误，他说这两味药，“上二味，以水四升，先煮栀子得二升半，内豉，煮取一升半，去滓，分为二服，温进一服。得吐者，止后服”。这是错的，栀子豉汤我常用，差不多用到这么大岁数，我一回也没遇到吐的，没有这个事，这个药不吐啊。这都是注家这么搞的（说吐）。瓜蒂散这个方药里面搁的豆豉，（注家）总是看瓜蒂散中有豆豉，（又见）栀子豉汤中也有豆豉，就寻思这个（栀子豉汤）是吐药，不对的，这个方药一点不吐。豆豉是个什么东西？它是大豆做的东西，那东西根本也不使人吐。瓜蒂散涌吐的作用也不在豆豉。（栀子豉汤是吐药）这纯粹是错的，可现在教材还这么搞，不经临床啊。临床试验谁吃栀子豉汤吐啊？没有一个，哪有这个事呀。而且这一段文章你们看看，他说发汗吐下后，你还给吃吐药，哪有这个事呀。这个本文，在发汗吐下之后而遗留下来的虚烦不得眠，你再给吃吐药，哪有这么治疗的！在这个文章上讲也不行。（而且）在这个方剂本身，通过实践，也不吐。所以这不是吐药。这个书流传时间比较长了，大家就没有给它（栀子豉汤是吐药）更正，这很奇怪，这绝不通啊。

栀子甘草豉汤，就是栀子豉汤加二两甘草，也不吐。后面也是“温进一服，得吐者，止后服”，也是错的。后头栀子生姜豉汤更错，怎么说呢？栀子生姜豉汤本文明明这么说的“若呕者，栀子生姜豉汤主之”，栀子生姜豉汤它治呕，这个方子还能吐吗？这不是瞎闹嘛，是不是？所以这个地方，讲书人怎么能在这个地方讲下去呢？我就纳闷。它（栀子生姜豉汤）治呕啊，

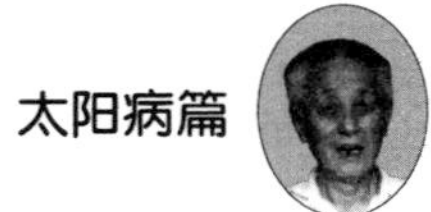

怎么能吐啊，还有拿吐药治呕的？所以这是错的。我们不要信这句话。还有人这么认为，我就感觉很奇怪！

那么方剂很好明白，栀子和豉全是解烦祛热的药，消烦，祛热，止烦。栀子豉汤是好药，在临床上最常用了，别看药少。

后头的几节最重要了。

77　发汗，若下之，而烦热，胸中窒者，栀子豉汤主之。

无论是发汗，或下之，“烦热，胸中窒”，胸中就是当间，就是整个胸部上下的中间，就指着食道说的了。人发烦热，感觉这个地方堵得慌，滞塞，这种病很多见，像食道上的食道炎等食道上的病，很多是这种情形。我治一个食道憩室（的病人），他就是这么种病，我就给他吃栀子豉汤就好了，有人觉得奇怪，中医就是辨证，他有这种症候，你用这种药是准行。我也不知道栀子豉汤还能治憩室，不是它能治憩室，而是因为憩室发生这种证，他就是心中懊侬，烦热，这块觉得滞塞。这个病最多，食道方面的病栀子豉汤证很多很多。这个胸中指着当间这一道啊，不是整个胸，整个胸那是柴胡证了。这个胸中就是指着食道说的，这个很要紧啊（要分清：胸中为栀子豉汤证，整个胸为柴胡证）。也不吐，我治的食道憩室那个人，他吃了栀子豉汤那么多，有二斤，他也没吐过，他一天吃两遍，他越吃越好，他老吃，后来再拍片就没有憩室了。

可是我们遇到这种病，像前面说的“发汗，若下之”之后，常能够使得遗热不除而为这种病。假设不是发汗若下之，也有烦热、胸中窒，也可以用这个方子，不必非得发汗或下之之后。仲景这个书他讲的是伤寒论了（以伤寒为切入点），那么我们在临床上，他不一定发汗或下之后见这种证候。就像方才说的那

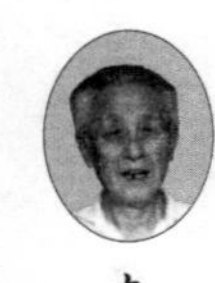

个（患者），没吃过发汗药，也没下过，他就有这种证，你就用这个方子（栀子豉汤）就行的。那么这个书呢？（这个地方）讲的是太阳病啊，太阳病当然讲发汗。他说发汗之后，又吃过泻药，他的意思说不是实证，（具体指）不是胃肠里头有实，也不是表不解那种实，（栀子豉汤）这种烦热大致都是咱们说的炎性的症候，所以搁个虚烦。

78　伤寒五六日，大下之后，身热不去，心中结痛者，未欲解也，栀子豉汤主之。

这也是给治错了，伤寒没有给吃泻药的，五六日表不解，还得解表啊。“大下”，下就错了，大下就更错了。这时就使得邪陷于里了，热邪内陷，所以“身热不去”。

“心中结痛者”，心中不是指着心下，可能指着心脏，他这个书说“心中”，都是指着心脏部位。“心中结痛”，心中有支结疼痛的感觉。这个病我是没遇到过，据我的体会，可能类似心囊炎这类的病。由于表热，他给吃泻药，使邪热内陷，影响到心囊发炎。可能是这种情况。

心中结痛，“未欲解也”，说不是好病的样子，不是要好了，这个（情况）也可以用栀子豉汤。我用栀子豉汤治过急性心囊炎，是有效的，但我不是只用的栀子豉汤，我配合旁的药物。那么根据这段像心囊炎的这种情况，我也不敢说（就是），因为这个书也没有明说，不过我们这么研究的，他写的（是）心中，不是心下，不是胃。

79　伤寒下后，心烦腹满，卧起不安者，栀子厚朴汤主之。

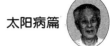

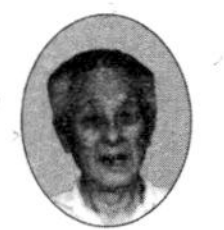

栀子厚朴汤方

栀子十四个（擘） **厚朴**四两（炙，去皮） **枳实**四枚（水浸，炙令黄）

上三味，以水三升半，煮取一升半，去滓，分二服，温进一服，得吐者，止后服。

这个病也很多，同是误下，使着表热内陷的一种病。"心烦腹满"，心烦就是上面（所说）虚烦的状态了，厉害了也心中懊侬，而腹胀满，卧起不安。卧起不安就说明心中懊侬的这么一种状态，"剧者必反覆颠倒"，他不能安卧嘛，起来，趴下，起来，趴下，就这样（反复折腾）。那么这个（病症）用栀子以解烦热，用厚朴、枳实以去胀满。这个病也很多（见），在病新发作的时候误治了，常有这种情况的。

这就是栀子加上厚朴、枳实这两味药。我方才说了栀子去烦躁、卧起不安，厚朴、枳实去胀满。卧起不安有两种原因，一种是因为胀的，另一种是热烦，两种原因搁到一起更使他折腾了。

80　伤寒，医以丸药大下之，身热不去，微烦者，栀子干姜汤主之。

栀子干姜汤方

栀子十四个（擘） **干姜**二两

上二味，以水三升半，煮取一升半，去滓，分二服，温进一服，得吐者，止后服。

"大下"，古人这个大下大概都是巴豆剂。巴豆剂古人常用的，究其实是个好药。但是巴豆剂是下寒的，是个热药。所以经过大下之后，"身热不去"，（说明）药用得不对，不应该用热药来祛热，热还是不能去的。

"微烦者"，搁个微烦，这个烦是栀子证。但是这里头搁个

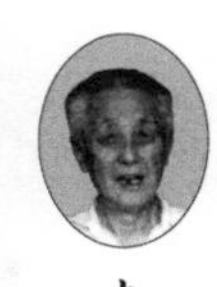

“微烦”这两个字，就是暗含着有干姜的这种寒证。这个病由于大下，这也是误治了。寒热错综出现，所以既用栀子，又用干姜。

栀子证是烦得最厉害了，他搁个微烦。当然这（栀子干姜汤）里头有干姜，由于大下伤中气了，伤胃了，同时寒也生了。寒生了，（但）在这一段里头没明白地说明，（我估计）恐怕这个人有下利、呕逆这种情况，要不他搁干姜干什么？所以（栀子干姜汤）这个热烦也不太明显，但是还有，所以他用栀子、干姜，两个药寒热并用。这个方剂，既有栀子证，又有干姜证。干姜证我们知道了，呕逆、胃虚寒，或者有下利，干姜都可以治疗的。那么栀子当然就治烦、烦热。

所以经过误治之后，寒热错综，药也是寒热并用，这在古人是不相悖的。现在有人说你看你（怎么）既用栀子，又用干姜？这没关系的，只要有这种证，你这么用就不会错误的。没有干姜证，你当然不能用干姜，没有栀子证，你也不能用栀子。

这个段落都太简，说得不够清楚。（什么）道理呢，他讲的是太阳篇，像这个方剂（栀子干姜汤），干姜附子这类的方剂在三阴篇里都有详细的说明，在这里只是就本段（简要地点到儿止），他说栀子是个苦寒药，但是要有寒热错综的话，也可以与温性药配伍，意思不过如此。

81　凡用栀子汤，“病人旧微溏”者，不可与服之。

栀子是苦寒祛热的药，所以用栀子为主药的方剂，如果这个“病人旧微溏”，有习惯性的大便溏泻，这是久寒的病。久寒，栀子是万万用不得的。尤其栀子与黄连、黄芩，都治烦，但它们是不同的。黄连、黄芩能治泻肚，栀子不行的，你看看治下利的药都不用栀子，所以这一段也是大有用意的。

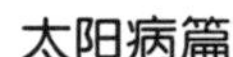
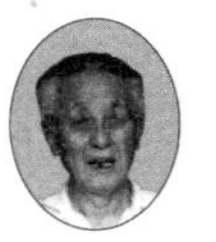

栀子这味药，它是解烦，同时也祛黄，咱们讲到黄疸的时候，栀子（在）茵陈蒿汤里头也有的，它有利小便的作用，但是它不能治下利。黄芩、黄连、黄柏也治烦，但是这些药苦燥，能治下利，不利小便。所以它们也有些不同，全是苦寒药，在临床的应用也不一样。根据方剂中的用药我们也知道，如果病人烦躁，当然要用苦寒药了，（但）大便要是溏薄，当然就不用栀子，可以用黄芩、黄连这类的药。

82　太阳病发汗，汗出不解，其人仍发热，心下悸，头眩，身瞤动，振振欲擗地者，真武汤主之。

真武汤方

茯苓　芍药　生姜(切)各三两　**白术**二两　**附子**一枚(炮，去皮，破八片)

上五味，以水八升，煮取三升，去滓，温服七合，日三服。

这一节可与苓桂术甘汤那一节互看，67 条，“伤寒若吐、若下后，心下逆满，气上冲胸，起则头眩，脉沉紧，发汗则动经，身为振振摇者，茯苓桂枝白术甘草汤主之。”这（真武汤）就是里头有停水，所以吐、下都是误治，非利水不可，发汗更不行。

上面那个（苓桂术甘汤）说是“心下逆满，气上冲胸”，由于停水而表不解，吃泻药或者吐药，表不解就气上冲，气上冲就心下逆满、气上冲胸、脉沉紧。上面这个病要是发汗则“动经”，一发汗，动其经脉，“身为振振摇”，只是身为振振摇，还可以用苓桂术甘汤。

那么这一节（真武汤）是病重了，你们好好看看，这是由于发汗而来的。“太阳病发汗”，原先是小便不利、里有停水的这种人，你不利水，只发汗是不行的，这个（条文）就是（说

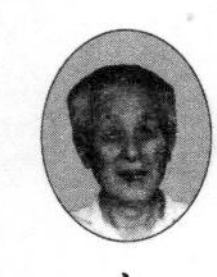

明）这个（道理），所以虽然汗出而表不解。“其人仍发热”，表不解嘛，还发热。“心下悸”，就是水逆满于心下而心下悸。“头眩”，水气上冲，脑袋就要晕的。“身瞤动”，瞤就是跳，身上肌肉或者是筋跳，筋惕肉瞤，这都是虚的现象。“振振欲擗地”，上面那个（苓桂术甘汤）“身为振振摇”，只是站不安稳而已；这个（真武汤），振振是打寒战，欲擗地是要倒下，这个是不但表未解，水没去，而反陷于虚极而入了阴寒的症候了。振振就是打战战，就是前面说的“虚故也”。那么这个用苓桂术甘汤不行，得用真武汤。

真武汤也是利小便的一个方药，但是它利于阴虚证（编者按：胡老所云阴虚证，是指阴证之中的虚证）。苓桂术甘汤还是阳虚证，阳证之中的虚证，（而真武汤）这个是阴证之中的虚证。由哪来的呢？都由于小便不利，而里头有停水，这是给发汗误治了。

真武汤方药是这样的，茯苓、芍药、生姜、白术、附子。茯苓、白术是利尿药了，咱们前面都讲了。那么生姜呢？水往上逆，甚至于人也有恶心，生姜的量用的也挺重，3两。所以搁生姜，心下悸嘛。与我们方才讲苓桂姜甘汤就是茯苓甘草汤是一样的，那个（苓桂姜甘汤）也搁姜，水气往上冲逆。但是这个（真武汤）不搁桂枝，没有气冲，并没有心下逆满这种情形。（真武汤）可能有恶心，这一段没说，我们从方剂中分析可能有恶心。（真武汤）搁芍药，水陷于阴证，恐怕里头也有腹痛，芍药治腹痛。另外，由于陷于阴虚证（阴证之中的虚证），有振寒，恶寒得厉害，得搁附子。

那么真武汤整个看起来，不但能够治小便不利、振寒、肉瞤、欲擗地这种情况，也能够治里头有停饮，有下利的机转，而又腹痛的情况。芍药治腹痛。这时候他也是良工治未病了。

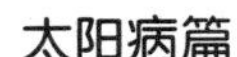

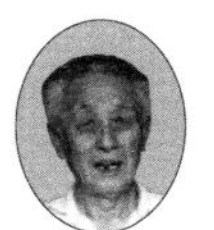

所以真武汤和附子汤，我们讲到三阴篇就有了，它也治心下有水气，但是这全是陷于阴虚证。我们在临床上遇到的病人恶寒得厉害，尤其有“振振欲擗地”，打寒战，必振寒，振寒都是阴虚证的反映，若是这种的小便不利、头晕，那么你用苓桂术甘汤就不行了，苓桂术甘汤没有阴虚的症候、没有阴寒的症候。这个在后面“少阴篇”对这个症候还要详细讲的。

所以里有停饮而发汗，变证多端。你看这（心下悸，头眩，身瞤动，振振欲擗地）都是的，必须得利小便，尤其小便不利（而）在表证上，必须要利小便而解表，就按一般的发汗法是绝不行的。

根据桂枝去芍药（汤）那篇以下到这，对这个（利小便而解表）反复来说明。小青龙汤也是的，小青龙汤不是小便不利而是心下有水气，心下有水气表不解，你要用普通的（发汗）方剂是不行的，必须一方面祛水，一方面解表，才能够达到表解的目的，换个法就不行。在咱们研究的太阳病里头有这么一种客观事实，这是中医的一种特别发现。小便不利，有表证，在临床上很容易遭遇到，这个时候就是吃发汗药、吃吐药、泻药全不行，你非利小便不可，一利小便表也自然解了。但是这种方剂不是一种，不是随便哪个利小便的方药就行的，我们在这方面讲了很多了，桂枝去芍药加茯苓白术汤、苓桂枣甘汤、苓桂术甘汤、五苓散、茯苓甘草汤等。

今天就讲到这儿了，咱们这么讲，快，很快就讲完了。整个讲完了，咱们把太阳篇做个整个复习，我们做个总结。太阳篇最重要，太阳篇是整个书的总纲，一切的问题，全在太阳篇提出来的。所以太阳篇搞不好，旁的都搞不好。这个书的要点，都在这个地方。

有不清楚的，你们问一问，问一问讨论讨论。

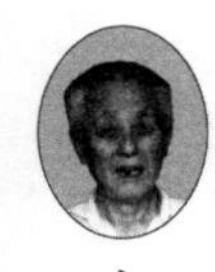

83　咽喉干燥者，不可发汗。

发汗禁忌，前面已经有了，有很多不可发汗的（禁忌）。这个地方又有些常见的这种情况而不可发汗，集中在这个地方介绍一下。

“咽喉干燥者，不可发汗”，这很要紧。“咽喉干燥”，一方面有热，咽中干嘛，燥，就是有热象；一方面是缺津液，津液枯燥。发汗，（若是）内热不能发汗，表热才能发汗呢。发汗是个解热的法子，但是对里热、内热都不行的。津液虚，不能发汗。这一条是既有热、津液也虚的这么一种症候，尤其在咽喉。这一段含义挺广，咽喉肿痛这类的病，当然也不可发汗了。凡是咽喉肿痛都是有炎性症候的多，大概都咽喉干燥，所以咱们对咽痛诸病，都搁到少阴篇也有道理的。开始得的时候，也像外感似的，但是咽喉干燥，所以这是不能发汗的。可是也有这么一种情况，如果在临床上我们遇到外感，以外感为主，咽痛稍稍有一些，有时也可发汗，一般像用葛根汤加桔梗，也可以的。但是如果真正只是以咽痛为主的病，那就是（即便）有些形似外感，也不能发汗，这要注意啊。

小孩子这类病最多，常由感冒，再到咳嗽，嗓子疼，有这个情形，但是，不是以嗓子疼为主，嗓子疼也不重，你该用桂枝汤，用桂枝汤加桔梗也行；该用葛根汤，用葛根汤加桔梗也行。但是，确实是以咽痛为主的这种病，大概都不能发汗，这我们要注意，所以搁到（发汗禁忌）头一条。像小孩子病，出疹痘，最后余热不尽，回到嗓子了，那么这个时候发汗差不多就能死，所以“发汗封喉”啊。有一些咽痛诸类，所谓急喉风之类的，也是嗓子特别干，痰嘎巴到嗓子上，疼得特别剧烈，这种病都不能发汗，所以这一段搁到（发汗禁忌）头一条，很有意思。

84　淋家，不可发汗，汗出必便血。

“淋家”也是一种炎症，是亡阴于下，再发汗夺其津液，必伤阴血。所以发汗汗出之后（必便血），这个“便血”指的小便便血。淋家，现在这个病少见了，原来在旧社会这个病多得很，是前阴发炎，一般都是排的脓状物，也有淋血的，淋家也有出血的，总而言之是伤阴，就是伤阴血了。久伤阴血于下，已经阴血虚，再夺其津液，那么阴血受伤，必要便血的。

85　疮家，虽身疼痛，不可发汗，汗出则痓。

所谓“疮家”，不是说起一个小疮就不能发汗。疮家是久败疮这一类的，比如瘘这类恶疮，这也是丧失阴血最厉害，疮没有不出脓出血的。“虽身疼痛”，身疼痛是表证的症候了，虽然有身疼痛也不能发汗，“汗出则痓”。阴血虚，你再夺其汗，肌肉组织更枯燥了，完了（发完汗后）就要抽。痓，这是一种病名，《金匮要略》上有，就是现在咱们说的抽，厉害了就是背弓反张，这都是肌肉不和了。肌肉不和有多种原因，这个就是津液、血液枯燥的这种不和。

86　衄家，不可发汗，汗出必额上陷，脉急紧，直视不能眴，不得眠。

“衄家”，就是鼻子常出血的人。衄家，不是鼻子一次出血，是经常出血，所以才够“家”嘛。所以这不是说鼻子出血就不能发汗，而是经常鼻子出血的人（不能发汗）。这是阴液亡于上，与淋家正好相反的，那个（淋家）是阴亡于下，这个（衄家）是阴亡于上。

一发汗，额上这个地方，没有血液了，就要塌陷。上面血平常就伤耗得挺厉害了，你再夺其汗，上部血更少了，额上这个地方没有血液了就要塌陷，（额上）就指着这个肉，也可以说是脉管，但是（可能最恰切的）还是指的肉。人的体重，体液占最大的比例，在人身上占最大的部分，哪个地方体液特别的消失，哪个地方就特别显出瘦削的样子。久衄再夺其汗，这个地方更消减了，所以额上陷。

脉失去柔韧了，所以要急紧。眼睛失去津液，组织枯燥，光能直视而眼球不能动。脑袋不动，光拿眼球瞅人，古人叫做动目失视。眼球不能活动，因为组织枯燥，血液不足以营上了。由于上面的特殊贫血，血液不足以养心就睡不着觉，“不得眠”。

87 亡血家，不可发汗，发汗则寒栗而振。

“亡血家”，就是大失血的人。前面有了（阐释），发了虚人之汗，虚厉害了，要寒栗而振，就是打寒战，就是虚极必要陷阴证的，就是阴寒证。

88 汗家重发汗，必恍惚心乱，小便已阴疼，与禹余粮丸。

禹余粮丸方（方佚）

“汗家”，就是平时出汗的人，老是盗汗，身上老喜出汗。不是一般人有点汗，得感冒就不能发汗了。不是的。所谓汗家，就是久久体虚出汗的人。你再发其汗，那么夺汗者亡血，血不足以养心，所以“恍惚心乱”。“小便已阴疼”，这都是组织枯燥的表现。“与禹余粮丸”，这个恐怕是衍文。这个方剂根本也没有。

你看这几段都没有说怎么治疗，（只）是发汗禁忌，举一种症候不要发汗而已，不是讲治疗。那么这儿他特别提出禹余粮丸，这个方剂没有，可能是一个错误，这句话不应该有，根据

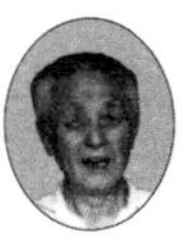

前后的行文，有方剂则都要有，单独这条搁个禹余粮丸，没意思。

89　病人有寒，复发汗，胃中冷，必吐蚘。

发汗，是解热的一种手段，非热不能发汗。“病人有寒”，尤其内寒、里寒，像下利清谷就是虚寒在里了，那就不能够攻表。本来就有寒，再退其热，以发汗的法子，如果寒在里，那么里更冷了，就是“胃中冷”。（“必吐蚘”，）就有蚘，就是蛔虫迫于寒而往上跑，所以蚘上入膈，在厥阴篇有这一段，那一定要吐蚘的。蛔虫由于胃中太凉，迫于凉它要往上跑，上面温啊。要是入膈了，人就要吐，一吐，把蛔虫都吐出来了，所以“必吐蚘”。

那么以上这几条，虽然是举的各种不同的不可发汗的情况，概而言之，就是津液虚、血液虚、有（里）热、组织枯燥，这都不可发汗。凡是就是淋家、疮家、亡血家，无一不是这种问题。如果虚寒在里，那更不可发汗了，只能用温的法子，不能用撤热的法子，发汗不可以，当然用寒性药物也不可。

那么这几段，在临床上病人似乎有可发汗的样子，但有这几种情况就不可发汗了。那么怎么治疗呢？就要因证而施了，后头都有的，所以在这他不讲治法。

咱们讲太阳病，主要是以发汗为法的，表证应该发汗。但是有不可发汗的不得不知。所以我们治病就是这个样子，在正面看这个问题，比如遇到一个病要发汗，这个病人应该发汗，（但）总要考察不可发汗这些方面。（如果）有不可发汗的，你不能冒冒失失发汗。由于汗吐下这三种法子都是攻病的法子，用之得当，那是立竿见影；用之不当呢？危害也相当严重。所以我们前面也讲了很多了，在这的几条就是集中说了一下。

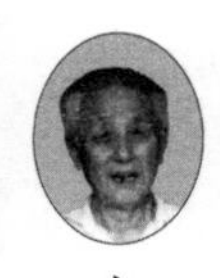

90 本发汗，而复下之，此为逆也；若先发汗，治不为逆。

本先下之，而反汗之，为逆；若先下之，治不为逆。

病本来是应该先发汗的病，但不发汗，而反下之，这就是施治之逆了。如果先发汗呢？治之不为逆。这是一个讲法。还有一个意思，本来先应该发汗，而先下之，这是施治之逆，（但）如果先发汗了，那么发汗之后有可下的症候而下之，治不为逆。这么讲也通的。

但是底下这一条就不行了。“本先下之，而反汗之，为逆”，应该先下的病，而反发其汗，这就是治逆。如果先下之，“治不为逆”。这个（条文）就不能这么（像上条）讲了，根据上条（的讲法）说，本来应该先下，而反先发汗，这是施治之逆。（但）要是下之后，有发汗的机会再发汗，这是治不为逆。这么讲在理论上是讲得通的，但在实际上没有，没有一个病是先可以泻下的病，像阳明病，泻下完了还发汗，没有那个事。所以根据这一条，知道上面那一条也不能作那个解释（编者按：似乎是指“还有一个意思”的解释吧?）。

（“本先下之，而反汗之，为逆；若先下之，治不为逆。”如果把“下”改成“温”，则是探讨“汗、下、温”的治疗次第之重要问题）。“本先温之而反汗之，为逆，若先温之，治不为逆。”先温，后再解表是可以的，后头都有的。但是这个下（先“下”后再解表），是没有实际例子的，我们在临床上也没有这种实际的病的反应。

所以这段所讲，还根据前面讲的，就是病有宜汗的，有宜下的。古人说了，“阳盛阴虚，汗之则死；阳虚阴盛，下之则亡”。所以该下的发汗了，或者该发汗的下了，都是逆治。我刚才说的（阳盛阴虚，汗之则死；阳虚阴盛，下之则亡）是后世

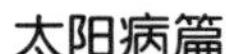

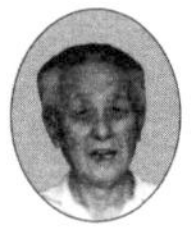

的说法，其实是根据《内经》上的（原则）。这个（阳盛阴虚，汗之则死；阳虚阴盛，下之则亡）阴阳，阳就指着热，阴就指着津液。阳盛阴虚，就是津液亏而热盛，津液亏热盛则不能发汗，刚才说（若）一发汗人就死。发汗最伤津液，津液不能让它亏。

这个书（仲景之书）不这么讲，这个书（仲景之书）的阴阳与《内经》上所讲的阴阳是不同的，他（仲景）这个阳常指着津液，咱们前面有很多条文了，（你们）回头看看就知道了。他（《内经》或后世说法）说阳盛就是热盛，阴虚就是津液虚，这个不能发汗。热不盛而津液特别充分，可以发汗，他（《内经》或后世说法）这么说的。这是有语病的，我们讲这条还可以的。但真正阳虚，真正没有热，也不能发汗，你可知道啊，所以这句话（“阳盛阴虚，汗之则死”意味着“阳盛阴虚可下之”；“阳虚阴盛，下之则亡”意味着“阳虚阴盛可汗之”）有语病，后世都这么说。甚至于说“桂枝下咽，阳盛则毙”，（阳盛）都指着热盛。其实桂枝汤治的病哪一种没有热？都有热，（不过，桂枝汤证的）那个热是表热，不是说是有热就不能用桂枝，这是错的。表有热，还是非用（桂枝汤）不可。所以拿《内经》来注解《伤寒论》，有的地方就注得不通，就说不通。

底下就承着这一条，说“汗下先后”的问题。

91　伤寒，医下之，续得下利清谷不止，身疼痛者，急当救里；后身疼痛，清便自调者，急当救表。救里宜四逆汤；救表宜桂枝汤。

太阳伤寒没有下之法，所以上面说“本发汗，而复下之，此为逆也”。太阳伤寒，法当发汗，而下之，这是错误的，因而造成底下这种情况，“续得下利清谷不止”，就是继下药之后，没完了，继续下利，同时排泄物是清谷不止。清，我们解释过，如厕叫做清，清谷就是排泄的大便完谷不化，清谷的“清”在这块儿是个动词，就是排便，排的都是完谷，而不止。本来里头没有病，这就是诛伐无辜了，由于泻药，里边虚。里又没热，由于误治，反而为虚寒下利清谷之病了。这个时候表还不解，“身疼痛者”。那么里虚寒而有表证，应该舍表救里，这是定法，前面也讲了。我们在临床上也是这样的，（假若）不是由于误治，人既有表证又有里证，而里证需要温补，你就要舍表救里。如果里证需要攻伐，像太阳阳明这种并病，那得先解表后攻里。这是定法，是我们要知道的。“后身疼痛”，然后再治身疼痛。“清便自调者”，虽然误下，但是清便自调，清便自调就是大便正常了，没有续得下利而清谷不止，身疼痛还是表没解呀，那你还得先解表，别管里了，里没有问题嘛，这是一个解释法。还可以这么解释：续得下利清谷不止，经过救里而清便自调之后，这时候再解表，也讲得通。

这一段也有两个看法，一个说虽然误下，没有上边的情形而清便自调，那要有身疼痛，急当救表，这个讲法也行；另一个呢，就是已经有续得下利清谷不止，急当救里，里救之后，已经清便自调了，这阵儿你再救其表，都讲得通。

对于这段文字，这两种说法都有理的。究其实作者着重哪一点，也不得而知。据我看呢，还是我们前面讲的那个对。一个是应该发汗而误下，误下不一定就得（出现）下利清谷，不一定的。要是（出现）下利清谷，这就是虚寒了，根据定法就是先救里后解表。（另一个是）或者没有这个（下利清谷）情形，身疼痛还是表没解，该解表还得救表。

那么救里一般用四逆汤，救表宜桂枝汤。为什么用桂枝汤？前面也讲得很多了，桂枝汤的应用，都是人的体液有丧失之后

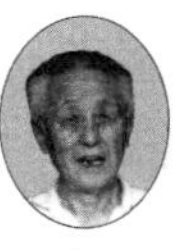

了，发汗后、下之后，前面有嘛，亡血，亡津液，这个时候表不解不能用麻黄汤，这在临床上很重要啊，这也是定法了。所以我们在临床上，无论他吃了其他的发汗药，或者吃了泻药，表没解，虽然是不汗出，也不能吃麻黄汤，要吃桂枝汤。所以这地方说救表宜桂枝汤，这非常地肯定了，这要注意。（如果）开始得病就没有汗，那你当然用麻黄汤，（因为疾病是在）伤寒阶段。

92　病发热头痛，脉反沉，若不差，身体疼痛，当救其里，四逆汤方。

应该“宜四逆汤”，应该有个“宜”字。底下搁个“四逆汤方”，前后话言不接着。在成无已本上就是“宜四逆汤”。应该有个“宜”字，不是“四逆汤方”。这是前后为文不衔接了。

“病发热头痛，脉反沉，若不差，”很含蓄啊，咱们可以看看少阴篇，这就是从少阴篇这节来的，麻黄附子细辛汤。你们看看，少阴篇 301 条，“少阴病始得之，反发热，脉沉者，麻黄附子细辛汤主之”，（本条 92 条）是根据这条（301 条）来的。

少阴病也在表嘛，它开始得的时候。少阴病以不发热为常，脉也不沉。少阴病在太阳篇前面就有，“病有发热恶寒者，发于阳也；无热恶寒者，发于阴也”，发于阳就指着发于太阳病，发于阴就指着发于少阴病，所以一般感冒也有的，所以在临床上要注意。

不过，少阴病少见，身体素虚或者是老年人，开始得病就是少阴病，有体温，不是没体温，但是病人不觉得发热，你要试温，体温也挺高的。发病伊始，不发热，只恶寒，这类大概都是少阴病。

那么这个（病发热头痛，脉反沉，若不差，身体疼痛）就

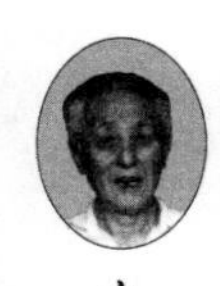

是“少阴病始得之，反倒发热”，本来以不发热为常，而反发热；脉一般也不沉，而“脉反沉”，这说明什么问题呢？这就是表证内有停饮。脉沉，《金匮要略》上有，“脉得诸沉，当责有水”，里有水，脉就现沉。那么少阴病而又里有水，少阴病维持在表的期间最短，就是两三天。如果（又）里头有水，一传里，非传到太阴不可，所以这个时候赶紧祛饮，（麻黄附子细辛汤）搁细辛嘛，细辛也是逐水饮的一个药，所以小青龙汤里头也搁细辛嘛。

我们这一段就是接着这段（301 条）说的，“病发热头痛，脉反沉”，就指的“少阴病始得之，反发热，脉沉者”这段。“若不差”，就是服了麻黄附子细辛汤，而病还不好。“身体疼痛”，身体疼痛还可以有表证啊，可是有表证，已经吃过麻黄附子细辛汤，而脉沉不愈，说明要急温之，不能再发汗了。少阴病更不像太阳病。得赶紧救里了，温其里以去其饮。

由于少阴病要转入太阴，死亡率相当的高，所以近来大家留心老年人得感冒死亡的非常多。朱总司令不也是感冒死的嘛！要得少阴病这种感冒，传里而并发太阴病的时候，死亡率相当高。所以这时候，吃了麻黄附子细辛汤而脉沉，还主为里，虽然有表证，（但）里头阴寒太盛了，赶紧舍表救里，或者是当救其里。根据上一条（所说），当然也用四逆汤。

这个地方（讲的）都很好。不过一般注家都搞错了，没前后看啊，你看这个（仲景）书上的不解、不差，都有用意的，不是随便搁这么两个字，随便搁两个字就没意思了，像“病头痛发热，脉反沉，他搁个若不差”，什么意思啊？（理解为）若不好，在这讲不通。（其实）就是根据那一条（301 条）。他说“病发热头痛，脉反沉”，不应该脉沉，它是表证啊，由于里头有停水（反脉沉）。里头停水，都是胃虚才停水，也就是虚寒。

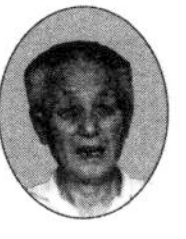

根据那一条（301 条），依法一方面要解表，同时（另一方面）要用细辛祛其寒饮。（如果）吃这个药（麻黄附子细辛汤）还不行，阴寒太深，得赶紧舍表救里。

所以这一段（如果仅仅）根据字面讲，讲不通（需要结合后面 301 条）。

那么四逆汤前面讲过了，就是甘草、干姜、附子，甘草干姜汤加附子，这是温里最有力量的药了，后世说的温里回阳，其实就是温里。

93　太阳病，先下而不愈，因复发汗，以此表里俱虚，其人因致冒，冒家汗出自愈。所以然者，汗出表和故也。里未和，然后复下之。

太阳病，法当汗解。这都根据这头一条，就是“本发汗，而复下之……本先下之，而反汗之……”这一条，所以就是逆治。太阳病依法当汗解，当发汗，那么“先下”，那病不会好的，“而不愈”。一看，不好，又给人发汗，这是错误的。太阳病误下，表不解，也不能再发汗，只能用桂枝汤。所以桂枝汤要特别记住“桂枝本为解肌”。我们方才也讲了，汗下之后表不解，只能用桂枝汤。他说“发汗”都指着是用麻黄汤。那么这个大夫就是乱来了，先吃泻药就错了，而表不解应该用桂枝汤以解肌，不应该用麻黄汤以发汗，“因复发汗”，他又用麻黄汤来复发汗了，一误再误。

下之虚其里，发汗虚其表，以使表里俱虚，表也虚了，里也虚了。“其人因致冒”，前面有，“发汗，若吐，若下，”这都能够亡津液亡血液，由于表里俱虚，人丧失了大量的体液，就是贫血了。“冒”，就是昏冒，就是现在咱们说的脑贫血，这是一时的，不是素日贫血了，（而是）由于治疗的关系，一时他脑

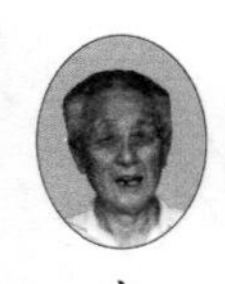

贫血而昏冒。

“冒家汗出自愈”，没有其他的毛病，一时的现象，津液恢复就好了。津液恢复，表和了就要出汗，这就是自愈的现象。冒家汗出自愈，不是要让你发汗，汗出说明津液已和了，营卫已调了，恢复了，津液恢复，血液也不贫了，冒就好了。那么底下有个解释，为什么呢？就是“汗出表和故也”。由于汗下失法，一时津液血液都虚，一时地眩冒发作，那么如果他要是出汗了，津液已恢复了，表和了。表和了，津液也恢复了，冒就自然好了嘛，就这么个道理。如果这时候你看还没和，丧失体液太多了，大便也干，那么你再“复下之”，再和其胃。

他怕你不懂，底下这一段都是接着这一段讲的。

94　太阳病未解，脉阴阳俱停，必先振栗汗出而解。但阳脉微者，先汗出而解；但阴脉微者，下之而解。若欲下之，宜调胃承气汤。

这个就是接着上面那条，本来是太阳病，先下而不愈，因复发汗，太阳病还未解。这个“未解”也不是随便搁个“未解”呀，本来就是太阳病，“脉阴阳俱停”下来就完了呗，搁个“未解”干什么呢？

他就是承接着上面那条来的，就是汗下失法而太阳病还未解。那么这时候看他（患者）的脉，“脉阴阳俱停”。阴阳就是外以候阳，里以候阴。（对于）脉阴阳，咱们在太阳中风头一条就讲了，“阳浮而阴弱”，浮取其脉就是候其阳，沉取其脉就是候其阴。那么浮沉取其脉“俱停”，不是脉停止的意思，而是咱们说的停停当当的，停停当当，就是没有什么偏差，就是脉无论浮取，无论沉取，脉都停当，也可以说都挺宁静，这就是阴阳自和了。那么发汗吐下后，“阴阳自和者，必自愈”，就是表

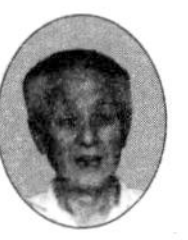

里内外没有什么特殊的情形，脉也阴阳自调。这个“停”不是停止的停，有的给解释错了，说有停止，那是怎么能自愈呀？古人有这么一个讲法，停停当当。

“必先振栗汗出而解”，这暗含着也有个“冒”啊，前面就有，这个你们看看《金匮要略》妇科里也有，所以亡失体液太多就有这种情形。那么这个病是没好，但是脉阴阳自调，“必先振栗汗出”，这是什么意思？就是津液恢复了要自汗出，但是必先振栗汗出。振栗汗出就是咱们说的战汗，那就是瞑眩状态。所以久病或者是误治之病，这个人虚了，如果要是自愈的话，要发作瞑眩。他恢复的时候，本来阴阳、津液恢复了要出汗的，但是出汗以前挺吓人，战汗，打寒战，振栗，打战战，然后出一身大汗，好了，这是说“脉阴阳俱停”。

“但阳脉微者”，这个微也不是脉微欲绝这个微，这个微当作弱字讲，阳脉微者就是浮弱的脉，浮缓浮弱的脉。浮缓浮弱还是在表嘛，就是桂枝汤证。那这不是阴阳俱停，脉浮是有毛病了，脉浮但是弱，这不是太阳中风脉嘛，是桂枝汤证了，“先汗出而解”，这不是自愈的样，得让他先出汗，用什么法子？用桂枝汤。这是在言外之意用桂枝汤了，书上没有写，但是我们要理解。

“但阴脉微者”，浮取没问题，（是）脉沉而缓弱。仲景这个脉，浮缓为中风，沉缓为亡血呀。咱们开始讲太阳中风，“阳浮而阴弱”，阴弱，你使劲按才能摸到脉内，脉内不禁按，那血少。血少就是里不和，这个书这是简略（之笔），怎么个里不和呀？就是胃中干。胃有热，丧失人的阴分，所以按着缓。但是在临床上我们不能（仅）根据这一条（就下结论），你总是要问的，这个人口干、大便秘结不通等。他的书可都没提，但是实质上我们在临床也不能光凭脉，必须脉证结合起来看。

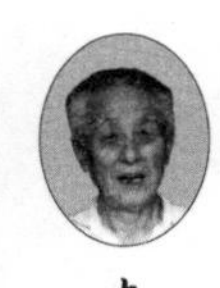

那么一般上说，根据这一条，汗下失法而造成病不解，有可能脉浮缓，这就是个表证。（也有可能）脉沉缓沉弱，这是里不和，病在里，一般说是宜调胃承气汤。但是我们在临床上，不能说遇到一个沉缓的脉，不问症候就给开调胃承气汤，那是不行的，你必须要症与脉对照起来。前面这个也是，脉浮缓，也得有症候，他这里没详细说，这是个略笔。这一段就是解释前一段。

95　太阳病，发热汗出者，此为荣弱卫强，故使汗出，欲救邪风者，宜桂枝汤。

这本来是太阳中风，重出了，主要是让你认识脉的阴阳候病的问题。“发热汗出者”，太阳中风证。太阳病，发热汗出，这是太阳中风证。他搁个“此为荣弱卫强”，你们看看前面那个太阳中风“阳浮阴弱”，阴就指着荣，阳就指着卫。那条是“阳浮阴弱”，这条搁个“荣弱卫强”，这是互词，他是特意让你在这明白：我们说的阳浮阴弱，也是卫气向外。他在底下解释得更好了，“阳浮者，热自发，阴弱者，汗自出”。营之所以弱，是由于汗出，所以汗出于营。那么，卫不共营协调往外跑，所以它（卫）强，脉也浮。这就是告诉你阴阳。所以在《金匮要略》上有的，他说是“卫缓则为中风”，我们轻取脉浮，这是中风脉；“营缓则为亡血”，就是浮而缓弱，就是太阳中风的脉。那么这两个（营卫）分开，外以候卫，内以候营，就是脉的阴阳，要不搁这一节没有用啊。搁这一节就告诉你，营卫诊法就是阴阳，就是轻取、沉取而已。

这是太阳中风证，所以“欲救邪风者，宜桂枝汤”。这一节也是说上面一节“脉阴阳俱停”那个阴阳的问题。在这他又重申阴阳以候营卫的问题。要不然的话，搁这一节就一点意思没

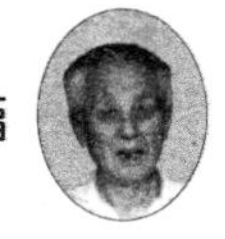

有，就是重出太阳中风证嘛，发热恶寒，阳浮阴弱。

96　伤寒五六日，中风，往来寒热，胸胁苦满，嘿嘿不欲饮食，心烦喜呕，或胸中烦而不呕，或渴，或腹中痛，或胁下痞硬，或心下悸、小便不利，或不渴、身有微热，或咳者，小柴胡汤主之。

小柴胡汤方

柴胡半斤　**黄芩**三两　**人参**三两　**半夏**半升（洗）　**甘草**（炙）　**生姜**各三两（切）　**大枣**十二枚（擘）

上七味，以水一斗二升，煮取六升，去滓，再煎取三升，温服一升，日三服。若胸中烦而不呕者，去半夏、人参，加瓜蒌实一枚；若渴者，去半夏，加人参合前成四两半，瓜蒌根四两；若腹中痛者，去黄芩，加芍药三两；若胁下痞硬者，去大枣，加牡蛎四两；若心下悸、小便不利者，去黄芩，加茯苓四两；若不渴、外有微热者，去人参，加桂枝三两，温覆微汗愈；若咳者，去人参、大枣、生姜，加五味子半升，干姜二两。

前面讲过，也有病的转变是个误治。在这是自然发生（不是误治）。太阳伤寒也好，中风也好，在五六天的时候，病一般的说要由表传入半表半里。他说“伤寒五六日，中风”，不是太阳伤寒五六日了又中风，不是的。“五六日”后面有个逗点，他说伤寒五六日，或者中风五六日，这个口气就是，无论伤寒和中风，在五六日的时候，一般病要由表传入半表半里，一般是这样的。

“往来寒热”。太阳病是发热恶寒，尤其恶寒，所以“必恶寒”嘛，发热与恶寒同时发作。阳明病在里头，是不恶寒但发热。半表半里，是寒热交替出现，“往来寒热”就是寒往热来，热往寒来，交替出现。这个道理后面要讲的，现在先不说这个所以然。那么就寒热来分析，表与里、半表半里有这么些不同，发热恶寒为太阳病，不恶寒但发热这是阳明病，往来寒热是少阳病。热型不一样，根据热型也能辨太阳、阳明、少阳。

“胸胁苦满”，胸、胁，半表半里的部位就在胸腹的两个腔间，胸腔、腹腔，就在这个大部位里，外接近表，内接近里，胃肠也在胸腹腔间。这个地方有邪气结之，所以胸胁苦满，就是胸胁这个部位苦满，苦满就是以满为苦，当作苦。劳苦意思就是苦于劳动。

“嘿嘿不欲饮食”，“嘿嘿”就是昏昏然而不愿意吃东西，这块有热了，热郁于胸腹腔间，头昏昏然而不愿意吃东西。

“心烦喜呕”，凡是热都往上炎，火往上来嘛，所以胸腹腔间有热，热也是容易波及到心脏，故心烦。热也能够激动胃肠。胃肠尤其胃是水谷之海了，激动里水里饮，就要呕。

“往来寒热”、“胸胁苦满”、“嘿嘿不欲饮食”、“心烦喜呕”四个这是柴胡四症，这是柴胡汤应用的四个主要的症候。那么底下有些或然的症候，这说明什么意思呢？就是半表半里的部位，是诸脏器的所在，如果邪热郁结在这个部位，能够影响很多脏器，（使之）失去常度的，就是失去正常而有症候的反应。所以这相当复杂。

“或胸中烦而不呕”，（小柴胡汤证）一般是要心烦喜呕，如果热不太重，只胸中觉烦热，心不烦，也不激动里饮，所以也不呕。这是邪热比较轻，也或者只是胸中烦而不呕。

“或渴”，渴，咱们都知道了，渴属阳明。热涉及到胃就要渴。

“或腹中痛”，腹中就是胃以下肠子，涉及到肠子了，那就肚子疼。

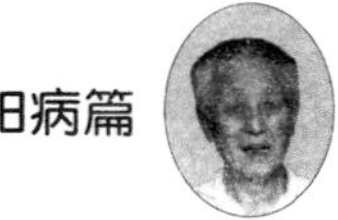

“或胁下痞硬”，胁下就是两侧。痞，有痞块谓之痞，痞是不通了，痞块也是的。硬，冲着硬上说是有痞块了，有肿结的地方，这就是肝和脾了，所以涉及到肝脾而胁下要痞硬。小柴胡汤及柴胡剂，是我们治肝病常用的。

“或心下悸小便不利”，或者涉及于心或肾，涉及于心则心下悸，涉及于肾则小便不利。

“或不渴，身有微热”，如果胃停水，他不渴。可是胃停水，热不除，表有郁热而身有微热。也有这种情况，这个人胃有停水，他就不渴，但是身上有微热。这些前面咱们都讲了，所以小便不利，内有停饮，表不解，表热不除。

“或咳者”，或涉及于肺，那他就要咳嗽。

总而言之，只要四症俱在，这些或然的症候无论有或无，都用小柴胡汤治之。

方后弄这些加减都是错的，这都要不得。这个书（的方后加减）可以说全是这样子（要不得）！这都后人所附的，谁附的咱们也不知道，但是这里头绝对是不对的。那么（小柴胡汤）这个方剂咱们看一看。

柴胡这味药在《神农本草经》上只是说它味苦平，苦，不大苦；平，不是像黄连那个苦法；微寒，它是一个寒性解热的药。那么它主治什么呢?《神农本草经》上说是主治心腹肠胃间结气、积聚，就是心到腹，肠胃之间的结气，或者是有积聚。结气，无形的东西才能结滞；有形的就是积聚，就是成痞块的东西。“寒热邪气”它也治，它能解热嘛。“推陈致新”。在《本经》上就这么几句话。那么结气也好，积聚也好，都是在胸腹腔间，所以它治胸胁苦满，在仲景这个书上看是治胸胁苦满。根据《本经》上的症候分析，也是绝对有胸胁苦满。

那么柴胡与黄芩为伍，黄芩治烦，这两味药（柴胡、黄芩）

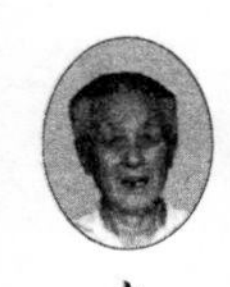

都是解热、祛烦。

底下这一系列的药都是健胃的药。半夏、生姜，这是小半夏汤，能够逐饮止呕的，柴胡证里头常有呕的。呕是因为什么呢？因为胃虚，搁人参、甘草、大枣，补中健胃。

所以小柴胡汤既是一个健胃止呕的方药，也是一个解烦祛热的方药。那么徐灵胎说"小柴胡汤妙就妙在人参"，这也可以解释一下，为什么这个病要传到半表半里呢？我们得回头研究太阳病。太阳病阶段人的机体，就是人体打算由表来解除疾病，所以我们开始讲的时候就介绍了，《内经》说邪气交争于骨肉，外邪、人的精气在骨肉这块交战。到四五天的时候，（就可能）没有机会从体表解除疾病。怎么没有机会了呢？就是正气不足以驱邪了，主要是由于里虚，就是胃虚。这时候柴胡、黄芩是能够解热驱邪，但是里虚，病只能再由半表半里往里来，必须要加强正气，所以这个时候用人参是对的。徐灵胎老先生还是看得挺清楚的，小柴胡汤妙就妙在人参。这个时候不能够在第一道防线（抵抗），（就）退到第二道防线了。退到第二道防线，正的力量没有增强行不行呢？还是不行的，所以这时候搁人参，健胃，咱们说是补中益气了，这就是补中益气啊，这个时候才能发挥柴胡、黄芩的力量，才能祛邪。主要是这么个问题。

那么下面这一条，就说明这个问题。

97　血弱气尽，腠理开，邪气因入，与正气相搏，结于胁下。正邪分争，往来寒热，休作有时，嘿嘿不欲饮食。脏腑相连，其痛必下，邪高痛下，故使呕也，小柴胡汤主之。服柴胡汤已，渴者属阳明，以法治之。

这一节非常的好。人的身体同疾病是永远斗争的，要不然

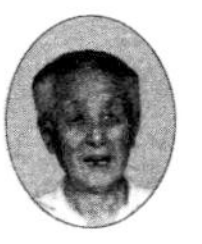

的话，人活不了。外界损害人身体的病菌病毒有的是。开始（斗争）的时候，太阳病讲麻黄汤“阳气重故也”，脉浮紧。表证的时候，人体以大量的精气往体表来输送，就是津液啊，那么这种东西（津液或者说阳气）哪来的呢？它来自于胃了。

“血弱气尽”，（假如表证）这个时候没得汗出而解除疾病，而且身体越来越不能支持了。这时候在机体要防里了，一防里，外边体表血弱气尽，不像在表证的时候。咱们谁都得过感冒，血管非常充涨，那不是血弱气尽，正是体液充实在外。那么在半表半里的时候就不是了，（而是）在表血弱气尽。不是无故地这个人就虚起来了，不是的，他把这个（斗争的）力量都撤到里头去了，在里头抵抗疾病。把体液津液往里头撤。“腠理开”，皮肤谓之腠，理者为肌肉纹理，（腠理）这个地方都疏松了。人体血气充斥（腠理）这个地方，它非常致密。（现在）津液往里一撤，（腠理）这个地方就虚了，虚了病就往里头来了，“邪气因入”，邪气趁机往里头去了。到哪去了呢？

“与正气相搏，结于胁下”，正气在里头预备另一道防线，集中力量在胁下这个地方，就是胸腹腔间中间这个地方，就是募原这个地方。“与正气相搏”，邪还要往里头进，但是机体不答应它了，相拒于这个地方（募原），结于胁下。

“正邪纷争，往来寒热”，这地方（所述）都好得很，正邪作战场的地方，就是胁下这个地方。纷争，就是交争。“正”往前进则“邪”退，邪近于表了，要怕冷，太阳病必恶寒。有的时候正气弱了，邪气进了，邪近于里则恶热，不恶寒。所以往来寒热是这么来的，（邪气）时而近表，时而近里，就是正邪纷争造成的，纷争的时候往来寒热，一阵儿冷一阵儿热。有的时候也不老这么争，不争的时候也可以休止，所以“休作有时”。争的时候，一阵儿冷一阵儿热，不争的时候

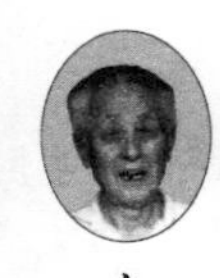

就不见往来寒热。

“嘿嘿不欲饮食”，你想，在胸腹腔间这个地方，正邪纷争到这个地步，少阳病是个热病，所以这个人昏昏然不愿意吃东西，这儿热啊。热（在）胁下、胸胁这个地方，就是膈之部位，一定要碍于食欲的。

“脏腑相连，其痛必下”，半表半里这个部位脏腑相连，一切的脏器都在这块儿，上有心肺，再往下就是肝脾，再往下胃肠、肾、子宫，都在这呢。脏腑相连，虽然结于胁下部位，热没有不波及到胃肠的。波及到胃肠，胃肠是水谷之海了，激动里边水，“其痛必下”，胃肠部位一定要疼的。

“邪高痛下，”邪在胸胁，（位置）高啊；而疼在肚子，在下边。上边有热，底下有水气被激动而腹痛，人要呕了，“邪高痛下，故使呕也”。呕主要还是激动里饮，热激动里饮，它往上撞。

“小柴胡汤主之”。这一段就解释上边一切的症候，这（解释得）很好，那么是不是吃柴胡汤，病就整个好呢？也不一定。就看这个病（的发展），一般说是能好的。无论在表也好，在半表半里也好，如果治疗得当，都使着病逐步减轻。但是不一定在这时候好，尤其真正伤寒病，还要往里传，大概都在白虎汤阶段。病是由表传半表半里，如果病势相当的厉害，还往里头传，传为阳明病。

“渴者属阳明”，吃完小柴胡汤，（虽然）这一切的证没有了，但是它转成渴了，渴就是胃有热了，这就变成阳明病了，这个阳明病就是所谓白虎汤证了。在临床上这个时候常常就是小柴胡加石膏证最多，也是渴，同时柴胡证不罢，我们就用小柴胡加石膏就行了，这个方子在临床是经常用的。所以这个书的确最实在，这是通过实践来的东西。咱们今天讲到这儿。

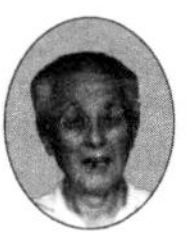

附录：学生冯世纶等与胡老研讨病例

冯世纶：最有有个案例，吃了桂枝汤，又吃麻黄汤的病案。患者又受寒了。

胡老：这要看什么情形，要是一个病的时候不行！如果后来这个患者又感冒了，那可以（这么用）。

冯世纶：患者是不慎风寒，又感冒了，脉浮紧。

胡老：又感冒了，那可以！

冯世纶：头一天患者吃了桂枝汤，第三天又感冒了，脉浮紧，就给他吃麻黄汤。

胡老：那可以，因为他又感冒了。如果不是又感冒，一个病是不能这么用方的。如果是一个病，桂枝汤之后，不能吃麻黄汤。如果他又感冒了，那就另当别论了。

另一个学生：麻黄用量还是原方的用量吗？

冯世纶：麻黄用量不小。

98　得病六七日，脉迟浮弱，恶风寒，手足温，医二三下之，不能食，而胁下满痛，面目及身黄，颈项强，小便难者，与柴胡汤，后必下重。本渴饮水而呕者，柴胡汤不中与也，食谷者哕。

这一段本文很不好懂，里头意义含着太多。

“得病六七日”，一般的太阳病，五六天、六七天，都是内传少阳的时候。

“脉迟浮弱”，迟和弱脉见于浮，这就是气血不足于外了，这与上条“血弱气尽”是一个意思。病要传少阳，体表气血就不足了，所以脉迟和弱都见于浮。脉迟浮弱就是脉浮而迟弱。那么六七天见这个脉，病就有内传少阳的情况。

“恶风寒”，这是表证还没罢，表证还存在。

“手足温”，手足温是与四肢厥冷相对应的，四肢厥冷是里虚有寒，四肢逆冷、厥冷。那么手足温呢，就是内有热，里有热，手足温。但是手足温在本书里讲的都是“系在太阴”，这是什么意思呢？阳明病不光手足温，身也热而出汗，甚至于手足也是濈然汗出，这是阳明病。手足温当然是里热，那也属于阳明病了，（但常用术语）说“系在太阴”，说明这个热不是身热，只是手足温而已，那么说明里面不是光有热，还有湿，就是有水。

同是里位，一个病位有两种不同的病，一个就是胃实热，就是咱们说胃家实那一类的，胃实，热结于里，有实，也热，这就是阳明病；另一个是太阴病，太阴病什么样子呢？太阴病与这个（阳明病）正相反，也在里位，也就在胃肠之里，但它是里头停水，胃虚停水，正与阳明病相反，而且还没有力量收持水，所以吐泻，它是这么一种病。所谓“系在太阴”，就是说本来是阳明病，可是里头还存在着湿，所以叫“系在太阴”。

在这个书里头共有两段“系在太阴”，你们看看阳明病篇里头，187 条，你们看看这一段，来理解“系在太阴”，否则不容易理解，“伤寒脉浮而缓，手足自温者，是为系在太阴。太阴者，身当发黄，若小便自利者，不能发黄。至七八日大便硬者，为阳明病也”，你看这说明什么呢，是在里位上开始有热，水火这两个东西不并立，热盛了，小便数，汗自出，里头马上就是水分尽去而变成热实（属阳明病）。那么太阴病呢？水盛，火就要消失。

在里证，表证传里的时候，水火是互相进退的：如果阳明病，热越重越实，水分越丧失；如果阴寒的方面盛，那么饮就重，要腹痛下利的，这就叫做太阴病。

太阴病，倘若没有热是没有问题的。倘若有热同时存在的

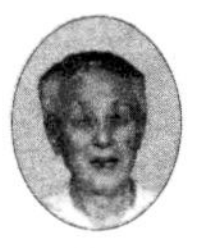

时候是阳明病而有湿，所以他说“系在太阴”。这个“系”，咱们拴东西谓之系，与太阴病有联系，说明阳明病要有湿，则与太阴病有关系，系在太阴，有湿嘛。这时候水火是互相进退的，如果湿盛，小便也不利，一定要发黄的，这是古人一种看法。关于发黄我一会儿再给讲。那么小便要是利呢？热盛，就把津液尽量往外排出，不但小便利，而且汗也出，那大便就要硬了，那就变成阳明病。

所以在病初传于里的时候，又有热又有湿，也可以为阳明病，也可以为太阴病，在这个阶段就叫做“系在太阴”。阳明病没完成，但是里头有停湿，所以他搁个“系在太阴”，里头有与太阴有关系的问题，他搁个系在太阴，我们方才这一节（98条）就是的。

“医二三下之”。病六七天，由表传入半表半里，而又传于里。传于里虽然手足温，里有热了，但是它是系在太阴，里头也有湿。那么这个情况，表证不可下，少阳证不可下，里有湿更不可下，所以“医二三下之”，这是一个错误，由于手足温，大夫就认为里头是有热了，而二三下之，就是接二连三地给吃泻药，这是错的。

“不能食，而胁下满痛”，二三下之则伤了里，当然就不能吃东西了，伤了胃气了。同时少阳病也很明显。伤了胃，胃气一虚，邪热、客气都往胃这块儿来，当然是半表半里的热、表热都往胃这块儿聚。那么湿呢？水气也往这块儿聚，所以“胁下满痛”，胁下，连心下这个部分都有了，胸胁满，胁下满，就是胸胁苦满的少阳病的症候，由于邪热、客气都往这块儿聚，所以也疼。

“面目及身黄”，又有热又有湿，非发黄不可。古人认为黄是由湿热，郁热在里造成的，由其“系在太阴”说身必发黄，

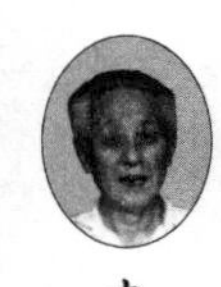

古人这个看法是错误的。古人认为脾属土，土色黄，这是个错误。现在黄疸多是胆道受了障碍，这是很清楚的事情，不在乎脾土色黄，这是胆汁的色。可是虽然这么说，古人在治疗上所掌握的规律是对的，像咱们用茵陈蒿汤，或者是茵陈五苓这类的药祛湿祛热，治疗永远也是对的，古人只是掌握这种规律。与脾的关系是没有的，古人错了就是错了。古人没法那么（像当代西医一样）认识，不知道有物理的障碍而使着人发黄，他们不懂得这个。所以古人一看到黄都是属太阴，因为太阴是运湿，太阴有病不能运湿了，再要有热，一定发黄的。古人这么个看法，（治病）规律是对的。古人说郁热在里，治疗的方剂这都是非常正确的，现在我们这么用还是有效嘛。

所以我们研究古人的东西，要掌握这种（辨证治疗）规律方法。至于古人这种说法，咱们现在这个脏腑辨证很成问题的，因为古人限于科学水平，他搞不清生理病理。比如（仲景）这个书吧，也就是一千好几百年、两千来年左右了，那个时候科学还是没有（今天）这样的进步发展，没法来认识疾病问题都关于生理病理，这是一种基础科学的问题，那个时候没有（基础科学），没有怎么办呢？他们也想解释，就让脑子想，或者拿现象当本质，土色是黄的，根据五行来说，脾属土，土色黄，就这么样来看。尽管看的错误，（但）这种规律是一点不错的，尤其发病的这种情况，比方底下他说“小便难”。

“小便难”，在太阴病，我们方才讲那节（187 条）也是，如果小便利，湿热能够外越，他不发黄。我们现在临床上也是这样的，大概黄疸病都是小便不好，那么我们治疗也是去利小便，祛热，祛湿热。这一类治疗的手段，什么时候都是对的，这是规律。（但）古人对这个规律的这种认识法（如脾属土，土色黄）可是不对的。

“不能食，而胁下满痛，面目及身黄，颈项强，小便难者，与柴胡汤，后必下重”，这种内里头有湿热（与小柴胡汤证类似但又不同），柴胡有点疏泄作用，同时它祛热，是解热剂嘛。（湿热之证若治以小柴胡汤，湿热）再撤其热，再加以疏泄，湿热下注一定要得痢疾，“后必下重”。

“胁下满痛”、“颈项强”，颈项强，颈就是两侧，项就是后头。人脖子两侧谓之颈，两侧颈属少阳；项，后面属太阳。由于这个病太阳也没罢，少阳病也发生，所以颈项强。根据“胁下满痛，颈项强”，可以用小柴胡汤。这个症候颇像小柴胡汤证，但是在“本渴，饮水而呕”的情形之下，吃小柴胡汤是不行的，非用五苓散治水逆才行。

“本渴，饮水而呕”，这个是水逆症候。本渴，可是一喝水就要吐，这就是我们上面讲的五苓散证，水逆。水逆，里头水相当地多，而且水冲逆于上，那么这个时候吃柴胡剂是不行的，非用五苓散治水逆才行。这个（条文的病症）就是（该用）茵陈五苓（散）来利水祛黄就对了。柴胡汤不能用，要是用的话，不但“后必下重”，而且“食谷则哕”，水停得非常地多，水往上冲逆，你咽东西咽不下去，要哕逆的。这是个倒装句（原文：“不能食，而胁下满痛，面目及身黄，颈项强，小便难者，与柴胡汤，后必下重。本渴饮水而呕者，柴胡汤不中与也，食谷者哕”。实际应该：“不能食，而胁下满痛，面目及身黄，颈项强，小便难者，本渴饮水而呕者，与柴胡汤，后必下重。柴胡汤不中与也，食谷者哕。”）他说“与柴胡汤，后必下重”，是指着“本渴饮水而呕者”。上面说不能食，里头就（暗含）有个呕，而且饮水也呕，上面没说这个（饮水而呕）症候，底下说清楚了。根据上面这个症候，他就（考虑到用）柴胡汤了。（柴胡汤）也治黄啊，在《金匮要略》黄疸篇里头就有，说“诸黄腹

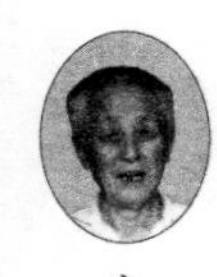

痛而呕者，宜柴胡汤”。那么这里也呕，尤其这个症候正是柴胡证，胁下满微痛，颈项强，这可以用小柴胡汤。但是注重（强调）在底下这一句话，是个倒装句，他说“本渴饮水而呕者”，是这么个呕，（是）水逆，本来渴，想喝水，一喝水就吐，这不就是水逆证吗。要有水逆证的这类黄疸，虽然有柴胡证，不能用柴胡汤。假设要用（柴胡汤治水逆与柴胡证）的话，就有后重和食谷则哕，因为柴胡汤不能治水逆，同时（柴胡汤）有疏泄胸胁的作用，去心腹间结气、积聚，有疏泄作用，同时一撤热，水势更泛了，所以食谷要哕逆的。

这段条文包含的意思非常的广，（如果）我们离开本文，倒是好理解这一段。根据上边五六日（96条，伤寒五六日，中风，往来寒热，胸胁苦满、嘿嘿不欲饮食，心烦喜呕），无论伤寒或中风，一般来说全要传入少阳，是这么个时期。那么六七天（98条，得病六七日）更是了，五六天、六七天（常要传少阳）。而且脉呢，已经有内传少阳的一种征象，“脉迟浮弱”，不但传少阳，而且表证也没罢，还恶风寒。虽有里热，“手足温”，手足自温，但是里热不重，还系在太阴，只是手足温而已，里头还是有湿。（病的症状是）这一系列的情形。

少阳病不可吐下，后头有的，我们讲到少阳篇就知道了；表不解，更不能用下药；里停湿，不是有实热，也不能用下药。所以以上的这些情况，一概不能用下药，而这个大夫反接二连三下之，这都错误。

所以少阳证这回就明显了，胁下满且痛。因为表证还有，用药不对头（不解表而下之），一定导致气上冲的，表也不能解。所以不但颈强，项也强，头项强痛那个项，所以太阳病也没罢。那么由于气冲，水往上不往下，所以小便不利。那么既有热，小便又不利，非发黄不可，所以“面目及身黄”，本文的

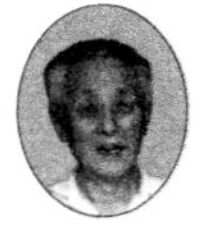

意思就这个。可是这个时候，水往上逆得厉害，同时人渴，但是饮水则吐，这是水逆证。这种发黄，应该用茵陈五苓就对了，就是五苓散加茵陈，一方面治水逆，另一方面祛黄。而柴胡汤是不能用的，“不能与”。要是与的话，“下利后重，而且食谷则哕”。所以水逆证，虽有柴胡汤证，（但）不能用。这还是论述小柴胡汤的应用。

这段相当地大，内容相当地复杂。古人通过对疾病的观察，发现疾病万变，在病位的反应啊，不出三个，一个是表，一个是里，一个是半表半里。可是每一个病位的反应，都有两种症候，或阴或阳，阳有热实，阴有虚寒。所以表有阴阳，里有阴阳，半表半里也有阴阳。咱们开始讲太阳病，“病有发热恶寒者，发于阳也；无热恶寒者，发于阴也”，所以在一个“表”位上，也有两种，一个太阳，另一个少阴。里证，根据我方才所讲，在里位上也有两种，一种阳明，另一种太阴，所以在阳明病里头常有“系在太阴”的关系。所以这一段，不这么详细说不好理解。

99　伤寒四五日，身热恶风，颈项强，胁下满，手足温而渴者，小柴胡汤主之。

你看看，这一段同上面那一段症候差不多。伤寒也好，中风也好，到四五天、五六天、六七天这个时候，一般都是多传少阳病。在临床上也是，感冒一过去，头两天，到三四天、四五天，它就传少阳。

“身热恶风”，身热，不光传少阳，里头也有热，就是身热，不是发热了。恶风，表还没罢。

“颈项强”，你看他也搁个颈项强，两侧谓之颈，后面谓之项，这就是既有太阳病，也有少阳病，所以颈项俱强。

“胁下满”，这就是胸胁苦满了，这是有少阳柴胡证了。

“手足温而渴”，手足温又渴，里有热，但是也不到整个阳明病的情况。

在这个情形，是三阳并病的样子，就是由表证传入半表半里，又系于里了，里头也有热了。这个三阳并病，也应该取少阳治之，所以他用小柴胡汤。这是个定法。怎么讲呢？

表证是可汗，少阳病不能发汗；里实证，里有热可下，少阳病不能下。我们讲到少阳篇里都有，所以三阳并病，既有少阳病存在，又不能汗，又不能下，只能够取少阳治之，这是定法，在临床上也是必要的。

我们在临床上常遇到这种情形，感冒过去了，（但）表证还存在，也还怕冷、怕风；可是少阳病相当地明显，尤其胸胁苦满，这是少阳病的部位；那么他又渴，手足也热，或者身热，这里头也热了，里证也有了。那么这时候我们要用小柴胡加石膏最好了。这一段也是的，不过他没说（用小柴胡加生石膏），就说个小柴胡汤主之。我们在临床上一般都用小柴胡加石膏，可以说是百发百中，在临床上常遇到这种情况。

那么这个（本条）同上面（上条）不同的在哪儿？你们看一看，就是一个“渴饮水而呕”，这条没有，这条“手足温而渴”，他渴，不是饮水而呕，没有水逆，所以这条（病症）可以用小柴胡汤。这条没说发黄（与否），就即使发黄，有小便不利，也可以用小柴胡汤，没问题的。

上面那条（98 条），只用小柴胡汤不行，我们通过实践，用小柴胡汤合用茵陈五苓，我认为是最好了，“柴胡不中与也”那条，用小柴胡汤与茵陈五苓合用最好了，因为什么？因为柴胡证还很清楚嘛，但是只用小柴胡可不行。那么这一段（99 条）就是小柴胡汤证，所以就用小柴胡汤就行了。他就怕你上

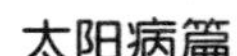
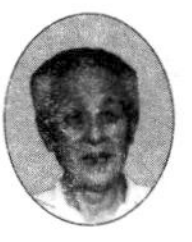

面（那条）不明白，在底线又出了这么一节，就是99条。

那个（98条）“柴胡不中与也”，不是根据上边的柴胡证而不得与柴胡汤，而是因为有个“渴饮水而呕”，这是水逆证，小柴胡汤不能够用的，只用小柴胡汤是不行的。在这一节（99条）就证明前一条为什么不能用小柴胡汤的原因。

100　伤寒，阳脉涩，阴脉弦，法当腹中急痛，先与小建中汤。不差者，小柴胡汤主之。

小建中汤方

桂枝三两（去皮）　**甘草**二两（炙）　**大枣**十二枚（擘）　**芍药**六两　**生姜**三两（切）　**胶饴**一升

上六味，以水七升，煮取三升，去滓，内饴，更上微火消解，温服一升，日三服。呕家不可用建中汤，以甜故也。

“伤寒”，就是太阳伤寒。“阳脉涩”，就是脉浮涩，谓之阳脉涩。阳就指着外面，浮取脉涩，但是按着脉弦，上下弦直有力。那么这类的脉就是里寒，外血不足，就是中虚有寒，营卫不足于外，所以“阳脉涩，阴脉弦”。

这是小建中汤的脉，中气虚，虚者生寒。那么中气一虚，不能消化水谷，所以外面营卫气虚，阳脉涩。涩是血不足，津液不足脉也涩，这是一个说法。那么根据这个，“法当腹中急痛”。

但是弦脉也为少阳脉。“阳脉涩”，真正少阳病，尤其到柴胡证这个阶段，气血也不足于外，血弱气尽嘛，咱们前面也讲了，阳脉也是涩。按着脉弦，这是少阳病。那么小柴胡汤证也是腹痛，所以这类的脉，“法当腹中急痛”，就是说，这种脉依法应该腹中发急痛。急痛也可以说是拘挛痛、拘急痛。

“先与小建中汤”。那么根据这个脉，可以与小建中汤或小

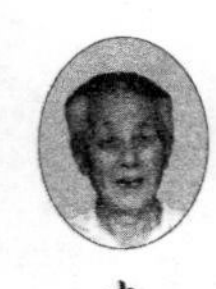

柴胡汤。小建中汤脉是这样的，里有寒，弦主寒，也主疼，拘急痛脉也弦。根据里虚寒而营卫不足于外，这是小建中汤证，这个脉同时都存在。柴胡证腹痛也有这种脉。

为什么先与小建中汤？这我们讲很多了，里若需要温补，必须先救里，这是先里后外，少阳在半表半里，里之外。这也是定法。所以他先用小建中汤。那么根据这个脉，既有小建中汤证，也有柴胡证，所以他先与小建中汤，也是先救里而后外的意思。

“不差者”，不差者不是一点儿没好，而是这个疼总没完全好，那就是柴胡证的问题了，所以“小柴胡汤主之”。

这一段在临床上也容易遭遇的，因为（阳脉涩，阴脉弦）这个脉，小建中汤也是这个脉，柴胡证的脉也现这种脉。那么根据这种脉，病人的肚子疼，这种脉应该肚子疼，所以“法当腹中急痛”。那么既可能是建中证，也可能是柴胡证，得先怎么治呀？得先温里。

里需温需补，都得先从里治；里需攻需下，那就先从外治，这是定法，我们前面讲很多了。这一段也是这样。也就是说，阳脉涩阴脉弦，根本（来说）这个脉既有建中证，也有柴胡证，在是从治疗的结果上来看的。所以，先与小建中汤，这也是一定的治疗的步骤，要是没完全好，再用小柴胡汤主之，绝对能好的。

小建中汤这个方药，就是桂枝汤增量芍药，原来芍药是 3 两，现在是 6 两，芍药就治拘挛痛，腹发拘挛痛。但是芍药微寒，里虚有寒，光用芍药是不行的，得搁饴糖，大量饴糖，他搁 1 升，1 升拿现在说是 1 碗，就是茶杯 1 杯，我们平时开药都搁 1 两半。饴糖甜，是甜都能止痛，饴糖配合芍药治腹急痛相当有力的。

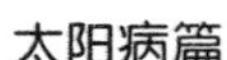
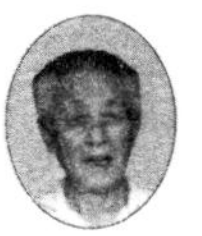

为什么叫小建中汤呢？桂枝汤是解表的，那么（小建中汤）这个方子就是治桂枝汤证，在桂枝汤的基础上，中虚有寒而腹急痛。这个方子也解表，有很多的里虚而表不解，腹痛，这个方子也非常好使。咱们说甘温除热，这个方子也是甘温除热一个代表方剂了。肠结核腹痛发烧，我用这个方子治过，挺好使的。所以小建中汤还解表，不是整个（全部用于）建中，所以叫做小，不像大建中，大建中整个是温里补里（不能解表）。

101　伤寒中风，有柴胡证，但见一证便是，不必悉具。凡柴胡汤病证而下之，若柴胡证不罢者，复与柴胡汤，必蒸蒸而振，却复发热汗出而解。

“伤寒中风，有柴胡证，但见一证便是，不必悉具。”这是一段，下面应该还另有一节。“凡柴胡汤病证而下之，若柴胡汤证不罢者，复与柴胡汤，必蒸蒸而振，却复发热汗出而解。”这是两段。

无论伤寒或中风，如果发现柴胡证，但见其中主证之一证，就可以用柴胡汤。这个主证是什么呢？往来寒热，胸胁苦满，嘿嘿不欲饮食，心烦喜呕，这是柴胡四证。不是说柴胡证这四个都具备，他意思是其间有一个主证，就有机会用小柴胡汤。他这个话（但见一证便是）我们要活看，这一证也需要结合其他的脉症而来观察，后头有例子。并不是说非得有往来寒热、胸胁苦满、嘿嘿不欲饮食、心烦喜呕俱备才用柴胡汤，不是的，不要这样子看，而（是）这四个主要症状其中有一个，再观察脉症可以用小柴胡汤的，那么一样儿可以用，不必都具。这是一节。

“凡柴胡汤病证而下之”，柴胡汤证不应该下，如果误下，那么柴胡汤证幸而未因下而罢，柴胡汤证还存在，那么这时候

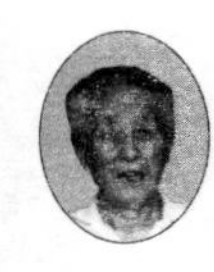

还可以用柴胡汤治。“复与柴胡汤，必蒸蒸而振，却复发热汗出而解”。这句话给后世造成很大的问题，这就说柴胡汤是发汗，它哪发汗呀（柴胡汤不发汗）！“蒸蒸而振”，蒸蒸是热象，那么服完柴胡汤之后，先蒸蒸然，人感觉发烧，蒸蒸然，继而打战战，“而振”，振就是振战，打寒战，然后发热汗出，病就好了。这不是出汗吗？其实这是瞑眩状态，哪有这么出汗的。这是什么道理呢？一个病，邪盛正虚的时候，我们吃药要“中病”，常常发生瞑眩状态。瞑眩状态，是古人有的这么一句话，咱们前面也讲了，就是“若药不瞑眩，厥疾弗瘳”，这是《尚书》上的一句话。所以服了药之后，有一种特殊的反应，不正常的反应，很吓人的，你看这也很吓人，折腾人：“蒸蒸而振”，蒸蒸不是个好（编者按：好，此处为正常之意）发热的样子，这个人感觉里头其热蒸蒸，然后打寒战，完了出一身大汗。这叫瞑眩，就是药“中病”发瞑眩。不是说服柴胡汤都这样的。要注意是“下之后”，这个病误给下了，挫伤人的正气，体力虚衰了，可这个病还存在，这时候与柴胡汤常发生这种情形（瞑眩），所以我们在临床上要注意这一点。假设这个病人原先就是柴胡汤证，已经吃了泻药了，柴胡汤证还存在，给柴胡汤才常发生瞑眩。这时候你得告诉病人（可能瞑眩），不告诉他，非上急诊不可。蒸蒸而振，出一身大汗，他就吓坏了。你告诉他这是瞑眩，有（瞑眩）这个情形病马上就好。

这不是柴胡汤能发汗，柴胡汤不能发汗的，这是瞑眩状态，瞑眩状态常有这种情形（汗出而解）。柴胡汤常有这种反应。人要不虚，没有这种反应。或者久不治，再者就是给吃错药了，伤人体力了，那么这时候柴胡汤证还存在，当然得与柴胡汤，可这时候常常地发生瞑眩状态。这要告诉病人的：这时候要给他吃这个药，说你（多）加小心，吃这药有这种（瞑眩）反

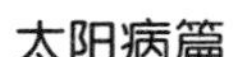

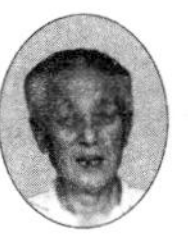

应，可有这种反应非常的好，（预示着）病马上就好了。也有时候不发生这种反应，身体不那么虚，就不发生这种（瞑眩）反应。发生反应不要害怕。

（小柴胡汤）它不是发汗药，一般注家就根据这句话（汗出而解），说柴胡升散，把柴胡也弄个发汗药（的归类），不是的。他就是讲柴胡汤有这么种情形：如果下之后柴胡证不罢，可以与柴胡汤，没有问题的，但是有这么一个问题，发生瞑眩状态，蒸蒸而振，然后发热汗出，但是病马上就好。

102　伤寒二三日，心中悸而烦者，小建中汤主之。

小建中汤也不光治肚子疼。“伤寒二三日”，表还不解呀，但是中虚，血也少，血不足养心，心才悸。“心中悸”，悸就是跳，血少不足以养心而心中悸。表不解，才烦。咱们在桂枝汤讲过，“反烦不解者”，表解就不烦了。伤寒虽然二三天，根本这个人就是里虚有寒，津液就不充于外，血液少，所以，心中悸而烦。这种情况，你不补里、不建中，则表解不了。这时可以用小建中汤。

这就补充了上边小建中汤（的治疗范围），不是光治肚子疼。小建中汤治腹痛那是如神，那非常好使，无论是虚寒性的胃溃疡，或者其他一般的腹痛，小建中汤都好使。但是小建中汤是由桂枝汤证而来的，它也解表，如果中虚有寒、血气不足的这种“表不解”可以用它。那么症候呢？就是心中悸而烦。一般表证，心中不悸。

103　太阳病，过经十余日，反二三下之，后四五日，柴胡证仍在者，先与小柴胡。呕不止，心下急，郁郁微烦者，为未解也，与大柴胡汤，下之则愈。

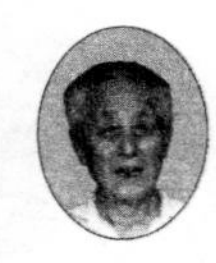

大柴胡汤方

柴胡半斤　**黄芩**三两　**芍药**三两　**半夏**半升(洗)　**生姜**五两(切)　**枳实**四枚(炙)　**大枣**十二枚(擘)

上七味，以水一斗二升，煮取六升，去滓，再煎，取三升，温服一升，日三服。一方加大黄二两。若不加，恐不为大柴胡汤。

太阳病已经十来天了，“十余日”，暗示已经传入少阳而为柴胡证了。“反二三下之”，（但是）大夫不知道用柴胡汤，而反一再吃泻药，“二三下之”。到四五天的时候了，就是泻下两三天，接着不就是四五天吗，“柴胡证仍在者”，仍在者，可见经过十余日的时候柴胡汤证就发现了，所以（仲景）这文章都这样子。那么经过十余日，我方才讲已经传到少阳是怎么知道的呢？这句话就知道了：“柴胡证仍在者”，也就是说，太阳病在十余日的时候，已经传入少阳而发生柴胡证了，（但）大夫不知道用柴胡汤，反二三下之。那么下后到第四天、第五天了，柴胡证还不差，没因下而罢，还仍然存在，那么这时候先与小柴胡汤，还是柴胡证嘛。

但是由于误下，把半表半里的邪，大部分都引入到里去了，病于里了。所以（若）表有邪，吃泻药，则虚其里，中医讲“邪之所凑，其气必虚”这句话嘛，里虚了，表邪也趁里虚而入里；半表半里，少阳病在半表半里，没到胃肠里头，（假若误）吃泻药，也虚其里，半表半里之邪也陷于里，这条所说就是。虽然柴胡证仍在，但是已经病于里了。

（半表半里陷于里）先与小柴胡汤，呕还不止，“心下急”，心下就是胃这块儿，胃这块儿实得厉害，心下坚痛，又硬又疼，甚至于不可触按，那是胃实得厉害。“心下急”就是觉得这块儿痞塞不通。“急”这个字，急是紧，里头没有地方，感觉外边

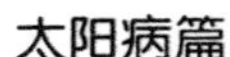
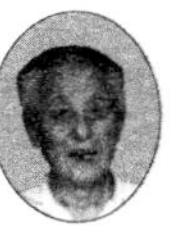

急，心下这个部位痞塞不通。所以注家对这个“急”字解释很多了，李东垣说是心下急就是那块儿不宽绰、不宽快，这也通。这个“急”字（我认为）就是不通，觉着这个地方小，不宽快，就像挺肥的一个人穿个小衣裳，紧，不宽绰，所以叫做“心下急”，也就是里实比较轻微，不到大承气汤那种心下硬还疼，不到那个程度，只是心下急而已。

“郁郁微烦”，也不像阳明病烦躁得那个厉害，郁郁也就是默然，烦得不太重，说明病陷于里，里不是那么个实法，所以不用承气汤。

“为未解也”，虽然与小柴胡汤，旁的证都解了，“呕不止，心下急”还存在，这个病还是没好呢，应该与大柴胡汤，下之就好了。半病于里也，这就是半表半里由于吃泻药而又病于里，就是少阳阳明并病。

那么为什么吃小柴胡汤而呕不止呢？大柴胡汤这个呕，比小柴胡汤这个呕原因更复杂，小柴胡汤这个呕只是胃里头有停饮而已，有热激动胃里头的停水，所以往上逆呕。大柴胡汤（呕的原因是）两个问题，一个与小柴胡汤这个（原因相同）同时存在，另一个关键是大便下不去，气不得下行，都往上攻，所以心下急。（大柴胡汤因为大便下不去而造成的）这个呕只是用半夏、生姜是不行的，还得想办法通大便，导气往下行，这个呕才能除。所以大柴胡汤与小柴胡汤都有呕，但是大柴胡汤的呕用小柴胡汤不行，“呕不止”，因为什么？“心下急”解决不了，非用枳实、大黄不可。

本来是小柴胡汤证，由于大夫误治，二三下之，把邪又引到里头去了，那么（虽然）小柴胡汤证还存在，但是大柴胡汤证已经就有了，所以吃小柴胡汤那是对的，不是错误，但是由于呕不止、心下急，这还有一半（症状）没治，还得吃大柴胡汤泻下就好了。

大柴胡汤与小柴胡汤的药物组成是不同的，没有人参了，把小柴胡汤的人参、甘草去了。由于呕得厉害，生姜加量了，生姜是五两。由于心下急，他搁枳实、芍药，芍药也有点缓下的作用。另外应该有大黄，这个书上没搁大黄，不对，有大黄，大黄二两，应该有，方后注的有，他说“上七味，以水一斗二升，煮取六升，去滓，再煎，取三升，温服一升，日三服。一方加大黄二两”。他说还有一个方子是有大黄的，“若不加，恐不为大柴胡汤”。这是林亿他们在后头注的。所以这本书有些错误，原先这个本不是一样的，有的本没大黄，有的本就有大黄。这个本就没有了，其实应该有的。

你看看大柴胡汤不搁人参，为什么？在小柴胡汤这个阶段，病由表往里传，就因为里虚，血弱气尽，所以加人参。加人参两种意思，一个由于里虚，加人参使着病不能再往里传，（另一个）同时也扶助正气驱邪。大柴胡汤就不然了，病已经进到里头去了，里实了，里实是病实了，那么这时候再补里不行了，补里了就像咱们现在比方说就是关门抓贼：得想法祛病了，病在哪块儿补哪块儿就不行了，所以（大柴胡汤证）这块儿非祛病不可，（若用）人参反倒碍事了，不能搁。他搁枳实、大黄、芍药，这是必要的。所以那个地方虚，邪没到那儿你要补；邪已经来了，邪在那儿成实了，你非驱邪不可，那你还补什么，补了，越补病越实，那就坏了。

所以大小柴胡汤的药物不同，主证则各异。头一个，小柴胡汤这个阶段，胃里头一点儿病没有，邪没进到胃里头去，那么加强胃气，使得邪不往里头波及，而且扶正以驱邪，那是对的。邪已入于里了，再补里就坏了，补里也是补邪了，所以这阵儿非驱邪不可。邪去了，邪一去，里自安。所以（大小柴胡

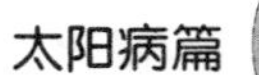
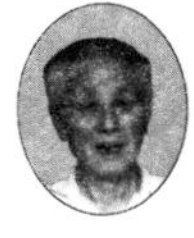

汤）用药是不一样的。

我们在临床上也是这样的。表证，表实的非攻表不可，不能用补药。我亲身遇到过（实证却用补的例子），年头很多了（很多年前），也是个挺有名的名医，遇到一个咱们现在说就是温病，那热得很，他给人吃的就是银翘散这类的药，同时给加鲜生地。北京早先有个陋习，爱用鲜生地这个药，说是解热。（生地来解实热）不行啊，它是补药啊，是强壮性的一种寒性解热药。当时表实证的时候，你搁上（生地）就不行，所以这个人后来治疗这个病，生地用得相当重，我记得用了 8 钱生地。后来这个患者就转为我给看病。所以表实，你就得攻表，补药是用不得的。里实，病实于里，也不能够补。

所以里实证的这个（因误治而）死都是这么死的：病实而人虚了，这就坏了，若是补，这个病不受补了；若攻病，人受不了了，这就要死人。我们讲阳明病的时候就有了。阳明病的死，（是因为）本病的病实，一攻就好。所怕的在哪儿呢？怕人虚，人虚得厉害了，那你动不得手了。所以阳明病有急下证嘛。病来得非常地猛劲，非及时攻下不可，稍一延误，这个人体力虚衰得厉害，（而且同时）病来得非常地猛，这就是不能救治了，你再攻，人受不了，这些后头要讲的。

在这我们讲的大小柴胡汤的问题，大柴胡汤，病传进去，当然人也虚了，为什么不搁人参呢？搁不得。贼进屋子了，把贼得撵出去呀，关上门子还行吗？关上门，好，贼和你拼了。这是用药的一种规则，你看古人的方剂也就明白了。

104　伤寒十三日不解，胸胁满而呕，日晡所发潮热，已而微利。此本柴胡证，下之以不得利，今反利者，知医以丸药下之，此非其治也。潮热者，实也。先宜服小柴胡汤以

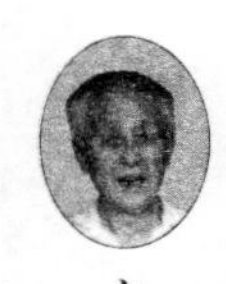

解外，后以柴胡加芒硝汤主之。

柴胡加芒硝汤方

柴胡二两十六铢　**黄芩**一两　**人参**一两　**甘草**一两(炙)　**生姜**一两(切)　**半夏**二十铢(本云五枚，洗)　**大枣**四枚(擘)　**芒硝**二两

上八味，以水四升，煮取二升，去滓，内芒硝，更煮微沸，分温再服，不解更作。

“下之以不得利”，这个“以”是错的，应该是“而”，把“以”改成“而”字对。

本来是太阳伤寒，已经十三天了而不解，当然这个病是传入半表半里，而又系于里了。

“胸胁满而呕”，这是柴胡证，传入少阳，所以胸胁满而呕。

“日晡所发潮热”，这是阳明病。日晡所就是日将暮的时候，古人说就是申酉时了。胃里头要是实，热结于里，常在日晡所的时候特别发热。“潮热”也有两种解释，古人把潮热解释成什么呢？一个解释是定时，日晡所嘛，在这个定时来热，叫潮热，（我认为这种解释）不对的。（另一个解释是）潮热就是其热如潮，潮热它厉害，其势来得汹涌，阳明病就是这样子，热，其热如潮。它要日晡所发热谓之潮热，那它就不叫“日晡所发潮热”了。所以两种说法还是我后头说的这个对的，潮热就是其热汹涌，所以阳明病蒸蒸发热，蒸蒸，热从里头往外蒸，蒸蒸发热。

“胸胁满而呕”，说明病已传入少阳而为柴胡证。“日晡所发潮热”呢？病由半表半里又传于里了，而有阳明病的这种情况了，所以日晡所发潮热。

“已而微利”，“已而”两个字也是多（出来）的。“日晡所发潮热，微利”，在《玉函经》上大概都是“微利”，没有“已而”两个字。“已而”就是然后，就是“日晡所发潮热”之后

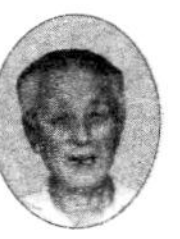

下利，这么讲也行，不是不行的。意思就是既有胸胁满而呕、日晡所发潮热，（又有）微利。这个微利也是阳明病啊，它是热利呀，可是在这地方还不知道是热利，底下有解释，这是吃错药的关系。

那么根据上面那个“胸胁满而呕，日晡所发潮热”，这就是少阳阳明并病，就是我们方才讲那个：既有少阳病，又有阳明病，就是少阳阳明并病，也就是大柴胡汤证。这个“微利”一会儿再讲，现在先不要（讲）。

“此本柴胡证”，胸胁满而呕，日晡所发潮热，这是少阳阳明并病，就是少阳病没完，阳明病就发生了，所以日晡所发潮热，那么这是柴胡证、大柴胡汤证了，“此本柴胡证”就指着大柴胡汤证说的。而用大柴胡汤下之不会得利的，“下之而不得利”，“下之”就指着用大柴胡汤。

“今反利者”，那么现在微利是为什么呢？在这儿提到微利了，“知医以丸药下之，此非其治也”，由于微利不是本病应该有的，就是即便吃了大柴胡汤也不会微利的，这是“医以丸药下之”，是非法的治疗。这个“丸药下之”指着温性热药，指着巴豆，古人常用巴豆下剂。巴豆是热，本来是个热病，吃巴豆哪行啊？所以“非其治也”。但是巴豆的泻下非常地峻猛，所以药后，这个丸药一半时吃不完的（持续时间长），这个人还是有微利，这是非法治疗的结果。那么现在这个病人还潮热，说明还是里实，当然还是有胸胁满而呕了，他既有柴胡证又有里实证，还是少阳阳明并病了。可是他吃过巴豆了，里虚了，他微利，这时候大柴胡汤不怎么适宜了，要缓一缓。

“先宜服小柴胡汤以解外”，先治胸胁满而呕，少阳对比“里”来说，少阳在外，阳明在里，这个“外”不是解表了，这是指着少阳与阳明的位置上来说的。“后以柴胡加芒硝汤”，然后用小柴胡汤加芒硝去潮热。胃家实只是实、满、胀，不用芒硝，只用小承气汤就行。有潮热，则非用芒硝不可。芒硝和石膏都是大寒药，解热。那么大黄呢？也不能说不祛热，但是解热的力量比芒硝差得多，所以（本病症）不用大柴胡汤。这个时候就因为泻下之后，人虚了，还以小柴胡汤为基础加上芒硝，通其大便，解其潮热就行了。柴胡加芒硝汤也是以小柴胡汤为基础，就因为吃完泻药之后的关系。不然的话就是用大柴胡汤就可以。那么如果热甚，可以加石膏。

那么这个方子就是小柴胡汤另外加上芒硝。柴胡、黄芩、人参、甘草、生姜、半夏、大枣，这不就是小柴胡汤吗，另外加上芒硝。你们看（柴胡加芒硝汤）这个分量与原方的分量不同了。古人是这么用的，把小柴胡汤煎出来了，古人一煎三剂，吃一煎，吃二煎，他吃了两次，最后那一煎加上芒硝，就是这个分量。就是小柴胡汤取三分之一加芒硝。（古人）先用小柴胡汤，后用小柴胡汤加芒硝。我们现在用，就是小柴胡汤里头加芒硝。可是（根据仲景原著，正确的做法是）应该先吃小柴胡汤，先不要加芒硝，等小柴胡汤吃完了，再另开一个加芒硝的。古人方剂的药量不是把量给缩小了，那个是一煎三剂，一剂是分三次吃，吃了两次，一回吃一碗，一升嘛，最后一次，把那一碗药留着，后来他搁 2 两芒硝，再拿锅温温，是这么一个（服用）办法。所以这个方子（柴胡加芒硝汤）就治小柴胡汤证大便不通发潮热。

“上八味，以水四升，煮取二升，去滓，内芒硝，更煮微沸，分温再服，不解更作”。你看后头写的，这八味药，以水四升，煮取二升，把渣子去了，然后搁芒硝，是芒硝都要这样，芒硝不要煎，可是搁里头不化，再上火微微让它开就行了。

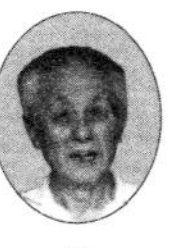

105　伤寒十三日，过经谵语者，以有热也，当以汤下之。若小便利者，大便当硬，而反下利，脉调和者，知医以丸药下之，非其治也。若自下利者，脉当微厥，今反和者，此为内实也，调胃承气汤主之。

这里的“丸药”就指着巴豆剂了。不但少阳阳明并病，吃那种丸药（巴豆剂）不行，真正的里实证吃那种丸药（巴豆剂）也不行，那种丸药是下寒的。“伤寒十三日，过经谵语者”，已经传入于里叫过经，发谵语了，发谵语就是里头有热了，“以有热也”，就是胃中有热，热结于里就发谵语嘛，胃不和。“当以汤下之”，应该用承气汤就对了。“若小便利者，大便当硬”，病人现在小便自利，小便自利就是小便多，小便多则水分从前阴夺去了，大便当硬，大便应该干。“而反下利”，这个病人挺奇怪，（大便应该干）反倒下利，这值得研究了。

（上述症状）就是我方才讲的，阳明病初起的阶段，（也就是）大便不干的时候，热越来越亢盛，人的体液越来越丧失，一方面汗出，另一方面小便数，所以辨证为阳明病。那么这个（条文）呢，谵语说明是胃有热，而且小便也多，大便应该干才对，而反下利，看看脉吧，“脉调和者”，“知医以丸药下之，非其治也”。这也给吃错药了，没吃承气汤类的药，而吃温性的丸药（巴豆剂）。怎么知道的呢？脉调和。如果自下利，脉不会调和的，后面讲三阴篇里也有，如果真正的阴寒下利，谵语则是相当危险的病，那种谵语不是只说胡话了，而是属于躁扰不安，那是阴阳绝离的迹象了，病要那种情况脉一定微厥的，脉微细而且四肢厥冷。那么现在这个人脉调和，所以不是阴寒自下利，这是大夫给吃错药造成的结果，里头并没有虚寒，所以脉调和。下利还脉调和，说明不是虚寒的自下利。那么现在谵语、脉调和，说明还是实，不是虚寒的问题。“调胃承气汤主之”，这个还得给吃承气汤，只是谵语、胃气不和而已，吃调胃承气汤就行了，没有大实大满大痛的那种情况，所以不要吃大承气汤了。

那么这个是结合上面讲的，所以这个丸药（巴豆剂）是非法的治疗。中医用药不是光让它通大便。咱们现在大便不通了，就通通大便，灌灌肠也行啊，不是那样，得祛病。若是热结于里，非得用寒性的泻下剂不可，尤其用承气汤这类汤剂。那么若里头有寒实，可以用巴豆剂，它是温下药。不是以通大便为目的啊，若以通便为目的而不辨证，那就是错了。

所以热结于里得用寒性的泻下剂，巴豆这种丸药是吃不得的。这个是接着上边（已经提及的问题），他说不但少阳阳明并病吃这个药（巴豆剂）不行，就是真正的里实、承气汤证，吃这个药（巴豆剂）也是不行。而且脉上呢，如果不吃这个泻药（巴豆剂），脉也不是调和的，脉绝对大。阳明三日，其脉要大，而且大实有力，不会调和的。由于吃泻药了，脉才调和。那么虚寒下利脉也不会调和的，要微厥。既不微厥，说明不是自下利、阴寒下利。是由于误下，误下而脉还调和。所以说（若）不是误下，脉绝不会调和，（不误下脉）是实的，实而有力的脉，脉大。那么“今反和者”，说明里头还是实，所以用调胃承气汤。调胃承气汤在前面有了。

106　太阳病不解，热结膀胱，其人如狂，血自下，下者愈。其外不解者，尚未可攻，当先解其外。外解已，但少腹急结者，乃可攻之，宜桃核承气汤。

桃核承气汤方

桃仁五十个（去皮尖）　**大黄**四两　**桂枝**二两（去皮）　**甘草**二两（炙）　**芒硝**二两

上五味，以水七升，煮取二升半，去滓，内芒硝，更上

火微沸，下火，先食温服五合，日三服。当微利。

太阳病在此阶段上不好，就是不愈、不解，一般传里了。病由表传到半表半里到里，到里就无所复传了，一般是传里而发生阳明病的，但是也有为“热结膀胱”这个部位的瘀血证。“热结膀胱”不是热结到膀胱里头了，而是部位，古人说关元、膀胱，冷结关元等，只是就部位说的。瘀血证常在少腹这个地方，因为人是站立的，液体的东西都就下，尤其咱们现在说的瘀血、西医所说的血栓这类，这类的东西最常结在腹骶，所以腹骶盆腔这个地方，解剖生理学就有，静脉网非常（丰富），所以说血室就在那一点，当然女人指子宫了，男人就指那个膀胱与大肠夹的那个地方。所以打架，踢小肚子能把人踢死。为什么呢？打得（腹）内那地方的静脉网血液相当地多，因为血性就下，那个地方老存血，由于血液常在那个地方，所以热结膀胱呀！不是膀胱里面有，这个病不是那个事（在膀胱里），现在咱们（有人说）病太阳之腑，这是瞎闹，膀胱一点都没病，说桃仁承气汤证是太阳之腑有病了，简直就是瞎胡扯。

“其人如狂”，就是有瘀血证与脑系上是大有关系的。在临床上，我也曾经用这种法（瘀血脑系病之法）治疗很多。所以精神病常常是由瘀血造成的。瘀血随着血液循环，这里头有些晦恶之气最容易冲击大脑，所以其人如狂，甚者发狂。古人管瘀血叫恶血。真正的精神病有瘀血，用这个方子也较好使。

“血自下，下者愈”，也有这样的，有了瘀血它自己就下，如果瘀血下去，这个病也必好。如果血不自下，或虽下而没完全下，下得不够，这个病也不能好的，也得再用药下，用药下就是用本段说的桃核承气汤。

他讲的是表证，太阳病，“其外不解者，尚未可攻”，它（血瘀）和阳明病一样，阳明病也是其外不解尚未可攻，这个它不在胃而在少腹，那么如果有外证呢，先解外，言外之意，解外就用桂枝汤了，如果有麻黄汤证可以用麻黄汤。“外解已”，没有表证了，“但少腹急结者”，其人如狂，而少腹的地方又急，急就是方才讲（大柴胡汤证的）那个急，就是这个地方觉得撑得慌，为之急，与我们刚才讲的“心下急”一样。同时也“结”，拿手按着有抵抗（感觉），“乃可攻之”，这时候只是少腹这个地方有毛病，可以用桃核承气汤。

这个方子是调胃承气汤，还是攻里呀。里有热加上桂枝、桃核，就是桃仁。桃仁这个药祛瘀血相当有力量，我们最常用了。桂枝，是因为其人如狂，晦恶之气往上冲，桂枝是降冲气的，不然的话脑袋好不了（晦恶之气上冲至脑）。

所以这个方子是在调胃承气汤的基础上加减。以调胃承气汤加上治上冲的桂枝、祛瘀血的桃仁。我们在临床上应用，就是调胃承气汤证，内有瘀血，气上冲，其人如狂者，或者少腹急结，这都是桃核承气汤的症候，这样子就可以用了。

“其人如狂”在瘀血证里头，尤其是急性发作的时候最多。那么我们再讨论讨论这个病，是不是瘀血就在太阳病阶段上造成的呢？不一定，都是在人体有潜伏，这个有多种原因的。但是热病的时候也能够使之里头有瘀血，就是内出血了。

伤寒病有内出血的情景，但是不能用桃核承气汤。（因为）当时这个出血不是瘀血，不如狂，只是便血，肠伤寒有便血的，咱们用桃花汤那种方子，后头在少阴病里有的，用桃核承气汤的机会没有。

瘀血都是人体内平时有所潜伏。伤寒也好，一般外感也好，也能够诱发瘀血瘀热的发作。所以古人说热结膀胱，尤其这个书上也有这个话说“太阳随经，瘀热在里”，这些话是古人一种测度的说法，也都靠不住的。

是不是（古人对）瘀血治疗不对？（治疗）那是对的！这种规律就是：其人如狂、少腹急结，你用桃核承气汤，什么时间用都对，这种规律、方法是毫无问题的，古人从经验里得出来的。(但理论上）是不是由于太阳随经、瘀热在膀胱啊？这值得研究，据我看实质上不是这样的（太阳随经、瘀热在膀胱)。有的是（很多）不得太阳病而瘀血证发作，也有这种情况，那你怎么说呀？现在咱们（有人）居然把这段说成太阳腑证，太阳腑证就是膀胱病，你看看这个是膀胱病吗？与膀胱一点没关系呀，不是膀胱病。

107　伤寒八九日，下之，胸满烦惊，小便不利，谵语，一身尽重，不可转侧者，柴胡加龙骨牡蛎汤主之。

柴胡加龙骨牡蛎汤方

柴胡四两　**龙骨**　**黄芩**　**生姜**(切)　**铅丹**　**人参**　**桂枝**(去皮)　**茯苓**各一两半　**半夏**二合半(洗)　**大黄**二两　**牡蛎**一两半(熬)　**大枣**六枚(擘)

上十二味，以水八升，煮取四升，内大黄，切如棋子，更煮一二沸，去滓，温服一升。本云柴胡汤，今加龙骨等。

这又一个柴胡剂。伤寒八九天，全是五六天之后了，言外的意思就是传入到半表半里而为柴胡证的这么一个阶段。少阳病尤其柴胡证不能吃泻药，“下之，胸满烦惊”。这你得看少阳篇，少阳篇有这么一段，“少阳中风，两耳无所闻，目赤，胸中满而烦者，不可吐下，吐下则悸而惊。”少阳病在胸腹腔间，热邪在这里，要吃吐药或者泻药，我刚才讲了，虚其里，里面没有病，那么这个热就往里头去，不但热往里去，若里面夹着饮，饮也要往上攻，胃虚嘛，都往那边凑。由“胸满烦惊”知道以前是柴胡证，误下了少阳病，所以胸满，就是胸胁苦满而不去，而且烦而且惊，烦惊都是热攻冲头脑的情况。气往上，胃虚了则邪热客气都往胃上跑，所以水也能上不下，“小便不利”。

“谵语”，热到里头了，所以就说胡话了，所以胃中燥则谵语，胃气不和了。

“一身尽重”，水往上，不往下走，所以身上也停水停湿，一身都沉，而“不可转侧”，转侧相当困难。

这就是给治坏的病，本来是个柴胡证，吃了泻药又引邪入里，而且里饮邪热之气跑到胃这块儿来了。小便不利，身上停水，精神虽不是如狂但也是惊恐，这都是一种神经官能病，和脑系有关系。这就是热往上攻，所以用了柴胡加龙骨牡蛎汤来治疗。

这个方子是小柴胡汤加龙骨、牡蛎、铅丹、桂枝、（茯苓）、大黄这些药。还是用柴胡剂，还是胸满而烦，惊用镇静药，龙骨、牡蛎、铅丹都是这个（镇静药）。龙骨、牡蛎治精神失常，神经官能症用龙骨、牡蛎机会最多，尤其烦惊、胸腹跳，用的机会最多了。

铅丹与龙牡一样也有镇静的作用。铅丹我不常用，铅丹是有毒的，你用这个药要注意分量，其实不搁铅丹一样有效，我就常不搁。

由于谵语，有热，所以用大黄。

那么气上冲呢？就搁桂枝。

那么这个方子（柴胡加龙骨牡蛎汤）就治小柴胡汤证，（而又）气上冲、有烦惊这种情况。这个方子在一般精神病里头也有用的机会。不纯粹是瘀血证。精神失常也有用柴胡剂（的机会）。柴胡剂这类的药与脑系就有关系，你看看小柴胡汤证，“嘿嘿不欲饮食”，这个“嘿嘿”就是昏昏然，所以用小柴胡加味我们常用于神经官能病，尤其加龙骨、牡蛎、大黄之类的药，用大柴胡汤加这个（龙骨、牡蛎、大黄之类）和小柴胡汤加这个（龙骨、牡蛎、大黄之类）都行，也看（具体的）情形了。这个是小柴胡汤加这个（龙骨、牡蛎、大黄之类）药，但铅丹能但凡不用就可以不用，用它开 3 克也毫无问题，要是大量开容易中毒的。

今天咱们就讲到这儿了，在我们的应用中，这方子是柴胡剂中应用比较少的，我们治神经官能病假设有惊、心悸、惊惧这类的症候，有用本方的机会。

学生提问：半夏起什么作用？

胡老答：下气逐饮也逐水。要不小半夏汤能治恶心、吐吗？胃有停水而有恶心、吐，大概都离不开半夏。小柴胡汤就有半夏，有生姜、生姜小半夏汤。就是治呕吐。心烦、喜呕嘛！（半夏）也下气、利尿，半夏也利尿。小半夏加茯苓汤也这样，金匮有啊。小青龙汤里都有半夏。

108　伤寒，腹满谵语，寸口脉浮而紧，此肝乘脾也，名曰纵，刺期门。

这一条和下一条都有问题的。

那么就这个症候，“腹满谵语”，这是阳明病，胃不和则谵语，腹满则里实。本条开头冠以“伤寒”，开始得的是太阳伤寒，腹满谵语就是传里了，传里发为阳明病了，但寸口脉还浮而紧，太阳伤寒表还没撤，还没罢。那么说明是太阳阳明并病。就是说太阳伤寒传里已经发生腹满谵语了，但脉还是表证没罢的脉，仍脉浮紧，那拿症候来分析，这是太阳阳明并病。

那么怎么弄出“肝乘脾”这就不知道了，所以这不可理解。“名曰纵，刺期门”。这一段在《医宗金鉴》中说这一定有错误，我认为也有错误，前后语言不通。那么刺期门穴倒好理解

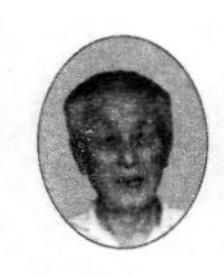

了，去胸膈的邪热。但这一段书中没有胸膈的症候，假如有胸胁苦满还可以勉强说（胸膈的邪热），只是腹满谵语这是阳明病，脉浮而紧是太阳伤寒脉，那么只能说是太阳阳明并病。

（本条前后两段话）下面这句话有错，有遗误，《医宗金鉴》就这么说。那么各家说法也有不一的，不一的也说不出道理来，这我也都看过（各家说法）。

底下这段也是（有错误）。

109　伤寒发热，啬啬恶寒，大渴欲饮水，其腹必满。自汗出，小便利，其病欲解。此肝乘肺也，名曰横，刺期门。

太阳伤寒，发热，啬啬恶寒，这是表证，病在表，咱们前面都讲过了，伤寒发热恶寒。“啬啬恶寒”就是啬啬然恶寒，是表证的一个明征。

“大渴”，里有热才大渴，本来是太阳伤寒，他要是大渴也是病于里。渴而欲饮水所以其腹必满，他是“大渴欲饮”，饮得多肚子就满。

那么由底下这些症状，“自汗出”，伤寒是没汗的，若是自汗出，当然表就自解了；“小便利”，水也有出处了。虽然有渴饮，一时腹满，但是小便利，水有去路了，满也自能消的。这样子其病欲解，这个病是没什么大问题的。

底下弄个“肝乘肺也”，不可理解，这与肺也没关系，“名曰横”，也刺期门。

这两段（108、109 条）你们回去看看《医宗金鉴》里就有，《医宗金鉴》说这里头绝对有遗误，各家也没说出个子丑寅卯来，所以（仲景）这个书错误也是有的，而且搁到太阳篇里也没有意思，以后也没提到肝乘脾、肝乘肺的具体证治。

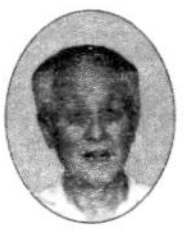

这两段根本都是太阳阳明并病，太阳病没罢，阳明病的症候已经显了，只能看到这个（并病）。那么说纵与横都是由于肝移热于脾、移热于肺，是有问题的。

110　太阳病，二日反躁，凡熨其背，而大汗出，大热入胃，胃中水竭，躁烦，必发谵语。十余日振栗自下利者，此为欲解也。故其汗从腰以下不得汗，欲小便不得，反呕，欲失溲，足下恶风，大便硬，小便当数，而反不数，及不多，大便已，头卓然而痛，其人足心必热，谷气下流故也。

以前的书也谈到火攻的危害，以下这些段落都讲的是火攻对治疗的危害。

本条的"十余日振栗而自下利者，此为欲解也"，这句话是个倒插句。"太阳病，二日反躁，凡熨其背，而大汗出，大热入胃，胃中水竭，躁烦，必发谵语。"之后应该紧接着"故其汗从腰以下不得汗，欲小便不得，反呕，欲失溲，足下恶风，大便硬，小便当数，而反不数及不多，大便已，头卓然而痛，其人足心必热，谷气下流故也"。

即本条的顺序应该为：

太阳病，二日反躁，凡熨其背，而大汗出，大热入胃，胃中水竭，躁烦，必发谵语。故其汗从腰以下不得汗，欲小便不得，反呕，欲失溲，足下恶风，大便硬，小便当数，而反不数及不多，大便已，头卓然而痛，其人足心必热，谷气下流故也/十余日振栗而自下利者，此为欲解也。

这一段主要是由于用火逼取大汗，伤津液。

"太阳病，二日反躁"，前面咱们讲过，"伤寒一日，太阳受之，脉若静者，为不传也，颇欲吐，若躁烦、脉数急者为传也"。一般说太阳病在一两天的时候并不传，那么这条"二日反

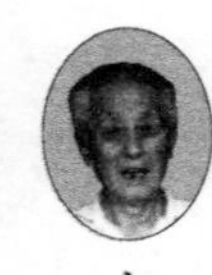

躁”，这个躁，就是胃不和则躁，烦躁，那么这说明什么呢？说明表多热，所以传里迅速，在第二天的时候就有传里的预兆，人就是烦躁，那么这说明里头有热了。

里头有热更不能用火攻，而“凡熨其背”。之所以搁个“反躁”（说明）它不经常，经常（的情况是）太阳病在一两天里不这样，它不传里。（但）也有特殊，这一段就是说胃伤多热的人。所以说二日就有这种情形了。既然里头有热更不能用火攻，而“凡熨其背”，熨就是熨衣物的那个熨字。古人有这么个（方法），用砖和瓦，把它烧热，拿布把它包了，也有搁醋的也有不搁醋的，在人身上熨，用热的力量使人出汗，这是古人的一个用火攻的一种方法。由于热的刺激而大汗出，咱们前面讲过了，发汗微似有汗的样子最佳，大汗出病不愈，表也不能解。反而由于热，“火热入胃”，本来胃就有热，又用火熨其背，火热同气相求，更使得有热，“火热入胃”，胃中水分由于大汗出而被夺去，胃中水竭，胃中干而不和，一定要躁烦而发谵语，所以躁烦，必发谵语。原来就躁，那么由于火热入胃，胃中干，那么躁更加重，以至于说胡话，谵语就是说胡话。

底下这句话“十余日振栗而自下利者，此为欲解也”，说病的预后。这个病主要由于胃中干，丧失津液太多了，大汗出嘛。那么到十余天的时候，（如果）津液恢复了，这个病自然就能够好。等到十余天之后，如果津液恢复，可是人要发生瞑眩状态。“振栗”，就是打寒颤，战栗。“自下利”，津液达到下面。胃干，胃气不能布，尤其不能往下布。那么要是胃气恢复了，津液也恢复了，那么气由上注于下，发生振栗而自下利，这个病就好了。这是一个倒装句，这句应该搁在后头。

“故其汗从腰以下不得汗”，这是接着上面“躁烦，必发谵语”。这说明胃中干，而且有热，火热入胃，胃中水竭，所以底

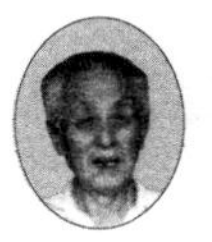

下没有汗，只能够“从腰以下不得汗”，只能上头有汗，由于津液枯竭，不足以润下。

“欲小便不得”，老想要小便，但是小便没有。

“反呕，欲失溲”，反呕有两个问题，一个是热往上涌，一个是由于下面还有水饮。饮是饮，津液是津液，津液是由胃所生的，就是谷气，那么人身上的水分是相当地多了，人身上的重量以水分为最多了，由于热往上，激动人身上的水气也往上逆满，所以也呕。这段（暂时）没有做出治疗，后头有（治疗）。凡是呕，都是有水往上逆。所以呕有两个问题：一个是热涌，一个由于热激动里水而呕逆。

“欲失溲”，水火这两样东西是不并存的，热燥，排斥人身上的水分，所以汗多，讲阳明病的时候就有了，阳明病法多汗，小便也数。

“欲失溲”，其实没有多少（小便），欲失溲者有两种问题，一个是谷气不能下，不能布于下，下面虚，那么小便失于溲者，要小便不解的；（其二）但是又没有津液，所以欲失溲，老像要失溲，但是而无溲可失，就是没有尿。

“足下恶风”，人身上的体液不到哪个地方，哪儿就虚啊，津液不布于下，所以足下虚而恶风。

“大便硬”，这也由于胃中水竭，大便是硬的，大便硬的依法“小便当数”，这是定然的。咱们说水谷不别，肠子里有水，大便溏，小便不利。反过来，大便干大概要小便频数的，（这是）按一般的前后二便的规律。（但是）现在不是这样，“小便当数而反不数，及不多”，小便不但不数，而量也不多，就是重复前面说的“欲失溲”这句话。为什么呢？就是谷气不得下流。

“大便已”，就是对照着“十余日振栗自下利者，此为欲解也”这句话，这句话放到前面了。就是十余日冷丁发生振栗的

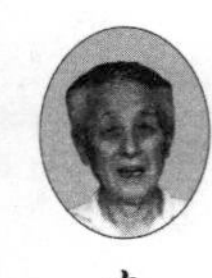

这个人，同时他下利，在这以后，“头卓然而痛”。骤然间头痛，这也是瞑眩状态，卓然就是突然。这个人到这个（瞑眩）时候，津液恢复了，胃气复振的时候，冷丁地振栗、自下利、头卓然而痛。这是一句话，一起的文字，分成了两份、前后，是个倒插句。

“其人足心必热”，这时候这个人，底下不恶寒了，而还感觉足心下热，“谷气下流故也”，所以这个病就好了。这时候胃的津液恢复了，谷气也下流了，所以为欲愈也。

这一段主要是说明这么个问题：他有表证，如果里有热，更不能用火攻。如果用火攻的话，以助其热，而使得表还未解。那么由于热迫使大汗出，丧失津液，里面的水分更枯竭了，尤其是胃，这时候这人胃气不和了，一定要躁烦、谵语。由于津液亏损，他的汗只能在上半身，腰以下没有汗。《内经》上有话，我们人身上的一切的机能全仗津液与血液，就是胃气，脾为胃行其津液，津液不到哪儿，哪儿就不能行，所以到手手能握，到足足能行。津液（若）不能到下面，所以小便也失禁，但是没有尿，欲失溲，不是真正的失溲，足下也寒，津液达不到那儿，这是病的前后情况。

可是这种病，你看看像挺厉害似的，但是没有什么特殊的险恶症候，他是一时的大汗出，里有热，津液虚。这种病能够自己好的。如果自己好的话，也不是三天两天能恢复，（而是）十余日的时候，津液恢复了，胃气也和了，谷气也能下布了，可是他要发生瞑眩。我们先前说了很多，凡是虚证，自愈的时候，或者用药对头了，都要发生瞑眩。瞑眩是病欲愈的反应。这个病的瞑眩状态是振栗、自下利、头卓然而痛，病也就好了。

这段主要讲火攻使内热加甚，胃中水干，而为上面所述的一系列症候。

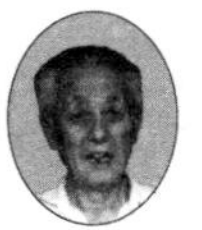

111　太阳病中风，以火劫发汗，邪风被火热，血气流溢，失其常度。两阳相熏灼，其身发黄。阳盛则欲衄，阴虚小便难。阴阳俱虚竭，身体则枯燥，但头汗出，剂颈而还，腹满微喘，口干咽烂，或不大便，久则谵语，甚者至哕，手足躁扰，捻衣摸床。小便利者，其人可治。

这条关乎生死的问题。太阳中风，太阳病有两种，一种是伤寒，无汗的，另一种是中风，有汗的。太阳中风这种症候是津虚多热，所以桂枝汤所主没有不发热的。

假若"以火劫发汗"，不得了，用麻黄汤都不行，我们以火劫的法子迫使大汗出。"邪风"，就是风邪了。风邪这句话有语病，等我讲完了咱们再谈。外邪使人发热，本身也是热，再"被火热"，又加以被火，用火开始迫使发汗了，其势如焚。本来就热，续之以火，邪热因火而盛，加甚其热，所以"血气流溢"。"血气流溢"这四个字也挺复杂，是血流散，而气溢出。血流散于脉内，血在血管里头，古人认为血管里头就是血，血流散于脉内。气呢？血管外头的这种液体就叫做气，而气逸失于脉外，就变成汗了，所以血气流溢，溢者，溢出也，指着气说的。"失其常度"，人的气血在平时有一定的常度的，这种误治则使其失其常度。

"两阳相熏灼"，两阳，外邪造成的热也是热，用火攻火也有个热，热者为阳，所以两阳相熏灼。本来有风邪，又益之于火攻，这就是两阳。

两阳熏灼人的什么地方呢？就是肌肉、筋骨肌肉。"其身发黄"，这个发黄不是黄疸，火熏的样子，我们前面讲的温病，用火攻之，其身如熏黄，像火熏的发黄。

"阳盛则欲衄"，热往上亢，阳热亢于上，人鼻子要出血。

"阴虚小便难"，水竭于下，那么小便就艰难了，欲小便而

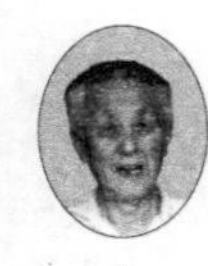

不得，和上面那个（欲小便不得，反呕，欲失溲，足下恶风，大便硬，小便当数，而反不数及不多）一样。

“阴阳俱虚竭”，这个阴阳指气血说的，气血就是血管外、血管内液体全虚而血少，俱虚竭。

“身体则枯燥”，我们讲竹叶石膏汤，身体羸瘦，丧失体液太多，人马上就瘦下来了，就像前面讲过的衄家不可发汗，发汗额上陷，都是一样，丧失津液，丧失血液，人很快就消瘦，所以身体就枯萎而燥，燥就是热。

“但头汗出，剂颈而还”，那么热往上攻，尤其津液虚，身上不出汗，只是脑袋出汗，就是脖子以下没汗，以上有汗，剂颈而汗。

“腹满微喘”，热往上涌，同时里头也干了，也就是胃里头有燥结了，燥结厉害，腹就满，压迫横膈膜，人就微喘。

“口干咽烂”，就是热太甚，热逆于上，口干，嗓子也烧坏了。

“或不大便”，解不出大便，或者大便干，大便硬。阳明内结，一定要说胡话。

“甚者至哕”，津液再虚到家，胃气也就要败了。“至哕”，是虚极影响脏器机能，尤其胃到这种程度危险透顶。“手足躁扰”，那么这时候人的神思就不守了，手脚躁扰，没处搁，没处放，但人（患者本人）是不知道的，所以紧接着讲“捻衣摸床”，这是最险恶症候，捻衣襟边，摸床沿。人要死的时候，是有这种情况，这就是病实正虚了，人身上的机能虚到家了，他（患者）没意识的举动，所以捻衣摸床，什么也不知道，所以这是危乎殆矣。

如果津液要是恢复，“小便利者，其人可治”，否则就不行了。

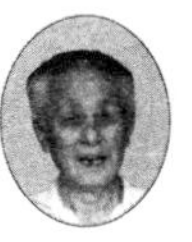

那么这一段与上面（条文）不同，比上面严重。尤其虚，津液本虚而有热，更不能用火攻。头一段只是里有热，并不虚。如果是太阳中风，要是用火劫迫汗，那更危险，这段主要是讲这个问题。

112　伤寒脉浮，医以火迫劫之，亡阳必惊狂，卧起不安者，桂枝去芍药加蜀漆牡蛎龙骨救逆汤主之。

桂枝去芍药加蜀漆牡蛎龙骨救逆汤方

桂枝三两（去皮）　**甘草**二两（炙）　**生姜**三两（切）　**大枣**十二枚（擘）　**牡蛎**五两（熬）　**蜀漆**三两（洗去腥）　**龙骨**四两

上七味，以水一斗二升，先煮蜀漆，减二升，内诸药，煮取三升，去滓，温服一升。本云桂枝汤，今去芍药，加蜀漆、牡蛎、龙骨。

这段说的是太阳伤寒了，上面（条文）说的是太阳中风。太阳伤寒，不虚，表实证。伤寒，没有汗的太阳伤寒的这种类型，如果“以火迫劫之”，劫之，就是劫汗，劫使大汗出。“亡阳必惊狂”，如果是大汗，汗出太多就亡阳，亡阳就是亡失津液，那人一定要惊狂。为什么要惊狂呢？这里头咱们要讨论讨论。方才的风邪我要说还没有说呢，咱么一起说一说吧。

由于大汗出，（出现像）桂枝甘草汤的“心下悸，欲得按”，大汗出，伤津液就亡失血液，津液丧失，血液中的液体也丧失，血不足以养心，心气虚，就微惊、微悸，这是一。第二，本来就是伤寒，而以火攻迫出大汗，火热反助邪热，热更加重。由于大汗出而导致气上冲，出汗都是上体部出得多。上下体液骤然间失调，下边的体液就往上，冲气、邪热攻于头脑，也发生惊狂，所以惊狂不仅属于心脏，脑系也有，所以“亡阳必惊狂”。“亡阳”两字用得相当地好，由于火热，虽然以火迫劫之，不到亡阳的这种程度未必惊狂，但如果达到这种程度，一定要惊狂。（回顾一下，惊狂的原因）第一个，血不足以养心，心怯则惊。另一个导致气上冲，气上冲则不但热往上冲，也导致水往上来，影响脑系，也使得惊。

惊狂已经达到“卧起不安”，这要用桂枝去芍药加蜀漆牡蛎龙骨救逆汤。就这个方子来看，我们知道惊狂也与水有关系，因为此方用的是蜀漆，蜀漆就是常山苗，能够祛水饮，治内里头有痰结，这个药相当有力量，也是一个安静（安神）药和龙骨、牡蛎差不多，都能治胸腹动悸、发惊发慌，就是现在说的神经官能症，起镇静作用。

这个方子是以桂枝去芍药汤为基础，可见有胸满，咱们前面讲桂枝去芍药汤，“脉促胸满者，桂枝去芍药汤主之”。那么这个（桂枝去芍药加蜀漆牡蛎龙骨救逆汤）用桂枝去芍药汤的基础，绝对是胸满。胸满就是我方才说汗出太多，导致气上冲，下边的水也伴随气往上冲，胸满动悸而惊狂、卧起不安。

这个（桂枝去芍药加蜀漆牡蛎龙骨救逆汤）是表未解，以火迫劫发汗，表邪不会去的，所以仍然用桂枝汤。伤寒原本是无汗的，已经开始大汗出了，到亡阳的阶段了，这时候表虽然未解但不能用麻黄汤了，必须用桂枝汤。由于气上冲的厉害，上边实下边虚，所以去芍药。用桂枝去芍药汤还是治胸满表不解。另外有些神经症状，所以再加安神镇静药，里面用蜀漆、龙骨、牡蛎。也就是说，这个方（桂枝去芍药加蜀漆牡蛎龙骨救逆汤）治桂枝去芍药汤证而精神失常，有惊狂卧起不安的时候可以用这个方子。这是根据方剂来分析症候。

上面我说的风邪的问题，这值得讨论。可见仲景这个书，他也说邪风在人身上似的，所以也是错的。在中医的理论上，中风、伤寒，我前面讲了，不要以为真有什么风中到我们人体

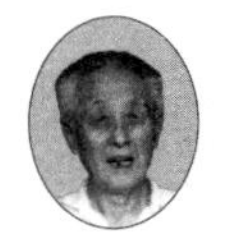

了、有寒在人体了。中医的这句话（中风、伤寒）有语病，（中风、伤寒）启后世很多的不科学的说法：说桂枝是祛风的药，麻黄是散寒的药。其实是不是有风在这儿？有寒在这儿？没有。即使是我们的病是由于受风而发作，它（风）不过是个诱因而已。可以说，是个近因、诱因。但是风不能呆在人身上，就像我们触了电了，触了电得了什么症候你就治吧，不能说电还在你身上啊。哪有那个事啊。

所以研究中医，中医的规律对不对？仍然是对的，到现在也是对的。我们对太阳病分两个类型，一个类型，发热、汗出、恶风、脉缓，古人叫中风，我们现在叫中风也可以。还一个类型，就是发热、无汗、身体疼痛，甚至于不汗出而喘，这种情况就叫伤寒。太阳病就这两个类型。现在在临床上这两个类型还存在，这规律是古人通过实践发现的客观存在，多少年也不会变，我们治疗也不会变。桂枝汤的确就是治“发热、恶风、汗出、脉缓”这一类的表证，（但）是不是有祛风的（作用），这值得研究。

所以我们研究中医，这些地方（如中风、伤寒）要特别注意。那么如果有些理论站不住脚，站不住就不要这么来认识它，我们现在应该重新认识。我认为研究中医应该这样，要不然就是这些东西糟践了，人家说不科学，咱们还说那就是风，就是风邪在身上，这个药就是驱风的。我看这个问题值得考虑，所以研究中医的方法方式，中医是自然科学，古人是发现了自然规律，也掌握了。因为古人限于当时的科学水平无法认识它。他们说中风病就是恶风，恶风就是风邪在身上；伤寒必恶寒，恶风的程度差，没有汗的，古人就认为是寒。后世的温病说夏天的酷热也跑到身体上来了，用药是祛温祛热。这些都值得考虑，不能说因什么发病发病，而且这也不是主因。现在知道肠

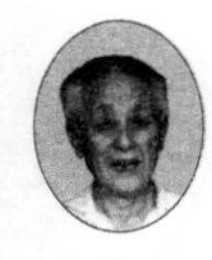

伤寒是有病菌的，身上潜伏病菌了，因风因寒而诱发，仅仅是诱因而已，主要还是肠伤寒菌。

研究中医，（有时候）古人错了就是错了，认为风邪（的观点），后世多了，风为阳邪，甚至脑溢血，也认为是风，也得祛风，使得医学上出了些偏差。我们研究中医，通过实践，古人掌握的规律是对的，多少年也是对的。（当然）对于规律的认识，那时候限于科学水平，只能拿脑子想，（有时候）以现象当本质，我们说的中风、伤寒就是拿现象当了本质了。中风由于出汗怕风，他就说这为风邪，他就起名叫中风，伤寒就是恶寒。古人的这种说法当作术语来看还行，真就认为风在这、寒在这，是值得研究的，我不那么认为。它只是个症候，症候是自然存在的，风邪这些话，是有语病的。

113　形作伤寒，其脉不弦紧而弱，弱者必渴，被火必谵语。弱者发热脉浮，解之当汗出愈。

“形作伤寒”，病形像没有汗的伤寒，也发热恶寒，但是脉呢，不弦紧。伤寒是表实，脉浮紧。弦脉、紧脉是很不好分的。弦，从上下绷直叫弦，绷直力非常强；脉管紧数有力叫做紧。脉紧脉弦，这个脉不很好分的。在这个书上也常说脉紧如弦，弦脉、紧脉不很好分。

跟脉缓弱一样（缓、弱也不好分），弦对着的脉就是弱，就像咱们拿着的琴，才上的弦，用手弹弦，琴弦非常地直而有力。日久而不上弦，弦就软了，用手一按就弱了；

缓是对着紧说的，烟卷卷得松一按就是缓，卷得紧按就紧。

紧和缓，弦和弱，是对着的。但是缓与弱是不好分的，所以书上太阳中风有时候是脉缓，有时候是脉弱，（脉缓、脉弱）在理论上是存在，在指下很难分清。

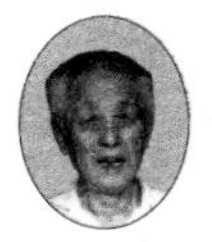

“不弦紧而弱”说明什么问题呢？津液虚，很好理解啊，脉管里充血则脉就紧，血少，则松，脉就弱。这个前面我们讲过，大家想一想，没出治法。前面有这么一句还记得不记得？“太阳病，发热恶寒，热多寒少，脉微弱者，此无阳也，不可发汗，宜桂枝二越婢一汤”。

这条所说症状，就是那个条文（桂枝二越婢一汤）所叙。脉弱说明没有津液，不是阳气重于表，而是体表津液不充。这都不能发汗（指大发汗），更不能用火攻。所以津液虚，人要渴的。前后看，看到那一节（桂枝二越婢一汤）就明白了。那节为什么搁石膏？津液虚，热多寒少，有热。津液虚一定引水自救的，要渴一些，但是也不至于象烦渴引饮那样子太渴。

“被火必谵语”，前面也已讲过，津液虚，要是用火攻，那一定火邪入胃，胃中水竭要发作，一定要谵语。因为前面已经讲了，在这儿就不深说了。现在又说回来了，“弱者”怎么治呢？弱者要是“发热脉浮”的话，应该“解之当汗出愈”。解之，不是要你大发汗，这跟我们前面那节一样，“此无阳也，不可发汗”，解之，用小清肃内外（之法），解之就可以了，就是小发汗法。你们看看桂枝二越婢一汤，那个药量非常轻，多少还搁点石膏，所以说是“此无阳也”，阳不是热，那条开始就是“太阳病发热恶寒，热多寒少”，这个“无阳也”不是没有热，没有热不是（与热多寒少）矛盾了吗？“无阳”就是没有津液。说麻黄汤“阳气重于表”也是津液充斥于表。所以这一段，注家都搞错了，尤其是《医宗金鉴》就说“弱”字错了，弱者怎么能发热啊？其实是没看到前面的那一节（桂枝二越婢一汤）。

所以这个书（《伤寒杂病论》）啊，随便读一遍是不行的，任何人也不行。我19岁就开始念伤寒，我今年差不多80多了，读这个东西（《伤寒杂病论》）我也不知道有多少个改变。你要不是整个看问题，没个明白。

这一段就是，我一说那一段（桂枝二越婢一汤），你们回头翻一翻就明白了。前后一看，原来是这么回事。这条指着那段说的嘛。之所以搁个“形作伤寒”，文字就前后（段落）不一致。那一段落搁个“太阳病发热恶寒，热多寒少，脉微弱者，此无阳也，不可发汗，宜桂枝二越婢一汤”，是那么个文字。这个呢，搁个“形作伤寒”，也是没有汗，“脉不弦紧而弱”。其实（前后段落所讲）是一个东西，是两种说法。

所以读书，就得这个（条文段落）对照那个（条文段落）你就明白了。你要单抠这一段，是越弄越糊涂。你们可以看看各家的注，都注错了。

这段就是说，有表热，津液虚，脉就弱，甚至于微。这你发汗都不行，用普通的麻黄汤这一类的发汗都不行。用火攻更不行。得怎么办呢？底下告诉你了：

“弱者发热脉浮”这种病，应该解之，当使汗出。他（患者）不适合发汗（发大汗），微微地解，清肃内外，稍见汗就好，这个病非常轻。

114　太阳病，以火熏之，不得汗，其人必燥，到经不解，必清血，名为火邪。

“以火熏之”也是逼取汗的一个方法。古人把地下用火烧得很热很热的，然后把火扫出去，人就在热地上躺着，覆取让他出汗。这叫火熏的方法。咱们现在则用热炕多烧火也可以达到这种目的。

以火熏之，不出汗的很少。但是如果人的津液亏，津液虚，他就没有汗。本条这个“不得汗”就是指津液素虚，以火熏之而不得汗。

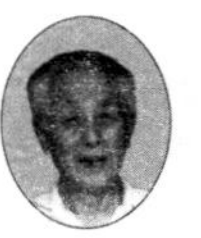

但得的是太阳病，邪无从出，不得汗则邪出不去，而且火热还攻于里，“其人必燥”。燥，就是烦躁了。搁个“燥”不搁“烦”，乱者谓之燥，烦者谓之热。热烦燥扰，燥比烦厉害。

太阳病自愈的话都是六七天的时候，前面有啊。太阳病，“发于阳，七日愈，发于阴，六日愈”。在表的病自愈都在六七天。到时候不愈，而且外邪火热壅然不解，久之必伤阴，所以“必清血”。热不得往外去，不得外越，表证该好而不好，当然要传里了，传里伤于阴血，一定要便血的，这种便血不是因为其他的问题，是火攻造成的，所以叫火邪。

可见这个血用一般的止血法不行，应该以祛火祛热为要紧的，但这里没出治法。要有表不解，还得想法解表。表要是已解了，竹叶石膏（汤）这类的都可以用。但是这条不讲治法。(对于）火攻，有的时候提出来一种具体的证治，有的只是言其危害。那么怎么不出个证治呢？这是举其概要，具体的情况还得具体分析，因证而施，随证治之。

115　脉浮热甚，而反灸之，此为实，实以虚治，因火而动，必咽燥吐血。

“脉浮热甚”，这也是值的太阳病，太阳病，脉浮，但是热特别厉害，那么这应该用清凉的解表法，就是解表药里头也要用石膏。

“而反灸之”，以火攻了，灸，就是我们常用的一种手段了，灸看着像（力量温和）不怎么的似的，也不利于热实之病啊。

“脉浮热甚”是个实证，表实证，就是热实。“实以虚治”，热实之证而以治虚寒的方法来治疗，虚寒可以用灸。

“因火而动，必咽燥吐血”，本来就热盛，又继之以灸火，反助其热，所以因火而动，就是热反倒因火而激动起来了。

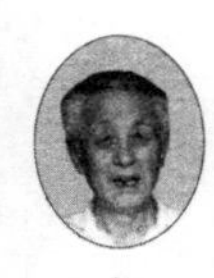

"必咽燥，吐血"。凡是热都往上攻，尤其在表证的时候，嗓子也干，甚至于吐血，这就是说治疗（错误）其实我们不必用灸。那么真正的热病，我们用热药也能使着人咽燥、吐血。

所以这虽然讲的火攻，与用药也有关系。所以当医生的，总要知道寒热虚实，必须掌握这个东西。热要用寒治。热（若）用热攻，准要造成这些问题的，所以这个不只是误炙啊（也可能是误药）。

116　微数之脉，慎不可灸，因火为邪，则为烦逆，追虚逐实，血散脉中，火气虽微，内攻有力，焦骨伤筋，血难复也。

脉浮，宜以汗解，用火灸之，邪无从出，因火而盛，病从腰以下必重而痹，名火逆也。

欲自解者，必当先烦，烦乃有汗而解。何以知之？脉浮故知汗出解。

"微数之脉"，脉微而数。微者，血不足。微者为亡阳，这都是这个书上的，后头都有。数是有热。这就是虚热的一种病，津液虚而有热。

这可以灸吧？更不可灸。"慎不可灸"，火也是邪，热邪，火与原来的症候之热（相助），火更助其热，所以人一定要"烦逆"。逆，也有多种，咳逆、呕逆等，热都要往上、逆于上。

"追虚逐实"，本来这个人虚，因灸火的关系，越追而越虚；本来热实，继之以灸火，更助其实。"微数之脉"，一方面是正虚，就是津液虚；数者，热，一方面是热实，（微数之脉是）这两个问题。若要用灸，"慎不可灸"嘛，要硬用灸的话，灸反能济热，而益使其虚其津液，热更加重而使之实。津血越来越少啊，所以"血散脉中"。

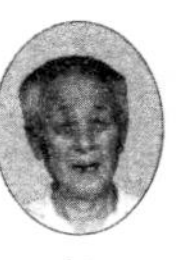

“火气虽微，内攻有力”，你看灸火那么一点儿，灸火之气，看着不怎么的，但是对虚热之证内攻相当有力。“焦骨伤筋，血难复也”，甚至于使之伤筋焦骨，血很难恢复，这更厉害了。你们看《金匮要略<痉湿谒>》有这么一段，他痉家、痉病“有灸疮者难治”。这是什么意思呢？就是（本条所说的）这一层关系。痉，津液枯燥，肌肉不和就发痉挛。这个痉挛，得津液恢复，痉挛才能好。有灸疮，这就是太阳病的时候，虚热的症候，给灸了，则血气难复，痉就难好。它和这一段（本条）是有关系的。这你们回去可以看一看“痉湿谒”，（有的版本的）《伤寒论》也有，这一个书（赵开美版）没有，这个书上把它拿掉了。在《金匮要略》里头“痉湿谒”篇你们回去可以看一看。痉病有灸疮不好治，什么不好治呢？血难复也它是个虚。你看“灸火虽微，内攻有力”。要有灸疮，由灸而来的这种痉，血难复也，痉也难好。这是一段。

“脉浮，宜以汗解，用火灸之，邪无从出，因火而盛，病从腰以下必重而痹，名火逆也”。这又是一段。

脉浮，脉浮为病在表，依法应该汗以解之。那么无汗的可以用麻黄汤那类的方剂，有汗的可以用桂枝汤这类的方剂，都是以汗解之。如果误用灸之，用火来灸，那邪无从出。邪，本来（应该）汗以解之，从体表解除疾病。（但却）因用灸，邪不得从表而出，就不能够发汗。灸它不能发汗，是吧？反倒因火而盛，这就说外邪因火反倒更热。

我们方才讲了，麻黄汤证体表充斥津液，不得汗，则热不能解，津液也不得出。热上亢，人身上的体液也不得汗，为湿而下注，所以这个病变成“腰以下必重而痹”，重，沉重；痹，痹而不仁，甚至于不知痛痒，也可以疼。又沉又痛，这是湿。这个湿哪儿来的？就是给治坏的。本来表证的时候，大量体液

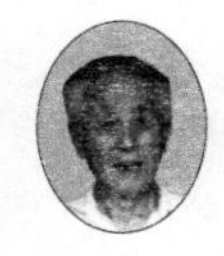

都在体表。在体表干什么？我们讲太阳病的时候都讲到了，肌体输送大量体液到体表，当然（可能体液）那里头有病毒，它想由体表发汗而解除疾病。用火灸之不得出汗，热既不能解，水分都弄到体表来了，往哪儿去呀？（体表的湿）只能够注于下半身，重而痹。“名火逆也”，造成这个（病症的原因），是因火而造成之逆证。

“欲自解者，必当先烦”，这个病可以自好的。这个也是一时的情况，是“不得出汗”。前面咱们也讲过，“阴阳自调者，必自愈也”，表里没有什么大问题，仅是一个“从腰以下重而痹”，没有其他的问题，如果津液恢复了，自然出汗就好了，底下就是这样子。所以“欲自解者，必当先烦”。这也是，凡是误治之后，身体受伤了，多少要发冥眩状态的。这个先“烦”，也是冥眩状态的一个反映，不过是小（冥眩）。“烦乃有汗而解”，烦躁之后了，出一身汗就好了。“何以知之?”为什么知道要这么出汗而才能好呢？“脉浮，故知汗出解”，由于以火灸之后表不解，脉还浮，脉还浮则病还在外，所以若要自解则总得要自汗才能解。那么言外之意，要是始终不解你还得治，怎么治啊？也得解表。像这一类的病，据我看大概还得用桂枝汤。那么如果吃完桂枝汤，热解了，“腰以下还重而痹”，那你再想法治这个，大概得用“苓姜术甘汤”。苓姜术甘，啊，就是肾着汤，治所谓肾着，就治腰以下沉和痛，它都治的。

那么这一条没说治法，但是言外之意有治法，脉还浮，表没解，邪无从出，当时就有这么一种情况。如果要是自愈的话，也得自汗。发一阵烦躁，然后出一身汗就好了。如果他不自解，那么大夫治怎么治呢？当然也得解表，也得想法让他出汗。不然的话，他身上的水气去不了，就是湿了，那么他的邪热也去不了。这个是言外之意，虽没说治疗，但是治疗也自在其中。

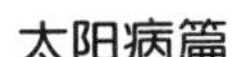

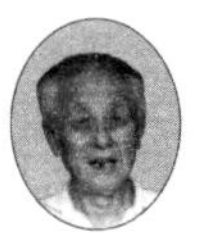

117　烧针令其汗，针处被寒，核起而赤者，必发奔豚。气从少腹上冲心者，灸其核上各一壮，与桂枝加桂汤，更加桂二两也。

桂枝加桂汤方

桂枝五两（去皮）　**芍药**三两　**生姜**三两（切）　**甘草**二两（炙）　**大枣**十二枚（擘）

上五味，以水七升，煮取三升，去滓，温服一升。本云桂枝汤，今加桂满五两，所以加桂者，以能泄奔豚气也。

“更加桂枝二两也”这是一个闲文，这句话不必要。当然要这句话也没关系，这是一个助文。烧针，就是温针，这个最厉害，这种劫汗的法子最凶了，把针拿线缠上，我看到过他们用，搁点煤油，把油点着，搁酒精也行，把针烧得通红通红的，完了（然后）刺，这个东西凶极了，人哪儿受得了，烧针也能迫使出大汗，“烧针令其汗”，这指着表证说的。

“针处被寒”，针处被寒这是古人不明白，不是针处被风寒了，就是感染，拿着现在的话说这就是感染。古人对消毒也不懂。“核起而赤者”，针刺的这个地方肿了，核起，其肿如核，发红赤。那么这个样子则“必发奔豚”。

奔豚前面我们讲过一回了。奔豚就是剧烈的气上冲，在《金匮要略》里头是这么讲的“气从少腹，上冲胸咽，发作欲死，复还止”。发作的时候人受不了，但是，过去这一阵儿就好了。这个病叫奔豚，究其实它是一个神经症状，它是一个气上冲，病人感觉气上冲，那也是个神经（症状），我们前面讲的那个气上冲也是感觉有气上冲，其实就是一个自觉上走性的神经证候。

怎么必发奔豚呢？这就得根据金匮的奔豚这一章节。奔豚那一章节说奔豚病皆从惊恐得之。这个惊恐得之，并不是指着

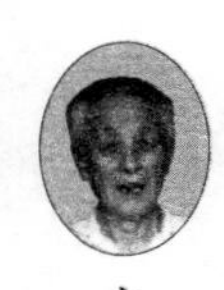

外来的可惊可恐的事儿之刺激而发作奔豚，不是的。这个就是在肌体本身的基础上有惊恐的证候而发作，根据这一段最好讲这个（类型）。

用烧针迫使大汗出，神经受这种剧烈的刺激，人就要发惊狂，前面已经说过。“加温针，必惊也”，后头也有这么一段（119条）。他还说“亡阳，必惊狂”（112条），大汗出嘛。烧针就使着发惊。那么假若表不解，有气上冲，上边汗出得多，气上冲得也剧烈，那么在惊的基础上，尤其针处被寒，核起而赤，这又给病人一个严重的刺激，再有气上冲，所以必发奔豚。那么就在这种惊恐的基础上，神经症状再高涨，就容易发生奔豚。这一段就说明这个。“烧针令其汗”，就是所谓亡阳，大汗。上面出汗太多，导致底下水和气，趁着上面之虚，都往上冲。如果再“针处被寒”，给神经更为严重的刺激，那么一定要因惊而发生奔豚证。

那奔豚证是什么样的呢？就是“气从少腹上冲心者”，感觉有气从少腹上冲胸心。这我在临床上遇到过好像两次吧，不多，但也有的。而且这个方子（桂枝加桂汤）也相当好使。“灸其核上各一壮”，就是治感染，治针处感染，哪一块红肿，就在哪儿灸之。“与桂枝加桂汤”来治奔豚。

我们由这一段，可以知道桂枝是治气上冲的。桂枝汤的原方加桂枝，就治气上冲了，所以桂枝治气上冲在这一条里头看的是非常清楚了。“更加桂二两也”，就是原方它是三两桂枝，更加桂，就是原三两再加上二两。也有人解释，这个桂是肉桂，（我认为）这是错的。这个方我用过，所以我知道。这还是桂枝汤原方再加二两桂枝，现在就是15克了。赵绍琴遇到过这个病（奔豚），他问过我，我说你用这个（桂枝加桂汤），他用过后就好了。桂枝加桂汤是桂枝汤的原方再加桂枝，桂枝汤证还存

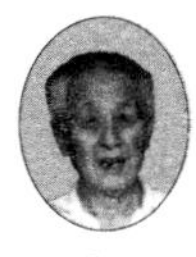

在。桂枝汤也治气上冲，前面有“太阳病，下之后，其气上冲者，可与桂枝汤”。桂枝汤本身就可治气上冲，气上冲达到一定高度，就是奔豚（桂枝加桂汤）。达到一定程度的高度，所以感觉“气从少腹上冲胸咽，发作欲死”那个情形。当然还是桂枝证。脉还浮，还有些发烧、恶寒，桂枝汤证还存在，所以用桂枝汤原方加桂。如果没有桂枝汤证呢，像前面讲的苓桂枣甘汤，脐下悸，那是以水为主了；这个（桂枝加桂汤）是以气为主。这个（桂枝加桂汤）气也不是深呼气的气，（而是）感觉有气上冲。这就是桂枝汤原方，把桂枝原先三两变成五两。

118　火逆下之，因烧针烦躁者，桂枝甘草龙骨牡蛎汤主之。

桂枝甘草龙骨牡蛎汤方

桂枝一两（去皮）　**甘草**二两（炙）　**牡蛎**二两（熬）　**龙骨**二两

上四味，以水五升，煮取二升半，去滓，温服八合，日三服。

“火逆”，就指前面那个“……病从腰以下必重而痹，名火逆也”（116 条），这类的病就叫火逆。火逆，根据前面所说，欲自愈者一定汗出。还脉浮，病在外，所以火逆病还是应该解表不应该下，所以下之为误治，更不能再烧针。下之，又用烧针，这个人反而烦躁。原先不烦燥，就只是腰重而痹，那么这时这个人烦躁，烦躁就是卧起不安那种情况。还是表不解，还是用桂枝，桂枝甘草汤加上龙骨、牡蛎。

桂枝汤的变化，在这个书里头有三个主要变化：一个是桂枝去芍药（加蜀漆牡蛎龙骨救逆汤），一个是桂枝甘草（汤），一个是桂枝（甘草龙骨牡蛎）汤。

桂枝（甘草龙骨牡蛎）汤也起桂枝汤的作用，但是解表作用不如原桂枝汤，但是也治身疼，也解表，也是辛甘合用，桂枝辛、甘草甘。龙骨、牡蛎前面解释了，就是狂、恐惧、精神失常这类的胸腹动悸，龙骨、牡蛎都好使，神经官能这方面的（疾病）都好使。就是桂枝甘草汤证而其人烦躁不安或者如狂，加上龙骨、牡蛎。

这一段，“火逆下之”，根据前面，也有把火逆单独说是因火而逆的病，（我认为）这是错的，要不然哪来的表证呢？就根据那个：脉浮本来应该汗解，用火灸之不出汗啊，表证还不解，因而造成表热不出而发生腰以下必重而痹的火逆证。本条是根据这个来的，（而）不是说另外因火逆之症，下之又烧针，一错再错。火逆就是因火而造成身重痹这种病，可是病还在表，又用下，又用烧针，一误再误，造成这个（后果）。

桂枝甘草龙骨牡蛎汤，与我们上面讲的桂枝去芍药加蜀漆牡蛎龙骨汤差不多。上面那个（桂枝去芍药加蜀漆牡蛎龙骨汤）解表的力量，同是桂枝汤为基础，但比桂枝甘草（龙骨牡蛎汤）有力量，因为它的里头有姜，姜也是解表药。但这个方子（桂枝甘草龙骨牡蛎汤）桂枝用的相当少，你们看这方子，桂枝只有一两，（此后）又下，说明这个表比较轻了，只是烦躁不安表现突出，所以（相对于桂枝）龙骨牡蛎用的量不小，而桂枝用得量相当小。从我们临床上看，如果表证还突出，就是气上冲还是很厉害，桂枝可以重用，可以搁三两。

这几个方子，桂枝去芍药加（蜀漆）龙骨牡蛎、桂枝甘草加龙骨牡蛎（即伤寒“桂枝甘草龙骨牡蛎汤”）、桂枝汤加龙骨牡蛎（即金匮“桂枝加龙骨牡蛎”），都是差不多。

119　太阳伤寒者，加温针必惊也。

与前面112条条文一样，“伤寒脉浮，医以火迫劫之，亡阳

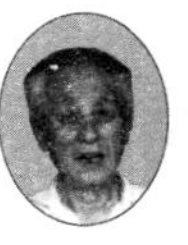

必惊狂”，伤寒脉浮，就是表不解，和这个一样。凡是无汗的伤寒的症候，就是太阳伤寒。这（如果）要用温针，温针就是烧针，烧针迫使大汗出得厉害，汗多就亡阳，亡阳就是亡津液，那一定要发惊狂。

惊狂，上次讲到两个意思，一个是夺津液就是夺血液，血虚不能养心，心虚则惊。（二是由于大汗出而导致气上冲，气上冲则不但热往上冲，也导致水往上来，影响脑系，也使得惊）这里（119条）还不只是血液在心脏（而出现）的问题，这是由于大汗出而气上冲得厉害，气上冲，表又不解，冲气挟热影响脑系。总之是脑系的关系。

因为什么呢？回头看一看就知道了。你看太阳中风用火针不惊狂。太阳中风它本来是津液虚，只能够造成“焦骨伤筋、血难复也”（116条）这种情况，不造成惊狂。前面也有一条，“太阳病中风，以火劫发汗，邪风被火热，血气流溢，失其常度”（111条），这能致人死，你看最后说了，“小便利者，其人可治”。言外之意，若小便不利，津液虚竭到家了，这人可以死亡的，就是不能治疗了。

前后观察起来，伤寒用温针亡阳而造成惊狂，心脏不能说没影响，但主要影响脑系。要是血液受伤之大而影响心脏，那么，太阳中风影响得更加厉害，你看太阳中风各节没有这个情况，都不说惊狂。所以（脑系惊狂）只说太阳伤寒，因为太阳伤寒表实，实以虚治，用温针的治法，使大汗亡阳，气上冲得厉害，实热也重，所以容易波及到头脑，总之（脑系惊狂）这方面的问题多。与心脏当然也有关系，血脉通于心，血液虚影响心气。

这一节给火攻做个总结。太阳病本来是依法当发汗，尤其太阳病是个热病，古人认为伤寒皆属热病，热病更不能用温针治疗，所以火攻根本就是错误的。前面有的用灸，这都是火攻，以火熨其背、以火熏之等，都造成火攻逆治的情况。到这里对火攻就说完了。这些节的主要意思全是：太阳病是一种热病，尤其是（太阳病）实证，（太阳病）虚证不可攻，（太阳病）实证更不可攻，即表实证伤寒更不可攻。这里做了个总结。

120　太阳病，当恶寒发热，今自汗出，反不恶寒发热，关上脉细数者，以医吐之过也。

一二日吐之者，腹中饥，口不能食；三四日吐之者，不喜糜粥，欲食冷食，朝食暮吐。以医吐之所致也，此为小逆。

太阳病只能汗不可以吐下，当然火针什么的都属于不能用于治疗的类型，这本书从侧面来说（即“不可”）的相当多。太阳病，吐，也可造成问题，最常见是下面两条。

“太阳病，当恶寒发热”，由于医误用了吐药，虚其胃而邪陷于里，则“自汗出，反不恶寒发热”。阳明病的外证就是身热、汗出、不恶寒反恶热。这个是“自汗出、不恶寒而发热”，就说明（可能）有阳明病胃不和的现象。但一般的阳明病都脉大。关上的部位候心下、候胃。“关上的脉细而数”，脉细者，虚，由于吐而伤了胃气，所以细。但也有热，（热）未能从表解而陷于胃，有热所以脉数。这就清楚了，这不是真正的表证传里发生的阳明病，要是真正的阳明病，关上的脉不会细数。细数者是胃气因吐而虚，同时有热，这是“医吐之过”了，这是当大夫的人在太阳病时误用吐药所致的情况。

我们看看，如果要是吐的话，“一二日吐之者”，就是靠最近，刚吐完，这个人一定老是温温欲吐，胃气不下降而往上逆。一吐后是有这个情景，涌吐，胃必须往上来，药力没过，一二

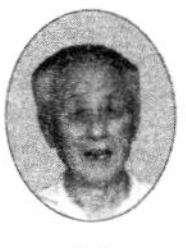

日，还是心里温温欲吐。由于吐后里头空虚，胃中空虚，所以腹中饥，里头空虚没有东西，都吐了嘛，想吃但是口不能吃，一吃就想吐，一吃就想吐。

要是"三四日吐之者"，就是时间久一点，久一点虽然没有温温欲吐之情，但是吃热的东西还不行。胃还是不和、还是有热，"不喜糜粥"，热粥还不能吃，愿意吃冷东西。要吃热的，言外之意还是要吐，就是愿意吃冷食，胃气还没完全恢复，也要朝食暮吐，早上吃进去，下午晚上还得吐出来，胃还是不纳。这是"以医吐之所致也"，不吐（吐法）就不会有这种情形。"此为小逆"。这是太阳病吐之为逆，但是这只是胃气微有不和，有虚热而已，为小逆，造成的问题不大，过两天可以好，吃点调胃承气汤也就行了。底下这个就不是了。

121　太阳病吐之，但太阳病当恶寒，今反不恶寒，不欲近衣，此为吐之内烦也。

这个是陷入里的热比较重。太阳病，宜发汗不宜吐，而医误吐者。

太阳病在表，应该发热同时恶寒，现在"反不恶寒"，所以太阳病一罢就不恶寒了，病全陷于里了。而且这个人"不欲近衣"，热得厉害，烦热得厉害。"此为吐之内烦也"，这全是因为吐，造成邪热陷于里而为内烦。这个"内烦"，不等于上面的"小逆"，比那个（小逆）厉害。这就说明，本来里边没有病，因为吃吐药，虚其胃气，外边的邪热趁胃虚而入于里了，入于里就变成了阳明病。

122　病人脉数，数为热，当消谷引食，而反吐者，此以发汗，令阳气微，膈气虚，脉乃数也。数为客热，不能消

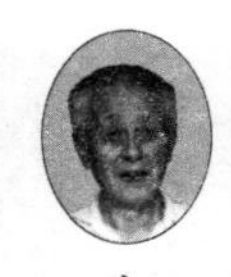

谷，以胃中虚冷，故吐也。

“脉数”，数主热，一般脉的症候是如此的。那么热能化食，“当消谷引食”，里头要是有热，能吃。所以消渴的“中消证”就是里头热盛，能吃，嗜饥善食，要是有热就能吃。

但是这个不然，“而反吐者”，不但不能吃东西，一吃东西就吐，这是什么道理呢？底下就解释了。这是因为发汗发得太过，“令阳气微”，阳气虚于外，就是津液外虚，津液外微而膈气里虚，膈气就是指胃气说的。津液哪来的呢？生于胃，化生于胃，胃为水谷之海嘛。由于发汗夺其外面的津液，发得太多，也影响胃气，所以膈气内虚。

数脉，也不光主热，也主虚，所以“脉乃数也”。数是客热，由于胃气虚、膈气虚，外邪趁膈气虚而动于膈了。这句话很重要了，就是“邪之所凑，其气必虚”。由于发汗太多，外边丧失体液太多了，影响到膈气虚，就是胃气虚。外邪、邪热也趁胃虚而内入于胃。脉所以数，这个脉数是由于胃虚而邪热客之造成的。所以不是胃里真有热，并不是胃气强，所以不能够消谷。

“以胃中虚冷，故吐也”，这是什么道理呢？就由于胃中虚，而寒饮乘之。“胃中虚冷”这句话的这个“冷”当饮来看，寒饮的饮。由于胃中虚，邪热也往里跑，同时内饮也往胃上跑，所以胃虚，再有饮，非吐不可。所以“故吐也”。

根据上面那个（120 条）吃吐药而吐，（本条）对吐又有所发挥了，吐，也不说见着人的吐，就是误服吐药所致。吐，（亦可并非因为误服吐药）也有发汗太过，也可导致外边津液夺得太厉害，膈气也为之虚，这时候，客邪、水趁胃气虚而进于胃，也能造成人的吐。

那么后边有这个（类型的）例子，像咱们讲的半夏泻心汤、

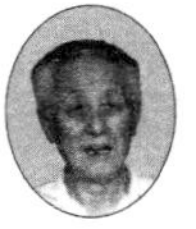

甘草泻心汤都是由于胃气虚，不但邪热往哪去，水饮也往哪去，所以心下这个地方非常的硬，那就是人参证，所以这个时候都要用人参的。后边有，现在属于概论了，没讲证治。

这个虚冷，不是咱们讲的那个太阴病胃虚寒，它（虚冷）是胃虚而寒饮乘之，所以说“胃中虚冷”而致吐。

123　太阳病，过经十余日，心下温温欲吐，而胸中痛，大便反溏，腹微满，郁郁微烦。先此时自极吐下者，与调胃承气汤。若不尔者，不可与。但欲呕，胸中痛，微溏者，此非柴胡汤证，以呕故知极吐下也。

“极吐下”，就是大吐下，用猛峻的药吐下的意思。由于这个病本来是太阳病，在十余日的时候，病有陷于里之势，有传里的样子，所以说“过经”，就是离开太阳病了。由于这个病极吐，吃了峻烈的吐药，所以心下老是“温温欲吐”，吐得太厉害了出现“胸中也疼”，“郁郁微烦”，全是前面吃了吐药之后的那种情况，内烦嘛。这个病已经入内了，这是由于极吐所致。

极吐所致之温温欲吐，胃逆而不降。不应该大便溏，所以搁个“大便反溏”，又“腹微满”，大便溏大概都不腹满，要是腹微满，大便反溏，这像极下所致，就是用了峻烈的下药而造成这种情况。

一问病人，果然是“先此时自极吐下者”，在咱们诊病以前，这个病人自己极吐、极下，就是服用峻烈的吐下药，这个大概都指着巴豆。巴豆这个药，又能使人吐又能使人下，而且吐下都相当猛峻。假若要是如此的话，可以“与调胃承气汤”。吐后胃不和，大概都用调胃承气汤。怎么叫调胃承气呢？本来吐后胃气往上逆得厉害，老温温欲吐，吃点调胃承气汤就好。

可是不要大（量）吃，这也算是个定法了。一般吐下之后，全要吃点调胃承气汤，才能纳食，要不然是不行的。

如果“不尔者”，如果不是极吐下而成的上面那个症候，这可是柴胡证了，因为“过经”了，由表传入半表半里的情况，那“不可与”调胃承气汤（而可与小柴胡汤）。

就现在这节来看，“但欲呕，胸中痛，微溏者”，这都（像）是柴胡证。为什么咱们不说是柴胡证，说“非柴胡汤证”呢？就由这一点。

所以说临床辨证很重要。病人老是温温欲吐，柴胡证是“心烦喜呕”而不是“温温”。温温，是愠愠，人不知而不愠的愠，愠就是烦恼，难过得很老想吐出去才好。小柴胡汤证没有这种（温温）情况。由于病人老有温温欲吐的情况，参考腹微满、大便溏，所以才知道是极吐下所致而不是柴胡汤证。一问果然（这样），那就是与调胃承气汤。就是这个意思。

所以临床问病得详细点。如果病人说哎呀我老要吐，又有胸中痛，这都是柴胡证，那马上用柴胡汤，那不对，得仔细。“心烦喜呕”是柴胡证，喜呕就是好呕，呕频繁的意思，但不是温温欲吐的情况。所以古人的文字也有个障碍，咱们掌握得不好也不行。温温欲吐，是烦恼得很，什么也不能吃。我们没有观察到吃吐药的人，吃吐药的人，什么也不能吃，就像前面讲的，“一二日吐之者，腹中饥，口不能食”，三四日好一点，但是也不能吃热东西，“欲食冷食”，可是早上吃，下午晚上也会吐。三四日，药力过去了点。

吃吐药都有这个情形。怎样治疗呢？“与调胃承气汤”，不止于治病，是调理胃气，胃逆而不下，调胃承气汤一方面祛热，一方面使胃气不上逆。

这一段的文字挺不好懂。

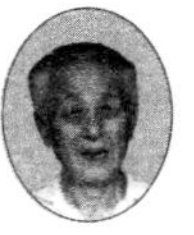

124　太阳病六七日，表证仍在，脉微而沉，反不结胸，其人发狂者，以热在下焦，少腹当硬满，小便自利者，下血乃愈。所以然者，以太阳随经，瘀热在里故也。抵当汤主之。

抵当汤方

水蛭(熬)　**虻虫**各三十个(去翅足，熬)　**桃仁**二十个(去皮尖)　**大黄**三两(酒洗)

上四味，以水五升，煮取三升，去滓，温服一升。不下，更服。

"太阳病六七日"，这也是要传里的时候。四五日，它要传半表半里，六七日它要传里了。可这个时候，表证还有，这指表热说的，还有外热。可是"脉微而沉"，有表证脉应该浮！脉微而沉者，沉为在里；脉微，血液有所阻碍，里有所结，结实很深了，所以脉沉微。

最初里头要是实，脉虽沉而不至于脉微。脉微而沉，结的程度相当深了。后头有结胸脉，结胸就是里实得很厉害的病了，结胸脉是寸脉浮，关脉沉。那么结实如此之深，依法应该结胸，而反不结胸，没结在上头。

"其人发狂者"，这与前面讲的桃核承气汤都是瘀血证，(但)不一样。那个是如狂，这（抵挡汤）发狂，比那个（桃核承气汤）凶，其人发狂，干脆就是发狂，就是现在精神病那个样子了。

这是什么道理呢？这不只是热结的问题，这是血结的问题了。"以热在下焦"，就是热和血结于下焦。结于下焦的部位呢？"少腹当硬满"，小肚子应该硬满，结在那个地方了嘛。可是小腹硬满有两种问题：一种小便不利，影响到膀胱蓄水，所以小腹也硬满。如果是小便自利，那与水没关系，纯粹是瘀血的问题了，所以“下血乃愈”，这是瘀热结于下。

“所以然者，以太阳随经，瘀热在里故也”，这句话是有问题的。古人看问题未必真。这瘀血哪来的呀？古人认为下边的血，受了邪热就结在那个地方，这是有问题的。瘀血证据我们在临床上观察，大概总是这种（情况）的多，病人平时就有瘀血，旧有瘀血，瘀血在少腹的地方最多了，拿现在的话来说，就是静脉有所瘀滞。因人老是站着坐着，液体就下，我们看看解剖生理学，在盆腔这个部位就是膀胱、大肠这地方，有很多的静脉血管。所以打架怕踢伤小肚子，踢伤了就会出血不止。所以古人叫这个地方为血室，这是指男人，女人就是指子宫了。瘀血沉淀在少腹最容易、最多了。

平时就有（瘀血），但是没有其他的诱因也不发作，偶尔赶上外感了，得了伤寒发生太阳病的时候，要传里的时候，也可能瘀血证发显出来，人就发狂，这时候用桃仁承气汤或者抵当汤，就得看情形了。

如果是病比较重笃，瘀血难攻，用抵当汤的机会多。如果这个人病症不那么严重，像桃核承气汤，其人如狂，少腹急结，也不是硬满。这个（抵挡汤是）少腹硬满，结的东西也坚固，那个（桃核承气汤）急结而已。桃核承气汤，其人如狂，有时还下血，这个（抵挡汤）绝不下血，所以这个（抵挡汤）瘀血证比较顽固，只是用桃核一味是不行了，所以他搁水蛭、虻虫。同时也不用甘草。

甘草这个药缓啊，它不但缓症之急，急迫的症候要用甘草，甘草也能缓药力。所以大黄、芒硝搁一块儿则泻得重，加上甘草就叫调胃承气汤，你看它们两个（大黄、芒硝）挺厉害，加上甘草它能缓药力。想大力地驱瘀下血，甘草它不合适，所以（抵挡汤）把甘草去掉。

当然，（抵挡汤主要是）为了袪瘀血。热不像桃核承气汤，所以把芒硝也去掉。搁水蛭、虻虫、桃仁、大黄。水蛭、虻虫这两个药，作用差不多，都是驱瘀之中兼有解凝的作用，所谓解凝就是对“结得结实”能起作用，医疗作用就是袪顽固陈久的瘀血，我们要用水蛭、虻虫这类药物，或者像干漆、䗪虫，都起这个作用，要比桃核、丹皮有力量。所以叫抵当汤，抵当汤就是非它不足以抵当的意思。重一点的瘀血，得用这个（抵挡汤）驱逐。

125　太阳病，身黄，脉沉结，少腹硬，小便不利者，为无血也。小便自利，其人如狂者，血证谛也，抵当汤主之。

这就是血与水之辨。

“太阳病，身黄”，这是黄疸证，有一种血性黄疸，在临床上也是遇得到的，你不袪瘀血，这黄也是去不了的，这不是一般的黄疸。

“脉沉结”，沉者为在里，结，就是结代的结，脉停间歇，由于里有所阻碍，所以脉沉而结。

“少腹硬”，跟我们前面的少腹硬满是一样，就是里有所结了，在下焦。

“小便不利者，为无血也”，如果小便不利，膀胱蓄水也能使得少腹硬，那你就别考虑往血上治疗，利小便就行喽。

“小便自利”，所以少腹硬有两种情况：瘀血证，轻者急结甚者硬满，这是瘀血则小便可自利；小便要是不利则是水。

所以这一段是蓄水、蓄血的辨证。如果小便自利，其人如狂，从发狂看出瘀血证十有八九影响脑系，这在临床上要注意了，有很多特殊的头痛、癫狂、以至于癫痫，属瘀血证的都不

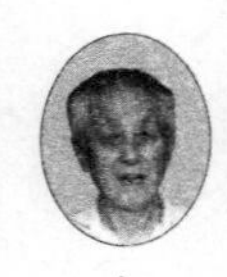

少，我都治过。所以瘀血证最影响头脑。“其人如狂，血证谛也”，这是清清楚楚的瘀血证，要用抵当汤。这就是深入地来说明少腹硬满之蓄水还是蓄血的鉴别方法。这很重要，要是蓄水证当瘀血证来治，那就坏了。

126　伤寒有热，少腹满，应小便不利，今反利者，为有血也，当下之，不可余药，宜抵当丸。

抵当丸方

水蛭二十个（熬）　**虻虫**二十个（去翅足，熬）　**桃仁**二十五个（去皮尖）　**大黄**三两

上四味，捣分四丸，以水一升，煮一丸，取七合服之。晬时当下血，若不下者更服。

这段也很重要。“伤寒有热”，就是表不解而有热。有两个问题，以前咱们讲过了，里有停水表不解，心下有水气表不解，伤寒有热非得利尿祛水气才能解表。那么有瘀血也影响热不解，道理是一样的，里有所结，里气不通畅，影响到内外也不条达。这是互相影响的。古人有个比方：“欲进南风当通北”，北边儿你不打开，南边风进不来。这是物理的关系，像一个东西（如壶里、筒里的水）想往外倒，要有个小眼儿（窟窿眼），要是有个眼儿往外倒就痛快。

里气不通则表气也闭塞，所以发汗没用。

本条开头搁个“伤寒有热”，这不是白搁的。后面还有一节，说是“病发热十余日，虽脉浮数者，可下之”（257 条），有那么一条，咱们还没讲到那呢。由本条的“伤寒有热”，你能体会到“虽脉浮数者，可下之”，病人就是发热，虽然脉浮数，那也不是表证，可以下。假如说下后，脉数还不解，说明这个热还不退，那你要用抵当汤，那是瘀血。（257 条：病人无表里

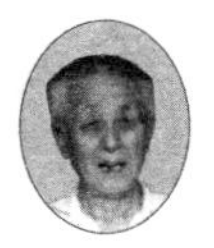

证，发热七八日，虽脉浮数者，可下之。假令已下，脉数不解，合热则消谷喜饥，至六七日不大便者，有瘀血，宜抵当汤。）合热则消谷善饥，瘀血、瘀热也能导致嗜食，所以咱们治嗜食证也有用抵当汤的机会，当然也有用桃核承气汤的机会。所以研究这个书，你总得把这一块儿搞清楚，在临床上才能够联想到这一切，不然的话是不行的。（如果不搞清楚瘀血、瘀热也能导致嗜食）我们遇着一个“嗜食”证，也想不起来“瘀血”证。那一段（瘀血导致嗜食的257条）没讲呢，等讲的时候咱们再详细谈。

这一段有这么个问题，表证不解热不退，有蓄水和蓄血两种问题。蓄水就是小便不利，或者里面有停饮，这在前面讲很多了；这一段就是里头要是有瘀血证，也有（如同蓄水）一样的情况（导致表不解）。“少腹满，应小便不利”，小肚子满，如果蓄水的话，应该小便不利，所以伤寒热不解。“今反利者”，那就不是有水的问题了，“为有血也”，为有血也影响伤寒有热而不解。文章非常的简，这个精神（蓄水、蓄血之辨别）你如果不注意还看不出来。

“当下之，不可余药”。“不可余药”大家的解释有些（注家的注释）是一点药也不要剩，连渣子吃，开的是丸药，（我认为此种注释）那是错的，应该是不可用其他的药。主要的问题是什么呢？就是伤寒有热，没汗的伤寒而热不退，若采用再发汗或其他治疗，那是错误的。不要用其他的药啊，得着眼在“为有血也，当下之”。这个“下”，不用抵当汤而用抵当丸的道理，因为这症候不那么急，不那么剧烈。你们看，这个人也没有如狂也没有发狂，只是热不解而已，所以不要大攻。

用抵当丸，丸药跟汤药的药物是一样的，但分量小。虽然是丸，也是用煎法，跟汤药是一样的，你们看看后面就知道了。

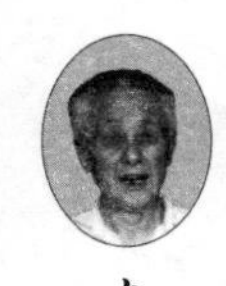

上面那个（抵挡汤）水蛭、虻虫各三十个，这个（抵挡丸）各二十个，用量（相比）要小；桃仁（相比）稍多，二十五个，那个（抵挡汤）二十个；大黄（两个方子的用量）一样。可是每次服的少多了，那个（抵挡汤）分三次服，这个（抵挡丸）分四次，药量少，次数多。看看底下说明就行了，“右四味，捣分四丸，以水一升，煮一丸”，还是汤药，也不搁蜜什么的，药搁到一起，把它捣碎。因为桃仁跟杏仁一样是油性东西，药搁一起一捣，它也黏糊，所以把它分成四份，丸成四丸。煮一丸，取七合服之。

不是连渣子吃。你们看有的注家说“不可余药”是连渣吃，因为病重，这是瞎说八道。

就是“伤寒有热”这一句话贯穿起来的，用其他解热药不行，只能够下瘀血。由于病不那么峻烈急迫，所以用丸药，用的量非常的小。所以病有轻有重，用药的药量也是有大有小，这在临床上也是很重要很重要的。

“晬时当下血”，晬时就是一周（一天 24 小时），古人说十二个时辰，现在就是二十四小时，你头天晚上吃，第二天准见血。晬时当下，如果不下，再吃，再吃第二丸。

127　太阳病，小便利者，以饮水多，必心下悸；小便少者，必苦里急也。

承上条蓄水说的。“小便利者”，里头也能停水，“以饮水多，必心下悸”，因为饮水多，胃里头存水，胃存水则心下悸。这在《金匮要略》里有，说“病人饮水多，心下有留饮，甚者则悸，微者短气”。为什么太阳病饮水有这个情形呢？平时有没有？平时差得多。得病的时候，胃总而言之较正常人消化水谷的能力差，所以，小便挺多。像五苓散证就这样子。什么时候

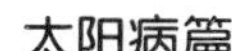

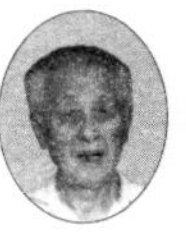

（都想）喝，越喝越渴，喝得多了，胃一停水，就要心悸，停得多，心下悸。

“小便少者”，如果小便少，那样的膀胱蓄水一定“苦里急”，里急就是少腹里急，就是我们上面讲的少腹满。

那么这就是说里有蓄水，有这么两种症候。不是由于饮水多心下悸，那也是停饮，胃有蓄水。如果膀胱蓄水，一定少腹满而里急。里头停饮，（对）太阳病有影响，前面讲很多了，在辨证上这也是挺重要的。要是胃蓄水，绝对是“厉害的心下悸，轻者说要短气”，这个前面也都有了。那么要是由于小便不利造成下边蓄水，就是膀胱蓄水了，一定少腹里急，小肚子发硬满。

我们再讲几节太阳篇下，太阳病我希望在2月份里头讲完，因为挺多，咱们多讲几节，前面的几节都很短，讲完了太阳篇做一个总结讨论，这很重要，你看（太阳篇）做个总结，别的（篇章）你再总结就容易得多。

辨太阳病脉证并治下

128　问曰：病有结胸，有脏结，其状何如？答曰：按之痛，寸脉浮，关脉沉，名曰结胸也。

129　何谓脏结？答曰：如结胸状，饮食如故，时时下利，寸脉浮，关脉小细沉紧，名曰脏结。舌上白胎滑者，难治。

这是一个以问答的口气来解释结胸证，他说，“病有结胸”，结胸者，实质是结于心下，而上及于胸膛，是这么个病。什么结啊？水与热结，后头有的（后头有讲述）。

那什么叫做脏结呢？就是脏器本身而有邪结，邪结于脏，就是结于内脏，谓之脏结。

他说病有这么两种，有结胸，有脏结。那是什么样子呢?

(何谓结胸?) 他说“按之痛”，按之痛指的心下。“寸脉浮，关脉沉”，主要结在胸膈这个地方，尤其是心下部位，还是胃的部位啊，在这块结实了。格阳在上，所以寸脉浮，人身的大气都来源于胸间——心肺所主的地方，上下阻隔，所以阳气不得交于下，所以寸脉浮；关以下所以沉，气不得往下走。我们前面讲的促脉，“太阳病，下之，其脉促，不结胸者，此为欲解也。”(140 条) 这个促脉，就是寸脉浮关以下沉，就是这个脉。这就叫结胸，这种脉加上按之痛，结胸证痛得相当厉害，要是重病不按也痛。

“何谓脏结?答曰：如结胸状，饮食如故，时时下利，寸脉浮，关脉小细沉紧，名曰脏结。舌上白胎滑者，难治。”脏结，跟结胸状差不多，也是拒按，按着也疼。但是脏结多“阴证”，少“阳证”。“时时下利”，这就是阴寒下利。“寸脉浮”也是这样子，也是中有所结，寸脉是浮，而关脉不但沉而且小细紧，脉小细言其虚，脉紧者言其寒。关脉也指胃，就是说也影响到中气的虚衰，所以关脉小细沉紧，中气虚衰而且有寒。这叫做脏结，内脏发生问题了，邪结于脏。在这本书里，脏结大概(很多恩) 都不能知道，据我的体会，恐怕说的是肝癌这一类的，我们看后面就有。

“舌上白胎滑者，难治”，这种脏结，大概都是有寒有热之象。白胎滑，舌有苔都是热象，但是（苔）滑，是一个湿。那么总是多湿多寒而夹杂着有热，所以是白胎滑。这种（情况）是脏结也好、结胸也好，都得攻，(但) 如果是有虚，再有寒湿在里面参杂着，就不能攻，所以一定是难治的。

130　脏结无阳证，不往来寒热，其人反静，舌上胎滑

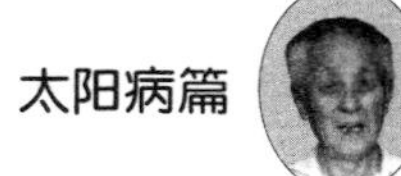

者，不可攻也。

“脏结无阳证”，全是阴证。

“不往来寒热”要活看，底下还有“一云寒而不热”，它不是发热恶寒，当然也没有往来寒热，就是只寒而无热的意思，“不往来寒热”，它是偏于阴证。

“其人反静”，静者为阴，动者为阳，阴证都静。

“舌上胎滑者，不可攻也”，在这解释了，脏结之所以死，就是不可攻，胎滑就是多湿之象，就是不可攻。

131　病发于阳，而反下之，热入因作结胸；病发于阴，而反下之，因作痞也。所以成结胸者，以下之太早故也。

结胸者，项亦强，如柔痓状，下之则和，宜大陷胸丸。

大陷胸丸方

大黄半斤　**葶苈子**半升（熬）　**芒硝**半升　**杏仁**半升（去皮尖，熬黑）

上四味，捣筛二味，内杏仁、芒硝，合研如脂，和散，取如弹丸一枚；别捣甘遂末一钱匕，白蜜二合，水二升，煮取一升，温顿服之，一宿乃下，如不下，更服，取下为效，禁如药法。

“病发于阳，而反下之，热入因作结胸；病发于阴，而反下之，因作痞也。所以成结胸者，以下之太早故也。”底下应该是另一段。“结胸者，项亦强，如柔痓状，下之则和，宜大陷胸丸。”

“病发于阳”，就说的是太阳病。病发于阳，应该汗解，“而反下之”，这是误治，那么虚其里，热乘虚而入，所以常常造成结胸证。

“病发于阴，而反下之”，阴证没有下法，所以病发于阴，阴证大概都用温补的时候多了，没有用下法了。“而反下之，因作痞也”，这个痞，不是咱们讲心下痞那个痞，他用这几段都论的结胸、脏结，这个“痞”（因作痞也）是痞块儿，就是脏结。我们后头太阴篇就有了，太阴篇“腹满而吐、食不下，自利益甚，时腹自痛，若下之必胸下结硬（273 条）”，胸下、胁下结硬，这个痞（因作痞也）大概就指的这些（胸下结硬）说的。所以阴证不能下，下之伤其脏器要促成硬块、痞块。这个痞（因作痞也），不是心下痞的痞，因为什么呢？没有一个阴证下之而为心下痞的。所以（仲景之）书要前后看，切忌光一句可以那么解释（而且它前后语句不能那么解释）。注家在这个地方是这么说的，伤寒，太阳伤寒下之即作痞，（我认为）这是不对的，有好多伤寒下之也成结胸的，有很多中风下之也有结胸也有痞，所以这个不是指的伤寒、中风说的。阴证根本没有下法，所以下之而促成的这个痞就指脏结（而非心下痞）。本来脏结是不能治，他这本书的这一段是以说结胸为主的，所以底下把脏结就撇开了。

“所以成结胸者，以下之太早故也”，病该下（之时当然）应该下，所以成结胸，就是表证未罢，下之太早的缘故。那么至于阴证下而为痞（因作痞也），阴证干脆就无下法，无论早晚，无论迟早。阴证下之，什么时候也不可下，没有早晚之说。阳证在表就下，那是早；已经陷于阳明、陷于里了，那下就对了。在这解释的是这句话。

底下出治疗的，所以与这一段不是一起的。

“结胸者，项亦强，如柔痉状，下之则和，宜大陷胸丸”。他说“结胸者，项亦强，如柔痉状”，柔痉的痉字，这个书都是用的“病”字旁里搁个“至”字，（我认为）应该是痉挛的痉，《玉函经》都是痉挛的痉，《难经》也是痉挛的痉，赵开美本，

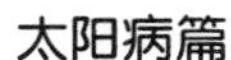

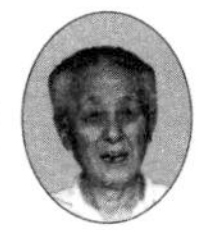

用的“病”字旁里搁个“至”字，（我认为）这个字有问题，可是大家都管它念痉。

柔痉、刚痉，这是《金匮要略·痉湿暍病》那一篇里头的，痉，就是肌肉不和而发痉挛，甚至于背弓反张，就是咱们见到的抽。在表证就这么两种，有刚痉，有柔痉，以伤寒没有汗这种证型出现的叫做刚痉，就是用葛根汤治。葛根汤，就是项背强几几的样子，如果项背强达到高度（较强程度），就要抽，就要背弓反张了，就叫做痉。没有汗的那种痉，那就是葛根汤证。要是自汗出的这种痉，叫做柔痉，就是形如桂枝汤证了，形如桂枝汤证用桂枝汤加瓜蒌根。因为桂枝汤本身不能治痉，桂枝汤证那个痉，就是组织枯燥，津液丧失多，组织枯燥则肌肉失和，就发痉挛，那个（桂枝汤加瓜蒌根）痉挛很轻，所以身体几几然而已，觉得全身发紧，不像刚痉。

那么结胸，面扩散得大了，它也往上了。结胸证主要是水和热，也能够像柔痉那样身上发强直，所以他说项背也强，就像柔痉的那种情况，这个（情况），“下之则和，宜大陷胸丸”。

大陷胸汤、大陷胸丸这个方药相当的厉害，但是丸药（大陷胸丸）还是比较缓滞，这个（结胸者，项亦强，如柔痉状）只是强而已，但是结胸按着当然也疼，不像陷胸汤那么峻猛，来的暴烈，所以用丸药不用汤。

那么这个（大陷胸丸）方药，主要用的甘遂，（还有）大黄、葶苈子、芒硝、杏仁，大黄、芒硝都是攻里的，主要还是有热结于里，同时也有水，葶苈子、杏仁都是祛水的。另外用甘遂，甘遂是个毒药，但祛水相当的有力量。看看（方子的）底下，甘遂末是另搁的。“右四味，捣筛二味，内杏仁、芒硝”，就是大黄、葶苈子这两味捣筛了，然后把杏仁、芒硝搁到里头。“合研如脂”，杏仁和我们讲的桃仁是一样的，它一研如脂。“和

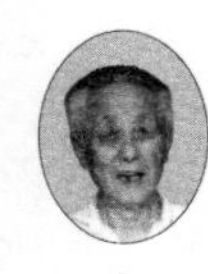

散”，把那两个药面也搁里头。“取如弹丸一枚”，弹丸，就指咱们所说的蛋弓子所弹的丸那么大。“别捣甘遂末一钱匕，白蜜二合，水二升，煮取一升，温顿服之，一宿乃下”。这个（方子）药用得很轻，上面那四味只弹丸那么大，加上甘遂末也非常的少，一钱匕。这个匕是勺的意思，它是古人舀药用的一个器皿。一钱匕，它是指古时候的一钱，一勺则是一钱。古时候一钱合现在很少了，它一两合现在三钱，一钱合现在三分，量很少很少了。然后加上蜜。我们刚才说“是甜的都缓”，蜜也缓疼，也缓药力。“煮取一升”，把甘遂末和那个丸药搁一起煮，煮一升。“温顿服之，一宿乃下”，所以本方的药，用的量轻，你看大黄、芒硝又加上甘遂，但是它用的（量）轻，所以“一宿乃下”。“如不下，更服，取下为效”。大黄、芒硝这个药，只能够攻下祛热，它（大黄、芒硝）配上什么它起什么作用，你像前面讲瘀血，它（大黄、芒硝）配桃核、水蛭、虻虫、丹皮这类药物它就下血，它（大黄、芒硝）配上黄连、黄芩这类药物它就下热、解烦，它（大黄、芒硝）配上祛水的药就下水。那么这个（大陷胸丸）呢，它（大黄、芒硝）既下湿祛热又下水。从用药就看出来了，结胸证，不但有热、实，而且有水，就是水热结合到一起的这么一种病。

在临床上这个病很少见，但我是确实见到过，这个病凶得很。我们讲这条（所谈到的）大陷胸丸这个症候并不重，底下讲得很多重的，重的不得了。我见过一个病人，已经住在医院里，我到医院人就死了，我不必说哪个医院了，医院给诊断错了，所以结胸证容易死人的。一看他那样子疼啊，从心下到肚脐，脐硬如石，里头有东西了。这还是在解放以前了，解放以前旧社会，小医院，给人家剖腹，一剖完人就撂下了（即倒下了）。结胸这个病，后头有，后头讲大陷胸汤的时候有的是。

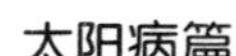
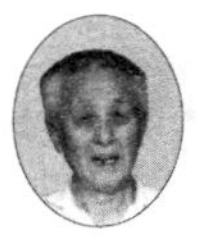

132　结胸证，其脉浮大者，不可下，下之则死。

结胸病，脉浮，浮者是有外证、表证，有表证，不可下。大者，结得不实才大，大者为虚嘛，所以脉浮且大的时候，“不可下，下之则死”。可见结胸证也不能下的太早了。

133　结胸证悉具，烦躁者亦死。

但是（结胸证）要给耽搁了，也死，这一段就是根据这个说的。“结胸证悉具”者，那是很清楚了，就像我说的那种情景，按之如石硬，疼得不得了，那个时候，若还不给吃陷胸汤，那么待其烦躁，那也非死不可。

烦躁，光烦不至于，躁者就是乱，烦只是热而已，要是烦躁不宁，那也必死。

结胸，现在我这么说也不容易理解，非把后头的讲讲才行的。

结胸这个病，小结胸的比较多，大结胸病比较少见。也不净是“下之太早”，咱们这个书上说下之太早，因为它讲的是太阳病。所以，太阳病误治了，不是闹着玩的。误治会出很大毛病。出来的这个结胸病，也是由于误治来的。开始是这么讲的。也有自发的（并非误治），病传入于里的时候，这个人宿日里头有水饮，也容易得成结胸。后头都有，现在开始的时候，解释得还不是特别清楚。

134　太阳病，脉浮而动数，浮则为风，数则为热，动则为痛，数则为虚。头痛发热，微盗汗出，而反恶寒者，表未解也。

医反下之，动数变迟，膈内拒痛，胃中空虚，客气动膈，短气躁烦，心中懊憹，阳气内陷，心下因硬，则为结

胸，大陷胸汤主之。

若不结胸，但头汗出，余处无汗，剂颈而还，小便不利，身必发黄。

大陷胸汤方

大黄六两(去皮) **芒硝**一升 **甘遂**一钱匕

上三味，以水六升，先煮大黄取二升，去滓，内芒硝，煮一两沸，内甘遂末，温服一升，得快利止后服。

这节就是承着前边“病发于阳，而反下之，热入因作结胸”，就接着那段详述其证治。“太阳病，脉浮而动数”，这是说太阳表证的时候，脉浮，病在表，脉浮嘛。“动”，也是一个脉。脉动，王叔和说关脉如豆摇摇谓之动，其实这是有问题的。所谓的脉动，就是脉跳突摇摆，这就叫做动，也就是滑得厉害，脉跳突摇摆，无论在哪一个部位上，都叫做动，不一定得限于关上。“数”就是快了。

底下这几句话就解释这几个脉经常所主的那个病证。“浮则为风”，脉浮在表，这是风邪的意思。“数则为热”，脉数就是有热。“动则为痛”，脉要是动，就是摇摆跳突的这种脉都是疼，主痛。“数则为虚”，数主热，热盛伤津液，也主虚，在肺结核的末期，脉都细数无度，脉数在那时候主虚，所以数脉又主热、又主虚。

“头痛发热，微盗汗出，而反恶寒者，表未解也。”病在表者，头痛，发烧，微盗汗出，这个症候和这个脉（浮而动数）正相应。“浮则为风”，所以这个病也像外表的症候，头痛发热。“数则为热”，脉数也是热。头痛，也就是“动则为痛”。微盗汗出就是虚了。根据这个症候与这个脉（浮而动数）是正相应的，大概这几句话，不搁也挺好。就是“太阳病，脉浮而动数，头痛发热，微盗汗出，而反恶寒者，表未解也”。本来就是这样

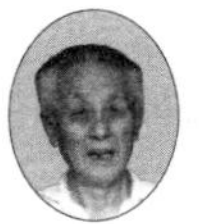

的，中间搁这么一段，注家有说是王叔和搞的，我认为也是，解释这几句话也没什么大意思，也就是说，与这个症候相应。什么症候呢？就是太阳病在表，而还未解，表还未解，他仍然恶寒嘛。

那么太阳病在表未解，依法当汗解，大夫而反下之，“动数变迟”，下则虚其里了，那么虚其胃气，所以这个动数之脉变成迟脉了，邪热内陷。“膈内拒痛”，就像前面讲的小柴胡汤，拒痛就是正与邪相争而疼痛。在哪呢？在膈内，膈内就是胸膈的膈，就指胃说的。底下就详细解释了，这就由于误下，“胃中空虚”，客气就指邪气，趁胃中空虚而动于膈，也就是说表邪即热邪趁着下后胃中虚，邪内陷而动膈。

那么邪到里头了，所以“心中懊侬”，烦躁的意思，烦躁焦虑，甚至心中懊侬。“阳气内陷，心下因硬”，结胸证仅是热并不结胸，同时由于阳气内陷则水与热结，阳气就是水分。在表证的时候，阳气是重于表。那么由于吃泻药，邪气乘虚内陷。外边的体液水分（内陷）。阳气就是水分，就是咱们说的精气了，就是人的体液。我们讲太阳病开始的时候讲了，表证的时候尽量把体液往体表输送，那么由于病入里了，体表的津液也往里面撤，所以“阳气内陷”。那么既有邪热，又有水分，所以“心下因硬”，就是水与热结，就为结胸。心下这块硬、痛，“大陷胸汤主之”，这就是大陷胸汤证了。

“若不结胸，但头汗出”，假若虽然热内陷，即阳气也内陷，也有不结胸的。如果不结胸的话，“但头汗出”，热是循里往上攻了，光是头汗出。只是头汗出，热不得外越，身上没汗，“余处无汗”，从脖子以下全没汗，“剂颈而还”。如果再“小便不利”，咱们说阳气内陷，水分也到里头去了，湿又不得外泄，那么湿与热相郁于里，身上要发黄的。

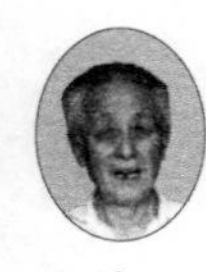

搁这段干什么呢？就说明结胸证也是水与热的问题，发黄即黄疸也是湿与热的问题。如果湿热结于上，结于胸膈，那就结胸；如果湿与热郁于里而不结胸那就要黄疸。最后用黄疸的说明作为“客”，借客以明“主”，用以说明结胸证也是湿热的关系，不是在这儿讲黄疸。那么这两个病（结胸、即黄疸）统统是湿与热，就是水与热。水热相结，结于胸叫结胸；水与热相郁于里而不结胸者那就要发黄。结胸的时候要用大陷胸汤，发黄，这个地方没讲发黄的治疗，后头有的。

大陷胸汤这个药，是一个猛峻的药，比大承气汤还凶。大黄、芒硝用的量都特别重，大黄是六两，这个“去皮”有的书上没有。芒硝一升，一升就是一茶杯。甘遂一钱匕，甘遂这个药不能多用，这是个毒药。这三味药，“以水六升，先煮大黄，取二升，去滓，内芒硝，煮一两沸”，芒硝不要多煮，“内甘遂末”，然后把一钱匕甘遂末搁到方药里头。“温服一升，得快利止后服”，这个方药大概吃都是得快利，泻下相当的厉害，不要让人连着吃。

结胸这个病是个大病，这个病是重病，大陷胸汤也是个峻药，所以前面有那么两段，由于这个病是个重病，治疗得抓紧、得及时，可是药太猛峻，用之不当能造成祸害。所以132条、133条这两条，“结胸证，其脉浮大者，不可下，下之则死”，就是说用大陷胸汤，如果结得不到那个程度，而脉还浮大或浮滑，那都不能用大陷胸汤。可是结实之后，人体又发生烦躁不宁，那再吃这个方药也不行了，晚了，所以也死，虽下之，也死。这种病是少见的，但是我们要是遇到这种病的话，机会要掌握好。（冯世纶插话：这个病就是西医的肝硬变、肝癌吗？）这不是肝硬变，而是肝癌。底下还有相应的解释。

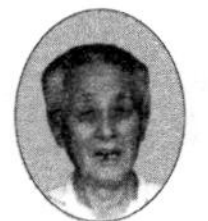

135　伤寒六七日，结胸热实，脉沉而紧，心下痛，按之石硬者，大陷胸汤主之。

结胸证不仅是“下之过早”的关系，也有自发的，底下这两段全是。

“伤寒六七日”的时候，就是由表传半表半里、传里的这么一个时间，如果人内里头根本就有水气，同时邪热内传的时候，也容易发生结胸证，这段就说明这个（类型）。“结胸热实”，既结胸又热实于里。“脉沉而紧”，沉，病在里就脉沉，沉以候里嘛，紧者，实。紧脉是有余的脉，所以病实脉也紧。你看表证，表虚证就是桂枝汤证，脉浮缓、脉浮弱；麻黄汤证就是表实，脉浮紧。那么内实则脉也紧，但是现之于沉而不现之于浮。“心下痛”，心下就是胃的部分，痛，这个痛是自觉症状的痛，按则更不行了，也就是说又硬满又疼。“按之石硬者”，一按就像石头似的那么硬，“大陷胸汤主之”。这就是结胸，水与热结，里头还是真正的实。

前后这两段是相互反映的：这段说的是热实，底下这段就不是（热实而是水结，但实际都说明水热互结）。

136　伤寒十余日，热结在里，复往来寒热者，与大柴胡汤。

但结胸，无大热者，此为水结在胸胁也。但头微汗出者，大陷胸汤主之。

伤寒十余天的时候，一般说都已经传里了，已经“热结在里”，“复往来寒热者”，但是反而还有往来寒热，一阵冷一阵热，这说明少阳阳明并病。虽然热结于里了，但还有半表半里证，这就是少阳阳明并病。阳明病已经发显了，少阳病还存在，所以与大柴胡汤。

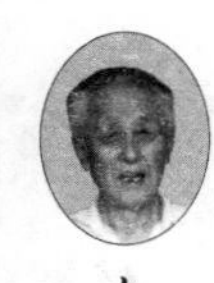

“但结胸，无大热者”，结胸是热结于里，外面不现什么往来寒热了。无大热这句话，有两种看法：一种无大热就是外无大热，就是无表热的意思。往来寒热仍然外有热；（第二种是）但结胸，整个结于里，外不现大热，但是并不是不热，不像表证的那个大热、半表半里往来寒热的那个热，但不能说没有热。

“此为水结在胸胁也”。为什么“热”外面不现呢？胸胁有水结在那个地方，气不得旁达，所以只是脑袋微微出汗。热从里往上冲，不能往旁边散，因为是水结在胸胁，这是结胸证的必然症候，所以也得用大陷胸汤主之。

（有的）注家说是水结在胸胁，上边（135 条）是“结胸热实”，所以给分开了，上一条说的是热结胸，这一条说的是水结胸。（我认为这种注解）是错的，这两段是相互反映的。头一段（135 条）说是热结于里，结胸热实，结胸没有不热实的，不热实怎么能用大黄、芒硝那么大的量呢？那么这段（136 条）特别提出水来。那个热实也结胸，也是水结在胸下；这段水结胸下，也是热结于里，一样的，用这两条把结胸证说得非常清楚了。不是说这个是水结胸，那个是热结胸，（这种注解）是错的，是片面看问题了，不对。

大柴胡汤方，前面有了，应该有大黄，这里没搁大黄，错了，方后也说了“一方加大黄二两，若不加，恐不为大柴胡汤”，大柴胡汤主要有大黄，这个没搁。那么这一段，还有一个意思，就是大柴胡汤与大陷胸汤的鉴别点。大柴胡汤是必有柴胡证，结胸呢？结胸是外边没有往来寒热，同时没有柴胡证。结胸与胸胁苦满是绝对不同的，后面还要讲的。柴胡证胸胁苦满，两胁特别的清楚。结胸证是中间，心下硬满，甚至及于腹，当然胸也满，必要陷于心下，所以在上一节按之石硬，这与大柴胡汤证都不一样。可是把这两条同时搁到这个地方，不但

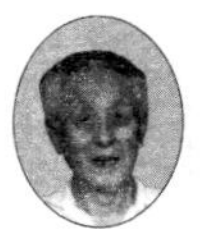

（与）病的出入有关系，也让你注易鉴别，你别拿大陷胸汤证当大柴胡汤证，也不要拿大柴胡汤证当结胸证，错了是不行的。大柴胡汤证前面讲得很清楚，也有心下急，但心下急不等于心下痛，大柴胡汤证不痛，而且也没有石硬。心下急的“急”，咱们讲过了，就觉得这个地方发窄，就是不宽敞，与心下石硬是不同的。临床上要注意，错了是不行的，大陷胸汤证吃大柴胡汤证那问题不大，要是大柴胡汤证给吃大陷胸汤证就不行了，那就把人给治坏了。

137　太阳病，重发汗而复下之，不大便五六日，舌上燥而渴，日晡所小有潮热，从心下至少腹硬满，而痛不可近者，大陷胸汤主之。

本来是病在表，发汗也不能重发汗，“重发汗”也是发错了，比方说，是桂枝汤证用了麻黄汤或者用大青龙汤这都错了。“重发汗”，重发汗病常常不解，所以太阳病应该微微似汗出才能好，假设大汗流离，病必不解。病不解，若是桂枝汤证则用桂枝汤而不能用泻药，“而复下之”，这也说明是个错误，一再治疗上有问题。

那么由于津液亡失，尤其复下，表没解而复下，病必陷于里。亡失津液，胃中的水分也被夺，所以“不大便五六日”。胃中的水分被夺，大便就要干，五六天不大便。“舌上燥而渴”，津液虚了，所以舌上燥而且渴。不大便五六天，舌上燥而渴，这说明是陷入阳明病了。而阳明病应该发烧，本条仅仅“日晡所小有潮热”，稍稍有一点（发烧），什么道理呢？（道理就在）上面这个结胸证，水结在胸胁，外面不会大热、大发潮热的。

“从心下至少腹硬满而痛不可近者”，实是相当实了，从心下到小腹统统硬满不可触近，你稍稍的手接近，他就疼得不得了。这样的实，一定是要大发潮热的，但唯独在结胸证不（大发潮热），小有潮热而已，所以这也肯定是结胸证，“大陷胸汤主之”。这个是一等的重症，结的面儿太大了，从心下到少腹全硬满而痛不可近，疼得也剧烈，结的面也相当大。

那么到这个地方，大结胸证差不多从各方面都略略说明了。

138　小结胸病，正在心下，按之则痛，脉浮滑者，小陷胸汤主之。

小陷胸汤方

黄连一两　**半夏**半升(洗)　**瓜蒌实**大者一枚

上三味，以水六升，先煮瓜蒌，取三升，去滓，内诸药，煮取二升，去滓，分温三服。

还有一种小结胸，“小结胸病，正在心下”，也通顺。《玉函经》是“小结胸者”，这个“者”也行，“病”也行，没什么大问题。

小结胸与大结胸就不一样了，小结胸的面儿结得非常小，正在心下，就在胃部一点点，不像大结胸面积大，结得也不那么深、不那么重，所以按之才痛，不按则（通常多数）不痛。“脉浮滑者”，有个脉浮，这个病结的比较浅，所以脉还浮而且滑。前面讲了，“脉浮大者，下之死”，就是有结胸也是小结胸，小结胸用大陷胸汤那是不行的，那有下利不止而死亡的可能。那么这个（正在心下，按之则痛，脉浮滑）病既轻，方药也不能重用，所以用小陷胸汤。

小陷胸汤和大陷胸汤是截然不一样的，我们看小陷胸汤的药，黄连、半夏、瓜蒌实。瓜蒌实这个药，大量用也多少有点解凝缓下的作用，但不是大下，所以量也特别重。半夏是祛水的。瓜蒌实，后来有的人给变成瓜蒌仁，错了，瓜蒌实是果实

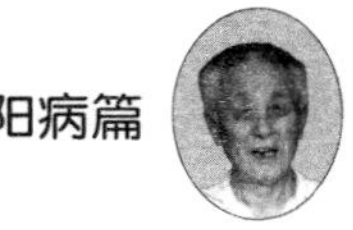

的实，就是整个的瓜蒌，就是咱们现在用的全瓜蒌。用一个瓜蒌，一个量很大了，大瓜蒌一个起码也有好几两。黄连与瓜蒌实都是苦寒祛热、解凝祛热，半夏祛水。

大陷胸汤也是用苦寒泻热，用甘遂祛水。可是半夏不等于甘遂，半夏没那么大毒，（半夏）虽也是个毒药，但是它是个常用的药，不是那么（像甘遂那么）毒。而且黄连、瓜蒌实只是能解凝润下而已，不是那么个大泻下的，所以（小陷胸汤）这个方药轻得很，也祛热逐水，但是比大陷胸汤的力量是不同了。

小陷胸汤的方药也常用，咱们治咳喘，有时候宽胸祛痰可以用，但是也得有热，没有热是不能用的。这个方药都是常用的方药，很好。但是瓜蒌要注意，不要用几钱，（用几钱）是一点用都没有，我们经常用的，我常用的都是一两，就是 45 克，少用效力不大。小结胸病，结的面小，病邪也较轻，结的程度也比较浅，所以用的药也是轻药，只是祛热逐水而已。

139　太阳病，二三日，不能卧，但欲起，心下必结，脉微弱者，此本有寒分也。反下之，若利止，必作结胸；未止者，四日复下之，此作协热利也。

“四日复下之”，《医宗金鉴》改做“复下利”，我认为这（种改动）是对的。“复下之”也当“下利”讲也可以的，不是再吃泻药啊，没有这种“下利不止还给吃泻药”的大夫。

太阳病在二三日的时候，一般说不传里，那么这个人“不能卧，但欲起”。不能卧但欲起大概都是气短、喘，小青龙汤证就是那样的：“咳逆倚息不得卧”，靠着东西坐着。里头要是有停水是这样的。水就下，你要是坐着，水往底下去，沉于下，一躺下就往上压横膈膜，要喘，短气。那（本条所说）这个病人呢？他是“不能卧，但欲起”，这肯定有两种问题：

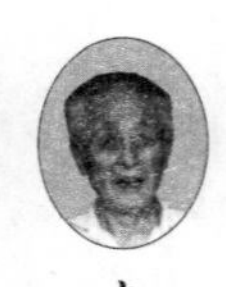

（一个是实结，一个是有水）。说心下有所结，阳明病里实也能让人喘，要不咱们现在治喘。每每用下药，里实嘛，使横膈膜上下运动发生障碍，也要喘的，所以腹满而喘。凡是“不能卧、但欲起”者，心下一定有东西，为结。有东西是两个问题了，一个是实，一个是有水。这时候看看脉吧，要是实，脉沉紧或者是沉滑、沉大等等那种的（则为里实）。本条脉微弱，不是那么实，可见就是水，所以他说，“此本有寒分也”。

在心下部这个地方有水的成分在，所以脉不那么实、不那么大，而微弱。“反下之”，有水饮的不能吃泻药的。“若利止”，假设说吃泻药之后不利了，那就说明他不但有水，也是有热了，“必作结胸”。而且太阳病表没罢啊。二三日嘛，就是有里证也不能吃泻药，那么一吃泻药，表邪也陷于里了，与里水相结了，必作结胸。本有寒分了嘛。

“未止者”，下利不止，二三日吃的泻药到第四天还继续下利，“此作协热利也”，不能结胸了，水协同泻药而为下利。协热利是古人对热利的一种名称，协热也叫夹热，就是表的热，协同下利一起而为利，叫协热利，也叫夹热利。这种利是夹着热的，没有热则这种利就好了，前面讲的葛根芩连汤就是这样，一去热，下利就止。

他反复说了，如果里头只是热没有水，不会结胸。又有热又有水容易结胸。（如果）不结胸，水由于泻药的关系，加上协着热而下利不止，叫协热利。协热利在这儿提出来与上面提出的黄疸是一样的，都是借这个说明结胸证是由于热、水造成的。

140　太阳病，下之，其脉促，不结胸者，此为欲解也。脉浮者，必结胸。脉紧者，必咽痛。脉弦者，必两胁拘急。脉细数者，头痛未止。脉沉紧者，必欲呕。脉沉滑者，协热

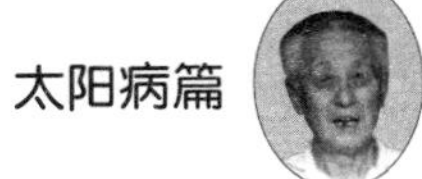

利。脉浮滑者，必下血。

本条到“此为欲解也”就完了，下边这部分要不得。

以下都是以脉定症，这是不可靠的，比如说，下后脉浮就结胸吗？没那事。前面讲了，脉浮者，此为在外，用桂枝汤，怎么就“必结胸”？所以底下这部分可能是王叔和他们搞的。脉浮者必结胸，结胸脉浮也是寸脉浮关脉沉，前面有。脉紧也不一定咽痛，当然邪盛容易咽痛，但是不一定必咽痛，所以以脉定证靠不住，底下的（其他所有类似条文）不管它。

太阳病宜汗不宜下，下之为误治。“其脉促”，促脉就是寸浮、关以下沉，促脉是结胸证的脉，与寸浮关沉是一样的。有此脉而不结胸，说明促脉在这儿还是表不解。寸脉浮者也是表，前面的葛根芩连汤就是，“下之后，脉促者，表不解也”。倘要结胸，促脉也是结胸证的脉；如果不结胸，只是表不解而已，病没因泻下而变成坏病，所以不要紧，“此为欲解也”。

下面的是以脉定证了，下后的各种变化，也可以为结胸、为咽痛、为两胁拘急就是变成少阳病了；也可以表不解，脑袋还痛；也可以激动里水而呕吐；也可为协热利；倘若“必下血”是伤阴了，如邪热内陷，人以前就有瘀血的情形，也可以下血的。这都有可能，但不一定限住这个脉：脉浮就得结胸，脉紧就得咽痛……，这靠不住的。中医的脉不是说哪个脉就是哪个证，（而是）一个脉主多方面的证。所以在临床上，脉证必互参才能明。举个例子，女人有孕，到两三个月的时候脉要滑，阴搏阳别嘛，滑脉主有孕，你给男人看病，他的脉滑你说他有孕吗？这不行，你总得结合实际。女同志真正断经了两三个月，脉滑才（大致能够）肯定是怀孕了，不然的话也不一定就怀孕。所以中医脉法，不能够哪个脉就主什么，比如脉浮就主表，但也主热，没有表证而脉浮就是有热，所以此书有“病发热十余

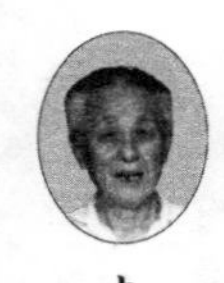

日，虽脉浮数者，可下之”，此脉浮数不是表证了，可吃泻药，这是里热。

所以，本条“此为欲解也”以下这些东西，绝对不是张仲景的东西，因为（张仲景）不能自己（与自己相互）矛盾啊，在那块儿那么说，在这块儿又这么说。这都是要不得的。所以，这不是王叔和弄的，就是后人搞的，往上续的。

141　病在阳，应以汗解之，反以冷水噀之，若灌之，其热被劫不得去，弥更益烦，肉上粟起，意欲饮水，反不渴者，服文蛤散；若不差者，与五苓散。

寒实结胸，无热证者，与三物小陷胸汤，白散亦可服。

文蛤散方

文蛤五两

上一味为散，以沸汤和一方寸匕服，汤用五合。

五苓散方

猪苓十八铢（去黑皮）　**白术**十八铢　**泽泻**一两六铢　**茯苓**十八铢　**桂枝**半两（去皮）

上五味为散，更于臼中治之，以白饮和方寸匕服之，日三服，多饮暖水，汗出愈。

白散方

桔梗三分　**巴豆**一分（去皮心，熬黑研如脂）　**贝母**三分

上三味为散，内巴豆，更于臼中杵之，以白饮和服，强人半钱匕，羸者减之。病在膈上必吐，在膈下必利，不利，进热粥一杯，利过不止，进冷粥一杯。身热皮粟不解，欲引衣自覆，若以水潠之、洗之，益令热却不得出，当汗而不汗则烦。假令汗出已，腹中痛，与芍药三两如上法。

本条上段这个“文蛤散”是个汤（文蛤汤），不是散。

本条下段这个“三物小陷胸汤，白散亦可服”，是“三物白散”，不是“三物小陷胸汤”，“亦可服”三个字也不要，也是错的。

这是两段，他给搁到一大段里头了，这也不对。

“病在阳”，就是病在表，依法当以汗解，大夫“反以冷水潠之”，拿水喷脸为潠，“若灌之”，或者用水浇身，把衣服敞开，拿凉水浇身，这是古人用冷水激之让其出汗解热的法子，以水浇身为灌。无论以冷水潠其面或以冷水浇其身，全能使表热被冷水所劫而不得去，不得因汗而解除。表热就要从体表发汗解除嘛。

“弥更益烦，肉上粟起”，前面大青龙汤证讲了“不汗出而烦躁者”，应该汗出而不得汗出，这个人一定要烦躁的。（本条）这个也是，本来是表证，吃点发汗药就行了嘛！拿冷水来激之他，反使之不得汗出而排除这个热，所以他说是“其热被劫不得去”。那么这时候，人更烦了。这跟“不得汗出而烦躁”是一样的道理。

那么“肉上粟起”，由于热与水相激，粟起就是咱们平时说鸡皮疙瘩，就是小疹子似的，小米粒那样的小颗粒，身上起这个东西。这也是不得汗出的一个（情况）。我们讲表证，身上满是水分借汗想要排出，要出汗。那么外边一激刺，又有热，体表又停很多体液，那么与冷（水）相激刺，就起鸡皮疙瘩。

那么这个热不得向外，“意欲饮水”，但是这个热，又不在胃肠里头，里头并没有热，所以反不渴。不像那白虎汤证，白虎汤证热结于里了，他是渴。这一个还是没到里，还是表热不除，不汗出而烦躁，他并不渴。所以应该用文蛤汤，这个文蛤散是错的，一会儿我介绍《金匮要略》这两节，就知道了。应该是文蛤汤，文蛤汤这个方药，与大青龙汤就差桂枝与文蛤。就把大青龙汤桂枝去掉加文蛤，麻黄则减量，大青龙汤的麻黄是六两，文蛤汤的麻黄是三两，为什么呢？在表嘛。“其热被劫不得去，弥更益烦”，这跟大青龙汤证差不多，就是不得汗出排热，而人更烦。还是没有汗嘛，那么就拿麻黄加石膏这种法子就对了，之所以不用大青龙汤，是因为这个表证没像大青龙汤证那么厉害。

“若不差者”，如果吃了文蛤汤之后表解了，但是这个“渴”不差，还老意欲饮水，恐怕这里头有停饮。要详细观察其证候，如果有小便不利可以与五苓散。搁个“与”而不说“主之”，“与五苓散”，这是让你参考的意思。他这个书都是这样，“主之”是肯定的，“与什么”让你斟酌当时的证情了，有“与五苓散”的机会你可以用。因为这个病，他老觉得渴，如果再小便不利，肯定内里头有停水。

“文蛤散”这个药，就是解渴。这在《金匮要略.消渴》那一篇上说“渴欲饮水不止者”，欲饮水不止，怎么喝也不止，这真成消渴了。文蛤咸寒解渴，用它是对的。

这一段你们看一看：“意欲饮水，反不渴者”，怎么能用文蛤散呢？当然不是的。我们再看看文蛤汤，文蛤汤也在《金匮要略》里头，是在“呕吐哕下利”那一章。说“吐后，得水而贪饮者，文蛤汤主之”，吐后，吐之后。得水而贪饮者，得着水没完没了地喝，那怎么用文蛤汤啊？所以《金匮》这一段也是错的，而且没有吐后还用文蛤汤发汗的。

“得水而贪饮”这是文蛤散证，在《金匮要略》里头“文蛤汤”应该是“文蛤散”。（本条）这一段“文蛤散”应该是“文蛤汤”，这两个错了。他把《金匮》那个“文蛤散”搁到这儿了；这个是“文蛤汤”搁到《金匮》了。这是传抄时候的

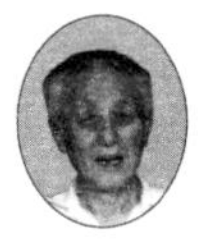

错误。

文蛤汤是个发汗药，是解热发汗。搁点文蛤不大解渴，就是意欲饮水而反不渴，不是“渴饮无度”那样子。所以（本条）应该为“文蛤汤”。

总而言之，（本条）还是表没解，所以这一段错得厉害！《医宗金鉴》给改个乱七八糟啊。

底下这一个，他本来不应该（与上面）搁一段，搁一段更糟糕。他把这两个搁一段，改得更乱了。

“寒实结胸”，寒、实。寒也能实啊，就是寒痰凝结，没有热，这么一种结胸证。“无热证者”，无论是脉、无论哪个地方，看不出有热证，纯粹是寒实，“与三物白散”，白散也叫三物白散。

“三物小陷胸汤，白散亦可服”中的“小陷胸汤”是错的，小陷胸汤我们方才讲了。小陷胸汤证治热不治寒，你们看看那个药，黄连、瓜蒌都是苦寒药，半夏祛水而已。它（小陷胸汤）不治寒。白散正治寒湿而不治热。

所以这一段（寒实结胸，无热证者，与三物小陷胸汤，白散亦可服），它是这么样子错，应该是“寒实结胸，无热证者，与三物白散”。“三物小陷胸汤，白散亦可服”的“小陷胸汤”、“亦可服”这几个字都是要不得的。这个书的确传抄有些错误，这个最明显。我们看看后头就知道了，后头他自己在白散后头，他那个（白散为“三味”，包含巴豆）。

文蛤这个药，有说是花根蛤蝼。《医宗金鉴》说是五倍子，说五倍子古人叫文蛤。说的也有理，《医宗金鉴》说试验过，用文蛤治不了消渴，用五倍子反倒有作用。有一些人认为牡蛎这个药能治渴，我想文蛤就是花根蛤蝼也可以能治渴，是海物这类东西都治渴，尤其蛤蝼之类的。不过我看《医宗金鉴》说他

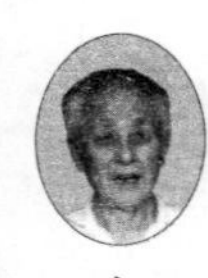

试验了（用文蛤治不了消渴），这作个参考吧。我在临床也试验过。五倍子我试验过，治消渴也没多大作用，还不如牡蛎和花粉呢。瓜蒌牡蛎散中的这两个药就治渴的。这在《金匮要略》"百合病"里头有。专用文蛤（治渴也有可能）并不理想，五倍子我也试验过（治消渴也没多大作用）。那么作个参考。单独用带皮的花根蛤蝼这种文蛤，我没试验过。我想牡蛎能够治渴，文蛤就是花根蛤蝼也可以治渴。我用五倍子试验过，也不像《医宗金鉴》说的那么好使。

五苓散头前讲了，咱们不必细说。你看看白散。白散中有桔梗、贝母，这两个药都排痰。寒痰凝聚，所以用这两个排痰药桔梗和贝母。巴豆这个药是热性的，又涌吐，又催下，这个药非常的猛峻，但是温、热。寒实古人都用巴豆，不用大黄。你们看看这个方剂后头说这三味药做成面子，以白饮和服，强人半钱匕，就是身体壮的人可以吃半钱币，羸者还要减。古人的一钱合现在三分，很轻了。

"病在膈上必吐，在膈下必利"，在这儿指着胸膈，在上边儿一定要吐的，在膈下一定要下利的。"不利进热粥一杯"，所以巴豆的性情在这儿可以看得出来。要是不利，你喝点热东西马上就泻；"利过不止，则服冷粥"，巴豆我早些时候常用。巴豆用都是要做成巴豆霜。把巴豆炒了，压成面子。早先用草纸，吸收（油）的这个力量大一点儿，普通的纸它吸收差。炒完了它有油，拿草纸蘸把油蘸净，所以巴豆霜就不那么猛暴了。（当然，用草纸蘸油）也一半时净不了，（巴豆的）油厉害。我们早时候都是这么用。巴豆最好用不过了!，现在一般都不用。那一阵儿我自己在家里头都预备着（巴豆）。（假如）小孩子病，你到药铺做不如你做得踏实，咱们自己做的巴豆霜，弄得干净，反复地用草纸来洇，油慢慢就没有了。"利过不止，则服冷粥"，

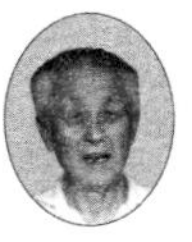

底下是这个样子：不利，喝点热粥就利了；利过不止了，喝点凉水就行，凉粥当然也行，马上就止。

你看看底下这些，就看到这一大段有些成问题了，“身热，皮粟不解，欲引衣自覆，若以水噀之、洗之，益令热却不得出”，这（种治法）是胡说八道了。这一节是更糟了。“身热，皮粟不解，欲引衣自覆”，想要盖衣，引衣自覆就是恶寒了，那么还有要用水灌、水洗的吗？没这个事儿啊！这是注解（用于）解释这一段，可见这一段早时候抄得非常乱。“益令热却不得出”，这是解释“其热被劫不得去”这句话，与上边又都联系上了。“当汗而不汗则烦”，这句话解释得好，当汗不汗他要烦躁，“弥更益烦”嘛，那么当然是还得用解表药，怎么能用文蛤散呢？

“假令汗出已，腹中痛，与芍药三两，如上法”这就瞎扯了，这与方剂一点也不合。白散并不能出汗，他在白散后头注这么一大堆（让人莫名其妙）。可见这一节，在以前王叔和收集的时候就挺乱，而且白散后头这些话也是（说得）不明白。白散它是温下寒饮的这种方剂。在“肺痈、肺痿”那一章就有的。假设由于寒痰凝聚而为结胸的，就是所谓寒实结胸，有用“三物白散”的机会。小陷胸汤不行，与这个（三物白散证）是根本相反。

寒实结胸很少见，但是也有这种病，所以他在这儿也特别提一句，它是另一节儿，与上边这一节儿是不一致的。不是由于“冷水噀之、若灌之”而使人能得寒实结胸，这（种认识）都是错的。一般（注释伤寒论）的书在这上头的解释都不够好。

142　太阳与少阳并病，头项强痛，或眩冒，时如结胸，心下痞硬者，当刺大椎第一间、肺俞、肝俞，慎不可发汗；

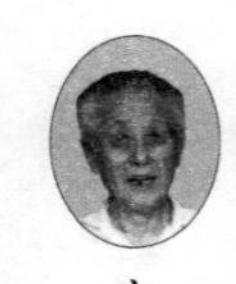

发汗则谵语，脉弦，五日谵语不止，当刺期门。

“太少并病”，原先是太阳病，传入少阳而发生少阳病，那么太阳病还没解，这就叫并病。“头项强痛”这是太阳证，太阳病证。“或眩冒、时如结胸、心下痞硬”，这是少阳证。可是少阳证不明显，他搁个“或”，有的时候眩冒，“少阳之为病，口苦、咽干、目眩”嘛，有的时候如结胸，“胸胁满”嘛。（本条）说“如结胸，心下痞硬”，小柴胡汤也心下痞硬，它有人参嘛。

那么虽然他说太阳少阳并病，可是太阳证还存在，少阳证不太明显，时而有时而无。那么这也就说明柴胡证“若有若无”的时候，可以用针刺，这一段的意思就在这儿。

“当刺大椎第一间”，大椎就是第一胸脊，那个陷中就是大椎第一间（后正中线上，第7颈椎棘突下凹陷中）。这个穴是泻胸中热气，表证也属于上焦了，少阳病也是（属于上焦）。肺俞、肝俞，在第三胸椎下面，一面一寸五，肺俞是两个穴了。肝俞在第九胸椎下面也是两旁各取一寸五。这两个穴呢，全是泻五脏之邪热的。用针灸用针刺的法子，以去胸腹之邪热就可以了。

“慎不可发汗”，少阳病是万不能发汗的，“发汗则谵语，脉弦”，脉真正弦了，真正变成少阳病了。不但（变成真正）少阳病，而且胃也不和了，有谵语了。到五日的时候谵语还不止，这时候就变成少阳阳明并病了。那么也可以刺期门。期门就在乳下面第二肋端（乳头直下，第6肋间隙）。期门穴祛胸中邪热，少阳病在柴胡证不明显的时候，也有刺期门的。那么这个（针刺）虽然这么说，用柴胡汤行不行呢？我认为行的，这个可以吃小柴胡汤。太阳与少阳并病，如果少阳证不明显，但是时有时无的时候，也可以用针刺的法子而来治疗。这一段的主要

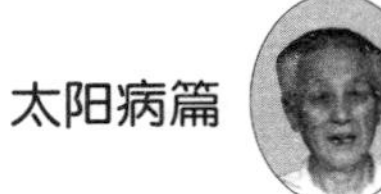

意思是说明这些问题。

143　妇人中风，发热恶寒，经水适来，得之七八日，热除而脉迟身凉，胸胁下满，如结胸状，谵语者，此为热入血室也，当刺期门，随其实而取之。

“妇人中风”就是女同志中风，得的太阳中风证，开始“发热恶寒”，在八九天的时候，“经水适来”，就是来月经了，那么来之后，“热除而脉迟身凉”。热入血室常有这种情况，她正在感冒阶段，来月经了，趁行血而子宫虚，外表的邪热乘子宫之虚而入血室，妇人血室就是指子宫，所以表热没有了，“热除而脉迟身凉”，可是都陷入血室了。人身上是这样子：哪个地方虚，客邪之气就往哪个地方去，所以《内经》里有句话“邪之所凑，其气必虚”。胃不虚，你（若）吃泻药它就虚，病就往里头去，邪热陷于里。女人来月经了，在排血的时候，子宫虚，邪热就乘虚而入血室了。

“胸胁下满，如结胸状”，热入血室常常现柴胡证，胸胁下满、如结胸状，也就是柴胡症候。“谵语”，阳明证也有，热入血室与前面的桃核承气汤是一个样，谵语就是说胡话，没到如狂那个程度上，但是也影响脑系，这也不绝对是阳明，这是热入血室造成的。

“当刺期门，随其实而取之”。虽然热郁于下，热入血室，但是症候的反应在上面：胸胁下满、如结胸状，实反映在上头。所以“随其实而取之”，随证之实，“实”在胸胁下满，如结胸状，期门就是解这个地方的实热，期门在针灸上的穴位主证它祛胸中邪热。“随其实而取之”，是随证之实而取穴来治疗。

144　妇人中风，七八日续得寒热，发作有时，经水适

断者，此为热入血室，其血必结，故使如疟状，发作有时，小柴胡汤主之。

这里提出小柴胡汤。跟上条一样，妇人中风在七八天的时候，（但不同的是）发热恶寒没有了，“但续得寒热，发作有时”，变成往来寒热了，就像疟疾似的。到时候，发一阵冷发一阵烧，她不是经常那样子。以前来的例假，在这个时候即在七八天的时候没有了，她总是在七八天以前就来例假了，到这个时候（例假）断了，“经水适断”，发作上边那种情况，这也是“热入血室”。

“其血必结”，例假中断，尤其是血与热相结，所以才使得“往来寒热，发作有时”，这可以用小柴胡汤。这个书上是这么说的。那么究其实（到底如何）你要在临床看情形。

头前这一段（143 条）也可用小柴胡汤，“胸胁下满，如结胸状”也可以用小柴胡汤。在我个人的临床体会，只是用小柴胡汤的机会不多，也不是只是“谵语者”而已，一般都要配合桃仁承气汤或者桂枝茯苓丸的机会比较多。你看可下不可下。可下，要是谵语，大便再是几天不通，你可以用大柴胡汤、桂枝茯苓丸或桃仁承气汤；不可下，她大便不干，而且反溏，你就用小柴胡汤配合桂枝茯苓丸也相当好，看其证候嘛，单独用小柴胡汤机会不多的。我这些年，也没单遇到这个病（单纯小柴胡汤证），有瘀重的比这（条所述）都重。

145　妇人伤寒，发热，经水适来，昼日明了，暮则谵语，如见鬼状者，此为热入血室，无犯胃气，及上二焦，必自愈。

外感初作，此时赶上例假来，这也是好事。

头一条（143 条），热入血室，如果经脉不结，邪也随血

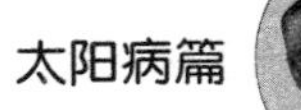
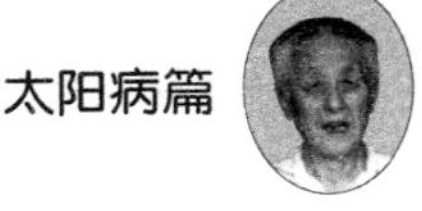

去，也像衄血一样。但是如果不（邪随血）去，发生症候了，“胸胁下满如结胸状”，越结越实，这是有症候了，非治不可。

第二段（144 条）更不用说了，血与热结，经水适断，更得治了。

这节（144 条）说不用治，没有别的毛病，继续行经，只是夜晚说点胡话，这不要紧，“暮则谵语，如见鬼状”，但白天很清嘹，这个不要瞎治。没有胸胁满等其他症候，而且经血行得正常，“无犯胃气，及上二焦”，即是不要吃泻药吐药及发汗等治疗。无犯胃气指吃泻药、吐药，犯二焦就指发汗。“必自愈”。如果不自愈呢？经血忽然间中断，或者发生其他症候，还是要治。

一般说在感冒或流感时赶上例假来，不一定要发生毛病，可是要是热入血室，没其他毛病，这个病可随热入血室因经行而解的，也有啊，很多。这段说明这个问题。具体的治疗，热入血室，有的很厉害，就像前面讲过的桃核承气汤证，其人如狂，发烧挺高挺高，这个很多很多，我不断遇到。

146　伤寒六七日，发热，微恶寒，支节烦疼，微呕，心下支结，外证未去者，柴胡桂枝汤主之。

柴胡桂枝汤方

桂枝(去皮)　**芍药**一两半　**黄芩**一两半　**人参**一两半　**甘草**一两(炙)　**半夏**二合半(洗)　**大枣**六枚(擘)　**生姜**一两半(切)　**柴胡**四两

上九味，以水七升，煮取三升，去滓，温服一升，本云人参汤，作如桂枝法，加半夏、柴胡、黄芩，复如柴胡法，今用人参作半剂。

我们刚才说了，少阳病不能发汗或泻下，但是“并病”的时候，可以同时用，这也是定法。大柴胡汤就是少阳阳明并病，

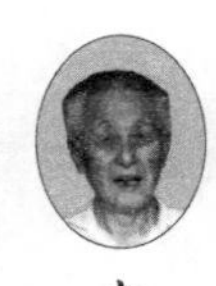

是柴胡证，里也实了，所以搁大黄。那么此段是太阳与少阳并病，有太阳病，少阳病也发生了，把二方搁在一起就行了，用柴胡桂枝汤。此段说明这个（合并用方）。

伤寒六七天的时候，全是由表传入半表半里或里，“发热，微恶寒”，是表没解，“支节烦疼”也是太阳病；“微呕，心下支结”，不只是心下，是旁边，支是树枝（之意），两侧谓之支，心下两侧，心下支结就是胸胁苦满的另一种说法，这是互词。“微呕”，柴胡证心烦喜呕，微呕、心下支结这是柴胡证，上面是表未解，太阳病，所以他既用小柴胡汤又用桂枝汤，柴胡桂枝汤主之。

一般在临床上，少阳病不能够发汗，不能够泻下，这是要紧的！但是有表证，不妨表、半表半里同时来用药，是可以的。像我们用小柴胡汤，要配合发汗药，可以呀。你就是加薄荷，加点桑叶、菊花都行的。既然有表证，需要发汗，配合葛根汤，我常用，那非常好。那么小孩子感冒，常常有这种情形。既有汗不出的表证，也有柴胡证，那么这时候就并着一块儿用就得了，也可以的。但是不能够不用柴胡（小柴胡汤），你只是用发汗药，这不行的，那准坏。这个我们要记得，这也是定法。

所以他这个书上有例子（第146条）。他把这两个方子合并一起，就是治柴胡桂枝汤一个共有的证候，就是合并证。支节烦痛、身体疼痛，都是桂枝汤证。（本条柴胡桂枝汤）这也就是桂枝、黄芩、人参、甘草、半夏、芍药、大枣、生姜、柴胡。都用（小柴胡汤、桂枝汤）各半汤。桂枝汤减半，你看看那黄芩、甘草，原先是二两，这儿是一两；半夏原先是半升，现在搁二合半；桂枝这个没搁分量，没搁分量也应该是一两半；柴胡剂也搁一半，柴胡搁四两原先是八两；人参一两半、生姜一两半。都是搁一半（的量），这就是（小柴胡汤、桂枝汤）各

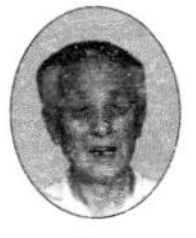

半汤。叫柴胡桂枝汤就是柴胡一半桂枝一半，那么既有柴胡证，又有桂枝汤证，可以把两个方子合起来的。

147　伤寒五六日，已发汗而复下之，胸胁满微结，小便不利，渴而不呕，但头汗出，往来寒热，心烦者，此为未解也，柴胡桂枝干姜汤主之。

柴胡桂枝干姜汤方

柴胡半斤　**桂枝**三两（去皮）　**干姜**二两　**瓜蒌根**四两　**黄芩**三两　**牡蛎**二两（熬）　**甘草**二两（炙）

上七味，以水一斗二升，煮取六升，去滓，再煎取三升，温服一升，日三服，初服微烦，复服汗出便愈。

这个方子我们常用，所以咱们要把它讲了。

“伤寒五六日的时候，已发汗而复下之”，太阳伤寒是没有汗，（随后的治疗）已经发过汗，而又用过泻药。五六天的时候，正是传半表半里的时候，正是由表传少阳病的时候。（治疗的时候）没详察（证候），这个（治后的症状）说明搞错了。“发汗”，当然（倘若）表不解而没有少阳病的证候，可以。但是发汗不解之后，你要要好好看一看了。如果表不解（只）用桂枝汤，（而）不能吃泻药。古人也有这么个陋习。遇着病先发汗，不好了就吃泻下，先汗后泻，这都是一种成套（约定俗成的错误套路），这个错的。你得辨证啊！那么如果表没解，（而又）泻下，总要使邪热内陷。

“胸胁满微结”。胸胁满是柴胡证、少阳病。“微结”者，里也微有所结，结得不厉害，但是有所结。这是我用柴胡桂姜汤的体会，各注家都没这么注。柴胡桂姜汤利于大便干。这很奇怪。有人一看又有干姜，又有桂枝，（说）这是个偏温（方药），其实（我认为）大便稍溏，用这个方药都要泻的。微结，

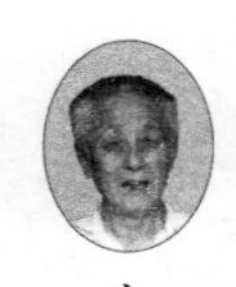

是里头微有所结，不是结得厉害，不是像阳明病或者像结胸证那么结的凶。

“小便不利，渴而不呕”，“已发汗而复下之”就丧失津液了，啊，所以小便不利。同时也有气上冲的关系，导致小便也不下行。这是两种问题了：一个是津液丧失得多；一个误下（而致）有气上冲。桂枝量用得挺重嘛，用三两。气往上冲，就诱之水上而不下，所以有小便不利。

“渴而不呕”，微结嘛，里头有热，则渴。胃里头没停水，则不呕。所以我们用柴胡桂姜汤，（病机）是最清楚不过的，我常用这个方子，内里头没水，有热。

“但头汗出”，气冲于上，气往上行而不下，所以但头汗出。

“往来寒热，心烦者”，心烦就是有热，往来寒热就是柴胡证。

“此为未解也”，这个病仍然还没解除，“未解也”是两个问题，一个多少还有表证，一个少阳病整个也微结。都冲着“微结”来的，“微结”是，不是整个结于里，而外边证也没解呢！所以仍然还是以柴胡为主来治疗，里头合用桂枝甘草汤，多少也解表啊。

这个方剂，我们在临床上有这种无名的低烧，你们试验试验用这个方子很好。他（患者）没有其他的表证，但是现一些柴胡证，我用这个方子治低烧治很多。（这些低烧似乎）找不出来什么原因，像肝炎有低烧用这个方子也可解除。

这个方子与小柴胡汤不同，里头不虚，不用人参；不呕，也不用半夏；但是这个方证，“渴”，所以用瓜蒌根（天花粉）、牡蛎。我们方才讲了瓜蒌根、牡蛎，解渴的力量很强。同时“微结”。瓜蒌这个药有润下的作用，尤其加上咸寒的牡蛎在一起，有通大便的作用，像大便干吃这个（瓜蒌牡蛎），调大便；

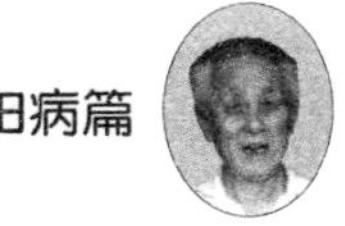

有桂枝甘草汤，治气上冲。

那么（柴胡桂枝干姜汤）也就是小柴胡汤证，（又见）里不虚，而不呕，渴，有的时候气上冲，有微发烧，就是有表证。这一个方子（柴胡桂枝干姜汤）都可以用的。那么其他呢？与一般的柴胡证大致相同的。

（柴胡桂枝干姜汤）柴胡用的也相当重，用半斤，我们现在说就是 24 克了。瓜蒌根，也是用得挺多的。瓜蒌的根，就是现在说的花粉了。天药粉这个药是苦寒治消渴，本身就治渴、解热，并有缓下作用。（瓜蒌根）可是对于宽胸的作用，它不如瓜蒌实，瓜蒌实就是整个瓜蒌。看你治什么，要是祛痰宽胸，用瓜蒌不用瓜蒌根；要是祛热解渴，用瓜蒌根（天花粉）不要用瓜蒌。

这个方子（柴胡桂枝干姜汤），在柴胡剂里头，慢性病用它都好。为什么呢？瓜蒌根这个药还有点儿补药（作用），有点强壮作用，咱们也是常用它所谓滋阴。人久病虚衰无力，那么，心下多少有点满，这个满有两个问题：一个有微所结，有微结；另一个气上冲。它有桂枝甘草，它解这个（气上冲）作用。

一般人认为，这个（柴胡桂枝干姜汤）有桂枝有干姜，把桂枝看得热得不得了，其实桂枝我常用，并不那么热的，不像咱们现在这些教材说“桂枝是个大热药”，把人吓得都不敢用，其实这个药最平稳不过，不是那么热。

148　伤寒五六日，头汗出，微恶寒，手足冷，心下满，口不欲食，大便硬，脉细者，此为阳微结，必有表，复有里也，脉沉亦在里也。汗出为阳微，假令纯阴结，不得复有外证，悉入在里，此为半在里半在外也。脉虽沉紧，不得为少阴病。所以然者，阴不得有汗，今头汗出，故知非少阴也，

可与小柴胡汤。设不了了者，得屎而解。

“脉虽沉紧”，这个“紧”字错了，这个“紧”字是个“细”，“脉细者，此为阳微结”，它是冲着上边来的，上边没有紧脉，应该是“脉虽沉细，不得为少阴病。”

这一段很不好懂。

伤寒五六日的时候，“头汗出，微恶寒，手足冷，心下满，口不欲食，大便硬”，这么一种症候。“头汗出，微恶寒”，还是有表不解的情况。“手足冷，心下满，口不欲食”，“心下满口不欲食”还是柴胡证，这是半表半里的一种情况。“大便硬”呢？这是里有所结。

“脉细者”这个病挺错综，既有表不解的情形，但是表很轻了。也有半表半里，这个证候不很明了，没提出胸胁（苦满）只是心下满，还是偏于里。

“口不欲食”，这象柴胡证，象少阳病。“大便硬”这说明是里边有实了。但是脉不大，“脉细”，所以叫“阳微结”，阳微结就是阳证的微结证，就是阳明微结。这与上边这一条（第147条）“胸胁满微结”有关系。

（编者按：对比胡老在后面339条中，曾回顾148条：咱们前面讲那个“阳微结”那段（148条）不也讲了吗，“手足冷”，那也就是微厥，那是柴胡证，里头有热，热往上亢，也常常有厥的发生）

阳证的微结，与阴寒（内结的差异是什么呢?）上边（第141条）有寒实结胸，寒实也结。那么根据这个证候：手足又冷，又微恶寒，即恶寒而手足厥冷，这一种大便硬有寒实结的情况。底下分析，他说要是真正阴证的那一种寒实结，不应该有头汗出，（头汗出）还是热往上冲的一种表现，（本条）这肯定是阳微结（而不是纯阴结）。

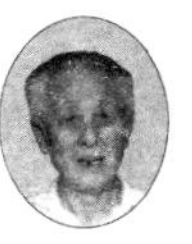

“必有表复有里也”，整个结于里则没有表证。那么微结，太阳病还没罢，一定有表而又有里。那么他就分析上边了：这个“微恶寒”正是表不解，底下这个（症状：手足冷，心下满，口不欲食，大便硬，脉沉细，今头汗出）呢？大致都属于里边的病。尤其汗出是阳微证的一种明确的反映。汗出，尤其头出汗，都是热往上冲的一种反映。那么“假令纯阴结”，阴寒的内结那种证候，他不得复有汗出这个外证。“悉入在里”呀，外边不会现热象的。

“此为半在里半在外也”，就上边的证候说，仍然半有表证、半有里证的这么种情况。

“虽脉沉细”，这个（脉虽沉紧）“为紧”不对，“少阴之为病，脉微细，但欲寐”，那么（本条）这个，是微结于里，脉沉，“虽脉沉细”，这也不是少阴病传里而为太阴病那种情况（编者按：此处胡老所云少阴病乃指表阴病；所云太阴病乃指里阴病）。“所以然者，阴不得有汗”，阴证没有外边有汗的这种情况。阳明病法多汗了，头汗出这也是热象。“今头汗出，故知非少阴也”，少阴没有头汗出的这么种症候。

那么上面呢，既有表又有里，就是我方才说的“口不欲食”，有些是柴胡证，所以“可与”小柴胡汤，搁个“可与”，当然还让你斟酌了。

小柴胡汤这个方药，后头有，也能通大便。柴胡这个药对疏泄胸胁这个部位很起作用，它不是升提（作用），咱们后世注家都给柴胡弄个升提作用，它不是升提（作用），它就起疏泄作用。在瘀血证我们常常用小柴胡汤，尤其大便干，后头有那么一节儿（第230条）“上焦得通，津液得下”。那么这个（小柴胡汤证），结于胸胁这个地方，也就是热与津液都结于上头，不往下行。那么吃小柴胡汤，上焦得通了，津液下去，胃也就和，

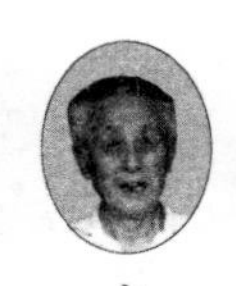

所以它（小柴胡汤）也能够对“微结证”起作用。

那么如果吃了小柴胡汤而“不了了者”，大便还硬，（也就是说）上边这些证候虽然减轻而不了了，不是整个去了，那么这个时候“得屎而解”，你在小柴胡汤里头加大黄也可以，再不然你稍稍与调胃承气汤也可以，他也没指出来（具体用方用药）。总而言之，在仲景这个书一种活动（灵活）口气，全是让你临证要更加细致地辨证。

这一段（很多注家）也都是给搞错了，主要的（内容其实是）他上边（147 条）提出来“胸胁满微结”的微结这两个字，他怕你搞不清楚，他搁这么一段（148 条）。

那么这个“微结”的时候，一般用柴胡汤可以解决的。但是结的甚，那柴胡剂就不行了，起码要搁大柴胡汤了。要没有柴胡证，干脆柴胡也不能用。所以柴胡也不是万灵的药，没有柴胡证用这是有害无益，所以还是要辨证。

你们研究（中医或伤寒论）这东西，应该自己也动脑子，我们把太阳病（篇）讲完了，我给你们做个总结。动什么脑子呢？你们看这些问题，比如说结胸证，它与太阳病有没有关系呢？它是没有关系的。他这个书啊，徐灵胎说得相当好，都是应机制变。（我认为）太阳病（篇）如果只是讲太阳病则很容易了。你要回头想一想，你看这个书上，太阳病以发汗为主的，就是发汗就好嘛！

发汗的方法，根据辨证来说，有两类方剂，一个是无汗，麻黄汤；一个有汗，桂枝汤。可是无汗的变化也挺多，有汗的变化也挺多。那么，麻黄汤有很多的加减方子，在这个书里有这么几种，麻黄汤、葛根汤、大青龙汤、麻杏石甘汤、小青龙汤等都是，还有刚才讲的发汗的文蛤汤。桂枝汤也有些变方：桂枝汤、桂枝加附子汤、桂枝加葛根汤、桂枝去芍药汤、桂枝

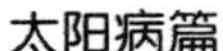

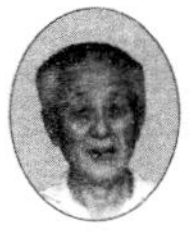

去芍药加附子汤、桂枝附子汤、桂枝去芍药加蜀漆龙骨牡蛎汤，再有桂枝甘草汤加减，苓桂术甘汤、苓桂枣甘汤、桂枝甘草龙骨牡蛎汤，就是这些东西。

所以这是与太阳病直接有关系的方剂，另外（其他）这些都不是！太阳篇是（伤寒论）全书精神的贯穿的一章，可是太阳病讲发汗了，有不可发汗的你也要知道啊。他给你讲了发汗的禁忌。发汗不得法，影响很多的问题发生，你也得知道。他也讲，在太阳病阶段，有些治误，也有些其他的疾病并发，你能说不管吗？讲（徐灵胎所云）应机制变。所以，徐灵胎说得最好。

太阳篇及其他各篇都一样，不是循经发病，这个（特点）徐灵胎都看出来了，所谓循经发病，就是太阳经发病，没这个事儿！不是讲的太阳经发病，太阳病我们应该怎么来看呢？古人说风啊、说寒啊，这都不一定对。我们现在说提高中医理论，为什么要提高中医理论？就是（有个别的）中医理论不高，你可知道，甚至于不对。所以，我们要提高它（中医理论水平），你提高得在（掌握）基础上提高，起码（知道中医辨证的）规律是什么。像我们刚才讲的太阳病，在空间就有太阳病，你可知道。这是肯定的，而且太阳病有两个病型，一个中风，一个伤寒，这也肯定的，你在临床上就瞅这个嘛：是中风吗？是伤寒吗？这个你要好好研究，所以我们研究太阳病这是最要紧的，太阳病究其实是个什么？通过这个症候，我们现在要有脑子，有个认识。所以我们想法提高中医理论。古人这个（个别错误）说法，是不是说中医就要不得了？不是的！这种规律是自然科学，那是中医通过实践发现出来的。西医当然是近代进步医学了，可是西医治病就没发现太阳病，你可知道。中医是个宝贵的东西啊。中医的太阳病是个什么呢？就是咱们开始的时候研

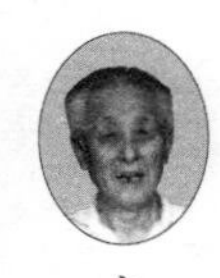

究的，它是万有疾病的共同反映。无论什么病（具体病的症状），常常反映为太阳病（证型），尤其初得的时候。你就根据太阳病治，就能治好这个病。这是个什么东西啊？归根到底是疾病发展的一般规律，疾病万变，有一般的规律反映。中医就掌握这一点，就能治一般的疾病。这个东西很妙啊。西医进步来进步去，对临床实质的东西不（能说全部）掌握。在一般的规律之上而来治一般的疾病，在西医上还没拿到临床日常上来。西医是进步的，但这一点（一般规律）它没掌握。中医它有这套东西啊。所以我们要搞新医药学派，西医要是也能辨证，也能在疾病发展一般规律上而来掌握治疗，那了不得了。那我认为世界临床医学可以迈大步了。那不光是中医的（发展）问题了。所以，我们提出来要提高中医理论，得知道哪个地方（中医水平）不高啊。现在可怜的是这一点。中医也不知道哪个地方高，哪个地方不高。这就成问题了。本来是高的地方自己说不上来。所以，这个伤寒论你们也费费脑子，咱们讨论嘛。到太阳篇（结束的时候）我们做一个总结。六经都讲完了，整个做个总结，把伤寒论就掌握了。

148　伤寒五六日，头汗出，微恶寒，手足冷，心下满，口不欲食，大便硬，脉细者，此为阳微结，必有表，复有里也，脉沉亦在里也。汗出为阳微，假令纯阴结，不得复有外证，悉入在里，此为半在里半在外也。脉虽沉紧，不得为少阴病。所以然者，阴不得有汗，今头汗出，故知非少阴也，可与小柴胡汤。设不了了者，得屎而解。

（编者按：本条讲完后，即是春节。春节期间暂停讲课，等春节之后第一次讲课，胡老又把本条重复讲述了一遍）。

（回头再复习一下本条内容："头汗出，微恶寒，手足冷，

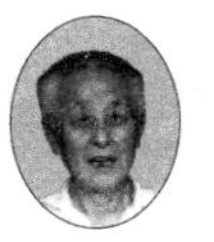

心下满，口不欲食，大便硬，脉沉细”。“头汗出，微恶寒”，有表不解；“心下满口不欲食”，有半表半里柴胡证）那么“大便硬，心下满”，又有里。

这个病要搁到我们临床上冷丁一看，很难辨啊。

“微恶寒，手足冷，脉又细”，假设在临床上遇着这个病，你想不到用柴胡汤，是不是？那么为什么可与柴胡汤呢？你们好好看一看，主要是“口不欲食”。

前面（第101条）不说过吗，“柴胡证但见一证便是，不必悉具”。这一个病主要几个你（症状）得分析。他（仲景）这个书，就是这样子，不像咱们现在（所常讲）辨证：这儿虚，那儿虚了，瞎扯一大顿。仲景最终极的辨证是方证。就是“哪一个方子适应”的意思。

这个“口不欲食”，就是“默默不欲饮食”的意思，就是小柴胡汤证。那么当然也有表也有里。少阳病又忌汗又忌泻，所以要是有柴胡证，他说既有表复有里，当然用小柴胡汤是最合适，但是他也搁个“可”，可与小柴胡汤，没说小柴胡汤主之。道理在哪儿呢？这个（条文）的证候也不全备。不是柴胡汤证具，不是那么全备。

由于这一段（可证明），我们在临床上常遇着这个事儿，病人是表里错综，他不爱吃东西，严重的感冒也常有这个情形。但是脉细，脉弦、脉细，这个都近乎柴胡剂，可不是太明确，只搁个“口不欲食”。上次我讲本条也比较简略，“口不欲食”（其实有多种情况），第一个是柴胡证是口不欲食，默默不欲食，所以也就是昏昏然，不愿意吃东西，精神不好。（第二个是阳明内结太甚。）那么在阳明病里头，咱们还没研究（很快就要讲到），在阳明病里头有热，热结于里。里头有热，他嗜食，他说阳明病“能食者为中风”。但是，要是内里头结得相当厉害了，他就不能吃。

那么在这一个（条文，是否为阳明内结太甚呢?）假设真结得厉害，他就不是仅头汗出了。阳明病法多汗，身上那是不断汗出，蒸蒸汗出。那么结得厉害，小便也数，手也出汗，甚至于谵语。——这些（阳明内结太甚的症状）都没有，所以“阳微结”，结得非常轻。那么可见“口不欲食”与阳明病无关，它是少阳病的问题。所以他用“可与”小柴胡汤。

我对于柴胡的认识，（与）这一段很有关系。它（柴胡）是有一种疏泄的作用。咱们现在都说疏肝，它不光疏，它也有缓下的作用。后头面阳明篇也有（讲到），所以胸胁满而大便要是不通，与小柴胡汤。说“上焦得通，津液得下，胃气因和”（第230条），小柴胡汤可以治“胃不和”，咱们开始讲小柴胡汤的时候就讲了：小柴胡汤既是解热剂，也起健胃安中作用，方中有人参嘛。但是，（本方中）柴胡是大量用，柴胡这个药有些疏泄，也能通大便。所以《本经》上说是“推陈致新”。

如果上有些热结，他只是心下满嘛，这都是上边。对于胸膈这个地方有所结滞，柴胡剂都起作用，所以小柴胡汤证证胸胁苦满。小柴胡汤能通上焦，上焦这一块儿有所结滞的津液不下，所以吃柴胡汤，津液能够下得去，所以大便也通。由这一段咱们也能看出小柴胡汤也有通大便的作用。

所以我们在临床上治感冒，日久不了了这种情形咱们能遇着的，不爱吃东西，试验体温还挺高。那么这个时候，既有表、里，也有半表半里证柴胡证，那你不能够发汗、泻下，不能用汗法、下法。

这一段，在临床上很重要，我们要是遇着这一种病，你看看，脑袋出汗，恶寒很轻了，微恶寒，而且手足冷。容易看成咱们现在说的阳虚啊！但是在底下又有“大便硬，大便燥结”，

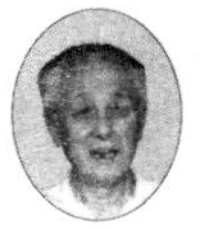

所以你得全面看问题。这个病冷丁看很不好措手（采取措施治疗）。那么他说可与柴胡汤，那么实在不好了"得屎而解"。

"得屎而解"这里头也是挺含蓄的话。就让你临证适应用药了，也可以用小柴胡汤加点儿大黄，或者小柴胡汤加芒硝，或者用调胃承气汤，小小地用，得屎而解。所以这一段都很重要很重要，我记得上次我讲的这条没这么详细解释。

我们看出张仲景辨证不但辨六经，辨六经是辨六个类型了，同时他无一不在八纲上下手，你看看就是"表、里、阴、阳、寒、热、虚、实"，不像咱们现在这个（教材常用脏腑）辨证。

所以读他这个书，搞出来很多的不同门派，读书人各有所见。你看他这个书不是（教材常用脏腑辨证），他一样样排除。他肯定这是个"阳微结"，他从"大便硬，心下满"来看问题的。那么，也就是"微恶寒"不是阴证，这是表不解。"手足冷"呢，是由于胃虚（编者按：卫虚还是胃虚，编者曾经存疑，后读到胡老后一条所讲，则知道肯定是胃虚）即津液虚，不达于四末，手脚就凉，这也不是特殊的陈寒。"头汗出"呢？热亢于上。他就是辨的"寒、热、虚、实、表、里"。

在六经上还是既有表，也有里，还有柴胡证就是少阳半表半里，都有。那么，如果都有的话，表、里、半表半里，他从"中"治，这是对的。由于少阳病忌汗、忌下，用柴胡汤是非常的好。他搁个"可"，因为这个证不太俱备。所以他用字非常有分寸的。他说"主之"，那是毫无可疑。那么这一个（可与），让你在临床上还要细辨。

149　伤寒五六日，呕而发热者，柴胡汤证具，而以他药下之，柴胡证仍在者，复与柴胡汤。此虽已下之，不为逆，必蒸蒸而振，却发热汗出而解。

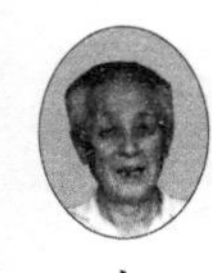

若心下满而硬痛者，此为结胸也，大陷胸汤主之。

但满而不痛者，此为痞，柴胡不中与之，宜半夏泻心汤。

半夏泻心汤方

半夏半升（洗） **黄芩** **干姜** **人参** **甘草**（炙）各三两 **黄连**一两 **大枣**十二枚（擘）

上七味，以水一斗，煮取六升，去滓，再煎取三升，温服一升，日三服。须大陷汤者，方用前第二法。

“伤寒五六日”，这都是去表内传的时候，起码要传少阳的时候多了。“呕而发热者”，柴胡汤的适应证这方面都得多看。前边讲的“往来寒热，胸胁苦满，嘿嘿不欲饮食，心烦喜呕”，这是柴胡四症，四个主要的症候。后来又说了，“柴胡证但见一证便是，不必悉具”。我们上面看的“口不欲食”也是一证。这个（条文的）“呕”也是一证，发热不是柴胡汤的（特质），柴胡汤证是往来寒热，可是（本条为）“呕而发热”，柴胡汤是个解热剂，那是柴胡汤证毫无问题。

所以“一证便是”也得看全面的问题。我们对于柴胡汤的应用，在这些段落非得熟不可。假如我们在临床上（所见）只是呕，那不是柴胡证。只是呕，小半夏汤证，内里有停饮，可以用小半夏，就是半夏、生姜。如果呕而头痛，这类是吴茱萸（汤）证。

“呕而发热”是少阳病，少阳病是阳性热病，那是小柴胡汤证，这个地方非搞清楚不可，这个（条文所述情况）与小柴胡汤就对了。但是“以他药下之”是误治，那么下之后，有的时候病就变，那另当别论了。如果“柴胡证仍在者”，未因误下（而生）变证，而且还是有柴胡证，那还可与柴胡汤。虽然误下之后，这个治法（与小柴胡汤）也不为逆，也是对的。

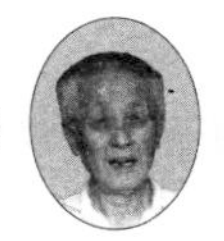

那么服（小柴胡汤）之后呢？“必蒸蒸而振，却发热汗出而解”，这句话也不是说小柴胡汤是发汗剂。这个前面咱们讲了，蒸蒸而振，这个人先感觉蒸蒸发热，然后打振颤，就跟战汗的前驱症就这样子，先蒸蒸然、发热，后来战栗恶寒叫“蒸蒸而振”，随后就出现大汗，病就解了。这说明什么呢？这是瞑眩状态。他要是不吃泻药，开始“呕而发热”（就）与小柴胡汤（是）不会有这个情形的。由于泻后虚，人正伤了，前面也说过，凡是久病或者是正虚较弱，那么药再中病要发瞑眩状态的。瞑眩当大夫的也得知道，要不然的话就要跑急诊室去了，那一折腾非坏不可。我们遇到的病人已经吃了其他的泻药了，但是还是柴胡证，你就告诉他，你吃这个药兴许有这个情形，但是，要遇着这个（瞑眩状态）你不要害怕，连续吃药就好了，他要是找急救去就坏了。（冯世纶插话：昨天晚上就有一个。昨天吃麻黄汤的。出汗以前，难受得不得了，高烧 40 度。打了针，汗也出了。）只要是虚人，药要中病常常发生这种情况。所以古人有一句话，“若药不瞑眩，厥疾弗瘳”，这是《尚书》上的话。这个地方（发生瞑眩状态则疾病）非好不可，彻底好，这是好事不是坏事。但是病家和医家都得知道，这要是不知道，遇到这个事儿，得了（糟了）！着急了，说这个病人还了得?！这一阵烧了，然后冷成这个样子，出一身大汗，他会寻思（心里说）：坏了。

这是头一段，第二段也相当重要。第二段说的大陷胸汤证、半夏泻心汤证和柴胡汤证的鉴别法。

“若心下满而硬痛者”，心下就是指的胃，硬痛就是我们前面讲的热结于里，不但硬，而且疼，这就是大陷胸汤证。所以大陷胸汤主之。

“但满而不痛者”，心下这个部位，只是满，硬满，但是不

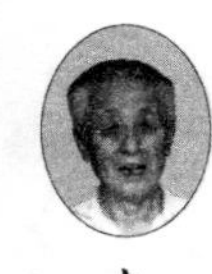

疼，这是半夏泻心汤证，这是痞。这个为什么也叫痞？半夏泻心汤证本来是人参证，心下痞硬，可是里面也有黄芩、黄连。就（半夏泻心汤证）这个方药咱们来分析，也有邪热内陷的这么一点，也有黄芩、黄连嘛，所以也管它叫做痞，也叫泻心汤。其实它是心下痞硬，是胃虚而邪凑的这么种病，后面有解释，现在我先这么说。

柴胡剂，它是胁满，（在）两侧，（而）不是心下。既心下满也由胁牵引到心下，它必胁满，所以才说“柴胡不中与之”，这一句话就说三个方剂的鉴别点：

一个心下满硬痛，这是大陷胸汤证。只是心下满而不痛，这是半夏泻心汤证。若是胸胁满，是小柴胡汤证。主要是三个，看起来是两个，其实含义是三个，“柴胡不中与之”，这一句话就包括了（三个方剂的鉴别点）。

我们看看半夏泻心汤，半夏、黄芩、人参、干姜、甘草、黄连、大枣。人参这个药，我们现在有些人老想吃参，（但）它不是个万灵的药，人虚，它（人参）是补虚。药也有它的症候，人参补虚，在于胃虚，而且限心下痞硬的这种情况才能用，这是根据张仲景的这本书。我们平时用它（人参）也是健胃。如果胃实，那没有用人参的，那不是一个好药，那吃了有害无益。咱们说它（人参）补气，也有道理，气就是津液啊，它是来自于水谷，化生于胃，胃要不好，就津液不行而气虚，那个“气”就是指的津液说的。咱们上边说的“手足冷”（148 条）就是的，手足冷，胃不行津液，津液不达于四末就冷。那么这个方剂（半夏泻心汤）用人参健胃而去心下硬，主要是硬，心下痞硬。

那么它也有邪啊，不是没有邪，胃虚则客邪之气都往胃上去，所以它用黄芩、黄连以祛热邪，这也叫心下痞硬。那么半

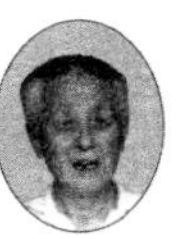

夏、干姜，我们看《金匮要略》有半夏干姜散，它治呕。人参与甘草、大枣合着统统是健胃安中的药，都是甜药。所以这个方子又能治呕，有半夏、干姜；有人参、黄芩、黄连，也能治心下痞硬，它非“心下痞硬”不可，只是“心下痞”不行。半夏和干姜都是辛，干姜更温，都是祛水的。不光有热，同时由于胃虚，水也往上凑，胃中有停饮，里头有振水声，肚子里面呱啦呱啦叫唤，另外还有腹中雷鸣，大便溏泻，这个方子（半夏泻心汤）全治的。那么在这儿他只是提个“心下满”，这不是全证，全证（是）：呕而心下痞硬，腹鸣，它（半夏泻心汤证）必有这些症候，或者下利，下利它也治。这个方剂也是常用的方剂。我们现在对于胃肠功能紊乱，这个方剂都常用的。又有呕，大便又溏泻，肚子呱啦呱啦叫唤，心口这个地方感觉堵塞，不愿意吃东西，这个方剂都常用。

150　太阳少阳并病，而反下之，成结胸，心下硬，下利不止，水浆不下，其人心烦。

太阳病不可下，少阳病也不可下，我们讲到少阳篇就更清楚了。大夫“而反下之”，大夫无知，而反（给患者）吃下药。那么太阳少阳，都是热病，都是阳性病。一“下”则虚其里，表邪、外邪趁胃气之虚都陷于里，那非成结胸不可，所以成结胸而心下硬。表邪就是太阳之邪，在体表。外邪指的是少阳的邪，在胃（之外）也算是外。

结胸心下硬，不光硬也必疼，因为前面有解释：说结胸证，心下硬，起码按着疼，甚至于自痛，不按着也痛。我们开始讲结胸也讲过嘛。不但邪热结于上而为结胸，同时邪热也陷于下而下利不止。那么上有所结，所以“水浆不下”。“其人心烦”，烦躁不安。

看样子这个病（结胸）是个厉害的病，仲景也没出方。也就是说，太阳少阳并病更不能吃泻药，泻药能够造成危笃重症，这病不好治。结胸证，非攻不可。（但）下利不止，你怎么攻？所以治病怕这样：攻补都是两难措手，治下利吧，上边堵着、结着呢，也不好办，所以他也没出方。而且人又心烦不已，这都是个不好的现象。所以这是一个危笃重证，难治！所以他也没出方。这就警戒人了，这个病不要随便吃泻药啊。这个泻药都指着承气汤这类的。

151　脉浮而紧，而复下之，紧反入里，则作痞，按之自濡，但气痞耳。

“脉浮而紧”，这是邪在表，这是太阳伤寒脉，依法当发汗，而反下之，这也是大夫误治。“紧反入里”，这个“紧”当“邪”字看，紧反入里没法讲。邪反趁下后之虚而陷于里，所以变成痞，痞就是指心下痞。结胸，甚者是结胸，轻者为痞。这个病（气痞）不在阴，在阳。开始的时候说“病发于阳，下之则成结胸；病发于阴，下之则成痞”（131 条），那个痞是痞块的痞，与这个（气痞）不一样，慢慢地就会弄明白，后头还有。

那么心下痞满，这个“否”它是卦名，天地否嘛。卦爻，所谓地气为上升，天气为下降，所以地天泰，地在上，就是坤和乾，这是地天泰，地气在上头，天气在底下，也就是说天气得下交，地气得上升，地气上升为云，天气下交为雨，万物才能繁荣，所以这叫地天泰。那么如果天不下降，地也不上升，这叫天地否。乾坤，上头是乾卦底是坤，那就坏了，那就是否塞不通了。这个书上古人是借用了（卦爻的说法）。

痞是怎么回事呢？就是上下不通，有痞满。但是这个痞不是痞块，“按之自濡”，拿手按着，不抵抗，没有抵抗力，所以

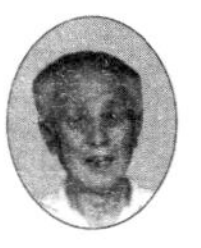

“但气痞耳”，这个气，也要活看，不是那里头有气。古人凡是无形体的东西都叫气，明白了吧，咱们说天气热，这也是气；比如说人有勇气，勇气是什么？就是无形体的东西，它可有一定的作用，这古人都叫做气。那电气也是，电气哪来的气啊，但也都叫做气。所以气痞不是这里面存着气了，那么讲也错了，（正确的讲法）就是没有实质的东西。那么现在说指什么呢？还是有炎症，总而言之还是有炎症，就用泻心汤嘛。

152　太阳中风，下利呕逆，表解者，乃可攻之。其人漐漐汗出，发作有时，头痛，心下痞硬满，引胁下痛，干呕短气，汗出不恶寒者，此表解里未和也。十枣汤主之。

十枣汤方

芫花(熬)　甘遂　大戟

上三味等分，各别捣为散，以水一升半，先煮大枣肥者十枚，取八合，去滓，内药末，强人服一钱匕，羸人服半钱，温服之，平旦服。若下少，病不除者，明日更服，加半钱，得快下利后，糜粥自养。

这段很不好讲，一般注家都搞错了。病开始“太阳中风，下利呕逆”，说的什么呢？这说的葛根汤、葛根加半夏汤。翻到前面的葛根汤、葛根加半夏汤（32、33 条）就知道了。“太阳与阳明合病者，必自下利，葛根汤主之”“太阳与阳明合病，不下利，但呕者，葛根加半夏汤主之”。怎么搁个“太阳中风”呢？这就是古人以方药立证，就给证归一个例子而已。你看葛根汤这个方药，它是以桂枝汤为基础，桂枝汤加麻黄、葛根。桂枝汤治中风，所以古人也叫中风，它和大青龙汤一样。大青龙汤也有桂枝的关系，方子里头包括桂枝去芍药汤，它（大青

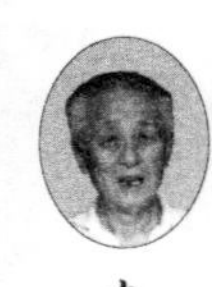

龙汤）也叫太阳中风，可是它没有中风症候，它是脉紧身疼痛，不汗出而烦躁。葛根汤也是，你看葛根汤搁“恶风”两个字，古人的意思中风了就怕风，其实这是存在问题的。但我们在临床上要知道：葛根汤这个药，非常恶寒，恶寒甚则都恶风，老觉盖得不严。大青龙汤也是。

所以我们在临床上遇到表证，恶寒特别厉害，同时发烧，不是葛根汤证就是大青龙汤证。这两个方剂也好辨别：葛根汤证是项背强几几厉害，大青龙汤证是烦躁得厉害，它是有热，热比较突出。它有石膏，大量的石膏。

那么古人（在本条葛根汤或葛根加半夏汤之前）搁个“中风”也有道理，它是有桂枝证，气上冲得厉害，葛根汤就是由于气上冲，体液不向下走，处于上边所以项背特别强，项背强达到一定程度就要抽了，就因为气上冲的关系，所以用桂枝。由于这个症候里包含着桂枝证，所以古人管葛根汤叫太阳中风。

那么这个病应该是这样的，你们看看本文（本条原文），应该是太阳中风，就指着“头痛、发热、恶寒”这类病，同时有下利或呕逆，这是说表证这一方面；同时还有下边这些东西，“心下痞硬满，引胁下痛”，这在《金匮要略》里头是指悬饮，饮结于胁谓之悬，悬在一侧似的，就是我们现在所说严重的胸膜炎等这类的病。

它是两种病（一种葛根加半夏汤证，一种十枣汤证）：悬饮须攻，但是又有葛根加半夏汤证，（葛根加半夏汤证即）头痛，发热恶寒，脉浮又呕吐、又下利，同时有（十枣汤证）心下痞硬满引胁下痛这种悬饮内痛的症候。

这应该先解表，所以他说“表解者，乃可攻之”。乃可攻之指的下边（心下痞硬满，引胁下痛）说的，并不是指“下利呕逆”。下利呕逆用十枣汤那可不行。你看这文章，错综得厉害，

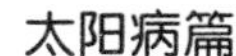
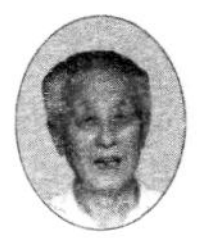

很不好懂。本来是十枣汤证，同时又有葛根加半夏汤证。“太阳中风，下利呕逆”这是葛根加半夏汤证。那么必须“表解乃可攻之”，表解用什么？就用葛根加半夏汤。

所以底下这一套（其人漐漐汗出，发作有时，头痛，心下痞硬满，引胁下痛，干呕短气，汗出不恶寒者，此表解里未和也。十枣汤主之。），都是吃完这个药（葛根加半夏汤）之后，“其人漐漐汗出，发作有时，头痛”，十枣汤证也有头痛；“心下痞硬满，引胁下痛”，你看这个时候不是下利呕逆，而只是“干呕短气”。没有下利呕逆了，就是因为吃过葛根加半夏汤，下利呕逆随着表证全解了，只是干呕短气。为什么干呕短气？有水饮在里头就要短气，里有水饮也干呕，但是他不像“下利呕逆”那样子；底下说“汗出不恶寒”，可见以前是恶寒，由于漐漐汗出就不恶寒了。底下说“表解里未和”，这是表没有了，只是里未和，“十枣汤主之”。

有很多注家都这么讲：说有发烧怕冷，要吃解表的药。表解了，又有下利呕逆，把这些东西（下利呕逆，其人漐漐汗出，发作有时，头痛，心下痞硬满，引胁下痛，干呕短气，汗出不恶寒）都搁里头了，就用十枣汤。没有这个治法！——十枣汤这个方药相当厉害，泻下相当凶，下利呕逆还给吃这个药，哪有这个事啊！这一段你们看看旁的注家本子，可以参考一下。

呵呵，它（条文所说的症状）是串的。这个匀成两层看：一个是发汗以前，即吃葛根加半夏汤以前，有下利、呕逆、头痛、发热恶寒、心下痞硬满、引胁下痛。那么（另一个）经过服葛根加半夏汤之后，没有下利呕逆、发热恶寒了，这都没有了，只是头痛、心下痞硬满、引胁下痛、干呕短气，这是吃完葛根加半夏汤之后的症候了。根据这个来说，这是“表解里未和也”，应该用十枣汤。

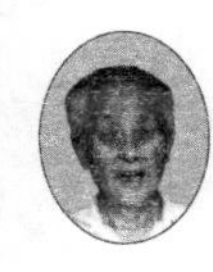

那么（十枣汤）这三个药，芫花、甘遂、大戟，都是下水的毒药，都有毒，所以用量都特别的轻，可泻下相当的重。我们看看方后注的说法，“上三味等分，各别捣为散，以水一升半，先煮大枣肥者十枚，取八合，去滓，内药末，强人服一钱匕”，就是壮实的人可以给到一钱匕，这个匕是古人盛药的器皿，就像现在小勺似的，古人的一钱就是现在的三分了，强人吃这些。“羸人服半钱”，瘦弱的人吃半钱，半钱很少了，一分半。“温服之，平旦服。若下少，病不除者”，泻的少而病还不去，“明日更服”，一天不要连续吃这个药，这是毒药，但当时也毒不死人。“加半钱”，明天吃，药量稍稍加一点，（昨天）吃一钱的（今天）吃一钱半，吃半钱的增加到一钱。“得快下利后，糜粥自养”，快下利，这个药我用过，下利非常的凶。这时候停药，糜粥自养，不要吃硬东西。这么凶的药能治呕吐下利吗？不能。所以前面这个（下利呕逆），不能够往（十枣汤证）一块儿搁了。

芫花、甘遂、大戟这三个药差不多，都是下水的药。那么搁上大枣，妙不可言。古人方子中大概用猛峻的药都用甘药调之，都用甜药，甜能补脾，就是安胃，不顾正不行，不都给治坏了吗？所以胃不能给治坏。他为什么不要甘草而用大枣啊？这个地方好，大枣这个药，甜药之中能利小便，能祛水，既能顾正而制毒药，同时也能祛水。可是，枣得多用，药按现在说只是用几分，就搁上十个肥大枣。药如果多，用大枣也得多用。

（十枣汤）这个方子我常用，它不但治悬饮这类病，凡是胸水都能治，甚至有时也用来治腹水，真正的实证的腹水也可以用，但不要这么用。我用（十枣汤）大枣起码用半斤，有的时候我用一斤，大枣先煮它，煮得没魂似的，把皮和核挑出来不要，只是汤和枣肉都在里头。我用汤剂不用面剂（散剂），这几

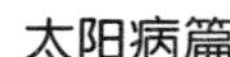
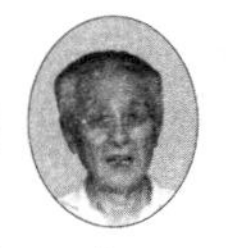

个药芫花、甘遂、大戟，我都每样用二钱到三钱，用的好像挺重的，其实没关系，要用这么大量的枣，把这几味药搁到枣汤里煮，我让他们用大药锅，要一斤（枣）得用大砂锅，搁里头煮，煮得差不多，把药捞出来不要了，就喝枣汤、吃枣肉，让他少吃。一下子吃多了，那就泻的不得了。一会儿吃一点，要是稍稍地下了，那就暂停。我这么（用此方）治好很多人，尤其胸水，相当好使，你们可以这么用。一样搁二钱也行啊，不过枣务必得多，一点儿与人没害。不搁那么多枣可不行，我就根据这个来用这个汤剂的，在胸水、腹水我都用。以毒攻毒啊，胃是得加强保护，所以古人在这上头是特殊注意的。

153　太阳病，医发汗，遂发热恶寒，因复下之，心下痞，表里俱虚，阴阳气并竭。无阳则阴独，复加烧针，因胸烦，面色青黄，肤瞤者，难治；今色微黄，手足温者，易愈。

太阳病，“遂发热恶寒”，这是一个褒贬之词，“遂”字用得非常好，太阳病不是可以发汗吗？发汗了，遂而到发热恶寒了。他说的是太阳中风证误用麻黄汤了或其他的重剂发汗了，错了！一步之差，随便就吃发汗药是不行的，咱们在临床上也不断看到这些问题，太阳病本来发热恶寒，“遂发热恶寒”，更加重其发热恶寒了，这个前面也有。所以发汗不合法，丧失津液而表不解，大汗淋漓病必不除嘛。

大夫一看发汗不灵，又给吃泻药，这就瞎胡来了，古人是有个中医的陋习，（大）发汗过去不好了，按序应该吃泻药。这都不对，太主观了，你得看他症状，（开始）发热恶寒，（用汗法之后）还发热恶寒，表还没解嘛，表还没解还应该解表，但是必须用桂枝汤，如果真虚可以用新加汤，（桂枝汤）加芍药、

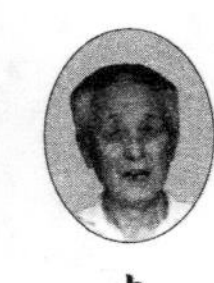

生姜、人参都可以的。可是这个大夫又给吃泻药了，那么表邪内陷，“心下痞”。发汗虚其表，下之虚其里，所以说“表里俱虚”，脉内阴血虚，就是营虚；脉外卫虚，就是卫气（虚），所以“阴阳气并竭”，就是脉内、脉外的液体由于汗下失法都丧失了，都虚竭了。

“无阳则阴独”，古人以正叫做阳，你看“阴阳气并竭”，总而言之叫做阳气。这在《内经》上就有了，阴阳交就是啊。阴阳交，阳就指着精气，阴就指着邪气。这个也是。无阳则阴独，正气没了，而邪气独存叫阴独。“阴阳气并竭”，下面又接着“无阳则阴独”，这话不成话呀！他这是两所指：头一个指的脉内、脉外其气俱竭，第二个（指）正虚竭而邪独在，是这么个问题，这个地方都得搞清楚。

大夫一看不行了，人也虚下来了，他又加烧针，这烧针更不对头了，烧针也还是逼大汗，本来就津液亡失，邪独留，烧针热反助邪，而再逼使大汗，反伤其正，正益虚邪益盛，所以才“胸烦”。这个胸烦里头含着是心脏，阴阳气并竭，不足以养心，心烦而不安了。他搁个“胸”字。

“面色青黄”，青黄，咱们说黄中掺杂铁青色了，古人的意思说是木来克土了，其实就是光色无泽，黄而不润，暗中有青，这叫青黄。“肤瞤”就是肉跳，人身上组织失去营养了，“阴阳气并竭”嘛，组织里头没有可以滋养的东西了，所以它跳。虚的相当厉害，“难治”。同上边那个“太阳少阳并病下之后，一方面心下硬，为结胸，一方面下利不止，”（150 条，太阳少阳并病，而反下之，成结胸，心下硬，下利不止，水浆不下，其人心烦。）也是个难治的病。那么这一个（本条）是难治了。难治就是不治！这是让大夫给药死了。

“今色微黄”，要是微微有点黄，尤其“手足温者”，胃气

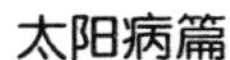

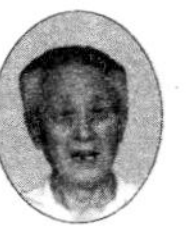

还在呀，手足温，也就是胃气还能达到四末，津液没到亡竭那个份儿上，所以还可望其生，还容易好，还能治。古人有一句话“不药，得中医”，所以有很多疾病，有病了别吃药，这（相当于）是个中等大夫。吃药就容易药死，上边这个（本条）就是的。

底下就要讲心下痞了。

154　心下痞，按之濡，其脉关上浮者，大黄黄连泻心汤主之。

大黄黄连泻心汤方

大黄二两　**黄连**一两

上二味，以麻沸汤二升渍之，须臾绞去滓，分温再服。

“关上”以侯心下，就是胃，以候胃。关上浮，说明这个地方有热，浮也主热。那么（热）结的浅，脉也浮，不沉，只是关脉稍稍浮，有热，而结的不重，所以痞常是这个样子的。这是结在上面，“心下痞，按之濡”，里头没有东西，所以胃也不虚，胃虚非痞硬不可。

“大黄黄连泻心汤主之”，这也可以吃泻心汤。大黄配合苦寒药下热，所以叫泻心，古人说心火，泻心就是去火、下火。

大黄、黄连二味药，但是量不重，大黄二两即 6 克，黄连一两即 3 克，“上二味，以麻沸汤二升渍之”，麻沸汤就是滚沸的汤，就是汤打滚儿。二升，现在说就是两小碗。泡这个药，这叫泡剂。可是不要时间多了，“须臾绞去滓”，把滓子不要。分温再服，分两次，一次吃一升了。也有说生大黄泻下更厉害，这就看你怎么用这个药。有的说泻心汤比承气汤还凶，这（种错误观点）都是不看药量和用法（的缘故）。你要少泡一会儿啊，大黄溶解于水的成分非常少，怎么反倒泻下得厉害了呢？

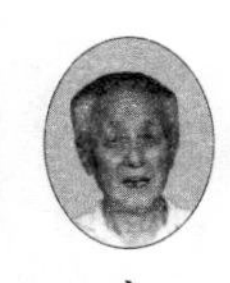

当然，熟大黄与生大黄（相比），生大黄是有力量。熟大黄是蒸晒之后了，把有效成分（已经降低），泻下的作用当然差了。

“渍之”与“煎”是一样的，生大黄“煎煮”比“渍之”还是有力量。（煎煮的）时间多，大黄的成分整个地溶解到水里头去了。“渍之”“少许时”，没大力量，这个我常用。

所以我们用（本方）不用“绞去滓”，就把泻心汤搁到碗里头，拿开水一沏就行，少用点时间，把大黄拿出来，下次再用。这个（方子）不大泻。这个东西（条文的准确程度和具体解释）你准得通过临床，不然的话，就是随便说。你看看《伤寒来苏集》，柯韵伯说这个药了不得，“下”得（非常厉害）！他（柯韵伯）说“心下痞，按之濡”怎么能吃生大黄呢？其实我认为他们在临床上都没实质摸索过。这个方药不怎么大泻的。你要搁 6 克大黄，3 克黄连，你们拿水泡，别泡时间多，你要泡泡三十分钟二十分钟还行吗？就是沏完了就拿出去，不怎么泻，光能下火。

这个方药非常的好。但是大黄黄连泻心汤用的机会不多。我都是用三黄泻心汤，大黄、黄连、黄芩，不光治心下痞，治衄血、吐血都相当好使。尤其衄血，那是百发百中，小孩子衄血都可以用。

林亿在这个地方说了几句话，“臣亿等看详，大黄黄连泻心汤，诸本皆二味，又后附子泻心汤用大黄、黄连、黄芩、附子，恐是前方中亦有黄芩，后但加附子也，故后云附子泻心汤，本云加附子也”。那么林亿他们也不是随便就这么校对，他们也详细看了。他（林亿）说各种版本全是两味，大黄黄连泻心汤。但是后边附子泻心汤说是泻心汤加附子，可见泻心汤就是指的三黄泻心汤。那么他（林亿）说这个话，我认为有道理。但是只搁大黄、黄连行不行？当然也行，这也没问题的。当然不如

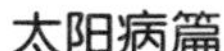
 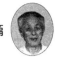

三黄泻心汤好，我常用三黄泻心汤。这个方子也常用的方剂，大黄、芒硝这个药，你配伍什么，它起什么作用。像我们前面讲大陷胸汤，它（大黄）配合甘遂下水的药，它就下水；那么配合苦寒的药，它就下火；要是配合消食的药，它就消食。所以大黄橘皮汤中的橘皮是个消食的药，要配合大黄呢？所以人吃（顶）着了，你用调胃承气汤搁点橘皮也很好。加上厚朴、枳实它就消胀满，啊。所以大黄、芒硝这个药，我们就可以认为它们是驱毒的药。你配合什么东西，它就能祛什么毒。

155　心下痞，而复恶寒汗出者，附子泻心汤主之。

附子泻心汤方

大黄二两　**黄连**一两　**黄芩**一两　**附子**一枚（炮，去皮，破，别煮取汁）

上四味，切三味，以麻沸汤二升渍之，须臾绞去滓，内附子汁，分温再服。

“心下痞而后恶寒汗出者”，不对，如果买赵开美本大概都错了，而“复”，是个“复”字，“而复恶寒汗出者，附子泻心汤主之”。不是“而后”，“而后”没讲，旁的本大概是“复”字，这个赵开美本全是“后”，这都印错了（编者按：经过编者查对赵开美本，是“复”字。编者怀疑可能胡老当年手中的赵开美本是“后”字）。

“心下痞”指着上边那个（第154条）“心下痞，按之濡”。

“而复恶寒汗出者”，这个恶寒，不是表证了。这是一个阴寒的样子。“汗出”就是虚。我们前面有“汗漏不止”（第20条）这类的情形。这个（本条）没有表证了。

既是“心下痞”，若要有表证就得先解表。那么只恶寒，而不是发热，而再汗出，这是虚衰的样子。所以他用附子泻心汤，原来（讲过的）泻心汤解痞，那么加附子就是扶正，治恶寒汗出。

附子这个药，咱们现在都说它回阳，（用于治疗）阳虚。这也不免于片面。附子这个药，它就是能够亢进机能的药。哪一个机能陈衰都好使。所以小便失禁，也得用附子。失禁，就是小便失去约束力量了，附子能够恢复它（机能沉衰）。附子也起亢奋作用，像咱们说的心衰等，它都能够治。后头通脉四逆汤就看出来了，那是心衰竭得很了，也得重用附子。

这一个药它就是振兴机能。我们要单独说它是回阳，因为机能陈衰都陷于阴证，但是（回阳）不够全面的。怎么个回阳啊？

（本条）这一个就是（机能陈衰），虽然是心下痞，但是机能陈衰，所以他一味恶寒，同时汗出不已。汗出（之所以治以）吃附子，也是皮肤失去收摄了，就是咱们说的脱汗，虚脱的样子。那么它能够挽回这个颓势。所以在泻心汤里加附子。那么这个（附子泻心汤方证），你要说“回阳”就没法解释了。

这个“恶寒”，正虚，怕外边的冷，他恶寒也是由于正虚，皮肤失去收摄作用，所以“汗出”。附子就是能够振兴这些机能，而使之恢复原状。所以附子泻心汤就是泻心汤证而陷于阴虚的这种证候。我说这个阴虚不是你们脑子那个阴虚（即教材常说的“阴津虚”、“阴血发热”），（我说的）是阴阳那个“阴”，（我说的）这个阴虚是证上说的，是阴证之虚证。就是现着“阴证”。

现在有些人，一见着用寒药（就觉得应该单纯地）都得用寒药，一见到用热药（就觉得应该单纯用热药而不能用寒药），为什么附子泻心汤里（除了寒药还能）搁热药啊？疾病是错综的，你可知道。一方面机能陈衰，一方面心下痞，你怎么办？

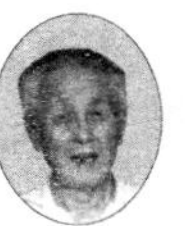

你就得这么合用。其他的这个方剂也是的，这个（寒热并用，攻补兼施是）不碍的，古人有经验，我们这些方剂（如附子泻心汤、栀子干姜豉汤、半夏泻心汤等）就是这么来的。

156　本以下之，故心下痞，与泻心汤。痞不解，其人渴而口燥烦，小便不利者，五苓散主之。

心下痞也有由于水饮造成的。

“本以下之，故心下痞”，本来由于泻下之后而心下痞，“与泻心汤”是对的！但是服了泻心汤而痞不止，痞不解。那么这个人得的不是三黄泻心汤证，所以光看（心下痞之）症状是不行的。

“其人渴而口燥烦”，五苓散是起（治疗此病证的）这个作用，同时也“小便不利”，就由于小便不利才造成上边这种情形。拿着现在话说就是水代谢机能发生障碍了。由于小便不利，再喝多少水也不吸收了。按照物理上说。血管（已产生）不可入性，陈水不能排泄，新水没法再吸收了。不吸收了，组织缺少水的营养，还是渴得厉害，所以，渴燥，其人口渴而口燥烦。所以我给人治病，我不让人不忌口。他缺少什么，生理上就想什么。像咱们劳动出一身大汗，你就要渴，渴就得喝水。人身上缺什么，他就想什么。这一阵儿（若有人说）说你别吃，这是糟贱人。所以我看病，我不让人忌口。我说你想吃什么就吃什么。你不想吃不要强吃，（如果强吃）那非坏不可。肝病都讲营养，好家伙！他本来不能吃糖了，你还强逼着让他吃，那非坏不可。（本条）这个就是，由于小便不利，水不吸收，所以身上缺少水。怎么办呢？这阵儿喝水是不行了。把废水一去，新水就吸收，马上渴就好了。那么这块儿也不堵着了。这个（水痞）心下痞，就是水在那块儿呢。所以得辨证。辨证什么呢？

辨方证，这东西（水痞）拿旁的解说是没法解说的。

这一段就是讲心下痞，泻心汤也不是万灵之药，也得辨证。要是渴而口燥烦、小便不利这种心下痞，则非泻心汤所能治，得用五苓散。言外之意还有其他（类型）方证，我们都得讲辨证。

157 伤寒，汗出解之后，胃中不和，心下痞硬，干噫食臭，胁下有水气，腹中雷鸣下利者，生姜泻心汤主之。

生姜泻心汤方

生姜四两(切) **甘草**三两(炙) **人参**三两 **干姜**一两 **黄芩**三两 **半夏**半升(洗) **黄连**一两 **大枣**十二枚(擘)

上八味，以水一斗，煮取六升，去滓，再煎取三升，温服一升，日三服。附子泻心汤，本云加附子。半夏泻心汤、甘草泻心汤，同体别名耳。生姜泻心汤，本云理中人参黄芩汤，去桂枝、术，加黄连并泻肝法。

伤寒，依法当发汗，发汗汗出，伤寒在表之证已解，可是出来底下这些问题了（胃中不和，心下痞硬，干噫食臭，胁下有水气，腹中雷鸣下利）。

那么这些问题，并不是发汗造成的。你不要这么想（是因发汗造成）。这个人可见胃根本就不好，平时就有的（胃不好），但是不这么明显。所以干咱们这一行也常遭误议，（患者会误解医生，宣称）你看看，他给我吃什么药，给我遗留下这么个病来。其实他根本就有（宿病），治疗并没有错误。由于以前就有胃不好，但是不明显，大病之后才逐步表现出来了（胃不好）。胃不和是什么样子呢？心下痞硬。你看看，用人参都是有心下痞硬。

“干噫（ài）、食臭”，这一个“口”字旁搁“意”字，也

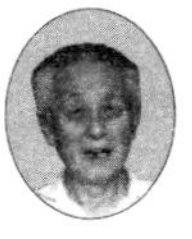

可以念意，就是嗳气那个嗳，古人就这么写。噫气，就是这么写。食臭，就是伤食的味儿，就是食物在胃里头不消化，有食臭的味儿，噫气，打嗝。

“胁下有水气”，胁下也就是心下。肠子里头有水，在两胁心下这个部位。

“腹中雷鸣”，叫唤，水走肠间它有声，雷鸣是形容声音之大。

这个方子（生姜泻心汤），你们看看与半夏泻心汤是一样的，不过就在那个方（生姜泻心汤）中加一味生姜，减干姜的量，生姜量加重，主要是嗳逆比较明显。生姜配伍人参、甘草、大枣，更能健胃，所以，姜特别加量。

看起来（生姜泻心汤）像与半夏泻心汤没有什么区别。但据我们临床上的体会，凡是腹中雷鸣、心下痞硬、呕逆下利或者不下利，（其中）干嗳食臭是最要紧的。如果有干嗳食臭，你用半夏泻心汤不行。

这个方子（生姜泻心汤）偏于一般的胃肠炎这类的应用机会很多很多。与半夏泻心汤的出入只是加重生姜减量干姜。那个（半夏泻心汤）干姜是三两，本方是一两，但是加了四两生姜，只是这么点出入，但是治疗的不同如此（之大），那个（半夏泻心汤）就不能治干嗳食臭，这个方子（生姜泻心汤）就能治，其他的（主治）大致都差不多。这只能在经验上看出这些东西来，你要是拿脑子想，没法想啊。

可是这个方子大家要用需要注意：这个方子容易发生“瞑眩”。本来它是治呕吐下利的，我遇着一回，吃了这个方药反倒吐的厉害了，泻得也是无度，你不要害怕，你要连着吃，（瞑眩之后病）准好。（当然）不是吃了就有这个情形（瞑眩）。（瞑眩如何产生的呢?）这个方子祛水气的力量相当的大。你看，姜

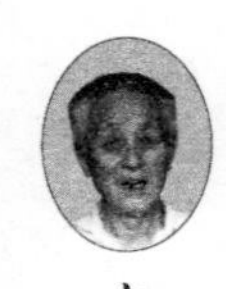

加重了，半夏、干姜都温中祛水嘛，半夏也下气、祛饮。那么一时没法净走大便了，就走消化道，上边吐下边泻。要有这个情形（瞑眩），病是非好不可。

有这缓利的人，大便老溏，同时有有伤食味儿，吞酸，咱们说是胃不好，有吞酸、嘈杂这类的情形，用这个方药很平常的药。但是就有这一种情况（瞑眩），（吃了生姜泻心汤）反倒吐起来了，这不要害怕。我给人家看病，（有一次）夜间就来砸门来了，说人要不行了。我说不至于吧，这个药是很平稳的药。后来非逼着我去不可，我就去了，去了，我一看，挺好，我说你再吃吧，把那一煎也煎了吃了就好了。这个事儿，大夫心里得有数，这个药它不会药死人的。而且它治下利、治呕吐。那么反倒下利呕吐，这说明药是发生作用了，这是一种瞑眩状态。瞑眩状态都是一时出来的特殊现象，这叫瞑眩状态。半夏泻心汤与生姜泻心汤和后边我们讲的甘草泻心汤都最常用的方子了。

158　伤寒中风，医反下之，其人下利日数十行，谷不化，腹中雷鸣，心下痞硬而满，干呕心烦不得安，医见心下痞，谓病不尽，复下之，其痞益甚，此非结热，但以胃中虚，客气上逆，故使硬也，甘草泻心汤主之。

甘草泻心汤方

甘草四两（炙）　**黄芩**三两　**半夏**半升（洗）　**大枣**十二枚（擘）　**黄连**一两　**干姜**三两

上六味，以水一斗，煮取六升，去滓，再煎取三升，温服一升，日三服。

这一段呐，不只说的甘草泻心汤，同时给上边这两个方剂“心下痞硬”作解说。“伤寒中风”者，无论伤寒或中风，依法全应该汗以解之。不过伤寒用麻黄汤那一类的方剂；中风用桂

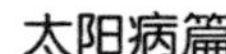

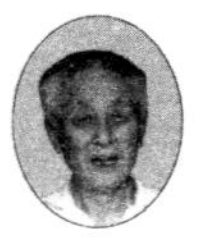

枝汤那一类的方剂。没有吃泻药的啊。而“医反下之”，这是为逆。

“其人下利，日数十行”，这样子（应汗解而下之），由于吃泻药，热邪内陷，而反为协热痢了，其人下利一天几十次。

“谷不化”，下利太频了，不容易消化而都下来了，所以谷不化。这个不是四逆汤证的那个谷不化，那一个（四逆汤）是胃根本不能消化；这个（甘草泻心汤）是胃虽然能够消化，但是由于泻得快，也不化。

“腹中雷鸣”，肚子里头叫唤，这跟半夏泻心汤是一样的。

“心下痞硬而满”，心下不但痞而且硬还满。这就是半夏泻心汤证那种心下痞硬而满。

由于泻下的关系，伤了胃气了。后头有解释。

“干呕心烦不得安”，甘草泻心汤搁个不得安，对于神经官能还起作用的。

“医见心下痞”，这个大夫给吃完泻药，一看这个地方“痞硬”，不光痞还硬。“谓病不尽，复下之”，说这里头还有东西，还得吃泻药。

“其痞益甚”，痞硬越来越厉害。这一个张仲景在后头给作解释了。

“此非结热”，不是阳明病热结于里。“但以胃中虚”，这就由于你开始吃泻药，胃本来没病嘛，你把胃气给弄虚了。所以“客气上逆”，不但外邪（乘）胃虚而入内；而且里面的水，也算“客气”，也逆于上。“故使硬也”，所以这阵儿胃硬是这么来的。

“甘草泻心汤主之”。这一个应该用甘草泻心汤来主治之。

这三个方剂你看差不多，甘草泻心汤这个药物变化更小。它只是把甘草增量，原起三两，变成四两。甘草主要是缓急迫

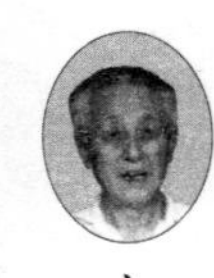

了，啊。那么这个方证，人不安宁得厉害，心烦不得安，用甘草缓其急迫了。

但是这一个方子也不止限于这一个（心烦不得安）。你们看看《金匮要略》里头“狐惑篇”里头有。说“蚀于上者为惑，甘草泻心汤主之”，就是现在咱们说的口腔溃疡这类的病。这个方子非常灵验，你们可以用。如果口舌特别干，加生石膏；那么烦热更厉害，再加点生地。这非常好使，我常用。用甘草泻心汤，如果口舌不那么干燥，就用甘草泻心汤就行，就起作用。方中的甘草，我常用生甘草，因为生甘草更能够祛热。所以古人拿甘草泻心汤治狐惑病，治蚀疮就是口腔溃疡这类的病，（我觉得）挺奇怪的，开始我也是试验，给人治疗，特别有捷效。那时候将近解放，协和医院口腔科（有个大夫）姓温，温主任，她不断找我，那阵儿她老让我上她们医院去。因为那一阵儿我在北新桥开业。口腔病（的患者）净她给我介绍。她说，你把这个法儿告诉我们吧。口腔溃疡腔看起来是个小病，这种病可多了。她说西医简直就是没什么办法。我说就是甘草泻心汤。不知道这个温主任现在还在“协和”不？是个女的。但是这个（甘草泻心汤）的加减，她有的时候掌握不好。（甘草泻心汤）很好使，凡是胃肠炎这类的病，久而不愈，用这个方子和前面那两个方子，要是用之得当，都好使的。

在临床上常有，这个人经常大便溏，不爱吃东西，恶心，肚子叫，心下痞硬，有这些情形（的患者）很多很多的。你们（可用）这三个方剂，偏于下利，有干噫食臭，就用生姜泻心汤；没有（干噫食臭），有下利，可以用这个（甘草泻心汤）；没下利，只是呕，心下痞硬，腹中雷鸣，用半夏泻心汤。这几个方剂差不多，可以这么选择的用，这些方证在胃肠疾患特别多见。你可以观察试验。

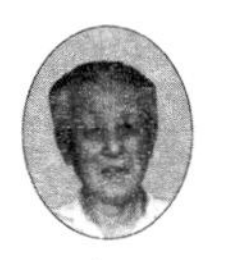

159　伤寒服汤药，下利不止，心下痞硬，服泻心汤已，复以他药下之，利不止，医以理中与之，利益甚。理中者，理中焦，此利在下焦，赤石脂禹余粮汤主之。复不止者，当利其小便。

赤石脂禹余粮汤方

赤石脂一斤(碎)　**太一禹余粮**一斤(碎)

上二味，以水六升，煮取二升，去滓，分温三服。

“伤寒”，本来是太阳伤寒，这也是给治错了，应该发汗而服汤药下剂，所以“下利不止，心下痞硬”。这也是（一方面）心下痞，一方面协热利。心下痞硬，虚其胃了嘛。

“服泻心汤已”，这就吃甘草泻心汤。那么给他吃了泻心汤这个病就好了。“已”，这个病就停，不那么泻利了。

但是大夫“还以他药下之，利不止”，这个利，就是再吃泻心汤也止不住。这个大夫一看没办法了，想给吃理中汤。“利益甚”，吃完理中汤，利更厉害了。

这是什么道理呢？前面这个“服汤药，下利不止”吃的是巴豆剂，巴豆剂是古人常用的。一再用剧烈的猛攻，使之滑脱不收了，就是大肠滑脱这种情况。吃理中之所以不好，（因为）理中者理中焦，理中是治胃虚寒，理中焦。“此利在下焦”，这个就是反复吃剧烈的下药，使大肠失去收摄，在下焦啊。这应该吃赤石脂禹余粮汤，这个方药是个收敛固肠的方药。赤石脂、禹余粮这两味药。

“复不止者”，吃这个药（赤石脂禹余粮汤）还不止，这就是水谷不别了。“当利其小便”，你看看他准是小便不利，你利其小便就好了。但是这个地方没出方子，（是让）你看情形，该用什么利尿药用什么利尿药就得了，是这个意思。

那么这说明由于误下而造成下利不止这种病，在下焦有两种问题：一个就是大肠滑而不收，用收敛的赤石脂、禹余粮这类的药就可以治；另一个不在后阴，由于水谷不别、小便不利造成的，那你就利小便。所以下焦之利、利下不止，大致出这么两种问题，他给举出来了。

赤石脂禹余粮这个方剂，就是赤石脂共禹余粮，古人也叫太乙禹余粮，就是指这个药的尊贵，其实现在就是禹余粮。这两个药固涩力量相当的强。但要是真正有热而不是虚脱的这种情况，这个药（赤石脂禹余粮汤）不能随便用。尤其咱们遇着痢疾若用这个方药，那害人，你把（病邪）都给卷里头了（本方固涩），那更坏。但是久利滑脱不止可以吃这个方药。要便脓血可以吃桃花汤，后头有的。滑脱下利不止，这在临床上也常见着。这都是因吃猛攻（的方药而且）频繁用，给人家造成这种情况，那么这个时候吃赤石脂禹余粮汤是很好的。

咱们今天讲到这儿了。

前面有几段，文字很不好懂，像十枣汤、像上次我讲的 148 条都不好懂，可以（反复）看一看。

160　伤寒吐下后，发汗，虚烦，脉甚微，八九日心下痞硬，胁下痛，气上冲咽喉，眩冒，经脉动惕者，久而成痿。

这一段就是承上边 67 条，你们看看那 67 条，从 67 条来的，就是赵开美本 67 条，“伤寒若吐若下后，心下逆满气上冲胸，起则头眩，脉沉紧，发汗则动经，身为振振摇者，茯苓桂枝白术甘草汤主之”。那么这一段（本条）跟这个（67 条）一样，不过头一段（67 条）是发汗以前，“发汗则动经，身为振振摇者”。那么这一段是发汗以后了，所以前一个（67 条）是“脉沉紧”，这一个（本条）是“脉甚微”，你们前后看看就可

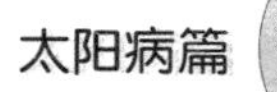

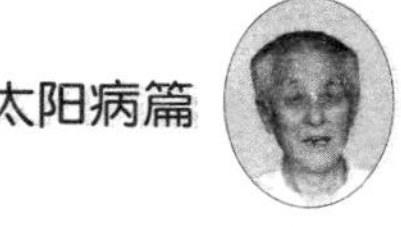

以懂。

太阳伤寒应发汗，那么无论吐、无论下都是误治。如果表不解就要气上冲，气上冲则里饮伴着气上冲往上来，所以“心下逆满，气上冲胸，起则头眩，脉沉紧”，这一系列（症状）全是水挟气往上冲，是表不解的关系。那么这时候更不能发汗，咱们讲很多了，如果里头饮气发作，尤其饮上于心下，“心下有水气表不解”，非利水不可！若再发汗，则动惕经脉，人就要“身为振振摇”这种情况了。

那么这一段（本条）就是的，是“伤寒吐下之后，表不解”，底下这个症状就发现（发作）了，起码这是气上冲，表不解嘛。要没有水还好，（假若）本来这个人素日就有饮，饮必伴着气上冲而冲逆于上，那就是“心下逆满气上冲胸”。水往上来，脑袋就晕，所以（患者）他一起来就晕得不得了，起则头眩嘛。可是那时候他脉沉紧，那么那个时候吃苓桂术甘汤就好了。桂枝甘草还是解表治气上冲，再加上利尿药，这就表里都解了，那（病）就好了。

（但是大夫）他又发汗，他这个文章也很好（反复说明误治），“伤寒吐下后，又发汗”，意思就是接着那边（第 67 条）来的，要不然这句话不好懂。

那么吐下虚其里，汗又虚其外，所以这个人虚。他热不退呀，还烦。表不解嘛，不祛水则表不解。可是脉“甚微”，这就是冲着“虚”上来的了。吐下发汗都伤人的体液，所以脉微为亡阳，亡阳就是亡津液。

“八九日”，就这个病的过程上说，由于吐、下、而又发汗，八九天的经过，要引起这些证候。

“心下痞硬”，不是“心下逆满”了，而是虚得厉害了，发汗也虚胃呀。“心下痞硬”，胃也虚了，客气往胃上来，所以痞硬。客气指什么？就是水。

“胁下痛”，冲气和水，往上攻得厉害，那么胁下感觉往上冲逆得痛。

“气上冲咽喉”，也不只是“气上冲胸”了，这个病比上次（苓桂术甘汤）都重了，（上次）那个只是“心下逆满，气上冲胸”，这个是“心下痞硬，胁下痛，气上冲咽喉”，冲气也相当的厉害。

“眩冒”，水往上冲，就影响人的脑系，所以“眩、冒”，冒就是脑袋沉，眩就是晕眩的眩。

“经脉动惕者”，经脉跳动。“久而成痿”，这个病从后果上说，要不干紧治疗，久而成痿。痿就指着痿痹不用，就是下痿这种证。可见水饮的危害相当之重。如果再治之不当，啊，就有“久而成痿”之患，这应该注意呀。他（仲景）就冲着苓桂术甘汤上来的。要只就这一节（本条）讲，挺不好理解。前后看（结合前面67条）你就明白了。

那么这个病应该怎么治疗呢？如果没陷于纯阴证，还可用苓桂术甘汤；如果陷于阴证证候了，那就要用真武汤这类的。这就看情形了。在这儿他没出治法，但是这种治法都出现在其他条目，所以没明确没提出来。那么在临床上还要观察证候。真武汤是“振振欲辟地”，就要倒地那个样儿，那脉也是极虚，当然是有一种阴虚（编者按：此处胡老特指阴性证的虚证）证候了，那用真武汤；如果还是苓桂术甘汤这样子，气上冲，脑袋眩晕，虽然“身为振振摇”，就是经脉动惕，那么也可以用苓桂术甘汤。要是陷入阴证了就不能（用苓桂术甘汤）了。

161　伤寒发汗，若吐若下，解后心下痞硬，噫气不除者，旋覆代赭石汤主之。

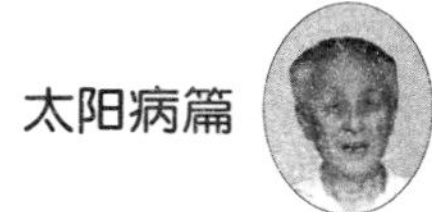

旋覆代赭汤方

旋覆花三两　**人参**二两　**生姜**五两　**代赭**一两　**甘草**三两(炙)　**半夏**半升(洗)　**大枣**十二枚(擘)

上七味，以水一斗，煮取六升，去滓，再煎取三升。温服一升，日三服。

太阳伤寒，本来是应该发汗的。那么依据证候，或者吐或者下，这都没说是误治，他这个意思也不是（误治），所以这个病是好了。“解后”，可是遗留下来底下这些情况。

“心下痞硬”，胃虚了。这也由于吐下之后。大病之后，由于用药（而致）胃气虚，那么气逆而为“嗳气不除”。“嗳气”就打嗝。

那么这个情况，我们可以这样理解，这个人素日胃就不好，可是没大明显发作。那么由于得了外感，经过服药，像吐下都是伤胃气的药，那么这时候，新得的病是好了，但是素日的胃疾患可是明显发作了。

“心下痞硬”咱们讲过是人参证，这是胃虚，而邪气，就是饮气趁胃之虚往胃上来，所以胃的部位“心下痞硬”。邪气往上逆，所以“嗳气不除”。我们应该用旋覆代赭石汤主之。

旋覆代赭汤这个方药，跟我们上面讲的半夏泻心汤、甘草泻心汤、生姜泻心汤大有相似之处。所以它也有人参、生姜、甘草、半夏、大枣。那么这几味药健胃治逆，就是呕逆什么都治，这个方子也确实治呕逆。

另外加上旋覆花、代赭石。旋覆花这个药，是一个下气去结的药，去结气呀，就是气结到这个地方了。代赭石是个收敛降胃药，收敛性的健胃药。这个药在我们治这个病的时候不要重用，这个东西多用反到伤胃。那么后世说是它是镇重，也使逆气不往上来。其实它是一个收敛性的健胃药，也有点补益的

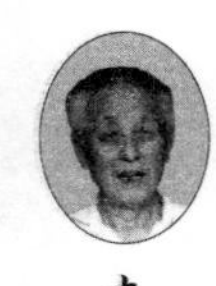

性质。但是这个药重用，于胃不怎么好。

本方用人参、生姜、甘草、半夏、大枣，就是健胃降逆；用旋覆下气去结气，他打嗝儿频频不除嘛；加点代赭，也还是帮着健胃，也有点镇逆的作用。

（旋覆代赭汤）这个方药，与我们前面讲的几个泻心汤，就是甘草泻心汤、半夏泻心汤、生姜泻心汤（可以对比着看）。但是它没有黄芩、黄连，它不祛热，也不解烦，同时也不能治下利。

这个方药我们在临床上应用，用于一般的胃的疾患。它（旋覆代赭汤）这个“嗳气不除”，与上边生姜泻心汤的“嗳气食臭”不同之点：那一个（生姜泻心汤）是“有下利”；这个（旋覆代赭汤）“没有下利”，反倒治大便干，对大便秘结很起作用。因为其中旋覆、代赭往下行的力量相当大。

“嗳气”这种胃的疾患，我们也用橘皮，像橘枳姜汤（枳实、橘皮、生姜）也治嗳气。那个嗳气（橘枳姜汤）是觉着这块儿闷，打膈舒服，希望打膈才好呢，所以那种嗳气是橘皮证。咱们用茯苓饮（茯苓、人参、白术、枳实、橘皮、生姜），像一般的胃不好，食欲不振，有些逆气，可是打膈却比较舒服，主要以痞闷为主，则用茯苓饮就好，茯苓饮是健胃行气利水。讲到后面的金匮要略有那个方子（茯苓饮）。

旋覆代赭汤则是苦于打膈儿，嗳气不除嘛，打嗝则难受。所以这个方剂有用于治噎膈的机会。就是咱们说的胃、食道发炎甚至于癌症，嗳逆得相当凶，大有用（旋覆代赭汤）的机会。尤其胃泛酸、胃痛、打膈儿、若是大便干，这个方子也好使。但是酸太多可以加乌贼骨，挺好使，我常用这个药。可是要注意，大便稀不行啊。大便稀用茯苓饮比较好。

这几个方子都是常用的方子，苦于嗳气，所以搁个“嗳气

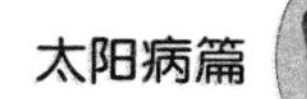

不除”，也就是说，吃其他的药嗳气不止，需要用这一个方药（旋覆代赭汤）。方中也有人参，所以也有心下痞硬啊。

162　下后不可更行桂枝汤，若汗出而喘，无大热者，可与麻黄杏子甘草石膏汤。

麻黄杏子甘草石膏汤方

麻黄四两　**杏仁**五十个（去皮尖）　**甘草**二两（炙）　**石膏**半斤（碎，绵裹）

上四味，以水七升，先煮麻黄，减二升，去白沫，内诸药，煮取三升，去滓，温服一升。本云黄耳杯。

“下之后表不解”，一般说应该用桂枝汤。但是有些（特殊情况）你要注意，唯独（本条）这个病与桂枝汤证有些相妨（妨碍）。桂枝汤加厚朴杏子也治“汗出而喘”，桂枝汤证有汗出嘛，加厚朴杏仁不也治喘吗，（桂枝汤加厚朴杏子）这个喘是气上冲的反映。

但是（本条）这个（喘）不是（气上冲）的。这个是：里有热而汗出，表不解而还喘。有麻黄证的喘，表不解。但是麻黄汤是不汗出的。里有热，阳明病法多汗，里头热壅于里，蒸汗于外的这种出汗。所以不能用桂枝汤，里热不能用桂枝。

所以（麻杏石甘汤）于麻黄汤把桂枝去了，加祛热的石膏。上次咱们也讲了，石膏配合麻黄反能治汗出；麻黄配合桂枝是必能出汗的。那个（麻黄配合桂枝的麻黄汤发汗）出汗是相当的厉害，而且桂枝不利于里热。所以这个（本条麻杏石甘汤证）不要用桂枝加厚朴杏子，怕你用那个方子（桂枝加厚朴杏子），所以他说“不可更行桂枝汤”。

要注意“无大热”。阳明病是里头大热，蒸蒸发热嘛。要到那个（蒸蒸发热）情形，麻杏石甘汤也不能用了。（假如）虽

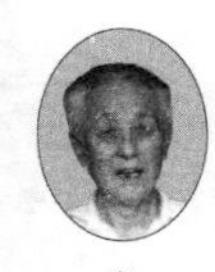

然里头有热，但不到那一个程度，不到承气汤证的程度，所以说是无大热，不是“蒸蒸发热”那个情形，只是出汗。

（麻杏石甘汤）这个汗与桂枝汤那个汗不一样。这个（麻杏石甘汤）汗比较多，汗味儿也重，汗臭的味儿重；桂枝汤那个汗稀薄得很，而且汗没有什么气味，而且汗出得也少。这个（麻杏石甘汤）出汗，就是因为热，由里头发生的汗，是热在里，但是不到身大热那个程度，所以只是用石膏就行了，用麻杏石甘汤。

麻黄、杏仁、甘草还是解表治喘，另外加上石膏祛里热。石膏也有定喘的作用，你可知道！它（石膏）能够下气定喘。所以我们治喘，如果有热，搁石膏还是蛮好的。这个药也是常用，我们前面已经讲了。

在肺炎的初期有时候用（麻杏石甘汤），但是不能频繁用。也不是说肺炎净是麻杏石甘汤证，那都不对的。要是有“汗出而喘”这种情况，可以用（麻杏石甘汤），尤其小儿多见，但是不要连续用。发汗都是这样子（不能连续用发汗方药）。可是这个方药，说是“汗出而喘”，没有汗（无汗而喘）也可以用的，麻黄加重，一样儿（可以）用。

我还记得我开始给人开方子，就开的麻杏石甘汤，是给我儿子。他那一阵儿四岁，他得什么呢？就是出疹子。那一天我没在家，出疹子啊，他奶奶给吃安宫牛黄丸，那东西太凉了。当我回来（家中），这疹子就回了。（疹子）回了，（剩下）就是喘呐，没有汗，那脸红头胀脸的，那就是昏迷不醒，那很危险。那阵儿他的舅舅正学医呢，那阵儿我在沈阳。他舅舅在中善堂（拟音），那是一个慈善团体建立的医学校，我就给他打点电话，我说把你们名教授请两个来，我说孩子病得相当重。他舅舅就请两个人来，来了开的方子我不同意。全是解表、祛热、

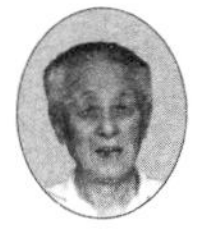

解毒这种套方儿。我说"不行吧!"，然后等客人走了，我跟他舅舅商量，我说就吃麻杏石甘汤吧，那阵儿我就开这个（方子）。开这个（方子），石膏用得少，麻黄用得多一点。他吃了，慢慢慢慢的，脑袋见汗了。就吃这个（方子），后来没再吃药就好了。他那也是（如上所述），我就怕他并发肺炎。好了之后，他舅舅说"哎呀，咱们俩差点没把他药死，他没有汗用这个（麻杏石甘汤）行吗"？我说没有关系，我说石膏清热不一定得有汗。这是我头一回开始给人家开方子，我就开的这一个（麻杏石甘汤），还是给我儿子，那阵儿我才二十六七岁，我那孩子才四岁嘛。

163　太阳病，外证未除，而数下之，遂协热而利，利下不止，心下痞硬，表里不解者，桂枝人参汤主之。

桂枝人参汤方

桂枝四两（别切）　**甘草**四两（炙）　**白术**三两　**人参**三两　**干姜**三两

上五味，以水九升，先煮四味，取五升，内桂，更煮取三升，去滓，温服一升，日再，夜一服。

"太阳病，外证未除"，当然这也是吃了发汗药了，但是脉还浮，应该继续用桂枝，外证指着桂枝证说的。外证还没完，"而数下之"，大夫连续给吃泻药，所以"协热而利"，使邪热陷于内，协同泻药而为热利，一"下"而为协热利。"利下不止，心下痞硬"，数下没有不虚胃的，所以心下痞硬，心下痞硬就是胃虚了。

"表里不解者"，太阳病外证本来未解，三番两次给吃泻药，一方面得协热利，一方面表也没解。"桂枝人参汤主之"，就是现在所说人参理中，胃虚衰了，以人参汤理其中；以桂枝甘草汤而解其外。

桂枝人参汤就是桂枝甘草汤与理中汤的合方。你们看看，人参治心下痞硬，在这儿就看出来了。这个方子心下痞硬就是人参证，所以它（人参）是治胃虚。我们用人参，总得在这（方子）里头看药物的应用你才明白。所以人参不是万能，它是治虚，在胃有胃气虚而又有心下痞硬的这种情况用它是最好的。所以古人就这么用，你看看半夏泻心汤、甘草泻心汤、生姜泻心汤、旋覆代赭石汤，（从这些方子）你都看出来了（人参的应用）。

理中汤主要（症状）是胃虚心下痞硬，人或者有呕，或者大便稀，由于胃衰造成的。那么协热利、利下不止，用理中汤是健胃治下利；用桂枝甘草汤解外。

164　伤寒大下后，复发汗，心下痞，恶寒者，表未解也。不可攻痞，当先解表，表解乃可攻痞。解表宜桂枝汤，攻痞宜大黄黄连泻心汤。

太阳伤寒，“大下”是非法的治疗，应该先发汗。大下当然不好。他一看不好，他又“复发汗”，更错了。既大下之后表不解，依法应用桂枝汤，不能用麻黄汤，这个“复发汗”就是指着用麻黄汤。那么大汗出，病必不解，表还不能解。一方面由于大泻下，致使表邪内陷而为心下痞；一方面由于发汗又错误，所以仍然恶寒而表不解。要吃桂枝汤就对了。

表不解而有心下痞，应该先解外而后攻里，所以说“不可攻痞，当先解表”，这是根据（定法的）规律了。所以在临床上，如果要是里实需要用攻下的药，那你看外（尤其注意是否有表证），要有表证得先解表，这是定法。如果里虚需要温，你先救里而后解其表。

（仲景）他在太阳篇，这个东西都讲了：就是表证与半表半

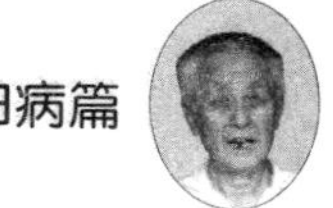

里证与里证的相互关系、治疗定法，他在这里（太阳篇）都讲了。所以太阳篇里头（内容）特别多，到阳明病（篇）到少阳病（篇），他讲的都少了，他在这里（太阳篇）都讲了。

那么这我们要注意：如果用攻下的药，（尤其注意是否有表证，若）有表证在，应先解表。我们前面讲的十枣汤也是的（根据这个先表后里的定法）。（若要用）十枣汤你也不能（不假思索径直）先用十枣汤。要攻，得先解表。表解之后再攻里，所以（十枣汤证）是里未和、表解里未和，所以用十枣汤。（本条）这也是一样的：痞，他用大黄黄连泻心汤，这是攻下得证候，大黄黄连泻心汤前面讲了。（至于）这个解表，津液已经丧失了，解表不能用麻黄汤，必须用桂枝汤。前面大下之后表不解，也应该用桂枝汤。所以这个“复发汗”（我认为）就是用的麻黄汤。

165　伤寒发热，汗出不解，心中痞硬，呕吐而下利者，大柴胡汤主之。

“心中”不对，（应该）是“心下”，把它改过来。“心中”常指心脏说的，“心下”指着胃说的，就是在心口这位置。“心下痞硬，呕吐而下利者，大柴胡汤主之。”

形似太阳伤寒，也发热，但是没有畏寒，所以“汗出不解”。“心下痞硬”，这个心下痞硬是个实证，不是我们说的人参证那个心下痞硬，这个就是心下坚满。“呕吐而下利者”，同时呕吐又下利，大柴胡汤主之。

那么这个病指的什么呢？就是急性痢疾，这个（病）很多见。急性痢疾一来，也发热，但是若有恶寒，我们用葛根汤就对了，这个要注意。（本条）这一段，应该与葛根汤有个鉴别。咱们前面讲了，“太阳与阳明合病者，必自下利，葛根汤主之”，

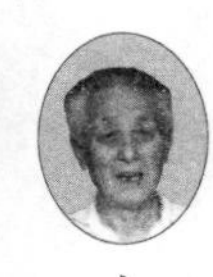

那个（葛根汤证）纯粹是太阳病，发热、恶寒、脉浮，有下利，这种下利，解表下利就好。

那么如果也是发热汗出，也恶风或恶寒，但是脉缓弱，那是桂枝汤证，在后头到太阴病篇有，“太阴病，脉浮者，可发汗，宜桂枝汤”，那个（桂枝汤证）跟用葛根汤是一个道理。所以我们在临床上遇到痢疾，如果有表证，（表）实的可用葛根汤发汗，（表）虚的可用桂枝汤解肌。表解则痢疾大致就可以好，就是不好也减去凶势，你再治疗也比较容易。

那么（本条）这个呢？他不是（上书所述葛根汤证、桂枝汤证），它是伤寒发热，没有恶寒，那么这也就是给误治了，所以发汗而汗出不解，同时马上这个病（心下痞硬，呕吐而下利）就来了。“心下痞硬”，按之也拒按，也疼，也准疼；“呕吐而下利”，上头呕吐，下边下利，这个利就是痢疾，这个病很多。这个急性痢疾如果有热的话，或者恶心、呕吐，这个（用）大柴胡汤。大柴胡汤证就心下急，咱们前面已经讲了很多了，心下急，（本条）痞硬与那个（心下急）是互词，急就是这个位置觉得憋得痛。急，不宽绰嘛，李东垣他注的就是不宽快，不宽快就是紧，这块感觉紧。同时这块搁个“痞硬”，不光紧了，不光心下急了，里头有东西了，痞硬，呕吐而下利了，这个很多（见），（病之）开始就用大柴胡汤。如果要有口舌干，也可以用大柴胡加石膏，我曾经屡用这个方子治开始（初起）的急性痢疾，很好使。

我还记得，那会我还在北新桥，就在那条大街上，我没到这儿（编者按：指北京东直门医院）来，我来那儿私人开业。有一天我出诊了（外出诊病而不在诊所），来一个人大概就是这种痢疾，那一阵儿我一个学生跟着我在那个诊所。回头我说，有病人没？他说有啊。我问什么？他就说这种病，他说一个闹

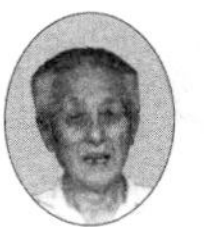

痢疾的。我说闹痢疾，你开方子了吗？他说我开了。我说你开什么？他就说我开大柴胡加石膏。哎呀，我不放心，他这个病人离我家不远，我说，我看看去吧。他就带着我看去了，这个病人正在茅房，（如厕）完了他回来了，我说怎么样，他说挺好，现在我肚子也不疼了，也不发烧了，大便也见了正经粪了（不再是痢疾那种粪便）。所以这个方子很好，那阵儿我怕他（我的学生）给弄坏了，还特意去看（患者）。

这个（大柴胡汤证的痢疾）有很多的。那么假若“心下不痞硬”，不是这样子“实而拒按”，那么这种痢疾也发热。“呕吐下利”，这个呕吐不好，噤口痢就是呕吐，什么也不能吃，这种痢疾死亡比例很大，一般用小柴胡加石膏。我用小柴胡加石膏汤治一个痢疾，那就是噤口痢，七八天，一点儿东西不能吃。那么我也始终没换方子，我就用小柴胡加石膏就好了。这个人现在还活着呢，他的弟弟前天还上我家串门来！

所以痢疾用柴胡证的机会很多。尤其大柴胡汤，痢疾一开始没有补法儿。大柴胡汤的泻下作用并不大的，现在我们用大黄用 10 克，三钱。我自己闹痢疾也吃过大柴胡汤这个药。一泻就好，（痢疾）这个病挺厉害，发热，呕逆，不愿意吃，来得就挺凶。

166　病如桂枝证，头不痛，项不强，寸脉微浮，胸中痞硬，气上冲喉咽，不得息者，此为胸有寒也。当吐之，宜瓜蒂散。

瓜蒂散方

瓜蒂一分（熬黄）　**赤小豆**一分

上二味，各别捣筛，为散已，合治之，取一钱匕，以香豉一合，用热汤七合，煮作稀糜，去滓，取汁和散，温顿服

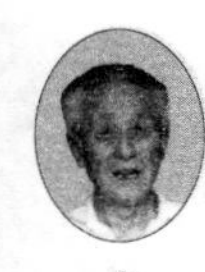

之。不吐者，少少加，得快吐乃止。诸亡血虚家，不可与瓜蒂散。

"病如桂枝证，头不痛，项不强"，桂枝证指哪一方面呢？就是指的气上冲。所以桂枝汤主要治气上冲。

"寸脉微浮"，病在上，寸脉也浮，咱们讲"脉促者，表未解也"。结胸寸脉也浮，病在上。那么（本条）这个也是，（本条）这个"寸脉微浮"，对照桂枝汤讲，（本条）它形似桂枝汤。桂枝汤证寸脉必浮，同时气上冲。但（本条瓜蒂散）与桂枝汤似是而非，桂枝汤证是太阳病，头部一定有头项强痛，（而本条瓜蒂散）这个"头不痛、项不强"。那么这个病是什么病呢？底下就解释了。

"胸中痞硬"，病在胸中，"胸中痞"可以理解，"硬"不好理解，反正就是胸弊得厉害，胸有肋骨，怎么能摸着它硬啊？当然（其实只能）在心下摸，心下这块儿可能也硬，换言之，水往上攻得厉害，感觉胸弊闷得厉害，按着心下这个地方也可以硬。

"气上冲咽喉"，感觉气往上冲的厉害，所以说"证如桂枝汤证"

"不得息者"，以至于呼吸都困难。呼吸困难有两方面问题：一个是胸中痞硬；一个是气上冲咽喉的，这么两方面造成的。胸中痞相当甚，也影响呼吸困难；另一个"气上冲"，堵着咽喉，也影响不得息。这说明什么问题呀？病由下往上，就要想吐，（但又）不得吐。所以此人此时必然有愠愠欲吐，要吐而不得吐。所以，底下下个断语"此为胸有寒也"。这个寒指着水饮说的，就是水饮要从上边出去。

"当吐之，宜瓜蒂散"。所以中医治病，辨证很有道理。

他是要用吐剂，全是打算吐，这个病往上来，这是个病机

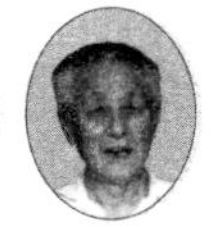

嘛，咱们讲病机，这正是个病机，就是在生理机能上有这种机制，想要从口腔把它吐出来。但自然良能达不到，要吐而不得吐，所以胸中也痞硬，气感觉往上冲而致于不得息。这个（情况）用吐法，是最适应病机了，所以用瓜蒂散。

瓜蒂这个药，它是苦寒祛水的药，所以它也治浮肿，它是苦寒的，它有涌吐的作用。它祛水有吐下（两个方面用途），（能治）上面吐，这个药也能催水于下，但主要是涌吐。赤小豆也祛湿，与苦寒药搁在一起它（赤小豆）也有养正的作用。

那么这两味药，“各别捣筛，为散已，合治之”，捣成药面子，把它调匀，“取一钱匕，以香豉一合，用热汤七合，煮作稀糜”，把豆豉用碗，七分满、八分满这样子，把它煮成稀粥的样子。“去滓”，然后澄出去，把滓子不要，“取汁和散”，用豆豉的汁合面儿药，“温顿服之”。“不吐者，少少加”，要是不吐，把面子药再少少加，“得快吐乃止”。“诸亡血虚家，不可与瓜蒂散”，所以吐也最伤人不过。

我们看看这一节，它用豆豉，豆豉它是解烦，心中温温欲吐也烦，它并不是个吐剂，不吐者少少加，叫加面药。我们讲的栀子豉汤，注家看有香豉，也说它吐，栀子豉汤不是吐的，就从这儿他是弄错了，他（有的注家）看这个方子（瓜蒂散）里头有香豉，在栀子豉汤里也有豉，他一看这也是吐药。所以咱们前面讲的栀子豉汤，在临床上我一直常常用，没吐过一回，它不吐，它就治虚烦，心中懊侬。这个方药他（有的注家）看用香豉了，所以他说助吐，不是的。

167　病胁下素有痞，连在脐旁，痛引少腹，入阴筋者，此名脏结，死。

咱们开始讲太阳下篇（的时候），就讲的结胸和脏结，结胸

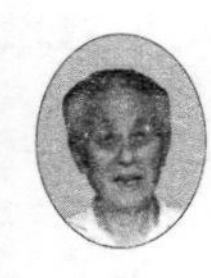

讲得很多了，从结胸讲到心下痞，对于脏结他没有交代，这里他又特别提出来。“病胁下素有痞”，这个痞就是痞块，这个不是心下痞那个痞。所以在前面，你们看一看，开始（讲）“病发于阳而反下之，热入因作结胸；病发于阴而反下之，因作痞也”，那个时候讲的痞，就是指的这个痞块，就指的脏结。

一开始的四条（128、129、130、131 条），全（是以）结胸和脏结立论的，（本条 167 条）它这个痞不是指的心下痞的痞，我们讲到太阴病，有“太阴病，不可下，下之必胁下结硬”，胁下结硬是什么东西呢，就是痞块。所以（有些）注家把这个痞（痞块），也弄成后头我们讲的大黄黄连泻心汤这种痞了，不对的。你看那个（大黄黄连泻心汤）都是太阳篇太阳病，下之而为心下痞，不是阴证。病发于阴下之（为痞块），不是那个痞（大黄黄连泻心汤的痞）。

那么这一段，就是照顾前面（病发于阴而反下之，因作痞也），所以“胁下素有痞”，胁下在两侧，两侧现在咱们很明白，两侧是肝脾的部位。那么胰腺也在左边，也是胁下，可见这个病它是不能治的，我们看这样子像是肝癌，或者是胰腺癌这类东西。你们看一看，它不是马上得的，不是由于吃泻药马上就得的。“素有痞”，痞块“连在脐旁”，往下与脐旁这个部位相连，痛得厉害，“痛引少腹”，甚至于下“入阴筋”，阴筋就是指的前阴了。

“此名脏结，死”，所以脏结则死，在古人也看出这么个问题，你们看看这个颇像肝癌，肝癌要是厉害了，硬得像鞋底似的，它是连在脐旁。古人可见对于这个病也是没办法。所以结胸净讲治疗，脏结一回也没说（怎么治疗），他就说所谓“脏结无阳证，舌苔滑不好治。”

在这儿又说“脏结死”，有这一类情形准死，也有不死的，

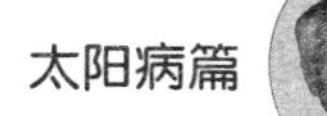

那么那就不一定就是癌了。

那是古人他对于这个证（脏结）的一种看法。所以，你们看（有些）注家说这个痞全指着“心下痞”，那就不对了！这个（脏结）你怎么交待呀？这个（脏结）就是与前边那个段落的脏结相呼应的。

168　伤寒若吐若下后，七八日不解，热结在里，表里俱热，时时恶风，大渴，舌上干燥而烦，欲饮水数升者，白虎加人参汤主之。

白虎加人参汤方

知母六两　**石膏**一斤（碎）　**甘草**二两（炙）　**人参**二两　**粳米**（六合）

上五味，以水一斗，煮米熟，汤成去滓，温服一升，日三服。此方立夏后立秋前乃可服，立秋后不可服。正月二月三月尚凛冷，亦不可与服之，与之则呕利而腹痛。诸亡血虚家亦不可与，得之则腹痛。利者但可温之，当愈。

太阳“伤寒若吐若下”，是皆属误治。那么，虚其里，邪热内入而结于里，病七八天不解，热结在里了。热实于里它必定要反应到外头来，所以方才我们讲的“身无大热”。那么如果这个热，里实得厉害，它一定蒸于外，所以说“表里俱热”，身大热。白虎汤就是治身大热的，但是它还没有到蒸蒸汗出这个地步。

“时时恶风”，就是人体热了，则感觉外边的风寒来袭，也是时时怕风。

“大渴”，渴得厉害。“舌上干燥而烦”，这是石膏证。舌上干燥，同时感觉发烦，咱们讲大青龙汤，不汗出而烦燥，那就是里热的石膏证的反应。

“欲饮水数升”，那么热伤了津液，热就想喝水，再伤了津

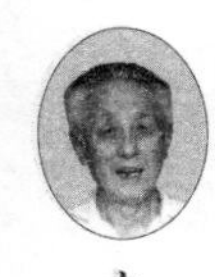

液他就更想喝水，所以“欲饮水数升”，就是现在说连续喝几碗才痛快。

这个要用白虎加人参汤主之。

那么后人也认为时时恶风，他是有表证。石膏也解表，（我认为）这是错的，后头他要解释。

这就是白虎汤加人参，人参这个药咱们前面讲过。心下痞硬，是胃虚，胃虚就不能行津液，我们人身上的津液化生于胃，胃虚则津液就不能行了，也就不能纳食了，吃了也不消化，津液当然就不能补益上来。那么热伤了津液，胃再虚，一定要渴得厉害。所以白虎汤加人参，（为什么要加人参?）非亢进胃气才能恢复津液。古人方子就这样子。后世的方子（如遇到上述情况）就加麦冬、生地了，滋阴，光滋阴，但胃要是不好，也是白搭啊。所以在白虎汤的基础上加人参。有石膏、知母，这个方药很寒，足以祛热。津液不生不行啊，所以加人参。

我们看看《伤寒论》、《金匮要略》，这两个（书）合起来看白虎汤，白虎汤都不渴，可是全是舌干，口舌咽干。（如果）大渴的时候都要加人参，这个地方用药上给我们一个很好的诠释：不是说遇到渴就得滋阴，不是那个情形。那么（本条）这个是有热了，咱们说热盛伤津液，达到了相当程度就要大渴，大渴，则在寒药里面加人参鼓舞胃气就行了。这个方子（白虎加人参汤）也是这样的。

知母也是寒性的药物，它解烦，白虎汤证烦得相当厉害了。知母它祛热的力量也挺强，与石膏并用更能祛烦。可是你用寒药要顾全胃，所以用甘草、粳米。这个地方都相当好。咱们治病有人喜欢单打一：用苦寒就是苦寒，用辛温就是辛温，这不行！石膏这个药最伤胃了，要是连续大量吃石膏，（倘若）不想安中养胃的法子，那食欲马上就减下来了，（所以）他又用甘

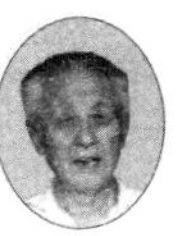

草、粳米，粳米熟了就成米汤，它起黏化作用，它使胃不受伤，光能祛热。所以古人（白虎汤）这个方剂妙不可言，它不伤胃。那么要是大渴引饮，还要加人参。它底下有解释。所以这个它不是表证。

169　伤寒无大热，口燥渴，心烦，背微恶寒者，白虎加人参汤主之。

伤寒没有汗，同时外边也无大热，但里头有热。“口燥渴”，口舌干燥而且渴，一渴就要加人参。心烦得厉害。

“背微恶寒”，胃要是有热，当胃的这个部位，也微恶寒，所以后背当胃的部位，请格外注意，这是辨证常有的情况：

如果胃有停水，背恶寒，就是背寒冷如掌大；如果有热，那块儿特别热，也感觉外边风来袭，那块儿也恶寒。

这两个（情况）你要分别：有热，口要燥渴；有寒，口中和，我们后头要讲的，有寒的这种恶寒，口中不干不燥，口中和。所以这个也好辨。但是这个地方（即背部恶寒）是要注意的。这个当然也用白虎汤加人参主之，他渴嘛。

170　伤寒脉浮，发热无汗，其表不解，不可与白虎汤。渴欲饮水，无表证者，白虎加人参汤主之。

他怕你因前面加这个“背微恶寒”（169 条），“时时恶风”（169 条），怕你认为是表证，表证吃白虎汤那是不行的，所以在这里特别提出这一条。

“伤寒脉浮”，脉浮则表未解，“发热又无汗”，其表不解者就是这个情况，就是表不解，“不可与白虎汤”。

总得“渴欲饮水”，这是内热有了，而且没有表证，这是要紧的，这才能用白虎加人参汤，不然的话不要妄用，它（白虎汤）不是解表。

后世人为地把石膏打入解表药（类别），说它是辛寒，给它加个辣（即辛），谁说石膏辣啊？我觉着石膏不辣，它是甘寒嘛，它不辣。你要打到解表了，就得辣，不辣不出汗嘛，所以（说）它又解表，哪是那个事啊！

所以特意出这条，就是让你注意这两条（169 条“背微恶寒”，169 条“时时恶风”），那个恶寒就是由于有热。恶风，以至于背微恶寒，也不是恶得厉害，没有表证啊。有表证不能用它（白虎汤），还得先解表。（解表清里热）一起用行。表药里加石膏是可以的，有石膏证你可以加入。比方用葛根汤加石膏，或者是我们刚才讲的麻杏石甘汤、越婢汤，有的是（很多）。像大青龙汤，是不汗出而烦躁者，那个你在解表药里加石膏，你要不搁解表药只是用白虎汤，这可不行啊。

所以方证是顶要紧的，一个方剂有它一定的适应范围，就是说它的症候。不然的话，你治病往往弄错了。治病啊，治对了，要是这个病严重，好的面挺不明显，但是见好；弄错了，立竿见影，马上就坏。所以治病兴对不兴错，错了就出大毛病。你看前面讲的“久而成痿”，那本来算什么病，“内里停饮，头晕眩”，那么这个病你就吃利尿药就好。你一误再误，弄得人就痿废，不能行动，那不是当大夫的责任吗？

咱们再讲三节儿，下次有五节就好办了。我们就刚好连着总结，把太阳篇咱们讲完了，做个总结：那么究竟这一篇说些什么？

171　太阳少阳并病，心下硬，颈项强而眩者，当刺大椎、肺俞、肝俞，慎勿下之。

“太阳少阳并病”，就是先得的太阳病，病传入半表半里，又发生少阳病，而太阳病还不罢，这叫做并病。“心下硬”，这是我们前面讲的人参证。

这是小柴胡汤证。“心下硬”，心下痞硬，不可吃泻药，吃泻药下利不止者死。后头阳明篇就有了，他是胃虚嘛。

“颈项强而眩”，脖子两侧是颈，后面是项。颈强是少阳证，项强是太阳证。“眩”指着目眩那个眩，口苦咽干目眩那个眩，这是少阳证。

所以太少症候俱备，叫太阳少阳并病。（但是）这个柴胡证不太完备，可以用针刺之法，“当刺大椎、肺俞、肝俞”诸穴，前面这个穴都讲了，就是祛胸腹的邪热之气，我们吃小柴胡汤也是这个（目的），就是祛胸腹邪热。

“慎勿下之”，这个病万万不要吃泻药，因为太阳也忌下，少阳更忌下，尤其是（本条）这个“心下硬”，你不要认为它是实证。这个心下硬，纯粹是胃虚，要当实证下之，非坏不可，所以搁个“慎勿下之”。

当然，这个病我们要吃小柴胡汤是可以的，不是不行的。这也就说明，少阳病而现柴胡汤证，柴胡证不太明显，那么有用针刺之法，大椎、肺俞、肝俞都可以刺，祛胸腹间的邪热之气。

172　太阳与少阳合病，自下利者，与黄芩汤；若呕者，黄芩加半夏生姜汤主之。

黄芩汤方

黄芩三两　**芍药**二两　**甘草**二两（炙）　**大枣**十二枚（擘）

上四味，以水一斗，煮取三升，去滓，温服一升，日再，夜一服。

黄芩加半夏生姜汤方

黄芩三两　**芍药**二两　**甘草**二两（炙）　**大枣**十二枚（擘）　**半夏**半

升(洗) **生姜**一两半(一方三两，切)

上六味，以水一斗，煮取三升，去滓，温服一升，日再，夜一服。

“太阳与少阳合病”者，就指有太阳病的症候，又有少阳病的症候。

太阳病的症候也不过是脉浮发热而已，他并不恶寒。要真正有恶寒，那还是用葛根汤。（本条）没有（恶寒）。所谓少阳病，当然有口苦、咽干这类情况。（太阳与少阳）这两种病同时发作者，谓之合病，合病与并病的差异就在这么一点：先有太阳病而后有少阳病，就是由太阳转属为少阳了，这叫做并病，前一个病并到后面这个病而发病。合病呢，既有太阳病的症候，又有少阳病的症候，同时发作，不是相传，谓之合病。

那么这种（太阳与少阳）合病，“自下利者”，可与黄芩汤。症候是什么，总而言之有热，太阳、少阳都是阳热的症候，就是既有表热，又有半表半里之热，是这种情况。但是太阳病绝不明显。要是明显的（太阳病），虽然有自下利，他也要用葛根汤。要是呕，用葛根汤加半夏。所以这个我们必须要分清了。

刚才在协热利里讲了（163条），那个也是表里不解，（本条）这个也是表里不解，可是（本条）这个是从太阳少阳说的，有些口苦，就是有热象，半表半里也有热象，但是也有表热的情况，但它不是纯粹表证。要是纯粹表证，得先解表，要用葛根汤。

黄芩汤这种下利，也是热利，这种热利就是痢疾了。没有明显的表证，但是有发热、口苦这一类的（情况），也给起名叫太阳与少阳合病，一发作就这样。那么这类情况有用黄芩汤的机会。黄芩汤它治下利、腹痛，它有芍药。它以黄芩为主药，也是祛热的，烦躁、腹痛而下利者，可以用这个方剂。

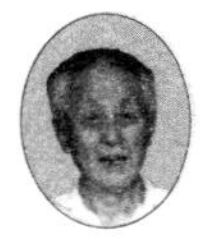

我们现在用的白头翁汤，它（白头翁汤）那个热比这个（黄芩汤）更凶，甚至于排泄物都感觉烫，那你吃黄芩汤就不如吃白头翁汤了，那个（白头翁汤）后头也要讲，到厥阴篇就讲到。

这个（黄芩汤）以腹痛为主，腹痛有些烦，这种痢疾，就可以用黄芩汤，有热嘛。如果要是呕，还要加半夏、生姜，就是加小半夏汤，加小半夏汤就是止呕。黄芩加半夏生姜汤，就是黄芩汤加上治呕吐的半夏、生姜。

黄芩汤就是黄芩、芍药、甘草和大枣，芍药甘草汤就治肚子痛，黄芩就是祛热、解烦，大枣是安中的药，也治肚子疼。所以这个方药治肚子疼，热利腹痛。

但是要是下重，里急后重的样子，这个（黄芩汤）不行，起码要加大黄，那就是莫妙于（最妙不过）白头翁加大黄。

173　伤寒胸中有热，胃中有邪气，腹中痛，欲呕吐者，黄连汤主之。

黄连汤方

黄连三两　**甘草**三两（炙）　**干姜**三两　**桂枝**三两（去皮）　**人参**二两　**半夏**半升（洗）　**大枣**十二枚（擘）

上七味，以水一斗，煮取六升，去滓，温服，昼三夜二。疑非仲景方。

“胸中有热”，就是有热邪，而“胃中有邪气”，邪气指的水饮说的，热邪与水气相互激动，所以他“腹中痛”，就是里头水饮为热所激动，他就腹中痛，而且“欲呕吐”，胃要不停水他就不吐的，一般吐都是胃中停水的时候多。但是若没有热的刺激还好些，要再有热非吐不可。咱们讲小柴胡汤，“邪高痛下，故使呕也”，有热邪，激动水，更容易呕吐。

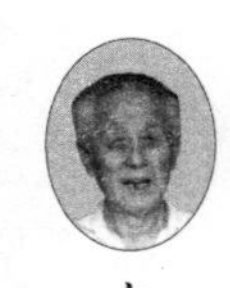

“黄连汤主之”，黄连与黄芩这两个药在这儿可以看出（特色不同），黄连有治肚子痛的作用，黄芩没有（治肚子痛的作用）。上面（讲的）黄芩汤所以治腹痛，有芍药、大枣的关系，这个（黄连汤）治腹痛与黄连很有关系。同时黄连治胸中烦热也比黄芩好。凡是在临床上用三黄泻心汤，人颜面潮红，大致都是黄连证多。黄芩也有这种情况，但不如黄连更明显。

所以（黄连汤）这个方以黄连为主，特别提出“胸中有热”。咱们说黄连上清丸，清上边的热。热往上攻，所以颜面潮红，胸中也特别觉得烦热。另外，要是还没水，他不会呕吐的。如果激动水，下面腹痛。这个药也治痢疾，也治下利。同时热在上头，寒饮也往上来，也容易呕吐的。

这个方子（黄连汤）与前面讲的泻心汤差不多，也有干姜、甘草、人参、半夏、大枣，与前面讲的甘草泻心汤等差不多的，不过没有黄芩，又加了桂枝。桂枝治往上冲，他觉得“胸中有热”，也有（气）往上冲，往上冲就得用桂枝镇冲气而降逆，所以搁桂枝。

这里没说到下利，他说“呕吐”，就是冲逆得太凶，就是上而不下，没到下利。但是这个方子（黄连汤）也治下利，如果要下利，同时也呕吐，上边烦热得厉害，这个方子就可用。

前面那个（半夏、甘草、生姜）泻心汤黄连量非常轻，一两，另有黄芩三两。这个（黄连汤）是黄连加重了，把黄芩去了。也就是上边烦热得厉害，同时有气上冲的这种甘草泻心汤证，可以用这个方子（黄连汤）。

它所不同的，那个（甘草泻心汤等）没有桂枝，没有气上冲，气上冲不那么凶；这个（黄连汤）气上冲的厉害。

同时那个（甘草泻心汤等）黄连少，烦的比较轻。你看我们在甘草泻心汤、生姜泻心汤、半夏泻心汤都没有提到胸中有热，有热就烦，那个（甘草泻心汤等）烦热较轻。

那么这个（黄连汤）也有心下痞硬，你看看（方中）有人参，不过在这没提（心下痞硬），因为前面（关于心下痞硬）方剂很多了，你自己可以参考了。

所以这个方子（黄连汤）的应用与甘草泻心汤心下痞硬、腹中雷鸣（相似）。这个（黄连汤）也能有腹中雷鸣，也有干姜、半夏，也祛水。所不同的，它（黄连汤）是治甘草泻心汤证气上冲而烦热甚者就行了。所以这个方剂（黄连汤）与我们讲的甘草泻心汤、生姜泻心汤、半夏泻心汤是大同小异，也治呕吐，也治下痢，（但是）这个（黄连汤）它是以烦为甚。

（黄连汤）后面这个方后语有些错了，“上七味，以水一斗，煮取六升，去滓，温服”，这个错了。小柴胡汤与这几个泻心汤全是煮取六升的，它去滓还要煮，“取三升，温服一升，日三服”，应该这样的。所以“去滓，温服，昼三夜二”这是错了，这应该改为“再煮取三升，温服一升，日三服”，这就对了。所以林忆也说，疑非仲景方儿，这个方儿（黄连汤）倒不一定不是他（仲景）的，但是这个说法（方后语）绝不是他（仲景）的说法，与前后不一致。大概《玉函经》就是这样子，“再煮取三升，温服一升，日三服”。这个可以把它改了。咱们今天就讲到这儿。

回去你们也看一看，把太阳病（上中下篇）三章合到一起，下一次咱们做个总结。做总结第一主要的，我们要把他的书排开，看看他的方法、方式是什么。

对于太阳病，在他这个书上怎么讲的，我们应该怎样认识。哪一些是治太阳病的？哪一些不是治太阳病的？

全书的精神，在太阳病（篇）讲的特别的多，比如方才我所说的，他讲的是表证，病是转瞬万变，它不老在表，它也要传半表半里，也要传里；本来是讲的是阳证，它也可以转化为阴证，尤其经过治疗（然后转化为阴证）。所以仲景这一篇（太阳篇），这些关系他都讲到这一篇（太阳篇）了。

不是说这里（太阳篇）所讲的全是太阳病，他讲太阳病的东西也有啊，像太阳病依法当发汗，是发汗解表的方剂都属于太阳病的范畴，其他不是（属于太阳病的范畴）的。所以注家有些见这一篇都是太阳病（篇），他一看不是（太阳病类别）的就给拿出去了，有的书都是这样的，把这个书改得乱七八糟的。那么（把非太阳病的其他六经）讲到这里头（太阳篇）也可以吧，所以表证与里证、表证与半表半里，无论是证和治，这种规律法则，他都讲到太阳篇了，在旁的篇就不这么详细了，在这篇（太阳篇）讲得很多了。你像前面的合方，他在这里（太阳篇）都讲了，往后头就不讲了，你看我们方才讲的桂枝人参汤，它也是合方，他就不提了，因为前面有。桂枝二越婢一汤、麻黄桂枝各半汤，合方的方法、合方的形式他（在前面）都讲了，以后就不讲了，不是以后不讲就没有了（这些情况），该有还有的是，你（仔细）看书就能看出来。

所以他（仲景）这个书啊，经过锤炼，他的话不重絮，说完了，你自己参考看，像我们方才讲的“伤寒吐下后，发汗，虚烦，脉甚微，八九日心下痞硬，胁下痛，……”（160 条），这就是前面讲了，伤寒，吐下后发汗，怎么就能为心下痞硬呢？前面有，67 条说“伤寒，若吐若下后，心下逆满，气上冲胸，起则头眩……”，这就是由于误吐、误下，表不解，气上冲，勾引里饮上逆。所以，发生苓桂术甘汤证。160 条就是那个 67 条，可是在这里并不详细，并不（直接）引证那条（67 条），让你自己看。

太阳这一篇，你们也回头看一看，咱们把它总结一下。这

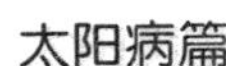

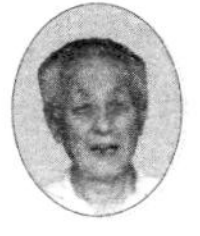

很有好处。我们通过他这个方法、形式，怎么来认识太阳经？就是这么一句话。我们六经都讲完了，我们怎么来认识六经？我们念书，总是要有所认识，通过这个书，还得知道怎么治病。所以，需要总结。咱们一个一个把它总结完了，那么到最后了，就能更清楚地认识。

174　伤寒八九日，风湿相抟，身体疼烦，不能自转侧，不呕，不渴，脉浮虚而涩者，桂枝附子汤之。

若其人大便硬，小便自利者，去桂加白术汤主之。

桂枝附子汤方

桂枝四两（去皮）　**附子**三枚（炮，去皮，破）　**生姜**三两（切）　**大枣**十二枚（擘）　**甘草**二两（炙）

上五味，以水六升，煮取二升，去滓，分温三服。

去桂加白术汤方

附子三枚（炮，去皮，破）　**白术**四两　**生姜**三两（切）　**甘草**二两（炙）　**大枣**十二枚（擘）

上五味，以水六升，煮取二升，去滓，分温三服。初一服，其人身如痹，半日许复服之，三服都尽，其人如冒状，勿怪，此以附子、术并走皮内，逐水气未得除，故使之耳，法当加桂四两。此本一方二法，以大便硬，小便自利，去桂也；以大便不硬，小便不利，当加桂，附子三枚恐多也，虚弱家及产妇，宜减服之。

风湿也属于在表之证，这个病一开始也类似伤寒无汗，所以冒以“伤寒”，那么到“八九日”的时候，风湿相搏的症候才明显发作。所谓风湿，这个人平时多湿，如果感冒，风湿两方面结合起来，就得风湿症，风湿症现在说就是风湿关节炎了。这个（风湿）并不像太阳伤寒那个疼法，这疼得相当的重，所以说“身体疼烦”，疼而且还烦，疼的程度，以至于“不能自转侧”，一碰就疼。“自转侧”者就是拿自身的力量来翻转身子，要得急性风湿关节炎，是这样子，他自己不能够用自力来翻身。

“不呕”，说明里头没有停饮；“不渴”，说明里头没有热。这就是说没有少阳证、没有阳明证。少阳证咱们前面讲了，都呕。那么说虽然（伤寒）八九日，它不是传半表半里而发生少阳病，所以不呕；也没有传里发生为热结于里的阳明病，所以他也不渴。

“脉浮虚而涩”，虚和实是对待（对应）的脉。虚实，我们按脉一点没有力量，脉的跳动没力量就谓之虚；那么应手有力就谓之实。虚者主虚。涩，涩就是滑的对待（对应的脉）。脉有涩有滑，涩就是指下感觉脉内血行不流利；如果我们按脉，里头真像有血，上下流动挺滑利者，就谓之滑。涩，是主于血少。那么“脉浮虚而涩”，又浮，又虚，血又少，脉这样子，虽然是表证，但陷于阴虚证了，就是阴证的虚证了。

所以不能只是用桂枝汤，他用桂枝附子汤，就是前面讲的桂枝去芍药汤加附子。

附子这个药，咱们讲过，它起亢奋作用。咱们后世说它回阳，（我认为）它也不光只是回阳，凡是机能陈衰附子这个都能够起亢奋作用，恢复机能，这是一；第二点，附子这个药是个温热药啊，那么它祛寒湿。所以你看《本草》上就有了，它是“祛踒躄”，躄就是疼，治“风湿拘挛”，就是不得曲伸，附子有这个作用的。所以我们治风湿痛，大概不用附子的机会很少。那么也有这一个（例外），阳性证就不用它（附子）了，要是阴性证是一定要用它的。就是桂枝去芍药加附子。

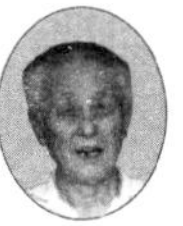

那么这一个方剂里桂枝、附子都加重。桂枝这个药也可通利关节。治表证的身疼痛也就是有桂枝作用。那么关节疼呢，当然还是以桂枝汤为主。由于阴虚证（胡老特指阴性虚证），他去寒性的芍药，加上附子，以治关节疼。

“若其人大便硬，小便自利者”，如果这个人由于小便自利丧失津液，这个也是脉浮虚，血虚津液也虚。那么大便因硬。这个“大便因硬”不是实证，不是咱们说的承气证不大便。这个纯粹由丧失津液而来的，“小便利”。在仲景这个书上，小便自利，就是我们现在所说“小便频数，小便失禁”这一类的意义。那么由于“小便频数”而造成的“大便硬”，这个就不能发汗了，不能用桂枝汤了。所以他用上边这个方子去桂加白术汤主之。

这个地方有些人学到这儿就很奇怪：津液虚为什么还利尿呢?

术、苓这种药，就是白术、茯苓，白术咱们现在用都是苍术了，古人这个术他不分的，术和茯苓这两个药，既能治小便不利，同时也能治小便利、频数，小便自利它也治。尤其老年人如果膀胱失收，小便频数，这种情况在老年人很多。我们用附子配合苓、术也行。像那个真武汤都很好使的，像金匮肾气丸也治这个。

（本条去桂加白术汤）这个由于机能陈衰，膀胱的括约筋松弛，收摄不了水，所以有点水就便。那么由于小便频数影响到大便硬，这时候不能发汗。这个在《金匮要略》有这么一段，说“小便数，大便再泻，皆不可发汗”。（本来小便数就）丧失津液，发汗就是损失人的津液。所以遇着小便数，（就不能再发汗）这也是我们前面讲的发汗的禁忌之一。由于小便亡失，津液亡失，而造成的大便硬，你非要治这个小便不可。

那么这个方药（去桂加白术汤），用附子、术，使着小便恢复正常，而不自利，大便也就不硬了。同时附子、术这两个药配合起来，是逐湿解痹的。后头方剂上也有，你们看一看。

桂枝附子汤，就是桂枝、附子、生姜、大枣、甘草这五味药，就是桂枝去芍药加附子。本来这个方子（桂枝附子汤）没有另立一个方名的必要了。咱们前面（第22条）讲过了“桂枝去芍药加附子”。那么古人用药严得很，这个方子（桂枝附子汤）你看看，分量（与桂枝去芍药加附子汤）不一样了。（桂枝附子汤）桂枝搁四两，附子搁三枚，那个（桂枝去芍药加附子汤）才附子一枚。由于他是治痹痛，附子、桂枝需重用，所以方名也变了。就是药量不同，所主治就不一样。附子在这个地方就是除湿、解痹、解疼。

桂枝去桂加白术汤，就是上面那个方子（桂枝附子汤）把桂枝去了，另加一味白术，加四两。其他的都一样。我们看看桂枝去桂加白术汤的方后语。他说“上五味，以水六升，煮取二升去滓，分温三服，初一服，其人身如痹。半日许复服之，三服都尽”，一天把这三付药都吃了。古人是一煎，一回就煮三付药。“其人如冒状”，这个人感觉头沉。冒，就是头如覆物谓之冒。“勿怪”，这你不要害怕。“是以附子、术并走皮内，逐水气未得除，故使之耳”，这就由于附子、术这两味药，并走皮内。它在体表这个皮内逐水气。水气没出，攻冲头脑，感觉头冒。是这么个缘故。那么水气一除，就没有这个情形了。

“法当加桂四两”，他说这个方子，依法应该加桂，因为风湿在表。“此本一方二法”，那么这个去桂，根据病情不同了，这就是一个方子，两个方法。“以大便硬小便自利，去桂也”，为什么去桂呢？就由于大便硬小便自利，这个（情况）不得发汗。桂枝不但发汗，它也利小便。它（桂枝）治气上冲嘛，咱

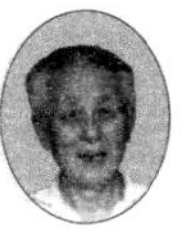

们说了多少次了。你看看利小便的方药里都有桂枝，没桂枝的很少，五苓散、苓桂术甘汤、苓桂姜甘汤，很多（都含有桂枝）。桂枝治气上冲。凡是气上冲，都诱导水往上，而不往下走。所以利小便的方药，用桂枝使着往下走，所以桂枝主要治气上冲嘛。那么本来小便就自利，就是下边不禁，你再把气往下震（桂枝使着往下走），就不对了。所以桂枝必去。这是因为桂枝其一能治气上冲，能利小便；其二桂枝它又解表，不能再发汗了。所以把桂枝去掉了。那么（桂枝去桂加白术汤）主要的是，一方面祛湿解痹，一方面治小便自利而恢复大便硬。

所以对这个意义，初学的话，一看，哎呀！大便本来本来就硬，再利小便，大便不更硬了吗？白术不是光利小便，它能够治小便自利。就像咱们用酸枣仁，也治失眠，也治睡不醒，觉睡得没完没了的，就是说也治嗜眠。总是在（两个对立机能中的）一个机能方面发生障碍。所以枣仁古人说是生的治嗜眠；熟的治失眠，（我认为）不是那个事儿。你们临床上用一用，我用过枣仁，就是一般的生枣仁也治失眠，同时它也治嗜眠。只是这个病人由于虚而造成的，用那个方子（枣仁）都可以的。

那么术和茯苓利尿药也是一样的（也能双向调节）。看配伍的关系。要配伍桂枝它（术和茯苓）是利尿，要配合附子，它（术和茯苓）也利尿。但是由于机能的陈衰，影响到小便自利，它（术和茯苓）也能治小便利。所以这个地方，不是一个药的作用，你光看它在临床上一面儿（而不是双向的作用）还是不行的。（术和茯苓）与附子配伍，你看肾气丸，在《金匮要略》里就有。女人有转胞，“转胞”什么意思呢？所谓“胞系了戾”（liǎo lì）嘛。就是往膀胱去的输尿管，有拆叠扭转的情形。“拆叠扭转”怎么个意思啊？咱们现在西医常说“肾下垂”，那个也属于肾下垂类。肾下垂了，输尿管往下压力使着它扭转或拆叠，

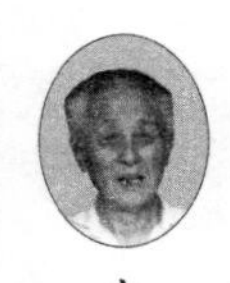

尿由肾脏往膀胱里头去受了障碍。她就小便不利，所以用八味肾气丸也能够治（这种病），它就有附子的作用，同时那（肾气丸）都是强壮药。像山臾肉、生地等都是的。它能够恢复紧张力，使着下垂的这个脏器恢复至正常的位置上来，所以这输尿管又直了，又直了小便就出来了。

所以中医辨证，必须要辨“寒热虚实”。真正虚证的小便不利，用它（肾气丸、去桂加茯苓白术汤）行；要如果不是虚证，有害无益。所以咱们不能说拿哪一个方剂利小便，哪个方剂治小便自利。你临床遇着就用，也不行的。你总要分清楚是虚是实？那么这与脉与证都有关系。所以（本条去桂加茯苓白术汤）脉浮虚而涩，是一个阴证的虚证这么种证候，所以脉有时候还是要知道的。

这一段是“风湿相搏”这类的病。这在临床上也常遭遇的。不过我们用的时候，这个方剂我有变化。桂枝汤治这种病是非常好的，那么我就把这两个方子混合起来用。一般用整个桂枝汤就行。他不是这么样子虚衰，桂枝汤整个用也可以的，然后加术附。这个（桂枝汤加术附）你们可以试验。治一般的关节炎相当好使，我经常这么用。就是桂枝汤原方加附子苍术。

那么（本条方后注）说“其人如冒状”，附子这个药有个反映，要大量用（容易发生）眩冒，不但冒而且还晕，甚至于像喝醉酒，还要吐。这都是（附子）用过量了。那么我们开始在临床上用这个药，附子不要大量用，逐渐增加没事的。那么开始，你要用个三四钱、四五钱这都没问题的，总而言之，逐渐往上增好。附子中毒，那得用到七两，附子碱就可以药死人。少用没什么关系的。

桂枝也可以加量，要疼得厉害，也可搁四两（桂枝），就用桂枝汤原方，加附子、术。一般风湿、类风湿都有用（桂枝汤

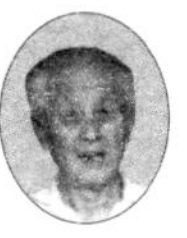

加术附）的机会。以至于骨刺这类的病，就是骨质增生，无论脊椎，颈椎。但是有一点要注意，他如果是偏侧痛，尤其骨质增生有（偏侧痛），它压迫神经，他不是整个的，哪一方面（侧面）着重了，哪一方面就疼得厉害。那么这要加大黄。这是我们后来要学了。大黄附子细辛汤它治一侧痛，古人通过临床这种结论，每每是有效的。大概骨质增生这类病，都是一侧痛的多。加大黄不要加太多，我们一般加 6 克就可以的，顶多加 10 克。这很好使，骨刺我也治多了，就是骨质增生这类的。就用桂枝汤加术附加大黄。当然痹证也不是只是这一个方子。咱们今天讲这个方子我说（这就重点提提），但是以这个方证为多。我记得有一次我们开会，拿出来这个“桂枝汤加术附”做一个定方，治关节痛，使用了一阵，大家还都说挺好使。后来不知怎么样了。

175　风湿相抟，骨节疼烦，掣痛不得屈伸，近之则痛剧，汗出短气，小便不利，恶风不欲去衣，或身微肿者，甘草附子汤主之。

甘草附子汤方

甘草二两（炙）　**附子**二枚（炮，去皮，破）　**白术**二两　**桂枝**四两（去皮）

上四味，以水六升，煮取三升，去滓，温服一升，日三服。初服得微汗则解，能食，汗止复烦者，将服五合，恐一升多者，宜服六七合为始。

这个（本条）比上边（174 条）这个痛还厉害了。

“骨节疼烦”，跟上边是一样的。“掣痛，不得曲伸”，“掣痛”就是一种牵引痛，疼的比较剧烈，而“不得屈伸”，不只于不能翻侧了，甚至于四肢屈伸都不能。那么他直着，一弯他也

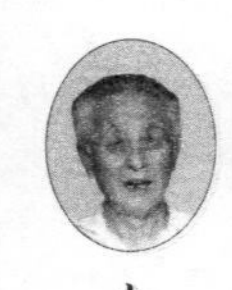

痛，弯也弯不得。弯着、直，他也痛，直也直不得。不得屈同时不得伸。“近之则痛剧”，人挨近他，他都害怕，疼得特别厉害。所以这个疼具有敏感性。

“汗出短气”，汗出，就是自汗出。短气，里边也有停饮。里边停饮就压迫胃，他就短气。这在《金匮要略》里说是“心下有停水，那么厉害了心悸，轻者、微者短气”，短气都是胃有水。“小便不利”，胃水就由于小便不利，水不下行。不但外边有湿，胃也有停饮。所以非用桂枝不可。气冲的厉害，往上，所以水也不往下走。

“恶风，不欲去衣”，怕风得厉害，甚至于不愿意去衣。咱们前面讲了，不欲去衣，虽然外头有热，寒在骨内、骨髓也，前面有（第 11 条）。这就是个阴虚证，就是阴证（之虚证）。他是恶寒的厉害，这咱们说都是属于少阴病这一类的。虽然有表证，他也用桂枝甘草，但是由于这样子恶寒恶风，所以他要加附子。甘草附子汤主之，甘草附子汤就是桂枝甘草加术附。

桂枝汤加术附、桂枝甘草加术附、桂枝去芍芍加术附，这是我们治关节痛常用的方剂。那么疼得厉害，气冲的明显，用这个（甘草附子汤）。桂枝甘草汤咱们前面也讲过了，它也解表。“上四味，以水六升煮取三升，去滓，温服一升，日三服，初服得微汗则解”，它（甘草附子汤）有桂枝他是要发点汗的。“能食，汗止，复烦者，将服五合”，他说：能吃，也不那么出汗了，还烦，那么你再给他吃五合。“恐一升多者，宜服六七合为始”，开始的时候用一升，这个药太重，你可以吃个六七合，开始的时候这么吃，逐渐增加。这个（甘草附子汤）也比较常用。如果我们遇着风湿，气冲的厉害，小便不利，用这个方子比较好。

那么，上边这三段（174、175 条），都是讲的风湿这类的

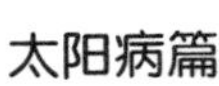
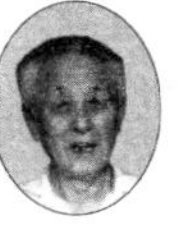

病，所以古人叫风湿相搏。那么又有外感，同时又有湿痹，古人给它起个病名叫“风湿相搏证”。

176　伤寒脉浮滑，此以表有热，里有寒，白虎汤主之。

白虎汤方

知母六两　**石膏**一斤(碎)　**甘草**二两(炙)　**粳米**六合

上四味，以水一斗，煮米熟，汤成去滓，温服一升，日三服。

这段很成问题。“伤寒脉浮滑”，浮主表热，滑主里热，如果太阳伤寒的形状，这类的病而脉浮滑，这是表里俱热，可以用白虎汤。但此证候决不是“表有热，里有寒”。里有寒怎么能用白虎汤呢?

注家说法不一，也有说是“表有寒里有热”，（我认为）这也不对，表也没有寒，有寒也不能用石膏，而且与脉也不对应。（我认为）这个“寒”大概都指着邪说的，表有邪里有热。

总而言之，这段成问题的。从方后的说明就看出来了，“臣亿等谨按：前篇云，热结在里，表里俱热者，白虎汤主之”，前几段我们讲了白虎加人参汤证（168 条）有这些话，说“热结在里，表里俱热”，用白虎加人参汤。本条是为解释这一段（168 条），没说白虎加人参汤（而说白虎汤），其实那是白虎加人参汤。“又云其表不解，不可与白虎汤（170 条）。此云脉浮滑，表有热，里有寒者，必表里字差矣”，这是林亿他们的按语。他（林亿）说这一定是表寒里热，是表里二字弄串了，应该“表有寒，里有热”。这是林亿他们看的。

“又阳明一证云”，在阳明篇有这么一条：伤寒“脉浮迟，表热里寒，四逆汤主之。”如果是表有热里有寒，绝不能用石膏剂白虎汤，应该用四逆汤。由此证明，（本条）这绝不是表有热

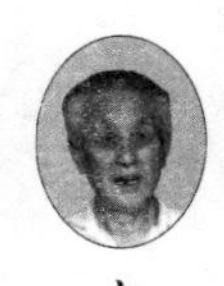

里有寒。他（林亿）是这么看的，以此表里之差别，因为阳明篇这一节来证明，所以一定是表有寒、里有热。这是林亿的一种看法。

“又少阴一证云，里寒外热，通脉四逆汤主之，以此表里自差，明矣，《千金翼》云白通汤，非也”。后面他（林亿）说《千金翼》说白通汤主之，林亿说这不对。此条白通汤、与阳明病那节（四逆汤），交互有错误：

说白通汤那个脉应该浮迟，浮为在表，迟为里寒，说是表热里寒那是对的。那个对，但用四逆汤不如用白通汤，可能是白通汤，白通汤那个药是葱白配合干姜、附子，葱白解表，干姜、附子温里，（白通汤）既能够治表邪也能治里寒，四逆汤只是温里不能解表。

（本条）这一段“脉浮滑”，肯定是白虎汤的脉，这是对的。但是“证”没有明白。依我看就是“表里俱热”。

我们再看看后面有“《千金》无此语，以为《玉函经》之误”。林亿说是《千金翼》是这样说的（《千金翼》云白通汤）。不对。在《玉函经》是这样的，《玉函经》是这样说的：这段应是白通汤。看看注解，《玉函经》此条云：“伤寒脉浮滑，而表热里寒者，白通汤主之。旧云白通汤，翼云白虎者恐非。”翼云是王叔和的注。《玉函经》这条说“脉浮滑表热里寒者应该用白通汤主之”。但是这也是错的，我们看出来了：白通汤脉不应该浮滑，应该是脉迟；白虎汤脉浮滑，又不应有表热里寒，证不对。所以据我看这个是前后串。

后面讲阳明篇，四逆汤那条（225 条，脉浮而迟，表热里寒，下利清谷者，四逆汤主之）应该是白通汤，那是“脉浮迟，表热里寒者”，白通汤主之。本条脉浮滑，应为表里俱热。这个书一千七八百年了，互相传抄有错误的，把这二段弄串了，白虎汤与白通汤，弄得两个哪个都不对。白虎汤那个表热里寒是不对的，白通汤是四逆汤那节（314条少阴病，下利，白通汤主之）也不对。我们在少阴病将讲。现在我们有这个概念，以后我们讲到白通汤的时候详细讨论。

这一段要这样体会，表里俱热，所以脉浮而滑，浮为表热，滑是里热。所以，表里俱热是对的。白虎汤不渴，这段也没说渴，渴就加人参。

177　伤寒脉结代，心动悸，炙甘草汤主之。

炙甘草汤方

甘草四两(炙)　**生姜**三两(切)　**人参**二两　**生地黄**一斤　**桂枝**三两(去皮)　**阿胶**二两　**麦门冬**半升(去心)　**麻仁**半升　**大枣**三十枚(擘)

上九味，以清酒七升，水八升，先煮八味，取三升，去滓，内胶，烊消尽，温服一升，日三服。一名复脉汤。

“脉结代”不一定要用炙甘草汤，但是“心动悸”，血不足以养心则心动悸，真正的由于虚，现在（的术语）说由于阴虚了（编者按：此术语非胡老常用的阴证之虚证，而是指阴津血虚证），可以用炙甘草汤。

有些结代脉，如前面讲的抵当汤，脉沉结，沉之中见结，就是脉挺沉有时停一下子，结脉，他用抵挡汤。所以实证里头有很多是瘀血证，反倒用下剂。可是那个（抵挡汤证瘀血证）

不心动悸。如果心动悸相当厉害，动悸有点惊恐的意思，《玉函经》说是“惊悸”，不说动悸，炙甘草汤是有作用的。

炙甘草的药，我们来分析一下。主要是用桂枝汤去芍药，你看这里头有桂枝、生姜、大枣、甘草，这是桂枝汤去芍药。另加些滋阴药阿胶、麦门冬、麻仁、地黄，同时加人参健胃。所以生血、生津液，胃要是坏了是不行的。

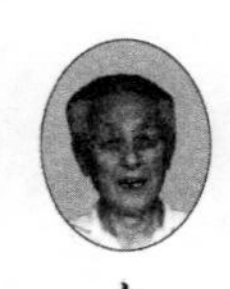

而且（炙甘草汤）方名也给我们一个启示。生地用一斤，麦门冬用半升，都是大分量。不说生地麦门冬汤，而说炙甘草汤。炙甘草不过才四两，为什么呢？甘能养脾，古人认为是甘药都是健胃的，这个方剂用的滋阴药都是甘药，尤其是麦门冬，你看麦门冬的解释上，健胃，续绝伤，也是个强壮（性药），也有健胃作用。它甘寒，像人不能吃，用竹叶石膏汤，也搁麦门冬、人参。

（炙甘草汤）这个方剂主要是健其胃气为本。由于阴分太虚了，当然他也搁滋阴药。他搁桂枝干什么呢？外调营卫，内滋阴液，然后健其胃气。这是一种治血虚、脉结代的正法，不健胃是不行的。所以我们遇着血虚、津液虚，（有的大夫）就是大滋阴，把胃给弄坏了，那是没好的，那个（治法）是恢复不了（血虚、津液虚）的。

炙甘草汤后世给起个“复脉汤”（的名字），（我认为）是错了。真正脉要是绝，那谓之没有脉了，那只能用通脉四逆汤这种法子。这个方药（炙甘草汤）它复不了脉。这就是言过，这都是《千金》搞的。（炙甘草汤）它是治结代。结代当然那是脉出了一种间歇，它（炙甘草汤）复“间歇”可以，而不是脉没有了它（炙甘草汤）能复脉的，所以大家对于这个方剂（要注意），真正要到心脏衰竭、机能陈衰（程度），寒性药是一点儿也用不得了。我们后头讲的通脉四逆汤就是（治疗机能陈衰），那只能够救胃。所谓救胃扶阳了，胃气保住一分，这个人生命可以挽回一分。如果胃气全完了，那就是好不了。所以那个（胃气大损）必配四肢厥冷，四肢厥冷就是血液达不到四末，基础在胃啊！胃是水谷之海。胃一点消化作用没有了嘛。所以到那个时候吃这个方药（炙甘草汤）不行，一点寒性药也不能用了。

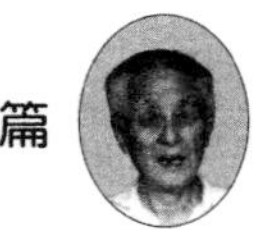

178 脉按之来缓，时一止复来者，名曰结。

又脉来动而中止，更来小数，中有还者反动，名曰结阴也。

脉来动而中止，不能自还，因而复动者，名曰代阴也。

得此脉者，必难治。

这里是解释结脉、结阴、代阴这几种脉。

“结”，就是脉来之“缓”，这个“缓”不是慢，一般都给解释为“脉来迟”，不是迟。（一般都给解释）说“迟中一止谓之结，数中一止谓之促”，（我认为）这错了。

这个脉按之没力气，“缓”，就是我们前面所说太阳中风那个脉，弱，脉绷的不那么紧，而且脉道弛纵，这谓之缓脉。“时一止复来”，有时候它一止，马上就来，这谓之“结”。所以古人给结脉起的名字相当好。结者，如绳子有结。绳子当间绑个疙瘩，虽然有个疙瘩，可前后都联系着。所以有个疙瘩，过去还是一个绳子。就是“止而就来”，这就是结脉，结脉这是没问题的（没病），正常人也可以有的。不关乎快慢，数中一止也叫结。

“又脉来动而中止”，脉来不是“缓”了，（而是）脉“动”、摇动，就是咱们说的“动”脉了，跳动摇摆，谓之“动脉”。脉来呀，手底下脉不平静，跳动，或脉摇摇摆摆；“中止”，不是“时一止而复来”了，（而是）“中止”了，中间没了。然后“更来”，来可是来，冷丁（胡老家乡的口头语，突然的意思）来得快一阵，“小数”。脉又是微小，细小的小，而且也快。这个脉最坏了，这是极不整的脉呀。来，你摸这个脉的时候，它是有跳突的情形，然后没了。再来则非常的小，来的时候，这个脉疾数无度，快。“中有还者反动”，也不是整个终止，也有的时候停一下它（脉）也来。可是来了，（脉）那个样儿还是动，还是摇摇摆摆。所以一阵快一阵慢，脉或者一时摇摆，一时不摇摆，这个（脉）坏得很，所以“名曰结阴也”。结阴在一般的脉书里头没有，不提的。仲景这个书特别提出。那么这种脉叫什么呢？如虾游，如鱼跃。虾到时候它一聚敛，鱼到时候一跳动，这个脉（结阴脉）就这样，这是死脉。就是咱们后世所说的怪脉，所以他叫结阴，这是最虚了。

“脉来动而中止”，这同上面一样，（脉）没了。“不能自还”，不是没了就来，不能够自还。“因而复动者”，比较长的时间，这个脉才再动。古人管它叫做“代”的道理是：这个脉没了，就像另外一个脉来代替它来了，所以叫做代。“名曰代阴也”。代脉也是极不好的脉。

那么我们现在在临床上的体会就是这样子：时一止就来，这是“结”；中止良久而再来，这就是“代”；如果脉来得再快慢不均，脉形儿跳动无已，这是怪脉，那就是“结阴”或者“代阴”这一类的脉。

结脉比较轻了，代脉时间长了是比较重。所以得这个（结阴、代阴脉）病，尤其久病，有这个脉是不好的。“得此脉（结阴、代阴）者，必难治”。

那么到这儿，我们把“太阳篇”讲完了。

太阳病篇小结

那么到这儿，我们把“太阳篇”就讲完了。讲完了，你们回头看一看，咱们做个总结。

仲景这个书，他在头一章“太阳病篇”笔墨费得相当的多，全书共计 112 方，咱们（在太阳病篇）讲过的方大概是 74 个，我数一数，可见在全书一半还多了呢！112 方嘛，这就占了 74

方。那么这个书对太阳病怎么说的，现在我们根据这个书上，来略略地谈一谈。

我们看看这个题目，“辨太阳病脉证并治”，从这个题目我们就看出来了，古人对疾病，或者是辨，或者是治，都根据脉和证。这个证（编者按：古人书中的证和症往往写成同一个字“证”）是症状的“症”，不是辨证的“证”。根据脉的形象，和全身的症状，而来辨证施治。题目的含义，我们看出这些来。

那么太阳病是怎么一个症候，怎么一个脉象呢？他开始就说了，“太阳之为病，脉浮，头项强痛而恶寒”。太阳病脉是浮的，同时有头项强痛而怕冷这一系列的症候，就叫做太阳病，所以有给大家的注解说是太阳病的提纲。提纲这个意思就是，凡是太阳病，提纲挈领上来说它是脉浮、头项强痛而恶寒的，根据这提纲的意义，也就是我们辨证的一个征候，可以说是太阳病的特征。那么就是说我们在临床上怎么认识太阳病呢？这个病要有脉浮、头项强痛而恶寒者，我们就可以确断它是太阳病。开始这一段说的是太阳病的形象，中医只是这么来看病，什么道理，我们讲完了再解释，根据这个书上，咱们现在这么说。

太阳病还有两个类型，大概言之有两个大的类型，一个是太阳病发热、汗出、恶风、脉缓者，这是中风。这个太阳病就概括了上面说的脉浮、头项强痛而恶寒了。（中风就是）说太阳病并且另外要有脉缓——这个脉缓，它就有脉浮了，脉浮缓了——发热、汗出、恶风、脉缓者，这是中风的一种症候。他说太阳病有两大类型，一个就是中风。中风怎么认识，也离不开脉和症候，他说发热、汗出、恶风、脉缓。那么太阳病那个症候具备，再有这个情形，这就叫做太阳中风。

那么另一个呢？就是太阳伤寒。太阳伤寒与中风不一样，

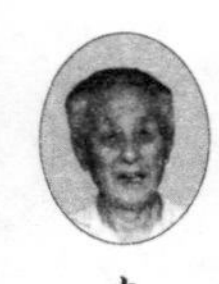

中风一开始就发热，伤寒它也必发热，但不是开始就一定发热，所以他说“或已发热，或未发热，必恶寒，体痛，呕逆，脉阴阳俱紧者，名为伤寒”，他说这个类型叫做太阳伤寒。

两个大类型，他说太阳病有这么两个类型，这我们在临床上都是经常遇到的。

他说还有一种病，你不要拿它当作太阳病，“发热而渴，不恶寒者，为温病”。所以太阳病必须要恶寒。这一种温病，温病就是表里俱热了，这个你千万不要当太阳病来治疗。所以底下接着说温病发汗后就变成风温了。里虽热，他不实啊，下之也不行，用火攻更不行，把人治死拉倒。他这个主要不是讲治温病，那个（温病）他将它搁到阳明病里头了。那么在这他讲的是太阳病，所以他是特别提出来两个类型。所以温病现在叫做“病”，同太阳病是同等对待的（编者按：温病与太阳病均属六经病之列，地位同等）。它不像中风、伤寒，中风、伤寒不叫做“病”，叫太阳中风、太阳伤寒。温病形似太阳病，而不是太阳病，所以叫温病，与太阳病是不同对待的（编者按：不能把温病认为是太阳病的范畴）。这个很重要啊，所以温病看着像表证，其实不是纯表证。

另外，太阳病什么时候发生呢？就是病之初作，一般热性病的初作大概都是发生太阳病，所以开始有“伤寒一日，太阳受之”。那么病之初作，它是表证。

但表证不光是太阳病，还有一种少阴病。所以他有那么一节，“病有发热恶寒者，发于阳也”，太阳病就是发热恶寒；“无热恶寒者，发于阴也”，那么咱们在临床上也是，遇到无热而恶寒的这种表证，它是少阴病。这讲的是太阳病，少阴病只略略解释一下，就撂下了。少阴病等我们之后讲少阴病时再说了。可在这我们可以看出来，表证里头有阴、阳两种，阳性病者就

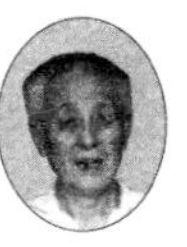

是太阳病，阴性病者就是少阴病。他是明明白白在这就说明一个问题，就是太阳病就是表阳证，又是表证，又是阳证，是不是，这不是很清楚了嘛。

然后我们再来往下看，太阳病的发作呀，是病的起始，这个病它要转变的。所以他也说，太阳病，尤其我们前后看，在四五天、五六天的时候，常常由表传半表半里而发生少阳病，咱们讲的柴胡剂全是。你看看这个书都是四五日、五六日（传少阳），这是一般。也有特殊的，十多天它才传少阳也有，两三天就传少阳也有。但是最常见在四五天、五六天。它不但传半表半里，也时常直接传里，那都在六七天、七八天的时候，这也是一般，它由表直接传里而发生阳明病。

这说明什么问题呢？说太阳病由表往里传，表里相传了，或者传半表半里，或者传里。这与《内经》的六经就不一样了。他的书也引用那些话，但很少。但是我们这个太阳病讲完了，总结（一下），你看到的意思还是这样的。我们看到有少阳病传阳明，他（仲景）这个书没有看到阳明病传少阳。他用那小柴胡汤不行，服柴胡汤渴者，是属阳明也，它转属阳明了，它由少阳病可以转属阳明。在阳明（病）它没有转属少阳的，在太阳篇里也没有（提到）。那么它是表里相传，太阳病由表可以传里，也可以传半表半里。这是咱们讲的太阳病，这都是根据这个书。

那么他还说什么呢？说病有并病。什么叫做并病呢？就是太阳病传里，或者传半表半里，太阳病没完，那个里或半表半里病发生了。这两个病，先得的病并于后面这个病同时发病了，这叫做并病。这个书（上）有的是，太阳病未罢，那么它发病，这叫做并病。这也是太阳病里提出来的。太阳少阳并病，太阳阳明并病。其他也有并病，少阳阳明也并病，它由少阳传阳明。

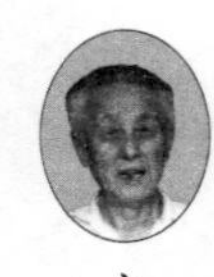

那么三阴病有没有呢？也有啊，咱们没讲三阴，先不谈三阴。

在这里头还有一种合病，也在太阳篇里讲了。说太阳阳明合病，太阳少阳合病，太阳少阳阳明合病就是三阳合病。合病是什么意思呢？就是病的发作又有太阳病症，又有阳明病症，就叫做太阳阳明合病，这个同时发作的，一开始得病就这样的。这个不像病传的那个并病，那个（并病）是先发生这个，后发生那个，但是这个也没完，那个还发作，叫做并病。合病呢，同时，一开始来病就这样的，这在临床上也很多，这叫做合病，全是这个书上说的。

我们讲这个都叫形象讲的，形象变化，太阳病的形象和太阳病的变化，就是上边说的这些。另外，他讲治疗，治疗是咱们讲辨证施治了，当然得先辨太阳病。我们临床上遇到脉浮、头项强痛而恶寒，根据这种的脉和症，我们就辨他是太阳病。太阳病了，你还得辨什么？还得辨它是中风型，或者是伤寒型，也根据脉症。那么这里面他常提到寒热虚实，那么可见在这个太阳病的基础上，他还要详细分析。分析什么呢？寒热虚实啊。这个书是不断说啊，（以太阳病为例，仅辨别出中风伤寒）还不够，通过这两个类型，还要往下辨。这两个类型，原则是有了，要是中风型，必须用桂枝汤法。太阳中风，开始就用桂枝汤嘛，用桂枝汤这类的发汗法。要是无汗的伤寒型，就要用麻黄汤的发汗法。但是无论是中风型，或者是伤寒型，这个症候还是千差万变的，那不是老那样子，怎么办呢？还得因证而施，就是具体的事实具体分析，所以桂枝汤里头有很多加减方，麻黄汤里头也有很多的加减方子。还得根据寒热虚实往下辨。辨到什么为止呢？就是这个方药恰好相适应了为止。

比方说吧，太阳中风这类的病，是用桂枝汤。那么桂枝汤证，项背特别的强，项背强几几的，要加葛根。那么如果这太

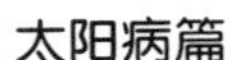
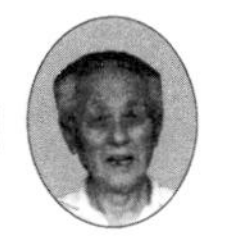

阳病脉沉迟，里边虚，而且有寒的样子，要加芍药、生姜、人参新加汤，这（种情况）是很多了。可见仲景这个辨证，是由大的范围逐渐缩小，最后是方的适应症，简单言之就是方证。这个很重要，所以方证是辨证的最后一个尖端。那么中风型，或者伤寒型，它恰好是中风那么一个形象，就像书上说的发热、汗出、恶风、脉缓，那你用桂枝汤是对的。但是它要再有出入，那桂枝汤就应付不了了，你还得往下辨，辨到什么呢？就是这个方药恰好适应为止。所以我们根据他辨证施治这套东西，我们知道了，他先辨六经，（比如）这个先辨太阳病了，然后再缩小，就是同中找异了。辨一个中风型或者伤寒型，因为大概言之太阳病就这么两个类型，然后再根据其他的一切情况再细辨，到方证为止的。所以方证在他这个书上来看，是辨证最后的一个尖端。

我们讲太阳篇，讲很多东西，讲些定法。什么叫做定法呢？我们方才不是说了并病、合病嘛，大概是并病最常见了，最多了。表里都有病，并病嘛，外面也没好，里面发生了。那么这种表里同时有病，如果里实，应该攻，要是得心下痞，应该用大黄黄连泻心汤，但是他还恶寒，表证未已，得先解表而后攻里啊。就是表里并病，而里实者需攻，你得先解外，而后攻里。

如果里虚寒需用温补，你要先救里而后救表。这是定法，这个在临床上很重要。所以我们在临床上遇到一个人下利清谷，他也有发烧、头痛等等的，你得先治下利清谷。他那个脉当然也大概都是一个沉微、沉细这一类的脉，这个你不能先解表，虽然身疼痛，不能先解表。这是定法。

那么再有，虽然有表证，但是他有柴胡证，有少阳病，少阳病不可发汗。甚至于他也有里证，也有少阳病，那么少阳病也不可下。这个（情况）汗下俱当力戒，就只能用柴胡，要不柴胡这味药应用范围比较多啊。这也是定法。太阳篇里也有。

那么还有一种在临床上常见的，这个人内有停水，小便不利，这类的病你非利小便不可，你要不利小便，就来解表不行，那个危害相当大，变证相当多。不利小便，表绝不解。有的时候解表与利小便同时用，你看这个桂枝去芍药加茯苓白术，就是这个方子；像小青龙汤也是的，心下有水气，表不解。这个在临床上也很重要，这也算一种定法。

另外他又提出来了，太阳病依法当发汗，但是发汗有些禁忌也要知道的，他提出来七种。这个大家就得记，那没有旁的办法。我们在临床上遇到这个人可发汗，据病可发汗，但是有些特殊情况不可发汗，主要的是丧失血液，丧失津液，津液、血液特别虚。所以亡阳者不可发汗。亡阳就是亡津液了，表现出像咽干口燥啊，无论是疮家、汗家、亡血家，都不可发汗。对于这个，我们的脑子里得有，要不然就出大毛病了。这个都是根据他这个书怎么讲，咱们就回头（总结）来谈的。

我们还要研究，研究什么呢？他说的六经究竟是个什么东西。仲景这个书就是辨证施治了，他是拿一个伤寒作个例子，而来写辨证施治的方法方式的。我们研究古人书，我认为注重方法方式。中医通过实践来的，大家没有谁反对，因为咱们这个中医发展太早，那个时候没有一种基础理论给我们，像西医是在基础科学的基础上演绎出来的一种医疗制度。中医不是的，那阵儿科学还没发展到这个地步，只是从经验（来论），要不咱们怎么辨脉辨证呢，怎么不辨病啊？没法辨病啊。限于那个时候没有显微镜，也没有 X 光，什么也看不着，肉眼看不着的东西太多了，没法辨病，而且这个局部病变更看不着，那除非拉开（解剖）看，所以就是势必促使得辨脉辨证。那么他通过实践，得出一些结论，你像我们讲这些都是得出的结论。“太阳

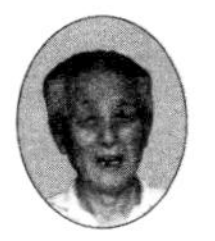

病，脉浮、头项强痛而恶寒”，脉浮、头项强痛而恶寒就是太阳病，你遇到这个，当太阳病看没有错的，这是通过临床作的一个总结，这是客观存在的，什么时候也是这样。古时候太阳病脉浮头项强痛而恶寒，现在太阳病也不例外，也是脉浮头项强痛而恶寒，再以后也不会变，它是客观存在的，这是自然科学，自然科学里有自然规律。古人通过实践，这种规律就掌握了。可是他对这个规律怎么样来认识，是存在问题的，那时候限于科学水平没法说：肝有病，这真正是肝炎呐，什么病菌造成的，什么病毒造成的，他不会的，他说不出来这东西。（但是）他也要说，你可知道，咱们说这个六经，他搁上这个经络的名称就是这个道理。你像咱们说这个中风、伤寒，在古人真认为人伤于寒则为热病啊，伤寒古人也是这么看的，这是个错误啊，所以现在咱们不能这样说了。那么西医说是这个伤寒杆菌，人家能给你找出实际的东西看，你不信还行吗？所以咱们说那个冬伤于寒，这个就成问题的。我们这个六经也是的。所以认识这个问题啊，古人的认识有些是我们应该废弃的，应该扬弃的。现在咱们还都是古人怎么说就怎么来，这个是有问题的，这也不是一时能改变的。

不过我们根据他这个书，你看太阳病明明是表阳证，那么表阳证，表证，阳证，同时他也分析寒热虚实，这里头八纲具备。表、里，他也常提，表里阴阳寒热虚实都有了。可见仲景的书就是八纲辨证，那么怎么搞出个六经来呢？所以今天在这，我们略略把这个问题谈谈。不过这个东西太多，我今天简单地说一说。那么开始得对八纲有一个认识，大家都说八纲，可是这个八纲并不那么简单，一方面结合临床，一方面结合这个书，我们略略谈一谈。所说这个八纲啊，本来它是九个，你看他这个书也是，表、里、半表半里，所以他搁个三阴三阳篇嘛，三

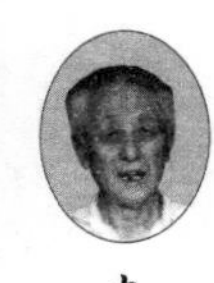

阳三阴篇。阳性病，表、里、半表半里都有，阴性病也都有。就像我们方才讲得太阳病，它在表，表证有两种，一个阴一个阳。发热恶寒者，它是阳，无热恶寒者就是阴，这个书说得也很清楚。那么可见它就是一个八纲，所以我们现在先要把这个八纲说清楚，它实质呢，表、里，应该有个半表半里，这个古人说表里，就把半表半里概括进去了，就是指其两端，那个当间（半表半里）自然也就在内了。

那么什么叫做表呢？这个表它是人体一个部位，就是体表这个表，就是人这个躯壳，就是由皮肤、肌肉、筋骨组成的躯壳，这是在人体上是最在外了，体表的表。那么病邪反映到这个部位，就叫做表证，所以身体疼痛这是表证。你像我们方才说的这个风湿病，都是这个身体疼啊，所以它也属表，它脉也浮。

那么这个里呢？它就指的胃肠这个消化道，它是在人身上极里之里了，你看上至食道，胃，小肠，大肠，肛门出去，这个就叫做里。这个里，我们把它纵剖开，那是最里头了。所以古人说这个里啊，书上是阳明篇，太阳篇也提过，“胃不和”，胃就是胃里面不和，胃中不和啊，这个就是里。如果这个病邪反映到胃肠里面的这种症候，那就叫做里证。

这个半表半里呢？它就是表之内，里之外，那么现在就是说胸腹腔间了，这么一大块地方。那么这个空间呢，里头可是有很多脏腑啊。你像咱们一切的脏器吧，除了脑子，都在这个胸腹腔间。所以病邪反映到这个部位就叫半表半里。比方说，胸胁苦满啊，尤其咱们讲这个柴胡证，那胸胁苦满就是在胸腹腔间，胸胁这个地方发满，发胀满。所以它叫做半表半里。

那么这个表、里、半表半里说明什么问题呢？就是疾病反映的病位，病的位置。这个位置，不像西医说的那个病的位置，那个（西医）说你病变在哪个位置。中医他讲证，咱们讲“症

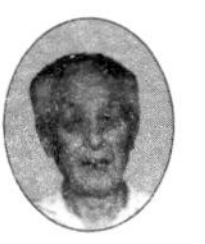

候”反映的病位，这个不是“疾病”所在的病位。中医也叫表证也叫病在表，这是一种术语吧。但是他说这个邪在表，并不是那个病就是在表得的。所以这个外科，咱们研究外科就知道了，这个疮生在外边，他也发生里证，他大便干燥啊，也要用泻药。（虽是）里证，其实病是在外边（的位置）。那么我们说这个病位就是，病在里（里证），它也有表证。所以从疾病的反映上来看的，这个病位啊，它是固定的，也就是说疾病万变，它反映到人体上，不出这三个病位，不在表，就在里，或者半表半里。有的时候表里并病，既有表又有里，合病也是的，同时发作两个、三个，但是不出这个范围，不出这个表、里、半表半里这三个范围，要出了这个范围中医没门儿了，它不出这个范围。这也是古人经久的临床作的结论，这也很不容易。

另外呢，咱们说他这个三阳篇、三阴篇，把这个阴阳也得把它搞清楚。这个阴阳啊，是就病的病情上说的，也就是病之性，阴就是阴性，阳就是阳性。什么叫（病）性？是病发作起来，在人的机能上的一种反应。这个人体机能啊，它是要起改变的，尤其这个代谢机能首先要改变的，西医也这么看的。这个改变呢，它只有两个途径，不是太过了，就是不及了，就这么两种。在临床上也是的，咱们脉也是的，它不是快了，就是慢了，不是大了，就是小了。你像前面我们说那个滑、涩呀，其实也是这样。你像我们量血压表也这样，有病人咱们给量血压，他的血压高了，你的血压低啊，血压不高不低你血压这方面管保没病。那么快慢也是啊，现在这西医也瞧脉呀，瞧脉他看钟点，也就看快慢。所以这疾病一发生，影响机能改变，这种改变啊，不是太过就是不及。如果太过，你身上症候反应都太过。不及呢？你身上的症候反应也多不及。这太过是哪一方面呢？比如说亢奋、发烧、兴奋，这个病发扬，这一类的情形，

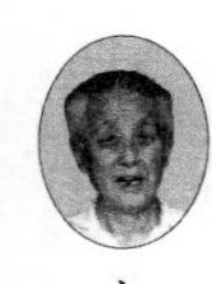

古人叫阳性病。反过来呢，它现抑制的现象，冷啊，衰沉啊，脉也微呀也细呀，这一系列的都发现，这叫做阴性病。这阴阳就是这么两个，一个是发扬的，一个是抑制的；一个是亢奋的，一个是消沉的。所以少阴病讲“脉微细，但欲寐”，人就消沉，就困顿，而且脉也比较微细。那么太阳病就不是了。它就这么两种（阴、阳）。所以这个疾病万变，不外乎这么两大类，它不是阴，就是阳，不是亢进，就是不及，反正就这么两种。也不亢进也不不及，这就是常人，没病。这就病情上说就这么两大类。

那么另外它有寒热虚实，这个寒和热本来就属于阴阳啊，寒就寒性，热就热性。让中医说说这个热，不一定得是温度高啊，红头涨脸，你像这个口苦口干，这都是一种热象，脉数也是表示有热。这个热也是太过，也属于阳性。这个寒与它相反，寒就是寒性，这个人颜面苍白也是寒性。总而言之，现这种寒性的就为寒，现热性的就为热。在阴阳里头提出这么两个干什么，因为这个在治疗上是很有关系的。这两个寒热虽然属于阴阳，但是它具备一个特性。咱们这个阴阳是极概括的，凡是太过的都属阳，凡是不及的都属阴。这个寒热呢？它是特性，局限于或寒或热这么两种。所以我们说，阴阳包括了寒热了，它（阴阳）是概括它（寒热），那个寒热概括不了阴阳。所以疾病啊，没有不阴不阳的，可有不寒不热的，我们在临床上也是，这个人没有寒热嘛，你还说他有什么寒热，但是阴阳能分。

这个虚实也是一样的。这个虚，古人说的是人的精气虚，就是人虚。实呢，就是古人说病气实，就是邪实。你像我们讲的太阳病，无汗、脉浮紧、身疼痛，它这个在表证上说是实证，一点汗也不出。你看这个中风证呢，它就是虚证，它是自汗出，脉也弱了。它这个实证，咱们讲有那么一段啊，说太阳病十余

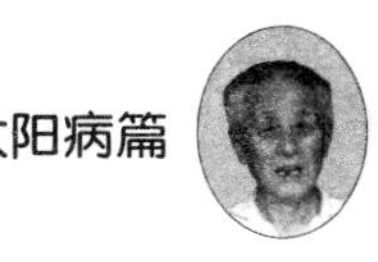

日，表证还不解，吃了麻黄汤之后发烦目瞑，剧者必衄，衄乃解，“所以然者，阳气重故也”。他说阳气重，重就是老不出汗，外边这个体液充斥太甚了，就是实，就是表实。什么实呢？病实，指着病说的。人虚，虚劳那个虚，那是人的体力支持不了，也就是这个病还没去呢，人就支持不了的那个样子，就叫做虚。人体力能支持，但这个病气相当实，你像这个阳明病胃家实，大便不通，人说胡话，谵语，这是里实证。这个虚实也属于阴阳啊，总而言之，虚还是不及，实还是太过，也属于阴阳，它也是个特性，专就虚实这么一种阴阳来说，分的虚实。

这个虚实共寒热都附属在阴阳里头，可是寒热虚实这两类东西要是错综互见呐，那么这个虚实无常的，我写那么一篇东西呀，我说寒热有常，虚实无常，那什么意思呢？寒热有常啊，（无论）在什么情况下，是寒就属阴，是热就属阳，它永远不变。这个虚实无常什么意思？它与寒热交叉互见的时候，它就是随着寒热为阴为阳，它自己呀就反其阴阳了。这个呢我们说几个例子就有了。比如说吧，从这个阳性病，热，实，又热又实，这是阳性证。可是热与虚在一起，虚本来是属阴呐，与热在一起，咱们说虚热证是阳证了。这个虚随着这个热走了，所以虚实它无常。这个虚与热同时并见了，这个虚本来它是属阴呐，它就变成为阳了，虚热证是阳性证。这个寒当然是阴证，寒证，再虚，虚寒，这当然是阴证。这个实与热，我们方才说了，当然是个阳证。这个实与寒呢，这个实寒就变成阴证了。寒实证，咱们前面讲的寒实结胸啊，那个用不得一点凉药，那个也得用差不多的温下法，咱们太阳篇也有寒实结胸。所以这个，虚实这两个东西，咱们说虚证属阴，实证应该属阳，但是实证与寒结合到一起，它反为一种阴证，这个虚与热结合到一起而反为阳证，所以它是无常的。

那么这样子在阴阳里头啊，有这么两个大类型，阴阳两类。所以六经啊，它只是阴阳表里，表阳、里阳、半表半里阳、表阴、里阴、半表半里阴。寒热虚实得另辨，就因为是错综相见。所以，阳证里面，有阳“热”证，有阳“实”证，有阳“实热”证，也有一个阳“虚热”证，也有光阳证“不寒不热不虚不实”（编者按：在《百年百名临床家胡希恕》（冯世纶主编）曰“不热不实”，恰好和此后胡老讲课所云“不寒不虚”对应，故此处讲课所云“不寒不热不虚不实”疑为“不热不实”）的，阳证它有五种。所以这个阴证里头呢，有阴“寒”证，有阴“虚”证，有阴“虚寒”证，有阴“寒实”证，也有“不寒不虚”就是一般的阴证。所以都有五个。所以我们辨了阴阳了，还要细辨底下这套东西，辨这个寒热虚实。那么这六个呀，阴阳寒热虚实，我们统言之就是有阴阳，寒热虚实就统于阴阳。

（编者按：如下，本书编者邀请刘观涛先生增加按语，以便利于读者学习胡希恕先生学术思想。

刘观涛按：

对于“阴阳”的界定，何为“阳”？何为“阴”？在中医临床界有所争议。

一派是以寒热定阴阳，热则必为阳证，寒则必为阴证，胡希恕先生即持此观点。

一派是以虚实定阴阳，实则必为阳证，虚则必为阴证。

虽然各方均公认实热为阳、虚寒为阴，但对于非典型的实寒、虚热，到底属阴，还是属阳？两种分类方法有不同的结果：

一派是以“寒热”而作最后的裁决，则实寒为阴、虚热属阳，胡希恕先生即持此观点。

一种是以“虚实”而作最后的裁决。则实寒为阳、虚热属阴。

笔者对两种方式做个反复体验，发现不分优劣，无有高下。各有其利，亦各有其弊。建议读者根据自己的偏好而选择。

以下，是胡希恕先生亲笔所写笔记原稿中文字和表格，请读者参考：

以是则所谓阳证，可有或热、或实、或亦热亦实、或不热不实、或热而虚者；则所谓阴证，可有或寒、或虚、或亦寒亦虚、或不寒不虚、或寒而实者。

阴、阳、虚、实、寒、热关系可由表1明之。

表1　阴阳虚实寒热关系表

阳证						阴证					
名称	阳	寒	热	虚	实	名称	阴	寒	热	虚	实
阳证	☆					阴证	★				
阳热证	☆		☆			阴寒证	★	★			
阳实证	☆				☆	阴虚证	★			★	
阳实热证	☆		☆		☆	阴虚寒证	★	★		★	
阳虚热证	☆		☆	☆		阴实寒证	★	★			★

刘观涛按：为让读者更加便捷的理解胡老所绘表格，笔者自绘如下表格，或许能便于读者更好学习掌握胡老的学术思路，仅供参考：

阳证 （热为阳）		**阴证** （寒为阴）	
热证 （“或实或虚”之热证）	实热证	**寒证** （“或虚或实”之寒证）	虚寒证
	虚热证		实寒证
实证 （“非寒非热”之实证）	气滞	**虚证** （“非寒非热”之虚证）	气虚
	血瘀		血虚
	水湿痰饮食积		津液虚

特别说明的是，笔者在2003年初次阅读《百年百名中医临床家胡希恕》之时，对胡老所说的如下地方颇为费解：

阳证，可有……不热不实；阴证，可有……不寒不虚。

后经仔细分析，作如下理解便可豁然贯通：

阳证，可有……不热（“非寒非热”之气滞、血瘀、水湿痰饮食积）不实（虚热）；

阴证，可有……不寒（“非寒非热”之气虚、血虚、津液虚）不虚（实寒）。

那么这六个都是病情，可是这个疾病的反映，它这个病情必须反映到病位上啊，它得有着落呀，你看这个人是寒是热，哪一块寒哪一块热呀？它必须反映到病位上。反映到表，说表热，反映到里，说里热，反映到半表半里，半表半里热了，所以这病情啊必须反映到病位上。那么这个病位，你像我们人，每个人都有表，都有里，都有半表半里。你说这是表证吗？它没有病情反映，没有症的反映，哪有啊，所以这个病位也必然得有病情反应，它才有反映。那么这就出来这个六经了，没有病位也（就）没有病情，没有病情也（就）没有病位。所以我们见到一个证，它同时就有两种，既有病位，也有病情。咱们讲这个八纲是抽象地讲的，那个病没有单独那么有的。你像咱们讲这个六经就是，它都得有个病位，同时有阴阳两类的病情，因为这个寒热虚实统摄在这个阴阳里头了，所以表有阴阳，里有阴阳，半表半里也有阴阳。表、里、半表半里，就这么三个病位嘛，这个病就有阴阳两大类嘛，那么三乘二不等于六吗，就是六个类型。这六个类型啊，就是天然它就存在的，它是最基本的类型了。

所以咱们这个六经啊，我们根据这么个分析啊，就是表、

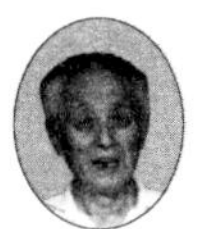

里、半表半里各有阴阳两种病性，这个它是始终存在的，我们说的六经啊，就是这个东西。可是古人呢，或者那个时候这么说觉得浅，必须找出个理由来，所以他说经络受邪。咱们这个书有这个口气，太阳病就是太阳经发病。这个是大有问题的，这个咱们也不必驳斥他，和大家好好研究研究，这个一研究就知道。这个经络，古人说大血管就是经，小血管就是络。那么这个经络发病，是不是有这个？有可能吗？这个值得研究。所以中医这个辨证啊，至于六经这个症候的发现，不外乎八纲这么个问题，就是病位上反映病情，就是病证之形成，它必须有病位，同时有病情。这个病情概括言之阴阳两类，这个病位呢固定在表、里、半表半里，这个与人身体有关系。我们人身呢，认为这个疾病万变，在中医上这个八纲概括一切，这个六经也是的，一切疾病不出这个范围，所以咱们辨证啊，才能什么病都能辨的。要假设出这个范围啊，那么这个书咱们学它也是没用了。它不出这个范围啊。

它为什么不出这个范围？万人的结构是相通的，疾病尽管发病的原因不一样，病的种类不一样，发病的形式也不一样，但是它有一个共同的反应，一般的反应。这一般的反应怎么来的？就是咱们讲的书呀，这书也说了，这个柴胡剂说的，正邪纷争啊，这是中医学一个很好的认识啊，在《内经》上这个也常提。这个人体啊不甘于疾病来向自己发展，它要对付疾病的。它要对付疾病，这种斗争的形式它就反映出来了。我们讲得太阳病我给分析了，这个太阳病你根据症候一分析就知道了，脉浮、头项强痛而怕冷。这个脉为什么浮啊？这是一个常识了，现在说就是血管充血。这个感冒大家都得过，一得这血管就绷起来了，是不是就充血了？怎么叫充血啊，就是血管也扩张了，那里头充斥液体太多，所以头项强痛。为什么单头项强痛啊？

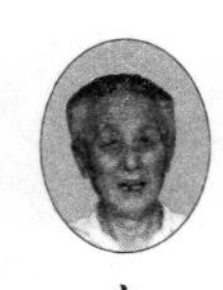

他脚丫子怎么不强痛啊？他就是上半身特别充血，这个你看看生理学就知道了。所以要出汗以前啊，它先血管扩张，然后那里头的体液啊大量地输送到外头来，然后就出汗，它把这热也放出去了。这个太阳病啊，就是这个充血达到一个相当程度，不但充血，同时里头也携带有热，这个热呀，比平时特别地高了，在体表（温度）骤然间提高，与外边温度差距加大，那么感觉外边就冷，刺激身上恶风恶寒由之而起。那么头项这个地方不但充血得厉害，而且有压迫性的疼痛，所以强痛啊。那么这个情形正是“要出汗而不得出汗”这么一种反应。为什么要出汗啊？就是要从体表排出汗以解除疾病。所以中医这个认识很好，全是正邪纷争。

那么在人体有了疾病呢，最好的法子，是从汗腺排除。这个从作战上讲是外围作战啊，影响不到里头。但是病沉重了，由体表解不了了，咱们讲这个少阳病就是，它要退却了，就是另找防线了，所以这个血弱气尽腠理开啊，咱们讲这个柴胡剂很好，“邪气因入”，这个邪气呀不在体表斗争了，它往里头来了。可是呢，二道防线也就是在这个时候成立了，结于胁下，正邪纷争，结于胁下，在半表半里这个部位，胁下这个部位在胸腹腔间最重要了，在这块斗，所以往来寒热等等。咱们那段讲得很好，在《内经》上也是的。表证就是邪正交争于体表，《内经》说得很好，“邪正交争于骨肉”，那么得到汗出，那就是正胜邪却了。我们这个太阳病呢，就在这么一个阶段上，想要汗出，达不到汗出，表解不了。所以古人通过实践，在这个太阳病啊以发汗为原则，正是恰好适应这个病理机制，所以它叫做原因疗法嘛。

这个是我个人的看法，这是根据这个八纲分析的六经，这是自然而然地形成这么六个基本类型。我们要这么去看呢，张

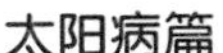
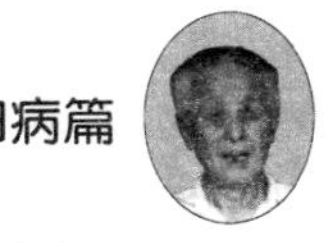

仲景这个书啊就是八纲辨证。这个太阳病，这是古人的看法，古人说太阳经受病。所以张仲景这个书啊，据这个晋人，皇甫谧作《甲乙经》说“论广汤液为数十卷”，他（仲景）这个书是有蓝本了，不是他自己创作的，创作不了这么（博大精深）。在他（仲景）以前呢有本《汤液经》，在《汉书》上也的确有，他们说是伊尹作的了，当然那是无稽之谈了。中医这个（体系）不是一个人做成的，它是从临床实践中逐渐搞出来的，当然有个很长的时间了，不过在《汤液经》那个时候，它这个概要都具备了。你像这个六经名病啊，据我的想法是在《汤液经》上，那么张仲景在作这个书的时候，他是根据《汤液经》。皇甫谧这个人啊，他不只是对医学有修养，他是个历史学家，所以张仲景跟同郡的张伯祖学医，那都是皇甫谧说的。皇甫谧这个人很有考据，所以咱们这个书上（伤寒论）这个序言啊，要不得的。他那个新本就没有了，（伤寒论）这个序言是假的，你们很容易就能看出来了。皇甫谧是晋人，跟那个王叔和差不多。这个书是王叔和撰述的，假设有这个序言，这个序言明说是撰用《素问》、《九卷》、《八十一难》、《阴阳大论》这套东西，皇甫谧不会不尊重本人的序，说他是从这个《汤液经》上来的，他（皇甫谧）说他（张仲景）这是“论广汤液为数十卷”，可见皇甫谧那个时候没有这个序，（伤寒论）这个序可能是南北朝那个时候搞的。他那个时候（南北朝）就没这个序了，我的旧本都有。这个序言对我们影响最大，历代注家都根据（序言）这个《素问》，说张仲景这个书啊在《内经》基础上发展起来的。我认为这个（伤寒论与内经）是毫无关系。他（伤寒论）这个六经与《内经》这个六经不一样，它（《内经》）说是太阳、阳明、少阳都在表，可发汗，它在三四天入了脏腑，它说那是阴病，那可以下。那与这个书（《伤寒论》）哪个对呀？尤其他也不是先

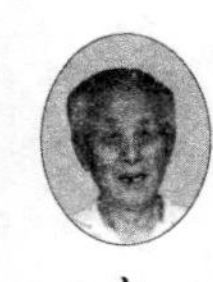

太阳，后阳明，再少阳。然后那个（《内经》）说得很妙了，四日太阴，五日少阴，六日厥阴，厥阴之后又返回来太阳，谁见到这个病了？这不成了一个怪病嘛，没有。所以那个（《内经》）六经它讲递传，仲景的这个一开始讲表里相传，这是绝不一样的。

今天咱们就略略谈到这儿啊，就我方才说这个八纲（与）六经的关系呀，我今天这么讲，你们听得乱七八糟的，我写了那么个东西，可以参考着看一看。这（篇文章的形成）也通过这个书（《伤寒论》），我怎么推倒的那个（六经八纲）呢？就是根据这个书。这个书我认为就是八纲辨证，三阳三阴篇就是阴阳两大类，同时在太阳病里头他尽讲表：外不解了，表不解了，这都是他说的。那么少阳病、阳明病都讲的里，那么后来三阴病也是的。阴阳两类，他同时讲表、里、半表半里。那么六经不就是阴阳之中有表、里，有半表半里，就这么个东西，就根据他这个书。同时也讲寒热虚实，八纲具备。

那么这六个类型呢，古人辨证为什么不先辨表、里、半表半里？那个没法辨，它必须得成性（病性），有表有里才能够有脉浮、头项强痛而恶寒呢。假设说没有这个病位，你只是讲阳，哪有那么个病啊。所以它必须有病性、有病位。既有病性又有病位就是六个最基本类型。那么从这他再细辨。所以他这个书据我的观察，是先有这六个基本类型，这个类型也来自于八纲，就是八纲。在这个类型上是表里阴阳都具备了，再辨寒热虚实。这个书也确实是这样的，你们好好看看就知道了，再辨寒热虚实，最后辨到方证。所以我说仲景这个辨证的方法呀，就是辨六个类型，就是六经，再分析八纲，八纲呢就分析寒热虚实就够了，它这个表里阴阳都有了，然后再进一步辨方证，以至于治疗。这就是他这个书的一个体系，你这个掌握了，我们以后

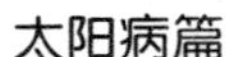

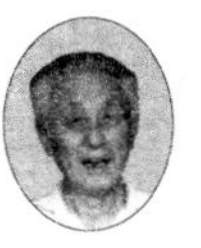

讲也好讲，它就是这个东西。所以我那天写那篇东西，就根据这个书，并没有什么。他（仲景）这个书这么样子来说明（六经来自八纲）啊，在我以前还没有人这么说过，都是求深呐，这个求深我认为是返浅。你像这个经络也是的，这个东西找不出一个相当的证明，这个经络发病啊，反对这个事不是从我开始，这个徐灵胎就说过。所以仲景他这个书绝不是循经发病，说太阳经发病了，阳明经发病了，绝不是，可是他没说出个所以然来。

阳明病篇

辨阳明病脉证并治

阳明病就是里阳证。

病开始大概都是表证，表证有太阳病和少阴病的不同。

在里位上，就是胃肠之里这个里，也有两种病，一种阳明病，一种太阴病，阳明病就是里阳证，太阴病就是里阴证。（阳明病即里阳证）就是病邪反应在里而现出阳性症状者，古人认为是由经络受病，实质不是那么回事，咱们看这书原先是怎么讲的。

179　问曰：病有太阳阳明，有正阳阳明，有少阳阳明，何谓也？答曰：太阳阳明者，脾约是也，正阳阳明者，胃家实是也；少阳阳明者，发汗利小便已，胃中燥烦实，大便难是也。

头一节说明由太阳病转属为阳明病，就是由太阳病的表证传里而发生阳明病，可是太阳病还存在，也就是咱们说的太阳阳明并病。少阳阳明也就是说的是少阳阳明并病，病由少阳传入里而并发阳明病。所以他这个书特设问答来解释这几个问题。说阳明病有所谓太阳阳明者，有所谓少阳阳明者，还有一种正阳阳明。这是指什么说的，底下就解释了。

“太阳阳明者，脾约是也”，什么叫脾约呢？这是个病名，后头有，我在这给解释一下。古人这么样子来看，说胃消化之

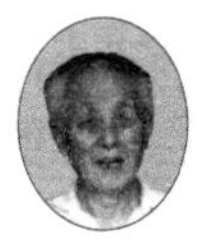

后，脾为胃行津液，古人这么看的。古人对气的形成，说气出上焦，我们饮食入胃，那么营养成分，它是由于胃与肠子的作用，古人看就看到胃（的作用），消化成熟的东西，经过血管吸收了，古人叫做血，红嘛，“其精者，色赤者为血”，色赤、红，就是到血管里头，这是在《内经》上有的话。那么气的形成，他也知道这不成，气的形成，必须到肺，呼吸到空气，古人叫“受之于天”，天是指天气说的，《内经》那注解说的是先天之气，（我认为）这是不对的。所以水谷化合物再吸收天的气，在哪吸收呀，它是在肺上。那么古人在这他没看明白，他说胃消化完了怎么跑到肺上去了？所以现在大家也解释了，就指的血管吸收了。其实古人不是这么看的，古人说脾有这个作用，能吸收送到肺上去，他是这么看的，所以说脾为胃行津液。我们吃的东西这个营养成分总得加上空气的氧气，搁到现在说了，这对于人身营养成分还是蛮重要的，那就是我们说经过肺这种气的交换之后。限制于（科学水平），古人是没办法，他也瞅不着。他就把这个作用归于脾，脾为胃输送津液到肺，这时才能与天气接触。

怎么叫脾约呢？他说是胃中燥，干燥，没有津液可以运输，脾受了制约了，就指的胃中干，大便结，大便硬。这就是脾约了，脾没有津液可行了，受制约了，这种症候古人叫脾约证，也是大便不通，但是这不是由于热造成的。那么这一节说明什么？为什么说太阳阳明叫脾约呢？太阳病阶段，太阳病的治疗是以发汗为原则，在太阳病期间由于发汗而亡失津液、大便硬叫脾约，这也是一种里实，也属阳明病。这种阳明病由太阳转属阳明，但言外之意是太阳病没罢，大便不通，这就叫太阳阳明，所以说“脾约是也”。

“正阳阳明者”，专就阳明病来看，就是没有太阳与少阳证

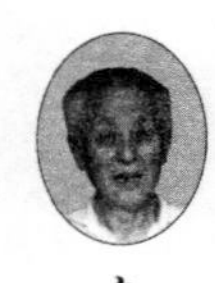

候存在，只是阳明病了，就是“胃家实是也”。所谓胃家实就是病邪充斥于胃，叫胃家实，这是我们根据意义上来理解。胃家实也的确有症候的，就是我们按胃的部位，就是心下这个地方，的确满，拒按，按之痛，这都属于胃家实的一种症候，也就是胃家实的腹证了。那么专就胃家实来看，就是正阳阳明，就是没有表证和半表半里证。

“少阳阳明者”，跟太阳阳明一样了，由少阳而转属阳明的。少阳病不能发汗，我们后面讲了少阳病就更清楚了。他说在少阳病的这个阶段，由于误发其汗，或者利小便太过，由于这种错误治疗之后，胃中燥、烦、实，津液亡失，胃中水分也被夺，胃中燥。胃中一燥，人就烦，所以阳明病这个烦也是症候，同时里头也硬，也实了，大便也不通了，这就叫做少阳阳明。

180　阳明之为病，胃家实是也。

我们研究阳明病，就是我们说的里阳证，就是研究病邪充实于胃的这么一种病。实和热都属阳，所以这就是阳明病。那么这一章书就是辨阳明病了。前面那是根据阳明病有这么些不同的来历，他说太阳阳明、正阳阳明、少阳阳明。这一章，什么叫阳明病？就是胃家实。

太阳阳明也好，少阳阳明也好，那么都得有胃家实的这种关键症候，才能知道太阳阳明并病、少阳阳明并病，正阳阳明那就不用说了。要是胃家不实呢？这个实要活看，我刚才说那个按之满、疼、拒按，就症候上来看，这就是邪实于胃肠而发生阳明症候者，就叫胃家实，可以这样理解。

总而言之，所谓阳明病就是邪充斥于胃肠之里的这么一种病，这就叫胃家实。

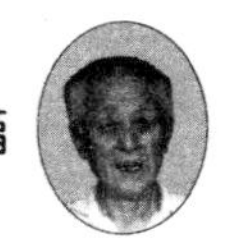

181　问曰：何缘得阳明病？答曰：太阳病，若发汗，若下，若利小便，此亡津液，胃中干燥，因转属阳明。不更衣，内实，大便难者，此名阳明也。

为什么发作阳明病呢？底下作一个问答来解释，“答曰”，他说太阳病那个阶段，病之初作大概都发生太阳病了，太阳病咱们讲过了，“若发汗，若下，若利小便”，那么在太阳病的阶段，经过发汗，或下，或利小便这些方法的治疗。那么这种方法的治疗，都足以亡失津液，亡人身上的水分，水分大量亡失，胃里头也干，胃中水分也被夺，所以“胃中干燥”，这就是要转属阳明，“因转属阳明”。

转属阳明大便就要硬，就要拉不出屎来了，“不更衣”。古人管如厕叫更衣，如厕要更衣、换衣裳，所以更衣就是大便的互词。“内实，大便难”，内实就是胃肠里头实，大便难就是排不出便来。这就叫阳明病，“此名阳明也”。

（对于）阳明（病），他就是举一个例子，他说这是由太阳病转属阳明，他举这么个例子。

182　问曰：阳明病外证云何？答曰：身热，汗自出，不恶寒，反恶热也。

阳明病“但热不实”也有呀，像咱们讲过的白虎汤，也是热结于里，但是不实。不实，胃家实的症候不显。我们刚才说的心下满硬，按之痛，都说明胃家实的腹证。要是“只热不实”就没有这个腹证，你就看不出来，那怎么办呢？

他又提出一个外证，他说内里有热，也现于外。“身热，汗自出”，阳明病的热，是身热，从里往外热，不像太阳病，太阳病是“翕翕发热”，这个（太阳病）热在身上是合而不开，就像热在身上笼罩似的，“翕翕”就是合而不开的意思，合羽之为翕嘛。阳明病则不是（翕翕发热），而是“身热”，热由外头来的（编者按：指从外边能感觉到里面的热），外边拿手摸滚烫。“汗自出”，热由里头来，蒸人的组织里头的水分而出汗，所以蒸蒸发热，古人形容阳明病蒸蒸发热，就像拿锅蒸东西，热是由里往外出，所以蒸蒸发热，外边烫同时还蒸热汗出。

“不恶寒，反恶热也”，太阳病是发热恶寒，翕翕发热，怕冷；阳明病，不恶寒，反恶热，这与我们前面讲的温病是一样的。他没说渴，当然这里有渴。那么热在里，刺激特别凶，所以阳明病的热比太阳病的热，热得多啊，这种热的刺激特别强烈，恶寒反倒受了抑制了，这是在于大脑皮层的关系，可以参考参考巴甫洛夫学说就知道了。人身对刺激的反应，常常的一种过于使之兴奋的刺激，其他的刺激就能受到抑制，巴甫洛夫有很多的例子试验，你们可以看一看。那么阳明病的身热，他也必然感到外头冷，但由于强烈的热刺激，这个冷他就自己感觉不到了。那么也就是说明这个问题：在临床上，遇到胃家实当然是阳明病，即使没有胃家实的明显症候，而有“身热，汗自出，不恶寒，反恶热”，也为阳明病。

阳明病同时有两个特征。咱们讲太阳病，脉浮、头项强痛而恶寒，是一个特征，因为它在表，它没有其他的东西。阳明病有两个（类型，胃家实和只热不实）。只热而不实，里热是相当热，但是没达成实结在里头，那你摁摁不出来的，那你只能就外证看。所以我们在临床上胃家实当然是阳明病，即使没有胃家实的症候而有外证也可确认为阳明病，也不会错的。

183　问曰：病有得之一日，不发热而恶寒者，何也？答曰：虽得之一日，恶寒将自罢，即自汗出而恶热也。

“问曰：病有得之一日，不发热”，应该是“不恶热”，把

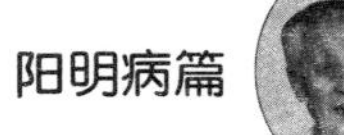

它改了，你看看后头就知道了，“自汗出而恶热”，所以这应该是“恶热”在成无已那个本、《玉函经》都是“恶热”，不是“发热”，“发热”印的时候错了。

这个病也有这样的，开始第一天，一得的时候，他不恶热而恶寒，这与阳明病的外证是不相符的。这是怎么回事呢？“答曰：虽得之一日，恶寒将自罢，即自汗出而恶热也。”他说是的，尤其这个病传变时常有，这种情况，（我们在阳明篇后面有），“若汗多，微发热恶寒者，外未解也，其热不潮，未可与承气汤。”（208 条）。它由太阳病传来，太阳病基础就是发热恶寒，开始传，没全陷于里，还有表证，还是恶寒。

那么就是温病也如此，温病开始得，热刺激没达到那种程度，还觉得外边恶寒，但是很快，温病里热盛，马上就要热，热达到一定程度，恶寒就没了。这段就说的这个，说虽然得之一日，有这种情形，是不感觉恶热而还恶寒，但是很快恶寒就没了，就是一味恶热，所以这种情形也不得不知道呀。传变当然前面都讲过了。温病一开始，也有恶寒，你看吴鞠通的《温病条辨》不是说嘛，刚恶寒的时候吃桂枝汤，（我认为）那是错的。这个病也不能吃桂枝汤。同时是温病也还要渴，有点恶寒马上就没了。

184　问曰：恶寒何故自罢？答曰：阳明居中，主土也，万物所归，无所复传，始虽恶寒，二日自止，此为阳明病也。

“阳明居中，主土也”，这个“主”字也没有的，后面的注也说了。

他也是做一个应答解释，太阳病恶寒为什么不自罢？阳明病为什么开始恶寒它自己又不恶寒了呢？古人是这么种看法：

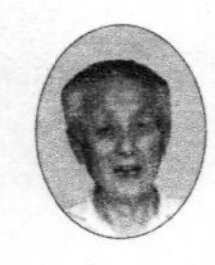

阳明居中，它属土，他（古人）是这么样子来看，土是万物所归，寒一进到阳明，就是进到阳明经了，古人是这么看法。它（寒）就化热而恶热不恶寒。你看看，太阳病发热恶寒，古人认为伤寒病这种热病全是伤于寒，这个寒是个邪，所以在太阳病这个寒也能传到半表半里，它本身这个寒也老存在，到少阳病它也往来寒热，这个寒也不是整个没有，唯独到了阳明病这寒就没有了，怎么的呢？它归土了。古人是这样看法的，这个看法是不是对，（我认为）这是成问题的。

西医对寒热发烧这类疾病不作解释，西医认为这类病就有这么个过程。（中国）古人是什么都要解释，开始恶寒了，然后，寒没有了。——这是什么道理？古人他的解释就是（上面）这么个说法。这种情况还是我前面说的那样：开始恶寒，热对大脑的刺激没达到亢奋的程度，要达到那个程度，寒就绝对没有。古人是这么说的：说阳明胃是居中属土，土是万物所归，什么东西到这儿就化了没了，所以寒不会存在的，他是这么样解释的。这个解释我们可以留待后头讨论。所以研究中医，有的是精华，有的是糟粕。那么（古人上述）这种解释，找不出什么特殊的证明，我认为这就是糟粕。

185　本太阳，初得病时，发其汗，汗先出不彻，因转属阳明也。

伤寒发热，无汗，呕不能食，而反汗出濈濈然者，是转属阳明也。

头一个，太阳病依法当发汗，那么发汗而病不除，这个“不彻”不是不彻底，而是病不去。真正的重病，不只伤寒如此，现在这个流感也这样，开始表证非要发汗。发汗，真正重的流感也不是一汗能愈的，汗后也可传变为少阳和阳明，这里

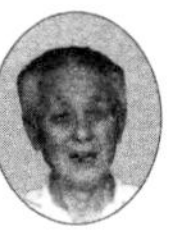

说的就是这个意思。大病的时候即便你是治疗正确，也只能在表证的时候，也就是太阳病的阶段，使它好转、减轻，只是除其凶势，但病还是要传变的，不能（马上）就好。伤寒一般（完全）好，全在少阳病的末期、阳明病的初期，大概在这时候好（痊愈）得多，就是白虎汤或者是调胃承气汤这个阶段。这里就说的这个（阶段），他说本来是太阳病，依法当发汗，那么发汗后病不彻而转属阳明，有这个事情啊。

第二个，"伤寒发热，无汗，呕不能食"，呕不能食是由太阳传到少阳，那么由少阳"而反汗出濈濈然者"，濈濈然是绵绵不断的意思，就是不断出微汗的意思，那么它又转属阳明。这就是解释前面太阳阳明、少阳阳明的来头。有太阳病虽然依法发汗，也有不好（未能痊愈）；少阳病也如此，本来是太阳伤寒，没有汗，它转属少阳故呕逆，所以少阳病发热而呕，这也是柴胡证呕而不能食。但少阳病也不出汗，而反汗出濈濈然者，是转属阳明病，（因为）阳明病法多汗，后头有的，前面咱们讲阳明病外证不也是"身热汗自出"嘛。

前面应该是两段，这书搁一段了，成无己那个本就是两段，这就是由太阳病转属阳明、由少阳病也转属阳明的这么两段。因为咱们在太阳病篇都讲了，在阳明病篇他都说得非常简略。

186　伤寒三日，阳明脉大。

就是太阳伤寒转属阳明，到三天的时候，如果转属阳明了，其脉必大。阳明脉大，内热盛嘛。咱们回头想一想，我们讲白虎汤的时候，"脉洪大者"绝不是桂枝汤证了，（伤寒原文）它就是脉弄窜了，桂枝汤只是脉浮，脉浮缓。所以脉大、洪大，是内热盛了。

根据太阳病篇，"太阳病二三日，少阳阳明证不见者，为不

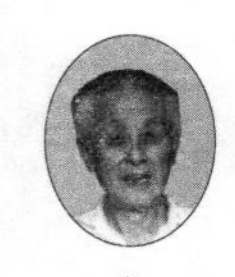

传也”，那么伤寒三日，每每要传变。（即便不传遍），有的时候在三天的时候有其先机，症候虽然没有，但是脉在这时候大了，那肯定要传阳明。他借机把阳明热盛之脉——“脉大”在这特别提一提。因为前面光是说阳明的症状。

187　伤寒脉浮而缓，手足自温者，是为系在太阴。太阴者，身当发黄，若小便自利者，不能发黄。至七八日大便硬者，为阳明病也。

伤寒，脉应该浮紧，伤寒是表实，精气充斥于体表，所以脉浮紧，脉里面充血，一摸它紧。那么现在脉浮缓，浮而缓、弱，这就是精气不足于外，这说明什么问题呢？当然（除了精气不足，也可能）这里头有留湿留饮的情况，我们方才不讲了嘛，脾为胃行湿，湿行，输送到表，脉络就紧；如果由于胃虚，不能够布其津液，而为湿停留在内，所以外边的脉缓，也不紧。搁个“伤寒”，就是没有汗。

那么，这一节，你们可以回头看一看大青龙汤证，“伤寒，脉浮缓，身不疼，但重，咋有轻时。”停湿有水气这类的表证，虽然无汗像伤寒，但是，脉不紧而缓，也是停湿。这一句里头隐含着就是：留湿于内，而精气反不足于表。所以，虽然是无汗（像是）伤寒的证型，但是，脉浮缓。

手足自温者，手足就是四末，离人身最远，寒热验之于手足，这是最普通（的鉴别法）。那么胃虚有寒，阳气不达于四末，阳气就指着津液、血液，手脚就凉。反之，胃气强，有热，手脚就要热。可是真正的阳明病的热，不光手足，一身手足俱热。咱们前面讲身热汗自出，全身没有不热的。那么，现在只是手足自温，里头热是热了，但是里头有停湿停水的情况，所以说“系在太阴”。

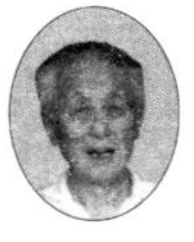

里证有两种，一种内里停水，还不能够收涩，上吐下泻，就是后头要讲的太阴病；一种是胃肠中燥，而发生胃家实的阳明病。

这条说，原来是太阳伤寒，太阳伤寒是病传里了，可是只是手足温，脉又有停湿之象，所以“系在太阴”。（因为）古人说“太阴停湿”、太阴脾脏，（所以出现）那么种解释。

又有湿，又有热，湿热相郁。如果是“系在太阴”、停湿在内的话，身能发黄。咱们讲的黄疸是郁热在里，郁热在里的意思是就是又有湿、又有热。热郁湿叫做郁热，那要发黄疸的。

可是，若小便自利者，小便自利有两个问题：一个小便自利，湿得以下泄，湿祛热留，这不会发生黄疸的，不能够为郁热啊（另一个是小便不利，为系在太阴，热郁湿，就要发黄）。为什么小便自利呢？这是讲“水火进退”啊。同是邪陷于肠胃之里，如果火进而湿退，就为阳明病。火进者，湿自然退。所以，阳明病出汗也是这个道理。阳明病大便硬，小便自利，也是这个道理。自利就是频、频多，那么，就是因为内里有热的关系。如果小便要是不利呢？里头系在太阴，水、湿不能去。热郁湿，就要发黄。如果热盛于湿，小便自利，水去而纯粹有热，这叫到七八日，大便不通了，所以为阳明病也。

这段相当的好。这段说明，一个病位都是在胃肠里头，有两种病发生，常常的这两种病，可为阴可为阳的时候，同时由太阳病传里，如果火进水消，这要发生阳明病；如果水进而火衰，这要发生太阴病。所以，他特意搁这一节，很有道理的。

所以，太阴病和阳明病，就是一个部位两种病。可是在湿和水火互相进退的时候，如果火也有，湿也存在，就能发生黄疸。在太阴病也有这一节，黄疸后头要讲。

（此篇为）阳明病，为什么要讲讲太阴呢？阳明病主要是热

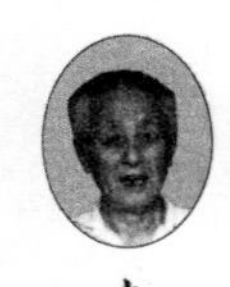

盛津虚，阳明病的死亡，也是津虚之厉害了。阳明病不死人，就怕热实而津液已经虚得不得了。这时候难治。攻，人不行了，不胜药；补，越补火越盛。所以，这时候，可以死人。后头都有，我略略先说说。后头有很多都讲“水火进退”的这种情况。

188　伤寒转系阳明者，其人濈然微汗出也。

中风也是一样，为什么搁个太阳“伤寒”呢？太阳伤寒没有汗，太阳中风根本就有汗。所以，太阳伤寒，要转系阳明，就不断汗出，“其人濈然微汗出也”。这也是辨阳明病的一个很要紧的征候。

太阳中风当然也是（汗出），不过，本条这个汗，比太阳病那个汗出得厉害。

189　阳明中风，口苦咽干，腹满微喘，发热恶寒，脉浮而紧，若下之，则腹满小便难也。

这一段，与太阳病那个大青龙汤证是一样的。大青龙汤证根本就是（含有）里热，那就是太阳阳明，但是里热不盛，要是盛了，也是太阳并发阳明。

搁个“太阳中风”，跟前面的大青龙汤一样，那个说是“太阳中风，脉浮紧，发热恶寒，身疼痛，不汗出而烦躁者”，搁个“中风”为什么呢？中风本应该汗出，大青龙汤不得汗出，搁个“不汗出”就是不得汗出而人烦躁，是里热的问题。

那么这一段，就是那个大青龙汤证。由于口苦咽干、腹满微喘这个症候，热比那个（大青龙汤）盛了，腹满而喘，又有些“实”像，所以不叫太阳中风，而叫阳明中风。其实还是那一类，你看下面就知道了。发热恶寒，脉浮而紧。这是不汗出的脉。在这个时候，发热恶寒，脉浮而紧者，这还是太阳伤寒

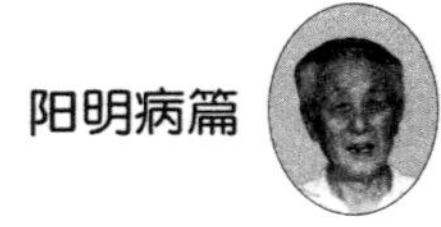

的脉。

那么这个时候虽然病发于里，（但）里不会实的，而且应该先解表，这是定法，咱们前面讲过。这个就是大青龙汤证（之类型），大青龙汤证只是不汗出而烦躁，（本条）这个当然也不汗出了，也得有烦躁，但是又加上口苦咽干、腹满微喘，它的热比那个（大青龙汤）盛，证型偏于阳明。腹满，其实这个腹满还不是“实”。微喘，我们曾讲过阳明病由于腹“病实于里”向上压迫，也能发生喘，这是一个必须用泻药才能治的喘。那么（本条）这个喘还是个麻黄证，（本条）这个腹满还是气之不畅，是这么一种自己感觉满，其实不是有实物的东西的那种满。怎么见得呢？看后头。

这个时候，我们用方治疗的话，还是吃大青龙汤。要不然的话，误以为里实而下之，“若下之，则腹满小便难也”。原来就腹满，这时候（误下之后）真腹满了，这时（误下之后）的腹满是虚满了，由于胃虚水谷不别，所以小便也难，都从大便走了，后头有的。古人也说过“下不厌迟”。

本来是大青龙汤证，就是前面说的“太阳中风，脉浮紧，发热恶寒，身疼痛，不汗出而烦躁”那节，（本条）这个则有口苦咽干，这个热更盛，更盛但是还发热恶寒，脉浮而紧，这还是个表实，还得先解表，然后再说（其他治疗）了。虽然并发阳明，但是里是有热而不实。不实，（假如）要是泻，则虚其胃，反倒胀满了。由于胃虚水谷不别，小便也难了，它（水）都从大便走了。

190　阳明病，若能食，名中风；不能食，名中寒。

能食是有热，热化食嘛。阳明病，人如果能吃，这是里头多热。古人以风为阳邪，所以说中风。

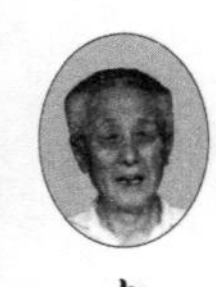

“不能食”，胃虚停水，他就不能吃东西，水性寒，所以“名中寒”。

这是以能食与否而分辨阳明病为中风、为中寒的这么两个病理区分，这个没什么意义。这个后头我们治疗就看出来了，“不能食”也不要把它就看成里必有停饮。

阳明病有这么两个阶段，一个阶段是开始能吃，说明里有热，可是大便不通，他里头真正实到相当程度，也不能吃了，那个“不能食”说明里头有燥屎了，他老不拉屎他吃什么呀（故不能食）。所以只是就“不能食”来分辨为风热、为寒湿等等，也有不成立的时候。

但（本条）这个是随便分两个病型，病的过程，在开始的时候，以能食、不能食，而来区分阳明病为这二种证：一个叫中风，一个叫中寒，能食者中风，不能食者中寒。

191　阳明病，若中寒者，不能食，小便不利，手足濈然汗出，此欲作固瘕，必大便初硬后溏。所以然者，以胃中冷，水谷不别故也。

“阳明病，若中寒者”，前面不是说“中寒者不能食”嘛，而不能吃东西。

“小便不利”，小便不利，水就停在上面（胃），所以他不能吃东西。

“手足濈然汗出”，阳明病法多汗，如果手脚也不断出汗，那大便就硬，后头书上有讲的，大承气汤条文里就有这个。

那么大便硬，可是由于小便不利，水谷不别，“此欲作固瘕”。固是坚固，瘕就是时聚时散者谓之瘕，也就指的大便有硬块，但是前面硬后头还是稀的，所以固瘕的意思也就指的“大便初硬后溏”。

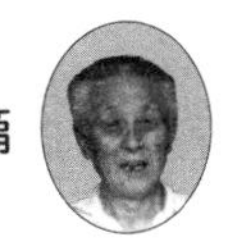

经方之术自有传承

那么为什么呢？“以胃中冷”，胃中冷不是胃寒，（而是）胃中有冷饮，他小便不利嘛，本来他应该大便干、大便硬，有了水在里头，所以他才大便初硬后溏的这种水谷不别，水要走大便，那么大便固然干，又加上水，他就为固瘕之便了，就是初硬后溏。

那么可见前面的“名中寒”，是停湿停水，（所以）他不爱吃东西。

192 阳明病，初欲食，小便反不利，大便自调，其人骨节疼，翕翕如有热状，奄然发狂，濈然汗出而解者，此水不胜谷气，与汗共并，脉紧则愈。

“初欲食”，就是开始由太阳转属阳明时能吃。能吃，说明里头有热。有热者，我们前面讲了，小便应该自利，而“反不利”，小便反倒不利。“大便自调”，但是大便并不稀，里头有热的关系，可也不硬，这也是水谷不别造成的。

“其人骨节疼，翕翕如有热状”，这说明太阳伤寒表证还没去。这就是由太阳伤寒初传入里而并发阳明病的时候，人能吃，但小便不利。这也是一种水谷不别。（本条）这个阳明病的症候不多，但是太阳病的症候还是很清楚。

如果这个人忽然间发狂，这是一种冥眩状态。病的自愈，由这节看出来了。中医说的这个正邪交争，本来是太阳病，骨节疼痛，翕翕发热，病内热也有了，里热也有了，所以能食。只是初能食而易，旁的没有。这说明胃气是亢进了。胃气亢进干什么呢？前面我们讲的太阳病也是的，精气实于表，胃气得强。那么这一节本来是在太阳病阶段上，这个胃强不是整个转成阳明病，不是那样子，所以搁个“阳明病”这个冒语，就是说明胃气强的表现，就是能吃。还在太阳阶段啊，机体对付这

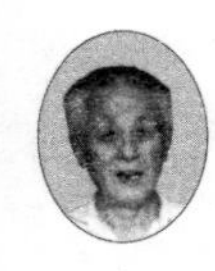

个疾病还是要由表解，由表解就要加强精气，加强精气就是胃得亢奋。这么一种情况之下，达到相当程度，就发生瞑眩状态，忽然间人发狂，出一身汗，病也就都好了。

这个道理在底下解释了，“此水不胜谷气，与汗共并，脉紧则愈”。“脉紧则愈”，不是“奄然发狂、汗出而解”之后脉紧，而是“其人骨节疼、翕翕如有热状”那时候脉就是紧，根本就是脉紧。太阳伤寒，就像传里似的，（像是）发生阳明病了，能吃，这说明胃在里头起亢进作用，是所谓胃气强。虽然小便不利，不为便溏、腹泻这种症候即水谷不别。正是人的生理机能，还是要由表而解除（疾病）。所以里证也好了，小便不利当然也好了。就是“水不胜谷气”，胃气强起来，不但表解，而且小便不利而致的内里停水、水谷不别也都一起好了，所以说“不胜谷气”。

这就说明（本条）这个不是真正的阳明病，（而是）太阳伤寒，也没真正发生太阳阳明并病。

这是自愈之状，如果病日久，也有发生瞑眩的，“奄然发狂”不是个坏现象，（冥眩）之后出一身汗，这都是瞑眩状态。病要好的时候，常常发生特殊的反应，古人叫瞑眩。（本条）这个也是冥眩。

所以表证的时候，病就要由表解除疾病。（本条）这个表证始终不衰，脉紧，骨节疼痛，翕翕发热，但是外热不那么甚，所以搁个“翕翕如有热状”，不像太阳中风那种热。

这段说明治病不能伤正，自愈也是胃气特别亢奋起来才能好。

阳明病后头讲要用泻法、要用下法，再不就要用解热的石膏，这都有害、不利（于胃气），所以我们治这个病（阳明病）要慎重，胃要是不行了，不但不能祛水气，而且即便在太阳病的时候表也不解。桂枝汤证主要是津液虚，它用一些甘温药，内里头安中，外可以解表，安中还是养液呀。

193　阳明病，欲解时，从申至戌上。

这个要不得！这个是根据地支，就是附会运气之说，前面太阳病说过了，这是个照例文章，从太阳病（到后面六经病）六篇都是（附会运气之说的照例文章）。

从申到戌上，这是土旺之时，这都是阴阳运气之说，这个信不得，事质上也不是这样的，可也没人考据这个事。巳至未是太阳阳气正旺之时，火能生土，火之后再申酉戌，这是阳明旺时，故（病）好也在旺时好，这也靠不住的，古人有这么个说法（而已）。

194　阳明病，不能食，攻其热必哕。所以然者，胃中虚冷故也。以其人本虚，攻其热必哕。

阳明病如果不能吃，你就加小心胃虚停饮，那就不能再彻热。胃本来就虚，再彻热更不行，所以“攻其热必哕”，哕就是哕逆，什么道理呢？这是由于胃中虚，而有冷饮的关系，胃中虚不能攻伐，有冷饮用温中祛饮的法子可以，吃泻药不行。寒性、苦寒的药也不行。

这就是由于人本虚，所以“攻其热必哕”。这就是告诉人：阳明病如果不能吃，你要注意，不要看出一二实证，片面地你就攻——这个攻都指的大承气汤——就拿起攻破的药，这都是不行的，尤其不能食大概都是胃虚多饮的病。

195　阳明病，脉迟，食难用饱，饱则微烦头眩，必小便难，此欲作谷疸。虽下之，腹满如故。所以然者，脉迟

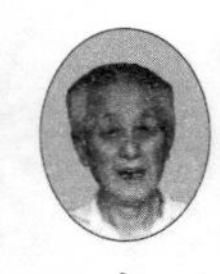

故也。

“脉迟”为有寒。脉虚有饮也有寒，这脉也迟。

“食难用饱”，胃虚有饮不能吃，你要勉强吃，要是饱的话，人就“微烦头眩”，里头停饮，脑袋就晕；里头蕴热，人就烦。

“必小便难”，头眩是什么道理呢？停饮。饮哪来呢？就是水不下行，小便难。

那么这种情形“欲作谷疸”。古人把黄疸分谷疸、酒疸、女劳疸三种。谷疸就是消化不良这类，里头有热又有湿，在《金匮要略》上是这样说的，“谷疸之为病，寒热不食，食即头眩，心胸不安，久久发黄，为谷瘅”，发热恶寒而不能吃，食者头就晕，不安就是烦。谷疸，应该用茵陈蒿汤这个方子来治疗。你们回头看看《金匮要略》黄疸篇就有。

（本条）这说的跟那（《金匮要略》）是一样。他说胃虚停饮，“食难用饱”，要是一饱了，心胸不安就烦，同时脑袋要晕。胃虚不任食，盛不了谷物，它消化不了，消化不了就要蕴热了，就要烦。有热又有湿，湿热相郁就要发黄。由于发生了胃虚不能化谷的这种情况，所以古人叫谷疸。那么这也一定“必小便难”。

“虽下之”，实者可攻，虚者不能攻，（虚者若）攻了，原先不是腹满嘛，（攻后）这个更满，“腹满如故”。“所以然者”，这就是胃中虚冷了，他说“脉迟故也”。

所以阳明病我们遇到脉迟，既可有实证，（又可能有虚证，）我们应该虑其虚。前面讲过这个，后头也都有。前面都略略提及，做纲领提示一下子。

196　阳明病，法多汗，反无汗，其身如虫行皮中状者，此以久虚故也。

阳明病里热蒸汗外出，依法当多汗，如果反无汗，原因有

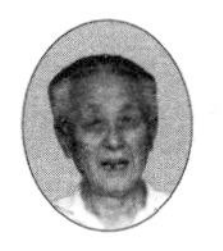

很多的，这条说的是虚，什么虚呀？精气虚。他也要出汗，（但）没有汗，就像虫子爬似的，外边不见什么汗，“其身如虫行皮中状”。热也往外蒸，但是没有津液，津液少则不出多少汗，这什么道理呢？就是这个人津液久虚的原因。

津液虚，胃也不太强，这是肯定的。津液来自于胃，胃为水谷之海、津液之源，它（胃）不能消化水谷，津液就虚。很久就这样子，所以现在他得阳明病也反无汗。这样就不能吃承气汤，后头也有。这个（情况）如果是大便硬，只是根据脾约那种治法，吃点麻仁滋脾。

197　阳明病，反无汗，而小便利，二三日呕而咳，手足厥者，必苦头痛。若不咳不呕，手足不厥者，头不痛。

“阳明病，反无汗”，阳明病应该有汗，而反无汗的原因很多很多。（上一节无汗是因为津液虚）这一节呢？“呕而咳”这指着少阳病说的，少阳病还相当明显。有时候不到出汗的时候，也无汗。“而小便利”说明里头是有热。

“二三日，呕而咳”，二三日是据全段说的，不是说是“反无汗、小便利”以后二三日，（而是说）根本这个病就是二三日。二三日是由表传半表半里，这时候里头有热，但是没到汗出的时候。怎么知道有热？小便利嘛。“呕而咳”，这还是少阳病，少阳病熏于肺要咳，可见热往上壅得厉害。

“手足厥”，这个厥不是一个寒厥，是热厥。咱们后头到“厥阴篇”就要讲了。厥有寒有热，这个热（而致的厥），尤其少阳病（是热厥），四逆散就是柴胡、芍药、枳实、甘草这四味药，也治手足厥，那也是热厥。热厥在书的后面有“热深者厥亦深，热微者厥亦微”，他只是说厥而已，这个厥不会大厥的。

因为少阳病，津液丧竭，吃柴胡剂，“津液得通，胃气因

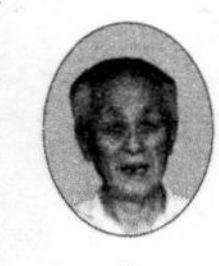

和”，后头有的。津液竭，不旁达手脚也厥，这是壅热的关系。

由于有热，而且热往上攻，所以“必苦头痛”。所以“呕而发热、头痛”是柴胡证。

假设“不咳不呕，手足不厥者”，既不是少阳病而热又不甚，那么脑袋不会疼。这是就证来辨证的意思，后头有“呕而头痛者，小柴胡汤主之”。这说明这个热在里头有上行、有下陷的种种分别，上行的时候常常造成脑袋疼，但是没到里热实的这种情况，就不汗出，这种不汗出不是（上条所说）久虚。

198　阳明病，但头眩不恶寒，故能食而咳，其人咽必痛。若不咳者，咽不痛。

我们前面讲了，头眩（大多）都是停饮的关系，胃停饮则脑袋眩，可是热要是上冲的厉害，脑袋也眩，所以，咱们在临床上，石膏证、白虎汤证也常头眩、头痛的。有停饮，像咱们用苓桂术甘汤，“起则头眩”嘛；吴茱萸汤也治头眩，那是水气往上冲得凶了，呕吐。（本条）这个头眩就不是（水饮），“但头眩不恶寒”，这纯粹是热呀，阳明病是恶热而不恶寒，（本条）这个人的头眩与不恶寒在一起，这就是热象，热攻冲上头，也头眩。所以这在临床上很要紧的。

所以咱们治头眩有由于热亢于上的，有由于胃有停饮而冲逆的，也有贫血性的，那个咱们没讲呢，《金匮》上就有了，所以妇人临产的时候常昏冒嘛，冒也是冒眩，那是贫血性的眩。一般停水或者热往上壅逆的头眩最多见。

但是真正热，他就不恶寒。“故能食而咳”，这就跟中风、中寒那个辨证（类似），所以阳明病能食者为中风，里头有热，有热他也能吃。

由于头眩，热上亢得厉害，一定波及于肺而咳的。“其人咽

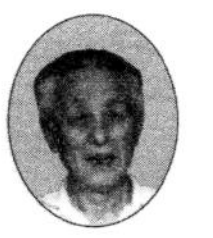

必痛”，有热又咳，嗓子因咳而伤，就要痛，当然他嗓子也必会痛。

199　阳明病，无汗，小便不利，心中懊侬者，身必发黄。

这几段全讲发黄。

“阳明病，无汗”，热不得外越，则无汗，小便再不利，湿也不得下泻，“心中懊侬”，里头还真有热，并不是没有热。“身必发黄”，这就是我们开始讲那个郁热在里了，有湿有热，这两个结合起来则要发黄的。

200　阳明病，被火，额上微汗出，而小便不利者，必发黄。

火更助热。这个人只是额上微汗出，旁处没有汗，所以热也不得外越，还都在里头。小便再不利，水也不得去，所以也必发黄。

201　阳明病，脉浮而紧者，必潮热，发作有时，但浮者，必盗汗出。

“阳明病，脉浮而紧者”，这是太阳伤寒转属阳明了。脉还浮而紧，说明伤寒为证很明显，即便转属阳明，也只能“潮热发作有时”而已，发潮热就是阳明病的一个症候。由于太阳病乍传阳明，所以脉还浮而紧，虽然发潮热，但不是老那样，也是一阵一阵的，“发作有时”，有时候发潮热，不会始终发潮热。始终发潮热那就是里实了，脉绝不会脉浮而紧。

（本条）这个太阳病只是表不解微恶寒而已，（否则）他不会还脉浮而紧，这跟咱们前面讲的是一样的，“脉紧则愈”那一

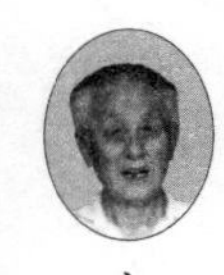

节（192条阳明病，初欲食，小便反不利，大便自调，其人骨节疼，翕翕如有热状，奄然发狂，濈然汗出而解者，此水不胜谷气，与汗共并，脉紧则愈。）是一样的（192条：阳明病的症候不多，但是太阳病的症候还是很清楚。这就说明192条这个不是真正的阳明病，而是太阳伤寒，也没真正发生太阳阳明并病）。脉紧再发热恶寒，这是表证完完全全存在了，即便里头有热，也不会到“胃家实”那个程度，即便发潮热，也是发作有时。

“但浮者”，就是脉不紧了，不紧了津液有所丧失了，如果也是太阳病还存在……（音频缺失。编者按：本条若脉浮紧，表实兼里热，就要用大青龙汤；若脉浮而不紧，表虚兼里热，就要用桂枝汤加生石膏。）

我们对治盗汗，常常就用上黄芪了。盗汗多源于里热，所以咱们用小柴胡加石膏也治盗汗。但是，不是由于里热（治盗汗而用生膏）是不行的。有里热的（情况）很多的。怎么治盗汗呢？多汗，要多汗（的话），太阳病不会明显的。这也跟着上边的（所说），虽然脉浮，要是真正到阳明了，脉沉实、沉大等等，脉不会再浮的；（若）脉再浮，整个还在表呢，病大部分还在表。那么大部分在表，脉要是紧，那只能是“时发潮热”而已；要是脉浮缓，那是太阳中风那种脉了，那么一定不浮紧，（开始时）又没有汗，当然是津液有所丧失了，（后来则）一定有盗汗。

202　阳明病，口燥但欲漱水，不欲咽者，此必衄。

“口燥但欲漱水”，这是里有热，他渴。胃有热，是要渴的，口中干。那么只是燥而不欲饮，不渴，可是嘴燥的难受，愿意漱水，这是热不在胃，在血分。血分有热，迫血妄行，常常鼻衄，故“此必衄”。

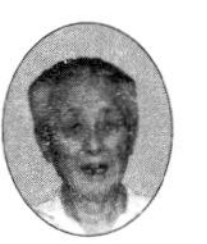

203 阳明病，本自汗出，医更重发汗，病已差，尚微烦不了了者，此必大便硬故也。以亡津液，胃中干燥，故令大便硬。当问其小便日几行，若本小便日三四行，今日再行，故知大便不久出。今为小便数少，以津液当还入胃中，故知不久必大便也。

这几个阳明病，都不是真正的阳明病，这节更是的。

“本自汗出”，还是表证。要是阳明病，重发汗（的话），不会“病已差”，阳明病你越发汗越坏，它忌发汗。本自汗出的病还是太阳中风，太阳中风应用桂枝汤发汗，不能用其他的药发汗。这就是发汗不合法，不能用比较重的发汗药，那么虽然病差了，这个人尚微烦不了了。表不解，他要烦；表解了，不应该再烦，还微烦不了了，这就是由于汗多亡阳，胃中干的关系。所以，你要问一问，一定大便硬，“此必大便硬故也”，这是发汗造成的，所以底下有解释，这个不要当阳明病来治，这是因为亡津液，发汗不合法，重发其汗了，胃中干燥，所以才使大便硬。

那么这个时候“当问其小便日几行”？就是一天几次小便。这个人平时本来是“小便日三四行”，“今日再行，故知大便不久出”，这没关系的，逐渐津液恢复，大便还是要有的，什么道理呢？现在小便次数少，那么次数少了，津液在里头就能够积蓄起来了，“以津液当还入胃中”，胃里头的津液会恢复的，“故知不久必大便也”，将其津液完全恢复了，他是能大便的。

这个不是阳明病，阳明病没有不治的，（本条）它不是因热结的。那么它也冒以阳明病什么道理呢？（可能是）冲着汗出多，“本自汗出”，后头也有的（进一步解释）。太阳中风是自汗出，如果汗出多，也为太过，太过则阳绝于里，要得脾约证。他冲着这一点而似是而非，（因为）自汗出呀，阳明病法多汗，

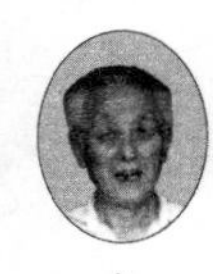

所以他也冒以阳明病，他必须得让你细分辨。

那么由于还是病在表，所以他用发汗剂。可是发汗不得法，他是重发其汗，本来有汗而重发汗，张仲景这个书说的发汗都是麻黄剂。

幸而由于发汗病已解，“差”就是解了，但只是微烦而不了了。（本条实质为太阳病，）要是阳明病发汗，绝不会这样，越发汗越伤津助热。根据全文看，（本条虽然冒以）阳明病，这不是真正的阳明病，这个书有的是（类似情况），比如伤寒吧，有的不是太阳伤寒，就由于无汗，没有汗（有时就冒以伤寒）就叫伤寒，形似伤寒，他也常这么说。所以我们就全文看呢，不是那档子事，不是咱们说的“胃家实”那个蒸蒸身热自汗。你再发其汗，没有那么个治疗法，那个（以发汗治疗阳明病）也不会得这个（病已差）结果，这要注意。

204　伤寒呕多，虽有阳明证，不可攻之。

呕多，属少阳。少阳病不可汗，亦不可下。少阳阳明还是常常带呕的，要是微呕也有攻的时候；但是呕多，说明少阳病还存在，“虽有阳明证”，也不过是少阳阳明并病而已，我们应该从少阳治，“不可攻之”，不可冒冒失失地就给吃承气汤。

205　阳明病，心下硬满者，不可攻之。攻之利遂不止者死，利止者愈。

这更重要了。（本条的）心下硬满，这是胃虚，用人参的一种症候，前面讲了很多。胃虚则邪气水气都往胃那块儿聚，胃这个地方又硬又满。“胃家实”方才不说也硬满嘛。那么，只是硬满而没有其他的热象、实象，这是人参证，应该用补中健胃的人参这类的药，万不能攻。

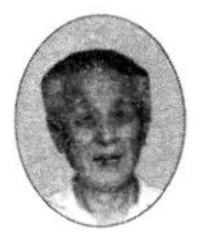

虚以实治了不得啊，虚证当实证来治，利下不止，非死不可。“攻之利遂不止者死”，本来就虚，当实证来治。“利止者愈”，如果幸而利止，这还可以好的。

206　阳明病，面合色赤，不可攻之，必发热。色黄者，小便不利也。

颜面红，“面合色赤”，就是缘缘正赤那个意思，在“太阳篇”讲过，这是阳气怫郁在表，还是要出汗而出不来汗，脸发红，发红色，这要用“小发汗法”才行。（本条）表证还有，不要吃泻药。

假设要是攻之的话，“必发热。色黄者，小便不利”。“必发热。色黄”，这“者”字不应该搁这儿，他这个书（《伤寒杂病论》）的字抄写转印常常有些错的。那么，一攻的话，邪热内陷，虚其胃，水谷不别，小便再不利，热与水相郁要发黄。

（上述诸条）这都是说的阳明病泻下应该谨戒的这么几条，心下硬满、阳明呕多等等。所以我们在临床上不要片面看问题的，要全面看。阳明病是以攻下为主治的，（本书）前面有些不可妄攻的（条文），你不能不知道。就像我们讲太阳病是以发汗为法，但是有些不可发汗的，你必须要知道。那么阳明病他搁这么几个（不可攻下的禁忌）。

从这以上都是对阳明病各个方面加以概括说明，但是有些条文是因证辨证的，像“呕而咳，手足厥者，必苦头痛”（本条主要指少阳病说的，此厥为热厥），“头眩，不恶寒”（197 条：阳明病，反无汗，而小便利，二三日呕而咳，手足厥者，必苦头痛。若不咳不呕，手足不厥者，头不痛；198 条：阳明病，但头眩不恶寒，故能食而咳，其人咽必痛。若不咳者，咽不痛）这个地方都是因证辨证的：头眩，常常是胃有停水则有头眩；

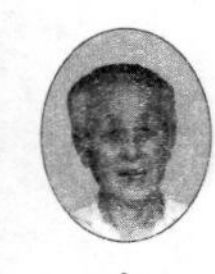

但不恶寒的头眩则是热，热往上攻，脑袋也眩。所以这些都是（因证辨证）。前面讲过（胃虚停饮类型的）头眩了（195 条：阳明病，脉迟，食难用饱，饱则微烦头眩，必小便难，此欲作谷疸。虽下之，腹满如故。所以然者，脉迟故也），由于不能食，有些食难用饱、欲作谷疸的头眩。（本条）在这儿马上（提出热壅造成的头眩），辨证之道也讲了。他这书好就好在这：不让你认为头眩全是胃虚有停饮的情况，也有热往上壅得厉害也头眩的。

207　阳明病，不吐不下，心烦者，可与调胃承气汤。

调胃承气汤方

甘草二两（炙）　**芒硝**半升　**大黄**四两（清酒洗）

上三味，切，以水三升，煮二物至一升，去滓，内芒硝，更上微火一二沸，温顿服之，以调胃气。

“不吐不下”，这是针对栀子豉汤说的，发汗吐下后心烦不得眠，那是虚烦。经过吐下之后，里头没东西了，所以，这个烦是虚烦。

如果有阳明病的外观，像我们前面讲的，确定为阳明病的病型：外证是发热汗出、不恶寒但恶热；腑证就是胃家实。这类的阳明病，没经过吐和下，这种烦躁为实烦，是胃家实的烦，可与调胃承气汤。

（本条）这是简文。调胃承气汤这个方药前面也讲了，这在承气汤中是最轻的泻下剂。调胃者，就是胃不和，而用这个方子加以调。看它起的这个方名不像个大泻下药，主要的在甘草这一味。大黄配合芒硝泻下相当的重。大黄这个药能涌下，它刺激肠膜蠕动，使这粪便很快往下走；芒硝能够软坚祛热，里热结成坚块的东西它（芒硝）能够将之稀薄了。所以这两个药

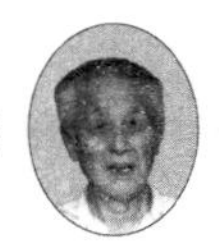

物合到一起，泻下的力量相当的重。古人有句话，大黄不配伍芒硝，就像快刀无刃似的。快刀不开刃，它发钝。这两个药物搁到一起泻下非常猛峻，可是配上甘草这个药，就能够缓其猛下。

甘草这个药，我们在临床疾病有急迫的情况，病人疼得急迫等，或者是各方面的急迫，比如烦躁急迫等等的，它（甘草）能够缓解症情的急迫，如反复睡不着觉，或肿痛得厉害，所以甘草它也缓痛，人体有急迫的病情这种情况用甘草。这是对治疗方面说。

那么它（甘草）对药力也起缓解的作用，所以咱们用泻下药，要是配上甘草就不会虚脱，所以叫调胃承气汤，它（甘草）使药的作用缓缓发作，所以它调和胃气。甘草这个药我们在临床上观察也是这样子：如果大泻下、大利尿剂，要求（起效）快，甘草用不得。你看五苓散、猪苓汤，是利尿里头最厉害的，都没用甘草。那大承气汤、小承气汤也都没有甘草，那（些方药）都是利于速下。调胃承气汤，搁个甘草叫调胃，就是缓于调之的意思。

那么（调胃承气汤）这个方剂是不是大泻下？是的，你看这个分量就看出来了，大黄是四两，古人一两合现在就是三钱，咱们现在用克计算就是 9 克，那么四两，三四一两二，一两二是顿服，药量很重了，你看它后头写的是顿服，我认为这是错的。在太阳篇里头那个调胃承气汤它说是“分再服”，两次，两次也是很重的了，六钱大黄也就不轻了。而且芒硝（半斤的“斤”）它是个错字，半斤错了，是半升，古人一升就是小一点的茶杯这么一茶杯，半升就是半茶杯。（假若真是）这个半斤更重了。但是半茶杯也不轻，要是顿服的话那就了不得，再加上大黄（药量太重了），就是有甘草也不行。

所以对于古人的方子，我们不要死于它的分量，那么根据用这个调胃承气汤（的实际药物用量），这几个承气汤都是的（这样的用量原则）。“少少与之”，虽然方剂的量挺重，一回别给他吃那么些，也行啊。我们在临床应用之时，一般调胃承气汤的大黄顶多用四钱，一般就是三钱，就是现在说 9 克、10 克就行了。芒硝是分冲的，咱们现在是两剂煎法了，芒硝可以搁 12 克，一回搁 6 克，两煎嘛。甘草搁 6 克。这是一般用调胃承气汤的药量就蛮好。那么遇到轻病，我们一煎药也可以分两次用，就是少少与之。如果遇到重症，我们也可以根据情况略加泻下药。

这个书是有些传抄错误的。它（调胃承气汤）的分量也是一样（也可能有传抄错误），古人说是匀两次吃，就是两剂，要是两剂大黄就是四两，一剂就是二两，二两就是六钱，也是够重的，所以我们在用的时候不必一定按着（原书）这个分量。

208　阳明病，脉迟，虽汗出不恶寒者，其身必重，短气，腹满而喘。有潮热者，此外欲解，可攻里也。手足濈然汗出者，此大便已硬也，大承气汤主之。

若汗多，微发热恶寒者，外未解也，其热不潮，未可与承气汤。

若腹大满不通者，可与小承气汤，微和胃气，勿令至大泄下。

大承气汤方

大黄四两（酒洗）　**厚朴**半斤（炙，去皮）　**枳实**五枚（炙）　**芒硝**三合

上四味，以水一斗，先煮二物，取五升，去滓，内大黄，更煮取二升，去滓，内芒硝，更上微火一两沸，分温再

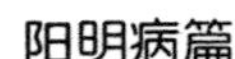
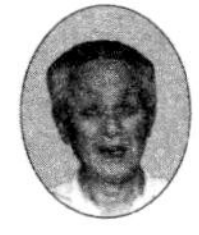

服，得下，余勿服。

小承气汤方

大黄四两　**厚朴**二两(炙，去皮)　**枳实**三枚(大者，炙)

上三味，以水四升，煮取一升二合，去滓，分温二服。初服汤当更衣，不尔者，尽饮之，若更衣者，勿服之。

“阳明病，脉迟，虽汗出不恶寒者，其身必重，短气，腹满而喘”（之后）这是个句号。前面这几个都应该是逗号。这个书，句子要弄不清，都给人家解释错了。“有潮热者，此外欲解，可攻里也。手足濈然汗出者，此大便已硬也，大承气汤主之。”这是一段。

脉迟是与数相对。数为快脉，是有余的脉。迟是不及的脉。一般不及的脉大致都是主寒、主虚这类的不足之病，所以阳明病遇此脉（迟）要当心其虚，这段说的主要是这个。

“阳明病，脉迟，虽汗出不恶寒者”，这是阳明病的外证俱备，“阳明病，汗出、不恶寒、但恶热”。那么虽然见其汗出而不恶寒，阳明病的外证已备了。但是，由于脉迟的关系，里头不会结热太甚的。

“其身必重，短气”，其身必重者就是外有湿。湿在人的组织里面，人身上就沉。“短气”是内有饮，这是《金匮要略》上的，病人“凡食少饮多，水停心下。甚者则悸，微者短气”。甚者则悸，厉害的时候，心跳，咱们说水气凌心，（这是）古人那个术语。微者短气，轻的话，停水少，也悸。短气还是里有微饮，胃还是有停微饮。

“腹满而喘”，既然是停饮，里边的结实当然不是那么实。“腹满而喘”（前面曾讲过讲过）实证类型：如果里头实的厉害，往上压迫横膈膜也喘、也满；那么（本条）这个“腹满而喘”，是热往上壅之象。胃既有停饮，同时热再再壅，那么这两项结起来，也能使着腹满而喘。那么言外之意，在这个情形之下“不可下也”。

所以古人文章净要笔管（讲求文字）嘛！一个“虽”字，这个“虽”字是个否定口气。

“虽汗出，不恶寒者，其身必重，短气，腹满而喘。”那么这个情况，全是不可下的证候。

到这块儿是一句（一个段落）。他暗示，假设阳明病脉迟，恐怕其虚。要有这些证候的话，没实到家。我们前面讲了“系在太阴”（第 187 条、第 278 条）嘛，病传于里，就是胃肠之里，这个时候假设这人素日里头多湿多饮，就是里头有水，如果湿胜过热，邪热传里头去了，那么就要发生太阴病。太阴病就腹痛、下利；如果热要是胜湿，阳明病法多汗，水火两个东西不同时存在的。如果热盛了，它伤人津液，一方面出汗，一方面小便数。（如果）体外没有什么津液了，身子不会沉的。沉（其身必重），说明还有很多湿。所以这个时候，里头不会那么样子实的，热结不会那么甚的，那么这个情形不可下也。

“有潮热者”，这个“潮热”并不是“日晡所”那个时候发热。这个（有潮热）也有人给解释错了，认为“潮”是主“信”，到时候发热叫“潮热”，（我认为）这错的。（本条）这个“潮”就说明来势汹涌这种热，就是热之甚也。我们常打比方，小说上也常有（比方），说兵马齐来如潮水一般，就是言其势又众又多。阳明病这个热就是潮热，蒸蒸发热嘛。如果有这种的热（蒸蒸发热），正说明“外已解，可攻里也”，这个时候可以议下。

但是议下，这在原则上讲可以下，但是还不一定。如果“手足濈然汗出者”，阳明病法多汗，身上早就出汗了，手足也不断出汗，绵绵有汗，这是大便已硬之候，大便都燥结了。“大

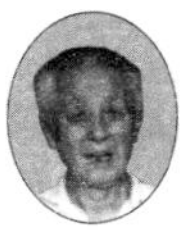

承气汤主之”，这才能用大承气汤。大承气汤这个方药泻下猛峻，那要慎重用，必须有潮热，而大便也硬。

那么大便硬有多种证候。“手足濈然汗出”这也是大便硬的一种证候。大便在里头，外证上的反映“手足濈然汗出”。就像我们方才所说，阳明病是热盛，使着津液尽量往外走，里边不但不能有水了，而且也确实干了。

那么这时候“阳明病脉迟”怎么解释呢？不及的脉也常主有余，有余到相当程度，人的津液是大伤了，脉也迟。迟脉，尤其这个书里常说（第 50 条）“营气不足，血少故也，所以脉迟”。那么这个时候的脉迟，是真正的可下之脉了。开始我们要遇着脉迟……（音频缺失。编者试补：则千万注意，不一定是可下之脉，有可能有“湿而未结”）。

“若汗多，微发热恶寒者，外未解也”，假若说上面汗出的是不少，阳明病法多汗嘛，发热不是潮热，是微发热，还多少恶寒，这个是“外未解也”。外未解也，这也不能用泻药，得先解外了。底下有一个（234 条：阳明病，脉迟，汗出多，微恶寒者，表未解也，可发汗，宜桂枝汤），“宜桂枝汤”这是对的，这（若汗多，微发热恶寒者，外未解也，其热不潮，未可与承气汤）应该用桂枝汤主之。

（本条应该用桂枝汤）这他都没明说。这个因为我们前面学过了，咱们知道了，说如果有表证又有里证，这就是太阳阳明并病，那么表未解，则宜先解表而后攻里，这是定法，前面咱们讲过了，所以在这儿就不详细说了。他只是说个“外未解也”，当然不可用承气汤了。“其热不潮，未可与承气汤”，（本条）这个只是微热，（用承气汤）那不行。（若要用承气汤）准得这个热有潮热。（但本条则）其热不潮。你看这个字（潮热之潮字），也不是指着日暮那个发热。热不潮，不到像潮水一般那

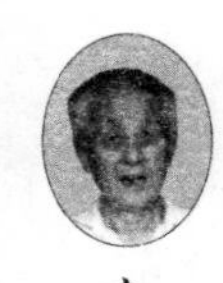

个热，那么不要与承气汤。不要说大承气汤（不能用），小承气汤也不行。这是重述以前“有潮热者，此外欲解，可攻里也”，（此“攻”仅指）可攻而已。那么热不潮，连攻都不能，未可与承气汤。

“若腹大满不通者，可与小承气汤”。如果没有潮热，真正大满，腹胀满而大便不通，那也只能够与小承气汤和其胃而已，也不能用大承气汤，“可与”小承气汤。小承气汤就是厚朴、枳实、大黄三味药，它也能通便，消胀力量相当的强，它有厚朴、枳实嘛。“微和胃气，勿令至大泻下”，有的书没有“至”字，（本书）他搁个“至”字，“勿令至大泻下”。微和胃气，那么这一个里头（的意思），也就是不能尽剂了，就是不能够按他原方子分量，就是少用。

这个（论述得）很细了，他分析大承气汤、小承气汤（的细微区别）。张仲景这个书，辨证的（精髓），就在方证上。所以他既辨病形，就是咱们说的六经；然后更分析八纲，就是要分析寒热虚实。六经就是表里阴阳。那么然后在这个基础上，这种病形，比方说看是阳明病，我们还要分析寒热虚实。那么这个时候，比方说潮热可攻了，应该用哪一个方剂？还要辨方证。你比方说（最后选用）大、小承气汤，连调胃承气汤都不算。拿咱们现在的话说，这就是下实救阴的法子，这是咱们常用的。下实救阴的法子，（只是）一个法子而已，该用哪一个方剂？（我认为）后世医书都不到家，唯独他（仲景）这个书（精细到位）。

在临床上应用，方剂你要不能够纯熟，（那么你就）不会治病的。你像光（知道）一个“下热存阴”，好，你随便往里头搁下药，那不行！该用大承气汤用大承气汤，该用小承气汤用小承气汤。所以他（仲景）这个书好就好在这儿，主要的精神，

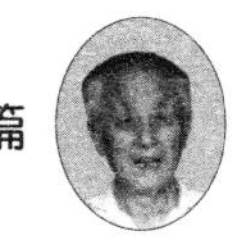

就是方剂的适应证，所以咱们叫方证。

我们看看大承气汤，大黄、厚朴、枳实、芒硝。这个方没有甘草，大黄、芒硝搁到一起，分量也相当的重，同时大量用厚朴、枳实。厚朴、枳实就是行气消胀。大黄、芒硝再搁行气的药，往下攻下的力量相当猛峻。所以咱们说大承气汤能治大实、大满、大痛。胀得厉害、热得厉害也疼。这个方药量相当的大，药剂也相当的猛。所以用这个方药的时候，总是要慎重。他这个书反复讲大承气汤（应用注意事项）。

我们现在用量比较大，平时我们也不这样。像大黄也是四两，芒硝是三合。所以上边（第 207 条，调胃承气汤里的“芒硝”用量）这个它是半升，这是肯定的，它是五合。（本条）三合就是茶杯三分之一那个量。芒硝这个药主要作用是祛热、软坚、通便，它是治热啊，你看有潮热都搁芒硝。那么配伍大黄，方才讲它泻下（大黄、芒硝泻下之力量）就够重了；如果再用行气消胀的这种药，下得更猛了。所以厚朴半斤，药量也相当重了。枳实五枚，五枚搁着现在说也就是五六钱，大个的枳实（药量）还多一点。我们现在用（本方药量）也不要这么重。大黄、芒硝就搁个三四钱，顶重也不过就是五六钱，那还得是重病；厚朴、枳实也就是四五钱，这么用就可以的。

小承气汤（力量）差多了，它把芒硝去了，所以它泻下作用不重的，但是厚朴、枳实它也都有，也消胀。

后头还有个三物厚朴汤（痛而闭者，厚朴三物汤主之），单独通便消胀，把厚朴、枳实（分量）加重了，治胀满为主。它与调胃承气汤来比较，调胃承气汤比小承气汤通便的力量还是强；但是，小承气汤消胀的力量比调胃承气汤还是重的。

209　阳明病，潮热，大便微硬者，可与大承气汤；不

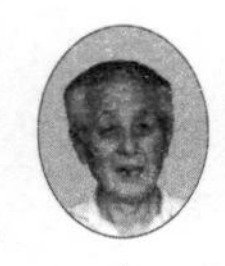

硬者，不可与之。

若不大便六七日，恐有燥屎，欲知之法，少与小承气汤，汤入腹中，转矢气者，此有燥屎也，乃可攻之；若不转矢气者，此但初头硬，后必溏，不可攻之。攻之必胀满不能食也。欲饮水者，与水则哕。

其后发热者，必大便复硬而少也，以小承气汤和之。不转矢气者，慎不可攻也。

这段也相当好，阳明病要是发潮热，根据前面发潮热就可攻，但必须大便微硬，这才能用大承气汤。这里容易误会：不是大承气汤专攻硬便，大便硬是用大承气汤的火候，全是“热实于里”这么一种病叫阳明病了，大承气汤的应用必须大便硬才能用，这是用它的一个标的（必备标准）呀，要是不硬不能用大承气汤。要是把大承气汤看成是专攻大便就错了，它是治病的，大便硬是用它（大承气汤）的一个火候。

（如果）不大便已经六七天了，究竟是大便硬还是不硬呢？要有（大便）硬的征候，那没问题了，你看上边（208 条）那个手足濈濈然汗出，大便已硬了，它有这个症候。那么（本条）假设没有一个明确症候，已经六七天不大便，恐怕有燥屎，屎已经硬了，那得像个办法（验证）“欲知之法，少与小承气汤”，不能冒然用大承气汤，可以先给点小承气汤。这个地方你要注意，这也不是随便拿药试验这个病，这也是治疗。

大小承气汤疑似之间，应该用小承气汤，这也是治疗呀。这不是随便试验的，但是在用小承气汤的过程中可以看出，如果是大承气汤证，屎已经硬了，与小承气汤大便下不来的，但于人也无害，所以（小承气）汤入腹中只是转矢气而已，就是放屁，下不来东西，那是里头有燥屎，小承气汤力量不及，这时候就可用大承气汤。如果不转矢气，大便就下来了，“此但初

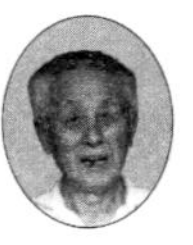

头硬，后必溏”，大便下来是先干后头是稀的，这用小承气汤就对了。这样儿的大便，吃完小承气汤之后，那你就不要吃大承气汤了。

假若你没这么试验，你开始用大承气汤，就是“初头硬，后必溏”这种内在的病情，要是吃上大承气汤了，“必胀满不能食也”，攻伐太过，虚其胃气，那他就要发虚了，虚胀虚满，里头发胀气，而不能吃东西了。“欲饮水者”，由于大承气汤泻下得厉害，伤津液也厉害，这时候想喝水，可是给他水他喝不下去，“则哕”，哕逆，胃太虚了，所以吃不得大承气汤啊。

这既是试之，也是治之。我们在这么一个阶段（阳明病，潮热，大便不硬。若不大便六七日，但初头硬，后必溏，不可攻之：少与小承气汤，汤入腹中不转矢气），我们应该用什么药啊？应该用小承气汤。如果吃小承气汤而转矢气不大便，当然吃大承气汤。

“其后发热者”，那么吃过小承气汤，已下“初硬后溏”的这种大便，潮热也就是好了。可是不多久，他又发潮热，这个“发热”就指着潮热说的，“必大便变硬而少也”，这一定是大便又硬了，又硬的意思也是指着“初硬后溏”的硬，而且也少，因为泻过了、下过了。那么“以小承气汤和之”，当然还是用小承气汤，也没有其他的大便硬的特别征候嘛。

如果吃小承气汤转矢气，那这个病是往前进展了，大便都硬了，当然再给吃大承气汤。“如不转矢气者，慎不可攻也”，那你不要冒冒失失再给他吃大承气汤了。

这一段非常好。这是说是大、小承气汤的细微区别。所以古人用药该慎重非常慎重。可是该放胆你也得放胆。那么非用这个方药（大承气汤）不可的时候，你要不用也不行。后头就要讲了。小承气与大承气汤之用，就有这样子的不同。我们临

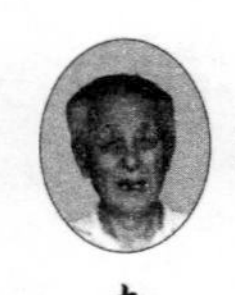

床上在病疑似这间，你从轻治不要从重治啊，无论是汗、吐、下都是如此的。

210　夫实则谵语，虚则郑声。郑声者，重语也。直视谵语，喘满者死，下利者亦死。

谵语是临床上“里实证”经常遭遇的，在阳明病里面也是一个主要的症候。这里又拿出来谈论。里实要谵语，所以说“实则谵语”，谵语就是狂言乱道，说胡话。

“虚则郑声”，如果已经虚了，正虚，就郑声。什么叫郑声呢，底下有解释了，“郑声者，重语也”，一句话他是没完没了地反复说。这在临床上也要体会。

狂言乱道不要紧，是实，攻就能好；一句话小声小气地自己默默没完没了地说，叫郑声，为虚，虚则成问题了。看可攻不可攻了，要是虚到不可攻，则这人非死不可。

“直视谵语”，且不说郑声了，就拿“谵语”来说也有死证。直视，我们讲阳明病的死，都是由于津虚到家了。直视者，精气不能荣于目，目系枯燥，眼球不能动了，叫做直视。前面讲过“直视不能眴”（86条），“直视谵语”，阳明病里实，既谵语而眼球也不能动了，直视，这说明津液不荣于目了，这个（情况的结局）有生有死了。“喘满者死”，喘满是气脱于上。“下利者亦死”，这时候反倒下利了，他本来是热证，可虚极而脱，这是津液脱于下，也必死。“虚极”就是由阳入阴这种情况了。所以阳明病本来无死法，实证好治。这就是我们刚才说的“该谨慎要谨慎，该放胆要放胆”。你该给人家用大承气汤也得用，要到他谵语，甚至于后来要到直视，发生喘满、下利这个时候，若是大夫给人延误了，这也不行啊。所以当大夫也很不容易，后世（大夫）犯（误治）这个病最大了：遇着热病，拿

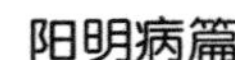
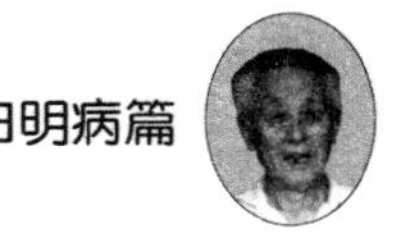

着滋阴祛热地法子这么瞎调理，调理来调理去，就调理这样了（直视谵语，喘满、下利）。你该攻是得攻，（如果不敢攻）等到邪实正衰，就无所措手了：你补虚，越补越实，祛病（攻实），人不胜药了，非死不可。那么到虚脱这个时候更完了，自然就要死了。这（误治）在临床上也不少见，不过这些年我没见着，以前私人开业的时候常见。因为这个时候遇着这个病都住院了，（如果误治泽）都死到病房的。

211　发汗多，若重发汗者，亡其阳、谵语，脉短者死，脉自和者不死。

这个是给治死的。“发汗多”就是反复发汗，“若重发汗”，就是蛮干，就是大量发汗，重（zhòng）发汗，本来不要重发汗，而他偏偏要给重发汗。

那么这两种全是“亡其阳”，这个阳就是津液，在这儿更看出来了。所以他这个书的“阳”不像咱们后世所说的阳。咱们后世所说阳，都是热，他（仲景）说的这个阳是津液。发汗最丧失人津液。由于大量津液亡失，胃中干，他就要“谵语”。这纯粹是给人（误）治的。

“脉短者死”，看津液虚到那个份上。脉短，一般的脉，上到寸口，下到尺中啊。那么如果它就剩关上这么一点了，叫短，上不及寸，下不及尺。“脉短者”，这是血液、津液虚竭之象了，那非死不可。“脉自和者不死”，上下脉还匀调，没虚到家，虽然谵语而不要紧的。

这个病我的确遇着过，这都是在以前我私人开业的时候。我还记得那个人呢，这个人是个山东人，姓马，是个女同志，很小岁数，20多岁，她是个教员，特意来北京找我看病。那一阵儿我一个学生是山东人（可能是我的学生介绍来找我看病

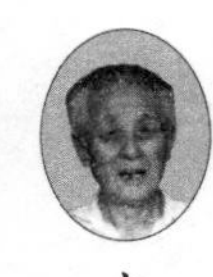

的）。她什么病呢？她是糖尿病。来了我给她吃药，主要的就用这种白虎增液加人参之类，她的糖尿病很快很快就控制住了，就蛮好了。她这个人非常穷。她从山东来北京就到她一个老乡家住了，就是我那个学生家。她不知怎么的，后来她感冒了，那一年流感相当的凶。她就住医院了，咱不必说这个医院名了，这是北京很有名的一个医院了。住医院后她的发烧，打针不退，后来怎么办呢？就给她吃阿司匹林、ABC 这种发汗药，一吃烧就退，可是今天退明天就起来。还给她吃发汗药。这一个人往复这么治疗了一个多月。后来，跟我学习那个人到医院去看她，看着不祥了，他就跑我这儿来了。他说，哎呀，坏了！我说怎么的了？他说她得感冒了，住医院了，我今儿去看她，我看恐怕不行了。这个人也（给姓马的老乡）请了旁的大夫。后来他说你给看看去好不好？那一阵儿私人开业大夫到大医院去受气，（而且也没有会诊单，不符合会诊流程）我说我不去。他说你去吧，那个医院他有认识的人，他说你给她看看。我说去就去吧。我去了。这个人（马姓患者）那是骨瘦如柴，她穿着袜啊，就像个一个棍儿挑着个袜子似的。脚那个肉都瘦没了，她就是（因为）反复发汗嘛！我一看，在我（去会诊）以前，也请过一个中医，我一看那个方子，是四逆汤，就是附子、干姜、甘草。也是个老大夫开的。我也没吱声儿。当时咱也不是给会诊去的，开出方子那医院也不接受。然后我就跟那个同学出来了。我说，现在没法治疗了。她那个脉浮而无力，虚数无度，快得很，还是烧。我说现在就一个法子，也不能救其命，或者能好一点，大量白虎加人参，这个参非搁好参不可，起码西洋参要搁一两，一两西洋参（对于患者来说昂贵得）了不得，她穷啊。他说她能好吗，准好吗？我说我也不保险，现在没旁的法子，只能这么用。大量用人参，大量用石膏。后来他想一想，摇摇

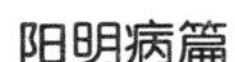

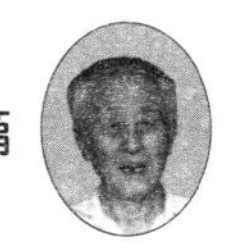

脑袋，他说她太穷了，她要不能好了就不必非得治了。这个人（马姓患者）很快就死了。（我认为）这就是给人（过于发汗）治死的。现在这种流感、病毒性感冒，一般说打个吊针就能好？（如果过于发汗）他不会好的。开始那个热，我们常用小柴胡加石膏就蛮好蛮好的，就不会有这种（过度治疗的）情形。一发汗，体温当时散一散，就好了。你看看古人发汗，没有反复发汗的。所以麻黄汤之后表不解，只能用桂枝汤。桂枝汤解肌呀，不是个大发汗药。

所以这（马姓患者）是纯粹给大夫看（坏）的，大夫真有这样（误治）的。我到这个医院（编者按：指东直门医院门诊）没看着这个病，私人开业时候什么怪病都能看着，现在遇着这个病（患者）都到急诊室了。

212　伤寒若吐若下后不解，不大便五六日，上至十余日，日晡所发潮热，不恶寒，独语如见鬼状。若剧者，发则不识人，循衣摸床，惕而不安，微喘直视，脉弦者生，涩者死。微者，但发热谵语者，大承气汤主之。若一服利，则止后服。

太阳伤寒依法当发汗，若吐若下，全为误治，一方面丧失津液，一方面虚其里，外邪陷于里，就发生阳明病。

“不大便五六日，上至十余日”，以至到十余日也不大便，“日晡所发潮热，不恶寒，独语如见鬼状。若剧者，发则不识人，循衣摸床，惕而不安”，惕而不安，无故惊恐而不安宁。

“微喘直视”，我们前面说了，“直视谵语，喘满者死”！（本节是）他没到喘满的时候，只是微喘，这病也就相当可以（较重）了。直视而微喘，这是气欲上脱而未脱，所以说没到死的时候。那么这个时候就看脉。“脉弦者生”，弦是有余的脉，

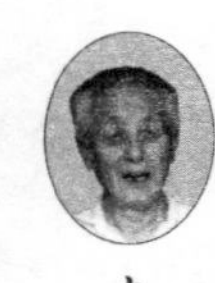

弦与弱是相对的，脉弦说明身体还有抵抗力，还不是虚到家，还可以用大承气汤背城一战。脉“涩者死”，涩者，指虚到极点了，血液虚竭之象，那不能任药了，大承气汤下去就死，不吃大承气汤也非死不可，就是治也死、不治也死。他不胜药了，大承气汤下去，人虚到这个份儿上，他对这个药不任，就是不胜这个药。要是不吃大承气汤呢，病去不了。所以非死不可。

“但发热谵语者”，这是回头说“独语如见鬼状”以前这一节（不大便五六日，上至十余日，日晡所发潮热，不恶寒）。如果只是发热谵语呀，“微者”，轻的话，只是像上边说的“日晡所发潮热，不恶寒，独语如见鬼状”的这种谵语，这不要紧，那就用大承气汤下了就可以好了。

那么这一段的意思，就是我刚才所说的（该谨慎要谨慎）该攻你得攻。所以当大夫又要细心、慎重，又要放胆子，该攻你得攻，病人到“循衣摸床，惕而不安，微喘直视”这么一个份儿上就纯粹给耽误了。这个耽误也未必是一个大夫耽误的。遇到这种热病啊，咱们（中医界的不良习俗）十有八九认为一见到热就是阴虚，六味地黄丸这类方药就上来了，这东西坑人啊。顶大了一看谵语了，说这是扰乱神明了，又是局方至宝、又是安宫牛黄的，这是看家本领，过去了就没招儿了，其实（本条）这个病症是内实，（不良习俗所开的方药）这些东西都不行啊，都属于害人。我说这话也许说得过激一点，但是我的确看到（不少医家）这么误人的。他（仲景）这段书，就是说不要延误到这个程度上，当然这也是有误治的，误治是最厉害的，本来阳明病就伤人津液，（本条）由于误吐、误下，根本在治疗上就伤津液，而又把外邪引到里了，而发生阳明病，来了势头就是重的。所以这个地方，我认为这几大段全是给大夫看的，这么样地治坏人，是很不少的。

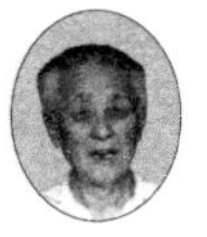

大承气汤每付都这样的，“若一服利，止后服”，峻攻的药没有连续用的，古人也讲“覆杯而愈”嘛！只要药用得恰当，那不会不好的。而且这个药（大承气汤等峻攻的药）也没有连续用的。

213　阳明病，其人多汗，以津液外出，胃中燥，大便必硬，硬则谵语，小承气汤主之。若一服谵语止者，更莫复服。

你看这个辨证多细呀！这个不是先有热来的，这个人素日就多汗，他得了阳明病了，汗还是多。你看这个也没说发潮热，就是由于多汗而津液外出。身体的津液往外，那么胃中自然就燥了，大便也硬，硬了就要谵语。

所以说只是一个谵语就给吃大承气汤这是不对的，你得改。所以辨证总得细致。由于多汗，大便硬而谵语，这个就说“阳绝于里”，即津液根本就是虚，这个没有用大承气汤的必要，小承气汤主之（就可以了）。

这个地方都细腻极了。所以我们说方证、方剂的适应症，既要掌握证，也要掌握情。

（本条）这个怎么来的？就由于多汗，没有那多大的热。当然我们在这个地方（里实证的判断）要是临床的话，我们手也得勤勤，你要按按患者的肚子。真正的大承气汤证，那上不得手啊，患者（特别）怕按肚子。咱们学院（北京中医学院我有）一个已经去世的老朋友陈慎吾。他的母亲得痢疾，得痢疾有一两个月，痢疾还不好。陈慎吾没办法（毕竟患者是自己的老母亲，就找自己最信赖的朋友帮着看），他找我给看去。我一看那老太太说胡话，舌苔黄、干！我一看就是大承气汤证，我可不敢用啊，这老太太七十多岁了。我让陈慎吾（给她老母亲）

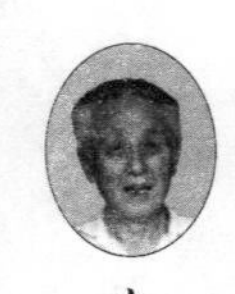

按按肚子，老太太也是女的，我也不好（意思）给她按肚子去，我让她儿子按。陈慎吾一上手，（老太太）嗷嗷叫唤。我说没问题，就吃大承气汤。她吃这个药一宿就拉下干粑粑来了，拉到这么一盆，（大便落到盆里）当当三响，（大便拉出）完了就好了。她是痢疾，她一天下重的很。所以治病就是不能够（凭想当然，而要鉴别，大承气汤证和小承气汤差别很大）。

当然（本条并非大承气汤证，）是由于先头出汗多，里头绝不实得厉害，虽然谵语，大便也不过是初硬后溏的。（但要慎重鉴别）这个时候可以按按腹，尤其心下这个部位。如果实得厉害，人吃的东西也停宿，胃也不消化，津液亏嘛。

下面（215条）这个“胃中有燥屎”，其实胃中不能有燥屎，食物在里头燥结了，那你要按心下，则非常疼；那么（本条和215条不同）这个“其人多汗，以津液外出，胃中燥，大便必硬，硬则谵语”，这个大便硬而谵语就是由于汗出多了，当然也就不能够大攻破，没有潮热那种情况嘛，实质里头也不是那么结实得厉害。

这些辨证都够细的，所以这地方要留心。像前面说的“发汗多，若重发汗”（211条），如果没有其他情形只是大便硬而谵语，也遵循这个例子，也不能使大承气汤。如果到后来脉已经短了，那非死不可了。那你吃这个药（大小承气汤）也不行。所以由于汗多、亡失津液而造成的大便硬，大承气汤要慎用，要慎重。

214　阳明病，谵语发潮热，脉滑而疾者，小承气汤主之。

因与承气汤一升，腹中转气者，更服一升，若不转气者，勿更与之。明日又不大便，脉反微涩者，里虚也，为难

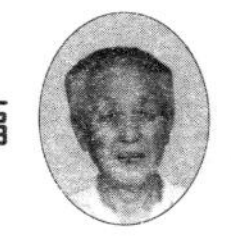

治，不可更与承气汤也。

“阳明病，谵语发潮热，脉滑而疾者，小承气汤主之”，这个是错的。“阳明病，谵语发潮热”，这是大承气汤证。“脉滑而疾”，这个疾就是数之甚也。

脉数有时候主虚，虚热证（数脉）最多。但是脉滑而数，脉滑主实，这是实热之象。数者可为热，数者亦可为虚，像肺结核那个脉数，是虚数无力，到了末期了，那个脉一按就没了，可是稍一按，那个脉“噔噔噔噔”快得很，那是虚呀。

脉滑而数，这是实，这是大承气汤证。所以这个“小承气汤主之”，我认为是错的。

尤其后头“因与承气汤一升，腹中转气者，更服一升，若不转气者，勿更与之。明日不大便，脉反微涩者，里虚也，为难治，不可更与承气汤”，后头这个不是这段的，不知是哪段的，搁这来了。所以以下更没道理，这么样的实证（大承气汤证）吃小承气汤，还能有这个情形吗？不会有的。

（本条）这个就是阳明病谵语发潮热、脉滑而实的大承气汤证，大承气汤主之。下边这些都是衍文，不要信这个，这个（书中）总是有错的。各家有人附和瞎说，没有这个事，这么实的证，证实、脉实，哪有用小承气汤的？

215　阳明病，谵语有潮热，反不能食者，胃中必有燥屎五六枚也。若能食者，但硬耳，宜大承气汤下之。

本条你们一看就明白了，“谵语有潮热”则里结实呀！里有热，热能化食嘛，应当能吃才对，而反不能吃，这怎么回事呢？这就是不但肠子里头有燥屎，胃里头也有燥屎了，古人是这么看的。其实我们方才说了，胃里头不会有屎的，就是食物燥结了，那么食物燥结有宿食，胃里头有东西，所以他就不能吃了。

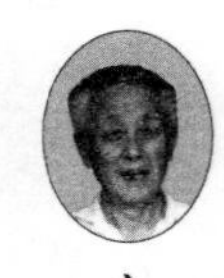

所以“实”到家了，反不能吃，所以就这么一个里实。“若能食者”，有热他应该能食嘛，他也能吃。“但硬耳”，胃里头没燥屎，但大便可是硬啊。“大承气汤主之”，就是说阳明病发潮热，谵语有潮热，无论能食或不能食，全用大承气汤主之。

你看看这段与上面那段对照对照，上面“阳明病，谵语发潮热，脉滑而疾者”，反与小承气汤主之，这哪对呀？那么这一段很明白，阳明病谵语有潮热，无论反不能食或者说能食，全是大便硬，不能食呢，跑到胃里头也有燥屎了，大承气汤主之。

看这一段可知上一段明明白是错误的。后面又说了，脉滑当有所去，大承气汤主之，（下利，脉反滑者，当有所去，下乃愈，宜大承气汤。）这个脉滑也是承气汤证。所以，上边这一段是有问题的，一对照就可以看得出来。

216　阳明病，下血谵语者，此为热入血室，但头汗出者，刺期门，随其实而泻之，濈然汗出则愈。

由这一段，我们想到咱们在太阳篇已经讲了的那个热入血室，现在把热入血室（再讲一下），这就是瘀血证了。凡是出血，十有八九有瘀血，这我们要注意。那么下血、衄血等等，都是瘀血证多，常常用祛瘀法就可以好的。在太阳篇的这个血证，但咱们现在教材弄个“太阳腑证”，因为有“太阳随经瘀热在里故也”这么一句话。那么在这阳明病怎么说呢？也能说是太阳腑证吗？所以这是瞎扯。

人素日有瘀血，哪个地方有病，哪个地方虚，所以《内经》上这句话是对的，“邪之所凑，其气必虚”。素日有瘀血，瘀血大概都是在少腹部为多，我以前讲过，因为人是站立的动物，液体它就下，所以要有瘀血常常地在少腹部位，就是盆腔这个地方。那么这个地方素日潜伏有瘀血，你得了阳明病了，热就

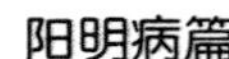

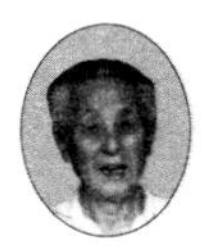

进里了，这就是《内经》说的哪块虚，邪就往哪块去。这个地方下血就是瘀血证。

这时候你看他身上不出汗，热都往这块来，但胃里头还是热的，属于阳明病嘛。这个病我们可以用祛瘀药，我治过。“但头汗出”，热不得旁出，下入血室了嘛。“刺期门”，这和咱们前面“太阳篇”中讲的是一样的，期门穴泻心下热邪。“随其实而泻之”，虽然热入血室，但热从哪入血室呀？还是阳明病胃家实，还是在上边，所以说“随其实而泻之”，在太阳篇叫“随其实而取之”。那么热去了，里和，表就透汗了，“濈然汗出而解”。

（本条）不只谵语，热入血室甚至于如狂。我遇过这种重证，上面我讲柴胡剂的时候，提到这个事了。我的一个朋友他的爱人得感冒来例假，她那个（病情）厉害，当时我给她看时已经（发病）十来天了，那就是如见鬼状，她管她丈夫都叫小鬼，不认识人了。我给她看，看脉都不让我看，她起不来了，给她脉脉，她就叫鬼，后来让人给她按着胳膊，我才能摸摸脉，那就是快得很，脉还多少浮。这个人我记得还挺清楚，姓徐。那个事也挺巧，当时我闹眼睛（眼镜害病），我借了一副镜子，是茶镜，我看完她脉了，给她开个方子我就回来了，回来我眼镜落那了，我吃完午饭了，我说哎呀我镜子哪去了，我一想落他（我的朋友）那了。我就赶紧上他家取眼镜去了。我一进屋子，他在那煎药呢，我闻那药味，是一股当归味，不是我开的那方子。我就心里明白了，我就问他，我说，你煎药呢。他说，是，煎药呢。我说，不是我那药了吧？他就告诉我，他说她的姨娘来了，人就要死了，北京就她姨娘一个亲人，你不告诉她姨娘，这多不好哇。她姨娘来了，说请大夫没，我说请了朋友，她不愿意了，朋友不花钱呐，是不！她姨娘就给找个大夫，大

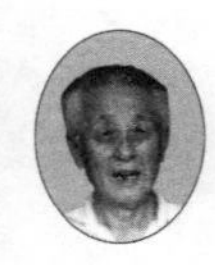

概他（那个大夫）那药里就有当归，我闻那药当归味挺冲嘛。后来，我就笑了，我说你不信就算了，她这个病，我闻（那个大夫开的方子）这个味是个补药，是管补的。我也偏愿多说句话，我说只能一个法子，没有旁的法子，信不信由你。我这么说呢，他父亲在里屋，老头挺明白的，就过来了，他说胡大夫给我们不是一次看病了，每次都挺好，而且我听他（胡大夫）说这话也是绝对有理的。得了，把这个药（那个大夫开的方子）倒了，把胡大夫那付药煎了。我就用的大柴胡合桂枝茯苓丸加石膏。

所以这种病很多，但是那个（上面的例子）是比（本条条文）这个病重。那么这个（本条条文）病也是得用祛瘀药比较好，刺期门也行。

阳明病也有热入血室，这是男人，女人就影响月经了，月经一定终止，她吃几天也得了。所以这阳明病也有热入血室，这是男人。女人呢，就是影响她的月经了，月经一定要是终止了，血因热而结嘛。

所以（热入血室）不是膀胱里头的病了，（有教材把血瘀看成太阳腑证，认为）是膀胱里头的病，就说是太阳腑病，在太阳经了。在阳明经他就不说了，（就不说）这是阳明生的病。所以读他（仲景）这个书总要前后普遍看了，不是这个病在这儿这么说，到那儿个就得那么说了，那不对，那哪对呀！可是咱们现在有些教材还那么搞呢，的确是有问题。

217　汗出谵语者，以有燥屎在胃中，此为风也，须下者，过经乃可下之。下之若早，语言必乱，以表虚里实故也。下之愈，宜大承气汤。

（本条）这个他说太阳中风汗出，后头有“此为风也”，所

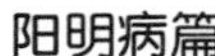

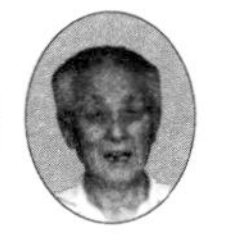

以他这个书文字是不好懂。本来是太阳中风自汗出，在太阳病的中间而谵语，病来得猛、爆、快。那么在太阳中风的期间就并发阳明病而谵语，这种病不可轻视。

你看（本条）这个就不像前面那个辨法了。太阳中风病，没有不热的，“发热，汗出，恶风，脉缓”嘛，那么传里马上又谵语、大便就硬，所以这个病不可轻视它。

“须下之”，须下之指的用大承气汤。可是有一样，“过经乃可下之”，在太阳病中间发生的，得等到太阳病解之后你才能下。

“下之若早，语言必乱”，本来就谵语，下之若早，外邪整个内陷，更谵语烦乱了，因为“表虚里实故也”。这个病尽入于里，表没病是为虚，病俱在里，里才实，是这么一个情况。那么言外之意呢，表不解，先解表，还是先吃桂枝汤。表解之后，你再用大承气汤。

在临床上也是，病有这样的（合并的），后头有急下证。那么伤寒也好，中风也好，如果这个病非常地迅、急、猛，那么也不要守常规，赶紧急救。（本条）这个也是，（本条）这个就不像上边（条文所叙）了，光谵语咱们就吃大承气汤了。（本条）这意思是“此为风也”，这一句话即是说明在太阳中风阶段上，太阳中风还没好，马上病入里而就谵语。

二阳并病，太阳病传里，并发阳明病，一下子就谵语，够迅速的。一般都不这样（迅猛），都是先经过白虎汤证，口干燥，想喝水，汗出得厉害，这就是太阳阳明并病，要经过白虎汤证这个阶段。（本条）这个不是（经过白虎汤阶段而是径直进度大承气汤阶段），直接就得，由太阳病直接并发为阳明病，是承气汤症候了。（本条）这个病不可轻视它，所以用大承气汤。

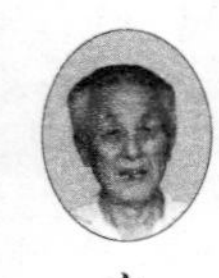

218　伤寒四五日，脉沉而喘满，沉为在里，而反发其汗，津液越出，大便为难，表虚里实，久则谵语。

上边（217条）说的是太阳中风，这个说的是太阳伤寒，太阳伤寒也有在中间传变为里证的。太阳伤寒四五日的时候，“脉沉而喘满”，沉主里，这个“喘满”不是表证了，纯粹是里实，里实压迫横膈膜，则呼吸困难而喘满。

“反发其汗”，这阵儿再发汗是不行了。脉不浮了，表证已经没有了，若再夺其津液，“大便为难”，那就是绝对大便困难了，因汗而表虚，再夺汗，里更实了。所以表虚里实，久则没有不发生谵语的。那么这段没出治法，后头要有的。

219　三阳合病，腹满身重，难以转侧，口不仁，面垢，谵语遗尿，发汗则谵语，下之则额上生汗，手足逆冷。若自汗出者，白虎汤主之。

“三阳合病，腹满身重，难以转侧，口不仁，而面垢”，应该有个“而”字，“口不仁而面垢，谵语遗尿”。“发汗则谵语甚”，因为前面有一个谵语遗尿嘛，那么后来经过发汗，胃中更燥了，谵语更厉害了，所以应该有个“甚”字。“下之则额上生汗，手足逆冷。若自汗出者，白虎汤主之。”

合病与并病不一样，前面咱们也讲过了，同时发病者，谓之合病；一个病先发，而后转属到旁的病，前一个病还有，后一个病又见了，叫并病，比如太阳阳明并病，由太阳病转属阳明，阳明病也见了，但太阳病不罢，这叫并病。合病就不是了，一发作就是同时来。

三阳合病者，就三阳同时有病，同时发病。虽然这么说，但（本条）这一段指着下面症候说的：

腹满、谵语、遗尿，这是属于阳明了，腹满、说胡话、小

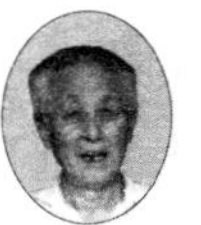

便失禁，这个小便失禁是因热，这种情况很多。

“身重，难以转侧”，身重得厉害，以至于难以转侧，这是体有湿，这应该列于“太阳篇”，就是湿热的这么一种情况，这是在表嘛，应该是太阳病，这是太阳证。

“口不仁”，就口舌干燥，不知五味，吃什么东西都不知其味。“面垢”，不是不洗脸，而是脸看着污垢，这个属于少阳，少阳证。

表、里、半表半里的症候交错互见，所以叫三阳合病。一来（一开始发病）就是这个病，这个病就是今后咱们所说的温湿病。我们前面讲了，水火这两个东西不同时存在的。在这儿咱们讲阳明病，主要还是以阳明为主。阳明是热盛，消耗人的体液，所以阳明病法多汗。一方面多汗，一方面小便利，那么那个时候，身上液体相当少了，所以大便干燥，这是我们前面所讲的是为“系在太阴”。那么（本条）这个是有热，内里有热，把湿尽量往外排斥，可能排斥到体表，没等大汗出，阳明病是蒸蒸汗出啊，那么还没到那个（蒸蒸汗出）地步，所以身上沉，这里头有停湿。那么这个时候一般应该用白虎汤。所以，底下“若自汗出者”，已经有汗了，这个“若自汗出”跟上边是一起的，就是“腹满身重，难以转侧，口不仁而面垢，谵语遗尿，自汗出者，白虎汤主之”，这用白虎汤主之。

那么这个病，虽然里头热，谵语是胃不和，是热象。但是里头没结实。身重就是里头不结实的一个症候，身重说明湿还存在，里头不会结实的，所以这个时候他不能吃泻药。尤其对于“湿”，你们看《金匮要略》上就有，湿家没有下法！湿家只能利小便或者发汗，没有下法。要湿家下之则额上出汗，如果小便利，微喘小便利则死，你们看《金匮要略》“痉湿暍”篇上就有（湿家下之，额上汗出，微喘，小便利者死；若下利不止者，亦死），《伤寒论》上也有个“痉湿暍”，若下利不止者也死。

（本条）这个他也下（下之则额上生汗，手足逆冷），但这个下他怎么没死呀？是因为阳明病有里热的关系。但是也不得了，也是额上生汗，不是额上汗出，而是生汗，这是虚阳上浮的样子，究其实是胃受不了了。里头不实，那么胃虚水谷不布了，所以四肢逆冷，但没到死候。

所以在有表的湿，又有少阳病，少阳病是不可吐下，也不可发汗，所以（本条）这个只能用白虎汤清肃内外之热。所以说如果是自汗出而并不是经过发汗来的，就是根据前面那一系列的症候，应该用白虎汤。

这种病也挺多，后世所说的温病里头，有湿温之类的就属于这个（情况）。那么这个“湿温”不是外头受湿了，纯粹是有里热排湿往外来。那么如果外边出汗出得多，小便也利，逐渐地他身上就不重了，就结实于里了，那么这时候可以议下。那么热一去了，也不往外排水分了，身上也不沉了，也没湿了。所以（本条）主要是由于内热造成的，还是白虎汤证，所以这是以白虎汤为主治的三阳合病。

白虎汤咱们前面讲了，知母，石膏，甘草，粳米。那么也有（注家认为）对于有湿，用白虎汤加苍术，（我认为）这用不着的。知母这个药就下水，你们看《神农本草经》就有，它（知母）就下水，治浮肿。有个桂枝芍药知母汤，那里头就用这个（知母）来消脚肿的，“脚肿如脱”嘛。这个（本条白虎汤）不要搁苍术，它（苍术）热，苍术是温性药，不利于因热逼湿在体外。

在《金匮要略》里头，“湿”和“水气”分两章。湿，不成肿，不过在组织里头含湿而已，所以风湿相搏是骨节疼，那

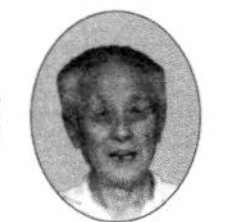

个“湿”也看不着。要是有外形了，肿了就叫“水气”，所以在《金匮要略》分成两个（“湿”和“水气”）。湿，也有古人又分里湿、外湿，但究其实“外湿”是不是从外边受湿，这是值得考虑的。我们先不讲那个，有机会咱们再讲。

那么这一段，是由于内热，主要还是阳明病。热已经炽盛了，但是里头还不燥，外边还停湿，之所以停湿就因为热，热排斥人身上的体液。那么在有湿的这个阶段，胃绝不实，而不到实的证候是不可下的。下了，虚其胃，病变百出啊。这个说是（若下之则）额上生汗，四肢逆冷。那么这个就是（因为有）湿，从“湿”上说的（湿则不实故也）。

220　二阳并病，太阳证罢，但发潮热，手足漐漐汗出，大便难而谵语者，下之则愈，宜大承气汤。

这条讲的是并病，“二阳并病”就是太阳与阳明并病，有太阳病不罢，我们还要先解表，这个前面也都有，他就不讲了。简言之，准得太阳证罢，没有表证。

“但发潮热”，咱们前面不讲“阳明病脉迟”嘛，那么准得发潮热，这才说表解了才可议下，可攻里。可攻里就用大承气汤还不行的。

“手足漐漐汗出”，身上当然出汗了，手足也是不断汗出，这是大便成硬的一个症候，尤其谵语，潮热而谵语也是大便硬的症候，前面都有了。那么大便成硬的症候就十分充足了，所以尽管与大承气汤下之。

221　阳明病，脉浮而紧，咽燥口苦，腹满而喘，发热汗出，不恶寒反恶热，身重。若发汗则躁，心愦愦反谵语。若加温针，必怵惕烦躁不得眠。若下之，则胃中空虚，客气

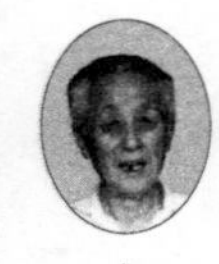

动膈，心中懊憹，舌上胎者，栀子豉汤主之。

这节儿你们看看，跟前面“阳明脉迟”（208条）开始是一样的。

“脉浮而紧”，这是太阳伤寒脉。“咽燥口苦”，这是少阳，少阳证。“腹满而喘，发热汗出，不恶寒反恶热”，这一系列症状都是阳明病。“身重”说明身上还有湿。

那么这也是三阳合病了，不过着重在阳明病，所以这个不说是三阳合病了，说是个阳明病，因为阳明病的这个症候特别明显，尤其是外证“发热汗出，不恶寒反恶热”。那么这也是三阳合病，你看看这个阶段上不能吃泻药，不能够用承气汤。

前面那节，208条你们看看更好，“阳明病，脉迟，虽汗出不恶寒者，其身必重，短气，腹满而喘”，这一段是不可吃大承气汤的，不但大承气汤，承气汤也不可以用，所以他搁个“虽”字，虽然汗出不恶寒，这是阳明病的症候已显了，但是这个时候“其身必重，短气，腹满而喘”，言外之意就是不能吃泻药，不能够下。

你看这一段（本条与208条）前后对照就看出来了，那一段（208条）也有腹满而喘、汗出不恶寒、身重，（本条）这也有“腹满而喘”，差个“短气”，但腹满而喘就包含着短气了，喘了就是短气嘛。所以（本条）这个纯粹是内热是有了，但是身还有湿，不过（本条）这个湿轻了，不像上边三阳合病那个湿（219条），三阳合病那个湿“身重难以转侧”，那个（湿）沉得厉害，而（本条）这个就只是身重而已，还搁到最后，这个湿比较少，阳明病偏多，所以（本条）叫阳明病，不叫三阳合病了。

但是既然身重，就不能吃泻药，说明里头还没成实。

那么这时候发汗行不行呢？更不行了，因为里热不能够发汗，“若发汗则躁”，一发汗，夺其津液，那么热更盛了。“心愦

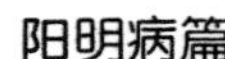

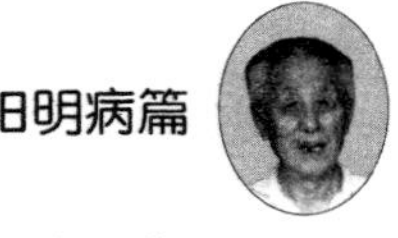

愦”，愦愦就是闷、乱。咱们说的昏愦就是这个愦，昏乱、糊涂，那么是热攻冲头脑了。“反谵语”，这就是胃不和的一个倾向了。——这个时候你们看看用什么药？这个“反谵语心愦愦”这个情形有用承气汤的机会，但是他没说。

那么开始呢，“阳明病，脉浮而紧，咽燥口苦，腹满而喘，发热汗出，不恶寒反恶热，身重”。这个正可以用白虎汤，是没问题的，因为和前面这个三阳合病（219 条）是一样的，虽然偏于阳明，但是并没达到胃家实的症候，而且脉还浮，所以这个时候只能够清肃内外之热了。

经过发汗药，阳明病就怕津液丧失，本来津液就有些不守的样子，蒸蒸汗出，所以最怕发汗，一发汗再夺其津液，马上里头就干，所以一发汗则躁。躁和烦还是不一样的，烦是热，躁是乱，所以我们在三阴篇上讲：躁是不好的现象，躁则扰、乱。那么就是言其胃中干，与胃气不和的这个情形较比重，不是光烦热而已了，而有“心愦愦”，人有闷乱、糊涂，说胡话，那么这时候有用承气汤的机会，但是不一定得用大承气汤，所以他没说（具体用哪个承气汤），调胃承气汤，小承气汤，或者小量用都可以的。

那么这一篇着重在下。任何人到这时候也不会用发汗药，所以他没明点出来。

若加烧针，这也是不可能的事，因为烧针逼取大汗，比发汗还厉害。“必怵惕，烦躁不得眠”，怵惕就是惊恐，这个前面也有，就是咱们说的桂枝去芍药加蜀漆龙骨牡蛎，或者桂枝甘草汤加龙骨牡蛎，用这类方剂治这个惊狂。所以对于热，以火激热则更热了。

那这个（怎么治疗）他也没提，因为在这个情形之下，前面既有（相关内容，这里就不重复），他在这注重“下”，因为

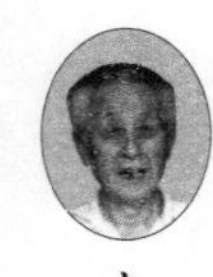

阳明病注重下。那么这个时候是不能用泻药的，“若下之”，胃不实，所以“胃中空虚”。空虚，什么都没有呀，由于泻药而使之虚。“邪之所凑，其气必虚”，胃虚了客邪之气都往这块来，所以“客气动膈”，客气动膈就指着客热邪气动胸膈，所以“心中懊侬”。“舌上胎者”，舌上也有苔，大概这类都是白苔了。“栀子豉汤主之”，栀子豉汤治其虚烦。胃里头没有实，胃中不实，这就说发汗吐下后虚烦的症候，所以，下不得的，一“下”就变成遗热不去，但是胃还虚了，所以发生虚烦的这种心中懊侬的症候。

那么病变连续举三个，底下这两段（222、223 条），全是这一段的，《医宗金鉴》把它们搁到一起了，还是对的，这个书呢都分开了，分开了也行。

222　若渴欲饮水，口干舌燥者，白虎加人参汤主之。

这都是指下之后（221 条）。阳明病是需要下的。这就从反面教了，不应该下的误下了，危害挺多，变证也挺复杂。

“若渴欲饮水，口干舌燥者”，（未下之前）本是白虎汤证，但白虎汤证不那么渴，只是口舌干燥而已。由于下伤津液，他才渴欲饮水，当然也有口干舌燥了，所以这时候说用白虎汤不行了，必须加人参，加人参健胃滋液。咱们也讲过白虎汤加人参这个方剂。

这是第二段。这都是下后造成的变证。

223　若脉浮发热，渴欲饮水，小便不利者，猪苓汤主之。

猪苓汤方

猪苓(去皮)　**茯苓**　**泽泻**　**阿胶**　**滑石**(碎)各一两

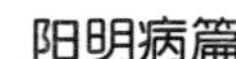

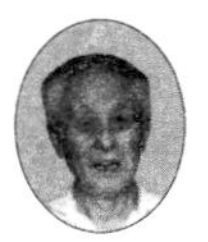

上五味，以水四升，先煮四味，取二升，去滓，内阿胶烊消，温服七合，日三服。

前面不也有那么一段："小便不利"，内有停水。那么忽然间，这人阳明病初愈时，我记得有这么一段。冷丁的，本来是太阳病，太阳病里有停水表不解的这么一种病，可是胃气强谷气盛也能祛水，后世说胃属土，土能治水。可是不应该下，你下，胃虚了就不能治水了，这一段就是这样的。

吃泻药，变证他给你举了三个，头一个是虚烦；第二个伤了津液了，口中干欲饮，所以用白虎加人参，本来是白虎汤证；第三个由于虚其胃而使小便不利。小便不利，内里头停水影响表热、外热，外有郁热，所以就"脉浮发热"。那么有了停水了，小便不利，咱们说水不化气了，人就烦渴，跟五苓散那个渴是一样的。小便不利废水排不出去，新水就不吸收，不吸收组织上缺少水，反映到人身上就觉渴，所以这种渴就是小便不利造成的。那么这必须用猪苓汤，以利小便。

猪苓汤与五苓散药物不同，可以分析一下。

五苓散治气上冲，因为用桂枝了，所以五苓散证有头晕、心悸。头晕是胃有停水，胃停水多，而且又有苍术。五苓散是偏于有表证。

那么猪苓汤就不是了，猪苓汤这几味药都是寒性利尿药，一方面利小便，一方面解热，它（猪苓汤）不是气上冲，水不在上头，所以我们用猪苓汤，全是由于小便不利而有这种发炎症时最好使，尤其泌尿系感染，就用猪苓汤加生薏苡仁。如果这个人大便也稍干一点，就少加大黄，大黄不要搁一钱，现在说就 3 克了，因为大黄这个药，重用它则通大便，少用它就走前阴，它不泻。一般就用猪苓汤搁生薏苡仁就行，生苡仁要搁就得重用，所以猪苓汤治淋病、泌尿系感染、急性肾盂肾炎什

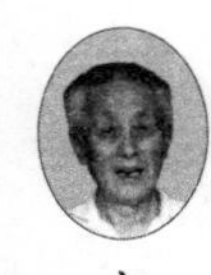

么的都好使，可得加味，加薏苡仁、赤小豆都行，加薏苡仁好，小便一利，渴也不渴了，热也解了。但是治渴的利尿药，一定要有猪苓，猪苓这味药它解渴，它利尿之中起解渴的作用。五苓散里头也有猪苓。那么其他这个（和五苓散不同的药物）呢？他把桂枝换成滑石了，滑石也是寒性利尿药。那么（猪苓汤）不用苍术、不用桂枝，另加阿胶，阿胶这个药是养血的，它止血嘛，由于热所伤，对于阴分它（阿胶）也好，所以有小便走血的时候，（阿胶）这个药也有可用的。（猪苓汤）这个方子也常用的。

224　阳明病，汗出多而渴者，不可与猪苓汤，以汗多胃中燥，猪苓汤复利其小便故也。

真正到阳明病，阳明病法多汗，汗出得相当多，内里头马上就燥结。这个“渴”是由热来的，津液伤而渴。由于里热，我们方才不讲了嘛，热对人身上的体液耗伤……（音频缺失）

225　脉浮而迟，表热里寒，下利清谷者，四逆汤主之。

所以说他这个书，在“阳明病篇”里的东西不净属于阳明病，你看这一段与阳明病什么关系啊？他是为了做比较，不让你这么用（在阳明病）。

“脉浮而迟，表热里寒，下利清谷者，四逆汤主之”。这一段，我们在太阳篇里头讲那个白虎汤（176 条，伤寒，脉浮滑，此以表有热，里有寒，白虎汤主之），那个白虎汤脉浮滑说是表热里寒，它后边也注了，说恐怕是白通汤。所以那个（176 条）跟这一段都窜了。那个（176 条）脉浮滑绝不是表热里寒，（本条）这个是表热里寒，那个（176 条）脉浮滑就是表里俱热，就是内外俱热。

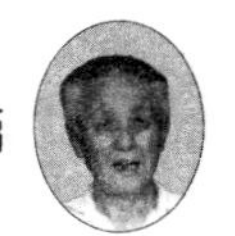

那么（本条）这个，假设是表热里寒，这是冲着少阴病说的，少阴病也在表，表热里寒，同时下利清谷，用四逆汤不为不妥，因为表里同时有病，下利清谷的里虚寒得厉害，舍表救里这也是定法了，但是（我认为）不如用白通汤。所以我们讲那节的时候，我让你们翻翻后头（章节），王叔和他们都注意了：说白虎汤表热里寒，一说就是白通汤。恐怕是这一节（本节），那一节（176 条）不会是白通汤，脉浮滑不会是白通汤。

脉浮还是表，迟是里寒，这个脉（脉浮而迟）与这个表热里寒的断语都对了，那么如果要两解其表里就应用白通汤。

白通汤是附子、干姜，搁大葱葱白。葱白是个发汗药，温性发汗药。咱们后头有，少阴病下利，用白通汤。

那么这（少阴病下利，用白通汤）就同我们用葛根汤治阳性的太阳阳明合病的下利是一样的。下利现表证，有用解表治下利的手段。病下利是一个病，就是痢疾了，它现表证就要由表解，疾病的反应就是这样的，所以你吃葛根汤一发汗，热一出，痢就好了。

那么如果现于阴证呢？你用葛根汤是不行的，需要用白通汤，白通汤既温里也解表，也是个两解的法子。（本条）这个地方说是表热里寒，表热有表证的热象，里寒就是指下利清谷了，那么我认为用白通汤还是恰好的。这个（问题我们）做过研究。他在这一段上（176 条）没提（白通汤），可是在白虎汤上他提了，什么亦云白通汤，所以白虎汤恐怕不对，他冲着表热里寒这四个字说的。

那么（本条）这一段，如果就用四逆汤也不算错。所以咱们在这地方也不用给改了，因为里证表证同时存在，里证要是虚寒，可以先救里而后解表，有这么一个治法。

我们上次讨论白虎汤（176 条），我们提到这个了，说将来

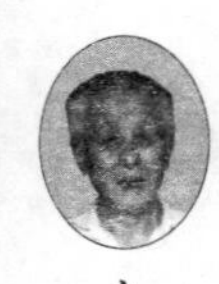

有这么一节。他这个书是有错误的地方，这个书王叔和也是收集的，也不是现成的东西，他也找多少本（仲景原书的版本），净抄写的，这里错误的地方是不少。陈修园说不应该有错，他说王叔和去后汉为时不远，这也是个（陈修园的个人）看法了，实质呢，这真是有错。

表热里寒，我认为将来讲少阴病的时候再重新讨论这个。但是这个（表热里寒）可不能搁到阳明病里，为什么搁到阳明病里？就像我们在太阳病里头他说半表半里，它是不可发汗，你看柴胡汤证，不可发汗。少阳病他搁到了太阳篇里头了。

以下这几节全不是阳明病，全是不可下的，不但不可下，连白虎汤都不能用，都是反面的东西，给你来个（反面的提醒）。我们研究阳明病是要除热，要攻，要使下药，但是有些症候，不可攻也不可袪热，（本条）这一段就是这样的。其实这个不应搁在阳明病篇里头。

226　若胃中虚冷，不能食者，饮水则哕。

“胃中虚冷”，当然就不能吃东西了，前面不也有嘛，“阳明病，不能食者，名中寒”。那么胃虚就要停水，停水就不能吃东西。咱们现在治关于胃病不愿意吃东西的，大家都说是脾虚。有停食停水了，他这个时候胃中虚冷了，虚指的是胃气虚，同时有寒，他搁个“冷”字，而不能吃。

那么饮水呢？由于胃气虚，水也不纳，他要哕逆的。

当然这更不能吃泻药了！这都应该是虚寒在里的病，不应该搁这地方（阳明病篇）。

227　脉浮发热，口干鼻燥，能食者则衄。

“脉浮发热”是外有热，属于表热。

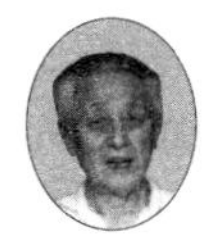

“口干鼻燥”也可以说是津液枯燥，热伤了津液，口干鼻燥；也可以说是少阳病。少阳病都是一种官窍发热，口苦、咽干、耳聋、目赤都属于少阳病，也可以说是半表半里也有热。

“能食”是里有热。

那么（本条）这是表里内外俱热，则没有不伤人的津液、血液的，所以他容易衄血。

228　阳明病，下之，其外有热，手足温，不结胸，心中懊侬，饥不能食，但头汗出者，栀子豉汤主之。

“阳明病，下之，其外有热，手足温”，那么下之后外还有热，手足还有温，手足温说明有内热。手足厥冷，咱们说胃虚多寒嘛；手足要是热，那就是里有热。“不结胸”，（本条）他主要说的什么呢？这个也是下之太早了。这个由头那几节来的，本来是阳明病白虎汤证，内里并不实，下之后，不但热不退，外还有热，手足还温，总而言之，必把热留下了，咱们说栀子豉汤就是“遗热不除”，药不对头，只是着伤其里，但是热不能退。所以不是说，药用过了还能治病，它不能治病了。所以外还有热，手足还温，这说明泻药用之不当，这应该是白虎汤证。

“不结胸”那句话搁这干什么呢？他是对着栀子豉汤说的。他不说是“反不结胸，应该结胸”，不是那么说法。这个栀子豉汤，你可以翻过来前面（所讲）看一下，他说“胸中窒，心中懊侬”，这都是栀子豉汤证。“胸中窒”不是结胸，他也觉得这地方发窒、窒塞，心中也懊侬，结胸证也心中懊侬，前面也有（讲过）。他那只是胸中窒而已，并不是结胸，这里的用意就是让你可以将栀子豉汤证和大陷胸汤证对照、鉴别，让你在临床上注意这几点。

这个人“胸中窒，也心中懊侬”，你给用大陷胸汤给治疗，

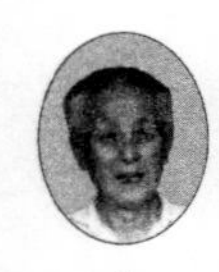

那可就坏了。“不结胸”三个字，有很多含蓄意思。就是我们在问病的时候主要注意胸中窒，你摁摁他心下的地方，要实者他拒按，不光“懊侬胸中窒”而已。大陷胸证可不然，你不按他的心下也疼，你要按他更疼，而且按之石硬，所以这个地方他就让你鉴别。

“饥不能食”，他有热，饥，但这种饥是客邪之热，所以我们方才说“胃中空虚，客气动膈”的这种热。不是胃气强，不是胃本身挺亢奋的，不是的。所以有热（客邪之热）它也能饥，但他是不能食。

“但头汗出”，这种热往上攻，头也出汗。

这是指栀子豉汤证。这一段也应上面三阳合病及之后那两大节（219、221 条），所以不应该下而下，热不能除的。那么最容易辨证的就是栀子豉汤证，而遗留虚热不去，这个虚热是中医的看法，就是胃中不实。那么要按照现在来看，总是在食道、胸膈这块有些发炎症，这拿西医说的。食道炎或者什么东西啊，心中懊侬等，它总是有热象，古人说反而胃里没东西了，所以这个是虚烦、虚热。但（我认为）这个方子不治虚的，栀子这个药是苦寒药，如果真正像咱们说的虚劳那个虚，用这个药机会很少，它不治那个虚（虚实之虚），它就是冲着阳明病的“胃家实”说的（此虚烦乃与“实结”相对应，本质乃实证）。

229　阳明病，发潮热，大便溏，小便自可，胸胁满不去者，与小柴胡汤。

这一段很好，在我们治痢疾上，很有些应用柴胡剂的启示。

“阳明病，发潮热”，潮热是热得相当凶了，同时“大便溏”就是指的便稀。那么痢疾呢，古人的都是说下利，也说大便溏，其实这里头冲着潮热下利（来说），总是属于痢疾这

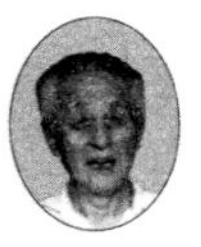

一类。

“小便自可”，他不是水谷不别。“小便自可”，当然病人也有小便是正常的，小便正常的大便溏，不是水谷不别，不是说水泻、水谷不别那类，它是由于热造成的。“发潮热，大便溏，小便自可”，不是水谷不别。所以我们在临床上问病要注意这几点。痢疾有可以利小便的（治法），小便不利可以是水谷不别造成的，利小便则下利就可以好。但（本条）“小便自可”你不要利小便，这么样的热你越利小便那里头的热越大。所以痢疾、腹泻，（如果是因热造成则要祛热而不能用其他治法）有的利小便，把病给弄坏了，这样就不能好。

“胸胁满不去者”，“胸胁满不去”不是说由于少阳病转属阳明病，而是“阳明病发潮热，大便溏，小便自可，而有胸胁满不去”，就是有这个症候存在的，这是一起发作的（合病而非并病）。这种病很多，尤其痢疾，（编者按：胡老讲课的时候是春天）天快热了，（夏天痢疾多见）快有了。如果现柴胡证必须有胸胁满，没有胸胁满你不能用柴胡剂，可见柴胡汤的祛热力量是相当强。潮热这是阳明病的热，潮热其热如潮。但是柴胡大量用能解决这个（潮热）问题，但是必须现柴胡证。所以这个（阳明之潮热与少阳之潮热）就得辨证，你不辨证随便用药那是主观思想，那可不行。

这个柴胡证就拿小柴胡汤来说，一定要呕，发热而头痛，胸胁苦满，其中胸胁苦满是最准（的使用指征）。咱们开始的时候讲柴胡汤，“与正气相搏，结于胁下”，结于胁下就是胸胁苦满的意思。而且看《神农本草经》里也说得很清楚，它（柴胡）是主心腹间邪气积聚，柴胡的症候是现于心腹间的胸胁部位。

那么这个病就是一发作，又有潮热，同时下利，现柴胡证。

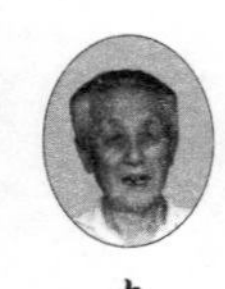

这种痢疾无论是肠炎（还是其他），大有用小柴胡汤的机会。我用这个方子治过噤口痢，因为柴胡证是呕而不欲食，心烦喜呕，默默不欲饮食，我就根据这个（方证之对应）。（这个医案的）年头多了（很多年以前），他这个人一痢疾就发高烧，就属于潮热这一类的，一点东西不能吃，一天这痢疾是无度啊。他就能吃西瓜，他家人也老给他买西瓜，他吃点西瓜觉得好，他就是内里太热了。我到那一看，我一按他肚子稀软，里头没有属于胃家实的现象，我没敢用大黄。我想了半天，他恶心的厉害，这个痢疾叫噤口痢，这种痢疾死亡率最大了，尤其他所下的都像红血汤子，属于赤痢那一类。他就这么个病，我就给他用小柴胡汤加石膏，他连续吃了七付药，一个药味没有增减，一直到他病好了。（很多年之后，）这个人今年正好还来我们家串门。我当初给他用这药时，有一个大夫也跟他认识，这个大夫看我这方子摇脑袋，说应该用大黄啊。痢疾不能是净用大黄，他当然也有里急后重，但是他里头没有实象，就是有热，就是所说的发潮热。小便挺好，小便自可，不少也不多，但是（小便）黄是特别黄的，呕而不能食。

那么这个方子不光我用，也有好多人用，尤其是小儿痢疾最多了，就是小孩子痢疾。那么就用小柴胡汤，肚子疼的再加点芍药，芍药也不光治肚子疼，芍药对下利也是有好处的。（本方）挺好使。

那么（本条）这一段就是说明这个，阳明病是热，这个痢是热痢，这个痢发潮热；小便自可，它不是水谷不别那种痢；胸胁满不去则是柴胡证。意思就是热痢有用小柴胡汤的机会，但是必须得是柴胡证。所以我们对方剂的认识非彻底不可，不是说遇到痢疾就得用小柴胡汤，那是错误的，没有柴胡证是不行的。小柴胡汤加上白芍这不就有黄芩汤了嘛，黄芩加半夏生

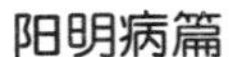

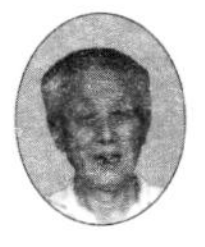

姜也治呕，黄芩也治下利。小柴胡汤这个方药既是解热剂又是健胃剂，人参、半夏、甘草、生姜、大枣，都是健胃的、治呕的。这一段注意，这个病很多，尤其是下利。

230　阳明病，胁下硬满，不大便而呕，舌上白胎者，可与小柴胡汤。上焦得通，津液得下，胃气因和，身濈然汗出而解。

“阳明病，胁下硬满”，就是胸胁苦满，就是胸胁满不去。

“不大便而呕”，那么虽说是阳明病，其实是少阳病，少阳并于阳明，他是有里热，要不他不大便哪来的呀？是里头有所结，但是胸胁满和呕全都是柴胡汤证。

“舌上白胎者”，这个也很重要，现在舌头也是临床上辨证的一个方面，可不能够是病就看舌头就行了，那可不行。白苔，是有热而不实的苔，你像咱们说的白虎汤证，（苔）一见黄了就是里头有实了，实在的实啊，就是实（结）证，舌上白苔虽然是热但不实。

先是一个少阳病，柴胡汤证你就与小柴胡汤就行了。那么为什么“不大便”呢？他底下有解释。我们说柴胡证结于胁下，正邪交争结于胁下，那个时候有所结，影响了上焦，津液不往下，那就上焦不通了。那么柴胡它就解解胸胁这个地方的结。所以上焦得通，津液得下。

231　阳明中风，脉弦浮大而短气，腹都满，胁下及心痛，久按之气不通，鼻干不得汗，嗜卧，一身及面目悉黄，小便难，有潮热，时时哕，耳前后肿，刺之小差，外不解，病过十日，脉续浮者，与小柴胡汤。

（音频缺失，编者按：听录音也可能是胡老略去未讲）

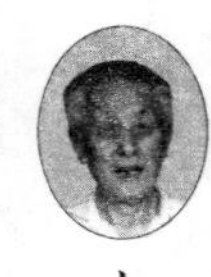

232　脉但浮，无余证者，与麻黄汤。若不尿，腹满加哕者，不治。

（音频缺失，编者按：听录音也可能是胡老略去未讲）

233　阳明病，自汗出，若发汗，小便自利者，此为津液内竭，虽硬不可攻下之，当须自欲大便，宜蜜煎导而通之。若土瓜根及大猪胆汁，皆可为导。

蜜煎方

食蜜七合

上一味，于铜器内，微火煎，当须凝如饴状，搅之勿令焦著，欲可丸，并手捻作挺，令头锐，大如指，长二寸许。当热时急作，冷则硬。以内谷道中，以手急抱，欲大便时乃去之。疑非仲景意，已试甚良。

土瓜根方（方佚）

猪胆汁方

又大猪胆一枚，泻汁，和少许法醋，以灌谷道内，如一食顷，当大便出宿食恶物，甚效。

阳明病本来是自汗出，那么若再发其汗，津液亡失太多了。又“小便自利”，那么这样子造成的大便干，这是由于津液丧失太多了，“此为津液内竭”。人身上的体液夺于外，内脏器的水分也被夺，胃肠里的水分也被夺，所以津液在胃肠里头也枯竭，这就使着大便硬了。

这种大便硬它不是由于阳明病热结造成的。“虽硬不可攻之”，言外就是不要吃承气汤这类的药，大承气汤更不能用了。“当须自欲大便”，那么这个就想法子让大便自己下来。

“蜜煎导而通之”，蜜煎导这是一个法子，或者用土瓜根或

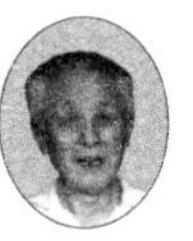

者用大猪胆汁，全可以导此大便出来，后头这几个法子就是近乎现在的灌肠，就是西医灌肠的法子，这是一样的。

那么这一条根据我们前面讲过的，阳明病本自汗出，复发汗，你看前面有那么一节，你们回头看看203条“阳明病，本自汗出，医更重发汗，病已差，尚微烦不了了者，此必大便硬故也。以亡津液，胃中干燥，故令大便硬。当问其小便日几行，若本小便日三四行，今日再行，故知大便不久出。今为小便数少，以津液当还入胃中，故知不久必大便也”。

（本条）这一节就承那节（203条）说的话，那节说了本来是自汗出，阳明病它是自汗出的，那么若再重发其汗。那个（203条）说他不是小便自利，说小便当时“日三四行”，现在小便少了，“日再行”，这是津液逐渐恢复，所以津液应该还要还入胃中的，大便就出来了。

那么这一节（本条）它不是（和203条不一致），但意思是一样的，也是本自汗出而又发其汗，但这个（本条）小便而反自利，它不是一点点的少，这个（本条）它不能自还的，上边（203条）是说了一半了，那么如果小便要是自利怎么办呢？（本条）这个就跟了那一段（203条），小便自利这也是津液内竭使大便硬，也不能攻啊。那么怎么治疗呢？想法让患者“自欲大便”，就是用灌肠引导的办法。那么底下这几个方子你看一看。

先说蜜煎导，就是食蜜，用的七合，这一味药于铜器内微火煎，“当须凝如饴状”。“搅之勿令焦著，欲可丸”，我们观察可以做成丸的时候就行了。“并手捻作挺”，就是做一个挺，就是膏状的，令头儿锐，比较尖，“大如指”，就像人手指头这样子，指着大拇指了，“长二寸许”，二寸许古书的寸没有现在的寸大，“当热时急作”，在蜜热的时候赶紧做，它一凉就要硬了，

"冷则硬"。"以内谷道中，以手急抱，欲大便时乃去之"，要大便的时候你不要拿手捂着了。底下说"疑非仲景意"（我认为）是不对的，这个（话"疑非仲景意"）根本是他这个书里的（后注）。"疑非仲景意"在成无己那本是没有，《玉函经》里面也没有，是后人搞的、注的，不要这几个字。那么"已试甚良"，这个经过试验很好。

还有一个法子，用大猪胆汁，这个更好，这个我也试验过，"大猪胆汁一枚"，就是猪胆，整个猪胆，那么一个猪胆，把汁泻出去一部分，"泻汁，和少许法醋，以灌谷道内"，把汁倒出来搁在碗里头，加上少许醋，然后往谷道里灌。这个灌，古人有这么个法子，就用猪胆那个汁，稍倒出点儿，灌上点醋，在里头把它搅和好就行。古人把竹子，毛笔笔管就行，插到猪胆里头，把它系结实，把竹管的头儿抹点油，或者蜡，纳入肛门，以便猪胆能灌进去，这也是个法子。"如一食顷，当大便"，就是灌上猪胆一小时就要大便。这个还是有好处，猪胆灌肠比我们现在用肥皂灌肠好点。另一个他说土瓜根，土瓜根就是土瓜那个根，你把它削了，那个东西也有黏滑性质，然后把它蘸上蜜，把它纳入谷道，也是一个样儿，跟那个蜜煎导差不多。

大便硬，也要看情形，不是大便硬就得吃大承气汤，不是！他没有大实、大满、大痛、热，不是由这种情况造成的（就不能吃大承气汤）。所以辨证不光看症候，而且要看当时的病情，看是怎么造成的大便硬，这也挺重要的。（假如非实结而下之，比如津液虚而大便硬）这种的泻，人绝对要虚的。

234　阳明病，脉迟，汗出多，微恶寒者，表未解也，可发汗，宜桂枝汤。

这个"脉迟"是个不足的脉，在仲景的书里头说就是阴虚

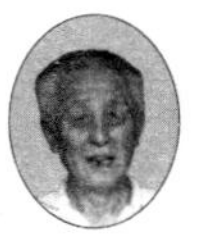

血少脉迟，也就是津液不足。“汗出多”，汗出多就影响津液虚。但是还“微恶寒”，表还未解。

根据他（仲景）这个书，里实应该下，但是（本条）里实还不显，但有了阳明病的外观了，所以他冠以“阳明病”三字。

既是表未解，我们应该先解表。但是里虚，里虚寒的病，表里同时有，我们要先救里的，这都是定法，我们在太阳篇都讲过了。

（本条）也就是在阳明病（外观，不见得有阳明证），如果表未解，汗出而脉缓弱或者迟，这都是桂枝汤证，所以这阵儿还用桂枝汤以解外。桂枝汤前面讲过了，就不细分析了。

235　阳明病，脉浮，无汗而喘者，发汗则愈，宜麻黄汤。

前面那一节（234 条）说的是太阳中风转属阳明的，这一节就说太阳伤寒（转属阳明），这都可以说是太阳阳明了。

“脉浮，无汗而喘”，这是个表实。脉浮为在表；无汗而喘，应该是在外、在表，所以发汗就好了，这当然用麻黄汤了。

虽然他冠以“阳明病”，这是由太阳病传阳明，但是表证还明显，表不解，还得先解表。那么有汗，脉虚，那要用桂枝汤；如果无汗，脉实，当然要用麻黄汤了。

236　阳明病，发热汗出者，此为热越，不能发黄也。

但头汗出，身无汗，剂颈而还，小便不利，渴引水浆者，此为瘀热在里，身必发黄，茵陈蒿汤主之。

茵陈蒿汤方

茵陈蒿六两　**栀子**十四枚（擘）　**大黄**二两（去皮）

上三味，以水一斗二升，先煮茵陈，减六升，内二味，

煮取三升，去滓，分三服。小便当利，尿如皂荚汁状，色正赤，一宿腹减，黄从小便去也。

“阳明病”，这是里热的一种症候。“发热汗出者”，热越于外，这个（情况）不能发黄疸。

“但头汗出”，只是头出汗，“身无汗，剂颈而还”，“剂”在《玉函经》就是“齐”，就是“看齐”的那个“齐”，大概古人齐和剂通用，就是只是脑袋有汗，一到颈项就没汗了，齐于颈项，在颈项以下就无汗了。“小便不利，渴引水浆者”，热既不得越于外，小便又不利，水又不得泻于下，他又渴引水浆，又嗜饮，里头当然有停饮了。湿和水是一样的，热瘀于水，古人叫瘀热。热瘀于里，是一定身要发黄的，这是古人的一种看法。

黄疸病，古人认为是胃肠疾患，怎么个疾患呢？有湿有热，瘀于胃肠之里造成的，这是古人的看法。那么现在（医学认为）黄疸离不开肝胆的疾患，尤其是胆，尤其胆道受阻碍等等。古人对这个的看法有些问题，但是古人对黄疸的治疗是有效的，你看这个方子吧，“茵陈蒿汤主之”。

茵陈蒿汤，茵陈是个利尿药，也解热，它是一个苦寒利尿解热药；栀子、大黄都是苦寒的药物，都是祛热的药物。所以从（茵陈蒿汤）这个药物组成看，它是一个祛热利湿的方剂。那么根据中医说的瘀热在里，治疗手段（与其证）是相符合的。但是，是不是因为瘀热在里而发黄疸呢？这是值得我们研究的，当然不是了，有很多证明了。但是发黄疸常是瘀热在里。发黄疸古人认为总是有热，而且发黄疸常常小便不利，我们在临床上不断遇到这种事情。那么可见古人的看法虽然有错误，但是临床的实质就是这个样子，发黄疸的时候它是瘀热在里，但是这个病不一定是瘀热在里造成的。

我说过多少次了，中医的规律法则是通过实践（检验）的，这是怎样都不会错的，至于解释的方法，那就不一定了。所以我们对这个书，总是要有正确对待它的态度，就是它这个方法方式是肯定的，但古人有些解释是错的。关于黄疸就是这样的，古人认为这是湿与热相瘀，脾受了蒸，就是脾胃这个色属土，应该黄，一蒸，那它就发黄了，这是古人的看法。这种看法是幼稚的，这个不一定是对的，但是这个病既然发黄了，是要有热有湿，有小便不利，所以治疗是正确的。那么古人是拿这种现象当了本质了。所以我们研究古人的东西，必须要有这么个认识才行，要不古人怎么说怎么是，这也是错的！我们研究它，取其精华，去其糟粕。科学证明的东西我们就不要（怀疑它了），还是要（认为黄疸）就是瘀热造成的，而不是胆、输胆管发生了障碍，这不行，事实上不是这个事。

237　阳明证，其人喜忘者，必有蓄血。所以然者，本有久瘀血，故令喜忘。屎虽硬，大便反易，其色必黑者，宜抵当汤下之。

“阳明证”，就是大便干，他搁个“证”，他没说是阳明病。“其人喜忘者”，喜忘就是就是咱们现在说的好忘，可见瘀血与脑系是有关系的，你看桃仁承气汤、抵当汤也有，“其人如狂”、“其人发狂”，所以与脑神经的不正常是很有关系的。

我就根据这前后几条，我治了很多脑系疾病，都是用祛瘀的法子，很有效。所以“喜忘”跟“如狂”，都是大脑的病。“必有蓄血”，蓄血就是久蓄的瘀血。

“所以然者”，就是本来就有久瘀血，平时潜伏的瘀血不显，那么由于得了阳明病了，热与瘀血结合起来就要发作了。有久瘀血，就是指蓄血说的了，所以他就喜忘。

“屎虽硬，大便反易”，大便里有潜血，就是说血之润，大便本来是硬的，但是有血的润在里头，虽然硬，但是大便的时候并不费劲，反倒容易，可是“其色必黑”，这是血的色了，血出来之后没当时便出，所以大便就黑，就是现在说的潜血了。这个（情况）可以用抵当汤下之，用承气汤是不行的，必须下其血。

那么由这一段可以看出来两个问题，第一，就是脑系属于神经状态的异常，常常是有瘀血证，这是第一。第二，凡出血症状，（本条）这个是大便潜血了，我们讲桃仁承气汤也有，“血自下，下者愈”，凡是出血症状，有很多是由于瘀血的（原因），所以我们遇到出血症状就止血，这很耽误事的，有很多是瘀血证的出血症状，你不祛瘀，瘀不去则出血不止。咱们讲《金匮要略》妇科就有这么一段，妇人妊娠下血不止，这个病就是有久瘀血，平时妇人有癥，癥就是血的积块，癥不去，血不止，所以他用桂枝茯苓丸，下其瘀，消灭癥，自然她就不下血了。这很多了，这是在书里头，那么在临床里呢?

我们治失血证，主要首先要看是否瘀血证。当然虚证你用这个法子是不行的了，只要是实证，祛瘀药相当有效。那么这一段也提出这些问题了，本来大便色黑就是下血嘛，起码是潜血，而且潜血是很重的，色也能看出很黑。那么你再祛瘀，不但喜忘可以治，而且潜血也可以治。我们读古人书，不是说这一段就（只能治疗）这一个病，应该扩展发挥它的作用，你得从这里头认识（背后的病机），你不认识不行。抵当汤前面也讲过，这个方子就不做细解了。

238　阳明病，下之，心中懊侬而烦，胃中有燥屎者，可攻。腹微满，初头硬，后必溏，不可攻之。若有燥屎者，

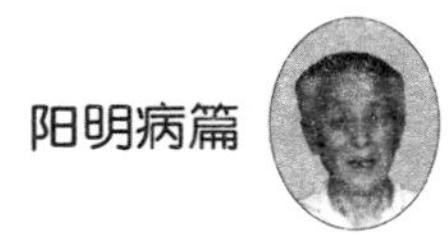

宜大承气汤。

大承气汤之用是多方面的，所以我们每一节都要细心体会。

阳明病本来是吃泻药，但虽然下之，病人心中还懊侬而烦，这个懊侬而烦呢，就是承气汤与栀子豉汤共有的一个症状，你非得辨出不可。那么假若我们能诊断出胃中有燥屎，那还可以大承气汤攻之。

（但要注意）下面“腹微满，初头硬，后必溏，不可攻之”这一句话。我们怎么知道有燥屎呢？当然了，他要有特殊症候那就没问题了：发潮热而谵语，这是有燥屎；发潮热，手足漐漐汗出，也能知道大便硬了。那么现在没有这些症候，这里又给你指出“腹微满”与不微满。若是大实大满而且拒按，这是实，在《金匮要略》里面也有这个，腹满按之痛者为实，按之不痛者为虚。

大下之后心中懊侬，也可以说是胃里面什么没有，这叫虚烦；那么如果有燥屎，也有心中懊侬。若没有其他的症候了，就得做腹诊（进行鉴别），就得按按肚子，如果胀满的厉害而且拒按，他疼啊，那肯定就是有燥屎，我们还可以使大承气汤。否则，只是“腹微满，初头硬，后必溏”，微满里头也有实（未结。也可理解为拟音：屎），但是初头硬后必溏这种大便，这不是一个实（已结），这万不可攻之，言外之意应该用栀子豉汤。“若有燥屎者”，又是叮咛一句话，“宜大承气汤”。

所以心中懊侬而烦，我们不要片面看问题，片面看问题在临床上是危险的事。心中懊侬这是烦热的一个状态，一般是栀子豉汤多，但是有燥屎呢也有这个（心中懊侬）情形，所以要全面掌握。有燥屎了，栀子豉汤就没用；可是栀子豉汤证若用成大承气汤就坏了，那非虚死人不可。所以这个地方，方证之辨必须得讲，而且只有理解了在临床上才不能出错。

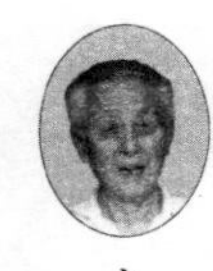

以下这几段都是用大承气汤的辨证的说法。

239　病人不大便五六日，绕脐痛，烦躁，发作有时者，此有燥屎，故使不大便也。

“燥屎”与“大便硬”还有点不同。燥屎者，屎存在的日子相当的多，由于它燥，横在里头不下，谓之燥屎。

“大便硬”，是应该排出大便，由于它硬，排不出去，这可以说它（屎）在下面。燥屎则不然（横在里头不下）。

燥屎、宿食都是似相同，而实质上又有分别。燥屎、大便硬和宿食全有用大承气汤的机会。我们怎么样子来辨认它？

（本节）这儿就是有这么一段，说这个人他不大便已经有五六天之久了，“绕脐痛”，围绕肚脐发疼痛，而且“烦躁”，烦躁就是有热，“发作有时”，一阵一阵的，时疼时不疼。这说明什么问题呢？燥屎横在里头它不通，欲通不能。欲通，（但燥屎）涩滞在肠子里，（欲通）要一动就疼得不得了，所以他就发作疼痛。但是它又不能不行，大便往下行，肠子蠕动啊，往下催，一催人就疼得不得了。有时候他也不欲大便，不行（不行大便），暂时就不疼。所以他说“发作有时”。大便要行，他就疼，大便不行，暂时他也不疼，所以他是“发作有时”。这种情况，根据外在的症状，这是有燥屎的一个症候，那当然用大承气汤。有几天不大便了，这个人绕脐痛，发作有时，这肯定他是有燥屎，是大承气汤证。

240　病人烦热，汗出则解，又如疟状，日晡所发热者，属阳明也。脉实者，宜下之；脉浮虚者，当发汗。下之与大承气汤，发汗宜桂枝汤。

“病人烦热，汗出则解，又如疟状”，“又”应该是个“复”

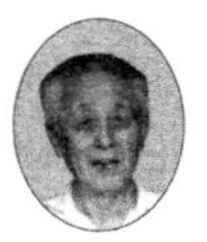

字，“复”这里当“反”字讲。“复如疟状”，这是《玉函经》上的，后边有注，这个应该改个“复”字。

“日晡所发热者，属阳明也。脉实者，宜下之”，这个“宜下之”，在《玉函经》上是个“当”字，“当下之”。

“脉浮虚者，当发汗。下之与大承气汤，发汗宜桂枝汤”，“宜”大承气汤，不是个“与”（大承气汤）字；“发汗宜桂枝汤”，它这个（宜）改个“当”字可以，不改也行，这都讲得通。他改个“当”字（也可不改，因为若是）他下面用的“宜”，（或许考虑朗读顺口）古人用字，他念着也顺口，他原来可能就是个“当”字，这个问题都不大，改不改都行，都能讲；但是（前面）这个“又”字，不如“复”字，“复”字当“反”字讲。

“病人发烦热”，你们想想，那个“烦热”指着什么说的？这是指大青龙汤证说的，咱们前面不是讲了嘛，“太阳中风，脉浮紧，发热恶寒，身疼痛，不汗出而烦躁者”（38条），一般的表实证不那么烦躁，（本条是）他有热啊！不汗出而烦躁，所以他底下搁个“汗出则解”，也就是大青龙汤证不汗出而发烦躁。

那么用大青龙汤，达到汗出，这个（烦热，不汗出而烦躁）就解了，（本条条纹的深层含义）是这么来（源）的。可是解是解了，“复如疟状”，反而这个病就变了，像发疟疾似的，指着什么说呢？指的发热有定时，“日晡所发热”，日间暮的时候发热。那么这个时候的发热“属阳明也”，这是转属阳明证。

“脉实者，当下之”，这个时候要看看他的脉，如果脉实，肯定是由表传里了，应该下。“脉浮虚者，当发汗”，这还是表不解，根据什么呢？前面讲了，“时发热汗出者，宜桂枝汤”（54条），他也是定时发热。“日晡所发热”（既可为大承气汤证，也可为桂枝汤证），桂枝汤也肯定在这个时候每天发热。定

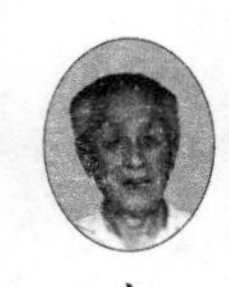

时发热，而要汗出，那是桂枝汤证。这个日晡所发热又属阳明。

所以这（日晡所发热）两方面（既可为大承气汤证，也可为桂枝汤证）都可能的，那么就要辨之于脉。

脉沉实而有力，肯定是传里了，那就得泻。

脉还浮，那还是在表。脉虚，是经过大发汗了，服过大青龙汤了，他津液不足了，当然还是桂枝汤证。所以“脉浮虚者，当发汗。发汗宜桂枝汤”。

（本条的难点）就在上面这两句话，“病人烦热，汗出则解”。这个病它来势猛峻得很，方用大青龙汤，大青龙汤它是内以清热、外以解表的这么一个方剂，发汗也相当的重。那么这个药刚吃下去，表将罢而就传里，这个病就是急剧变化，正在变化莫测之时，这时候要是稍一缓那就变证百出，所以治病不但要辨证，还得详审当时的病情。（本条）这个就是（示例）。

一般说单就“日晡所发热而已”，还没发潮热，那不能用大承气汤。但在这个情形之下，那是不得了的（所以要用大承气汤）！

由于有大青龙证，用完大青龙汤，反而又传里，你看看这个病，这是正在急剧发生变化之时，最应大投重剂，所以用大承气汤。这个你往后看急下（章节）就知道了，病来势猛暴。

所以在临床上很不容易，问症要详细，你不问他，怎么知道吃大青龙汤了?！我们个人治病当然心里面明白了，旁人治的病赶上这个时候找你来（接着治疗）了，你不详细问就不行。

脉实和脉虚是个对比，脉实，实而有力，就是脉跳动也有力，为之脉实，跳动无力的则为之脉虚。

241　大下后，六七日不大便，烦不解，腹满痛者，此有燥屎也。所以然者，本有宿食故也，宜大承气汤。

这个是“大下后”，大下后一般说不会再不大便，除非有特殊的情形。六七日，他又不大便，而且烦始终不解。“腹满痛”，这是专就腑证上来说的。

那么大下后腹不应满而痛，因为东西都去了嘛，这个“腹满痛”是实，既满而且也疼，这是拿手按着特别疼，这是里面实，“此有燥屎也”。

“所以然者”，为什么大下之后还有燥屎呢？“本有宿食故也”，这是这个人本来就有宿食在内。这个人总是不忌于口的，平时滥吃滥喝，这种情况的确是有的，人的这个肠子特别长，那里头还窝着燥屎呢，所以还是不大便。

那么这个虽然“大下后”，仍然用大承气汤。去病务尽，这也有这种情形。

那么有燥屎的症状很多了，前面“绕脐痛”、“发作有时”是一种。（本条）这个是大下之后六七天也还不大便，而且烦还不解，它热，里头还是有热，腹又满，按之又痛，这是肯定里头还有东西。那么这个绝对与这个人平时不摄生有关系，就是乱吃，有宿食不去。所以燥屎是经久的东西，它与大便硬相同又不相同，燥屎也是硬的，但是它是蓄积已久的东西，用普通的泻药是攻不下去的。

242　病人小便不利，大便乍难乍易，时有微热，喘冒不能卧者，有燥屎也，宜大承气汤。

这个地方，都非常的好，燥屎各种症候他给你列在这里，不是就一个症候。

“病人小便不利”，小便不利，水谷不别则要走大肠的，一般来说都应该下利，起码大便溏，溏就是溏泻。而反“乍难乍易”，乍难乍易就是一阵难一阵容易，但是它不是稀的。大便“难”就是有燥屎的一种情形，由于水在肠子里头而反倒乍难乍

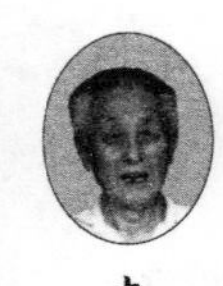

易，这是有燥屎的明证。

那么下面看看它的症候，虽然“时有微热”，微热还不是经常的，有的时候有，有的时候也没有，那么可见热结于里而不现于外，现于外也是隐隐的。但是“喘冒不能卧者”，喘、冒都是实象的。热虽然现于外很微，但是上攻相当凶猛。“冒”是昏冒，热往上攻，所以外边才不显。一方面结于里而（一方面）往上攻，所以这个（情况）也不可轻视，大承气汤主之。“喘”，不是在表的那个喘了，是热往上壅逆压迫横膈膜而喘。“昏冒”也是热攻冲头脑而造成的。这个地方（的学习）没有旁的（技巧），就得记啊。所以临床上用大承气汤。

大承气汤是个厉害药，真正重病非它不能行，可是轻的（疾病）用它就坏事，所以用这个方药又要慎重，又要辨证辨得清楚。

这几段都是（讲如何辨证辨得清楚），在什么情形下来用（大承气汤）呢，就是上面说的这些全是。

243　食谷欲呕，属阳明也，吴茱萸汤主之。得汤反剧者，属上焦也。

吴茱萸汤方

吴茱萸一升（洗）　**人参**三两　**生姜**六两（切）　**大枣**十二枚（擘）

上四味，以水七升，煮取二升，去滓，温服七合，日三服。

“属阳明也”，叫我看这个是个错误，应该是“属胃”。这个不是属阳明病的，阳明病是前面讲的提纲“阳明之为病，胃家实是也”，就是太阳阳明与少阳阳明也都是（阳明病类）。所以脾约也好、烦躁大便难也好，全与吴茱萸汤毫无关系。（本条）这个是虚寒，胃虚有寒，所以食而不纳、呕，这是指胃虚有寒，这不是阳明病。

那么“得汤反剧者”，它不是胃虚有寒了，是“属上焦”。“属上焦”指小柴胡汤说的，上焦不通，它是热结于胁下这个地方。

这一段书不应该列到这（阳明病篇），这一段主要是吴茱萸汤与小柴胡汤对于治呕的一个鉴别点。一个是虚寒，一个的确是热有饮，这两个看似相同，实质上是不同的。那么小柴胡汤有小柴胡汤证，也很好辨别，但就这一点上（呕）是相同的：小柴胡汤心烦喜呕；吴茱萸汤也有时候烦躁、呕吐，但它（吴茱萸汤）烦躁、呕吐是胃折腾的，闹得厉害，那是躁多烦少。

那么这一段，虽然我这么讲，但是不应该列在这，大概它应该列到太阴病里就对了，因为（吴茱萸汤证）虚寒嘛，胃虚有寒饮。

“食谷欲呕”，吴茱萸汤也不光只治食谷欲呕的，可以有很多（适应症），后面还会讲到。那么这个方子应用的机会很多，胃虚有寒饮，冲逆头脑，头疼头晕，所以我们在临床上遭遇很多这个方证。有很多美尼尔氏征，头一晕腾就要吐，吐得挺凶，那吃吴茱萸汤就好，你们在临床中可以试验。再一个是偏头疼，尤其是右边偏头疼，大概都是用吴茱萸汤。同时它也治胃疼，胃疼也得属于虚寒有寒饮的这种情况。治头疼、头晕，只是呕吐、恶心。

但是它（吴茱萸汤证）不是阳明病。之所以它（吴茱萸汤证）搁到这，又搁个“属阳明”三字，这都是王叔和干的。王叔和他记这个书的时候，他一遇到阳明就往（阳明篇）这里头搁。究其实“属阳明”也可说是“属阳明胃”，所以我们顶好就把它改成“属胃也”。（这类名不副实的情况）有很多，后边还有。

244　太阳病，寸缓关浮尺弱，其人发热汗出，复恶寒，不呕，但心下痞者，此以医下之也。

如其不下者，病人不恶寒而渴者，此转属阳明也。小便数者，大便必硬，不更衣十日，无所苦也。渴欲饮水，少少与之，但以法救之。

渴者，宜五苓散。

这是共计有三段的一个条文。

本来是太阳病，“寸缓关浮尺弱”，寸缓者就是津液不足于外，脉浮缓，古人有寸缓则为中风，就是太阳中风。迟缓（或是尺缓，拟音）和尺弱一样，则为亡血就是血液少（《金匮要略》寸口脉迟而缓，迟则为寒，缓则为虚；营缓则为亡血，卫缓则为中风），在仲景（之书）前面也有，“假令尺中迟者，不可发汗。何以知然，以荣气不足，血少故也”（50条），所以脉迟。（再加上）关浮。（本条）这个脉，总而言之就是脉浮缓，脉浮缓弱，就是太阳中风的脉。他为什么要这么分呢？他也有用意的。关脉以候胃，就是心下部位；浮脉，在这主热，它也主外也主热，就是也主表也主热。“关浮”就是心下的痞，这个痞是热痞，这用泻心汤治疗，它是指的这个说的（关浮，其人发热汗出，复恶寒，不呕，但心下痞者，此以医下之也。用桂枝汤、泻心汤治疗），所以他把这个脉，用部位来说明病理情况。

那么我们看脉缓和脉弱不好分。“脉缓”指脉松弛，脉道松弛。你看我的烟卷儿这么拿着紧，它裹的紧。但如果你把烟倒掉一半，你摸这个烟卷就缓、松弛、没力，冲着圆度上说的，它有紧有缓。那么“脉弱”呢？弱是冲着弦上说，“脉弦”，弦就是上下崩直，弓弦那个弦、弹弦那个弦。新张之弦，一摸上下溜直，但日久你要不上弦了，弦就松弛了。所以“脉弱”是

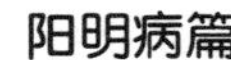

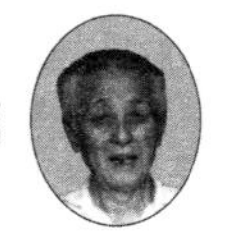

冲着上下看这个弱，不禁摁。从理上讲是有的（缓弱的区别），但在指下分别很难，缓和弱分别很难。所以张仲景这个书，脉的缓和弱是通用的。他说太阳中风，“发热，汗出，恶风，脉缓”，他讲太阳中风治疗的时候，又说阳浮而阴弱，又讲个“弱”，可见脉缓和弱在手下分辨很难，在理论上来说（缓弱的区别）是有的，存在的。

那么（本条）这个脉，总而言之是太阳中风的脉，脉浮而缓弱。“其人发热汗出，复恶寒”，就是太阳中风的证，太阳中风发热汗出还恶寒，恶风恶寒。“不呕”，这是说没传到半表半里，那就没有柴胡证。

“但心下痞”，它也没传少阳，胁下不结，没有胸胁苦满，可“但心下痞”，心下这地方痞塞不通。一看病的情况，表还没解，而有心下痞硬，这大概就是“医下之”的毛病。下之表没解，外邪内陷，所以心下痞，大概是这种情况。

头一段说的就是（如上）这个（情况）。但是他没出治疗法子，前面都有啊，应该先用桂枝汤以解外，然后再以泻心汤治痞，或者大黄黄连泻心汤，或者三黄泻心汤，我应用三黄泻心汤的机会多。这是一段。

“如其不下者，病人不恶寒而渴者，此转属阳明也”，“如其不下”，这个病人已经不恶寒了——上头说是发热汗出复恶寒——不恶寒只是心下痞而又渴，那是转属阳明了。渴了，内里头一热就渴。那么痞问题不大，它不是大实大满，只是这痞稍有点内实的样子，不大（大实大满），所以他说“转属阳明”。转属阳明就是太阳转属于阳明，太阳病还没结束，转属就是并病的互辞，转属也是个并病，但是太阳病要罢，它已经不恶寒了嘛，而且又渴，阳明病已显了。

“小便数者”，这时候小便频数得厉害，那么大便可要硬了。

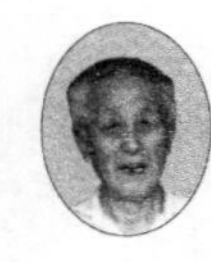

但大便硬也不谵语，那里的热并不太厉害，“不更衣十日，无所苦也”。这就是我们前面说的津液内竭造成大便硬，只是由于小便数，虽然十日不大便，毫无所苦，言外之意呢，不可攻！我们只是用“当欲大便（当须自欲大便）”的法子也可以，根据后面治脾约使的麻子仁丸也可以，那得看病的轻重，如果重，多少有点热，可以吃麻子仁丸，就是现在说的麻子仁治脾了。不然的话，那就得用导之之法，像蜜煎导、猪胆汁那种法子。

那么假若他“渴欲饮水”，那可以“少少与之，但以法救之”。少少与饮之，不要给喝的多，喝的多非喘不可，他没有多大的热，一点点给点水，他由于小便数，伤失津液，胃和者愈。

“渴者”，（本条）后头又有一个“渴”，这一个“渴”字是承上边这两段说的。头一段“下之”，下之后表还有热未解，心下痞。这个（情况的）心下痞是由于停水的关系，五苓散证是有的。由于下，气上冲，造成小便不利，这个（小便不利）绝对不是小便频数。小便不利，微热而渴，那是五苓散证。这个心下痞正是水气逆于心下，但他为什么不详说呢？这是个简文，搁个“渴者”这两字就代表了，前面都有啊。这是承接第一段（此以医下之也）。第二段（如其不下者）也是一样的，要是“不下”也可以发生这样的症候，即病人微热不恶寒而渴，这个（情况）也没转阳明，没有底下这一套（此转属阳明也。小便数者，大便必硬，不更衣十日，无所苦也），没转阳明，但是他是小便不利，这种渴也是停水不行的，也可以用五苓散。他就是在“渴”上发挥的，不是说“转属阳明、小便数”你还给吃五苓散，这是不对的，咱们前面讲的猪苓汤都有（这些具体解释）啊。他已经丧失津液了（转属阳明、小便数），丧失津液到这么份上你不能再吃五苓散了。

我们前面讲过附子汤，风湿相搏，它有一个“小便利，大便硬者，去桂加术”（174 条），那个去桂加白术汤它治小便利，不是让它利小便。术与附子为伍，我当时也讲过，像真武汤，你看术附为伍，它是泌尿机能松弛而不能收摄，（而附子能）使机能恢复，而再加上祛水的药（术），它反倒治小便利，所以附子配伍那个药（反倒治小便利）。

五苓散不行（不能治小便利），五苓散利尿相当有力量，而且这是个阳明病，真要是内传阳明，桂枝它不治里热。所以这个（本条最后一段）大家很有争论。我认为这个“渴者”，是另起的，不是接着上边的，不是说“少少与饮之”，而还渴不止，这个不是。他已经大便硬了，你不要再给利水了，复利其小便是不行的，猪苓汤都不能用，那五苓散就更不能用。这是个简文，他为什么不详细说呢？因为前面都说了。你们回头看看五苓散，前面说的那些段落就知道了。

245　脉阳微而汗出少者，为自和也；汗出多者，为太过。阳脉实，因发其汗，出多者，亦为太过。太过者，为阳绝于里，亡津液，大便因硬也。

（音频缺失）

246　脉浮而芤，浮为阳，芤为阴，浮芤相抟，胃气生热，其阳则绝。

（音频缺失）

247　趺阳脉浮而涩，浮则胃气强，涩则小便数，浮涩相抟，大便则硬，其脾为约，麻子仁丸主之。

麻子仁丸方

麻子仁二升　**芍药**半斤　**枳实**半斤（炙）　**大黄**一斤（去皮）　**厚**

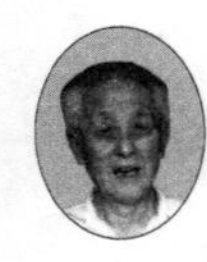

朴一尺(炙，去皮)　杏仁一升(去皮尖，熬，别作脂)

上六味，蜜和丸如梧桐子大，饮服十丸，日三服，渐加，以知为度。

（音频缺失）

248　太阳病三日，发汗不解，蒸蒸发热者，属胃也，调胃承气汤主之。

（音频缺失）

249　伤寒吐后，腹胀满者，与调胃承气汤。

（音频缺失）

250　太阳病，若吐若下若发汗后，微烦，小便数，大便因硬者，与小承气汤和之，愈。

（音频缺失）

251　得病二三日，脉弱，无太阳柴胡证，烦躁，心下硬，至四五日，虽能食，以小承气汤，少少与，微和之，令小安，至六日，与承气汤一升。若不大便六七日，小便少者，虽不受食，但初头硬，后必溏，未定成硬，攻之必溏；须小便利，屎定硬，乃可攻之，宜大承气汤。

（音频缺失）

252　伤寒六七日，目中不了了，睛不和，无表里证，大便难，身微热者，此为实也，急下之，宜大承气汤。

（音频缺失）

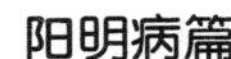

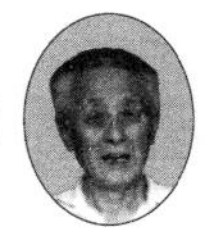

253　阳明病，发热汗多者，急下之，宜大承气汤。

（音频缺失）

254　发汗不解，腹满痛者，急下之，宜大承气汤。

（音频缺失）

255　腹满不减，减不足言，当下之，宜大承气汤。

（音频缺失）

256　阳明少阳合病，必下利，其脉不负者，为顺也。负者，失也，互相克贼，名为负也。脉滑而数者，有宿食也，当下之，宜大承气汤。

（音频缺失）

257　病人无表里证，发热七八日，虽脉浮数者，可下之。假令已下，脉数不解，合热则消谷喜饥，至六七日不大便者，有瘀血，宜抵当汤。

"病人无表里证"，没有明显的发热恶寒的表证和阳明病的身热汗出不恶寒但恶热的这种症候，就是没有明显的表里证。"发热七八日"，就是发热（似乎没有其他证）。这个（情况）临床上是很多，一会儿我给你们讲一个病例。

"虽脉浮数者"，咱们都说浮主表，（别忘了）浮也主热呀，虽然脉浮数像表证、像热在表似的，（实际属于里热已结），"可下之"，可泻，这个也要用泻药，这属于里热。

"假令已下，脉数不解"，就是说热不退，"合热则消谷善饥"，吃了泻药，热应该退了，假如要是不退的话肯定是瘀血，瘀血合热能嗜食，"合热则消谷善饥"，所以有了这一句话。咱

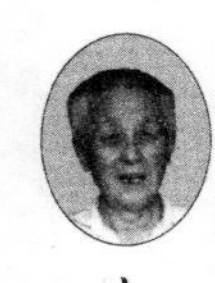

们治中消证、嗜食证，（经常可能）有瘀血的问题。说明他有瘀血，（而）要是有热，瘀血与热合，这个人绝对能吃东西。那么泻之后呢，六七天还不大便，这人又能吃东西，肯定有瘀血，“宜抵当汤”，祛瘀就行了。

这个说明什么问题呢？就说明日久发烧不退，临床上也常遇到，这种发烧不退，一般是里热，吃泻药就可以治疗的。那么也有日久不退的这种发烧，有瘀血，但有瘀血又没有明显症候，不像我们前面讲的“其人如狂”症候，一开始没法看出瘀血来，开始只是能吃，一般就根据他这个（能吃的）病理情况，而用适应的泻下方剂了，我们最常用的就是大柴胡，热得厉害加石膏。

那么这些药吃下去之后，还热，脉还数，不是说“脉不浮了，滑数了”，这是注家瞎闹。（本条）这个“脉数”（不解）就是指上面的整个的脉还是浮数，而且热也没退。

这肯定不是单纯的里热了，是有瘀血的关系。这时候你问问他吧，如果要是他能吃，这是瘀血的嗜食症，“合热则消谷善饥”，这是瘀血。瘀血是蕴热的，咱们前面也有，是在讲抵当汤的时候。伤寒（而）发热不解，停水也（外热）不解，有瘀血也（外热）不解。如果少腹满、小便利者，这是有瘀血的问题，用抵当汤，前面（124 条）就有，因为里气不通影响外热不除。

那么过六天又不大便了，这是里实，里实，而有瘀血的问题，用抵当汤，你不能再用其他的泻下药了。这是瘀血，所以再吃抵当汤就可以好了。

我根据这条（本条条文）治了很多的高烧久久不愈的病，太多了。我上次给讲的柴胡剂也讲到这个问题，最多（日子的高烧）有五十多天的高烧，40 度上下，老是这样。这是北京一个大医院（的病例），他们（的医生）在那儿想什么？高烧不

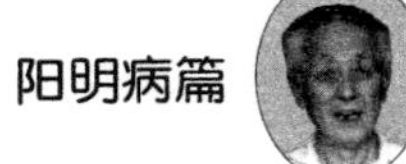

退，抗生素，输液，西医这些法子都用了，也不好。不好，他们就想到是不是癌呢？就把各大医院的专家都请去了，我也去了。他们一会诊，肯定是癌：你看去烧的法子都用了嘛。把这个老头（患者）可吓坏了，这个老头是个老专家，他一听是癌他还能不害怕？我是最后看的，因为那个主治大夫是我一个朋友的孩子，他有病经常找我看（会诊）。最后他跑我家去了，他说“如果是癌，但现在也查不出癌细胞，脖子上有一个小包，也给他做切片了，也不是”。呵呵，（我认为）那就是淋巴，就是淋巴结，给做了切片。我当时就说：“这个就是感冒，大概是这个情形”。后来我就给他吃的大柴胡加石膏，一付药他的烧就退了。高烧五十多天啊。

这种病情我治了很多了，就是根据这一条“虽脉浮数者”，可这时候患者舌苔绝对黄，而且这个人他都是有胸胁满、恶心、不能吃东西、舌苔黄。这个类型的病太多了。我在咱们门诊也治过，有一个在301住院的老首长，他也是高烧不退，一个月他的高烧没退，后来他生气了，搬出来了，后来他的一个外甥来找我，也是吃一付药就好了。这种病很好治。可是这个“脉浮数”，还寻思是表证，则是不对的。

所以他这个书，大家还应该好好读，的确是通过实践的东西，一方面六经八纲是要辨的，那是原则上的东西，最终要辨方证。你看咱们讲大承气汤、小承气汤、调胃承气汤，都有它适应的一定的症候，这你一定要掌握，你不掌握，在临床上就不行。可是该下，方药用不对了一样治不好病。

下一回我们就把阳明篇讲完，同时你们也看一看，把阳明病做个总结，跟太阳病一样（小结）。这个书，错误是有的，咱们前面也提了很多，啊，古人这个东西（古书）不是刊印的东西，而是传抄的。赵开美的印刷本后世才有，以前都是抄写本，

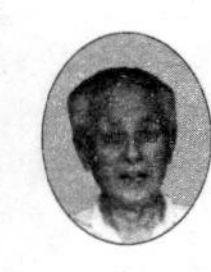

你看王叔和记的就是的抄写本，这个人抄这样，那个人抄那样，所以传抄的错误地方是有的，咱们今天就讲到这了。

258　若脉数不解，而下不止，必协热便脓血也。

这一条应该和上面257是一条，那条说是“病人无表里证，发热七八日，虽脉浮数者，可下之。假令已下，脉数不解，合热则消谷善饥，至六七日不大便者，有瘀血，宜抵当汤”。

“若脉数不解，而下不止”，不是接着“宜抵当汤”，而是接着上边“可下之”。

“假令已下”，可以发生两种问题：

一种是（上条提到的）“脉数不解，合热则消谷善饥”，这是我们说的嗜食证，嗜食证是多有瘀血了，假若六七日还不大便，那么这是肯定有瘀血，所以他用抵当汤来主之。

（另一种是：）那么假若下之后，“假令已下”，（本条提到的）“若脉数不解，而下不止”，这个不是“合热消谷善饥而不大便”了，这个反而泻下不止，那么这是协热痢了，就是热随着泻药注于大肠而为协热下利，所以必“便脓血也”。

那么这是接着上头，上头我们遇到这么种病，假设发烧七八天了，这个时候脉浮数，不是表证了，不是热在表了。脉浮也主热，浮数者就是有热，这个热一般说应该在里，所以他说“虽脉浮数者”，你不要认为是表热，而是里热，可以下。那么下之后呢，病就好了，就没问题了。但假若下之后，脉数还是存在，数还是有热了，那么这就有两种问题了。你看他下后的情况，中医是处处讲辨证。

一个如果他要消谷善饥，这是瘀血和热的一种反应，假设是这样子，他不会大便的。因为你若不祛瘀血，只是用通便的药，就达不到问题的解决。所以到七八日了还不大便，这肯定

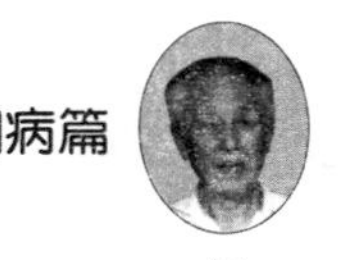

是有瘀血，这是一段，用抵当汤。

（另一个,）那么假令已下，而脉数不解，病还是在里，可是变了，必定要发生协热痢了。因为热在里头久了，你一通大便，热随着泻下药而为下痢便脓血症，这是又一节。这一节下痢便脓血，前面都讲过了，根据便脓血的方法来治疗了，所以他也没出方子。（本条）这个应该并到前面那一节（257 条）就好了，这个书给断开了，大概在成无己本（两条）就是在一条里头。

259　伤寒发汗已，身目为黄，所以然者，以寒湿在里不解故也，以为不可下也，于寒湿中求之。

“伤寒”，太阳伤寒应该发汗，可是发汗之后“身目为黄”，这个人发生黄疸了，这是什么道理呢？这是由于寒湿在里而热不退。咱们前面也讲了很多，说在太阳病阶段，心下有水气表不解，你非兼祛水气不可。前面的例子很多了，像桂枝去芍药加茯苓白术都属于这个（情况），里头有停水，如果小便不利，那你吃解表药是达不到这个（病愈）要求的，必须兼利小便。那么（本条）这个病也就这么个看法。完了我再给你们讲这看法古人也有些不对的地方。那么这个热不退，与寒湿在里有关系。

“以为不可下也”，黄疸这种病，一般说是可下的，假若我们诊断症候而（断定）不可下，这纯粹是寒湿在里。这说明什么问题呢？古人这样子看的：发黄证，他认为是有湿有热，所以他叫做瘀热在里嘛。瘀热在里，“热与水”他叫做瘀热，“热与瘀血”也叫瘀热；热与瘀血，有叫瘀血的，也叫瘀热在里。那么热瘀于水，水和热相恋，后世的病历上有的是，说“水以热为巢，热以水为据”，王孟英医案上常有这些话，这是个现象的问题。那么如果有水，你不利水，则热祛不了，这是一个事

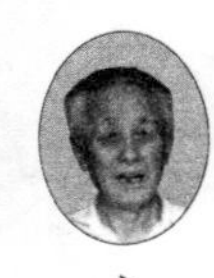

实。古人也解释这个道理，他说这两个（水、热）在一起就瘀在一块儿了，就像咱们说土和水在一起成淤泥，那么它要瘀浅的，它就不去了，古人是这么个看法。

那么湿、热这两种东西，湿胜热，则热随湿化，就是咱们这一段说“寒湿在里，以为不可下”，这也叫做阴黄，阴黄就属于太阴，它就变成大便易动，甚至于溏便，那么这个时候你不能下了，就是用一种“以寒湿中求之”（的方法），它就是指茵陈五苓散，就是五苓散加茵陈。五苓散是温性的利尿药，加上茵陈，就治这个“寒湿在里”病。

那么湿、热这两种东西，如果热胜于湿，湿随热化就发生阳明病，就是茵陈蒿汤证，这叫做阳黄，阳明嘛。阴黄指的是太阴，阳黄指的是阳明。湿随热化，则大便燥结、腹满、发黄，这个情况要用泻法，就是后面所说的茵陈蒿汤。

那么本条这个情况，只是热随湿化，就是湿胜于热，这就不要去吃泻药，当以“寒湿”中来求治疗的方法。

那么这段究其实说明什么问题呢？拿到现在来看，这很像说的是黄疸性肝炎，这个病我们在临床上常遭遇，在“黄”还没明显发作以前，那就类似伤寒，现在我们在临床上也常遇到。（患者会抱怨说：）我这个肝炎，大夫给我误诊了！他还净说西医，急诊的西医也是一样的，那个时候看不出肝炎的，治了两天发黄了，就是这个情性。所以黄疸的发作不是一下子就有，而是开始就有的。先得的也是像咱们一般的感冒，无汗。临床上误诊，不光是西医，西医中医是一样的，都得当时当是感冒（治疗），但是这个（开始的时候当感冒治疗）不是错的，这个（治法）没有关系（因为一开始黄疸的确也就发作为感冒）。可是患者常这么说，“给我诊错了”。

湿热，这是古人的一种看法，与我们的治疗是一致的，茵陈五苓散也好，茵陈蒿汤也好，这些方子全是祛湿祛热的办法，它能治好病。但黄疸是不是就是湿热造成的呢？这不一定。单就症候的反映，它是有湿有热，在病理过程上是有这个情况，但是它不是湿热为主要因素。现在的西医很清楚地给证明了，黄疸是或者肝胆管或者输胆管受阻碍造成的，这是事实，你不可否认的。所以古人的看法，是就其治疗说的，根据方剂的治疗说的，所以中医先有规律后有理论。他根据用茵陈蒿汤或者是茵陈五苓散，无一不是祛湿解热的，才能够治疗这个病，那么肯定它（黄疸）是湿热造成的，古人是这样子来看的。

它（中医）是先有治疗。治疗肯定是古人一点点试验再试验，所以中医发展（最早）在几千年前，那个时候限于科学水平，可以说没有科学，它（中医）不是在科学的理论基础上而演绎出来的这么一种治疗的手段，而纯粹是通过临床而产生。所以中医这东西就是经验医学，经验出来一套东西，怎么经验呢？还不是拿人试验的嘛，这肯定的，这一点毫无隐讳。所以中医最先发达是针石，古时候在没有铜器以前，就用石头，石头磨个尖，一样做针刺，所以咱们叫针石。人就是这样子，有人就有疾病，有疾病人就得对付疾病，想各种法子了。

（本条）这个也是，跟现在临床上也是一样。古人说的治疗方法，他通过实践，这是永远不会错的，我们遇到这个证就是这个治疗，准能好病。至于什么道理呢，这就得参考近代的生理、病理，这样更好一些。所以中医的理论要提高，我觉得这个地方（生理病理）也是值得研究的。

260　伤寒七八日，身黄如橘子色，小便不利，腹微满者，茵陈蒿汤主之。

这条也是，你看这里他不说是阳明病，都是说的“伤寒”。

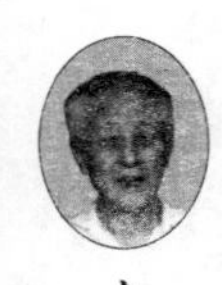

“七八天”，常由表传里的时候，这个书你看他日子也不是随便写的，他都根据一般的常规。表证四五天、五六天，大概都从表传到半表半里，这是“常”，就是我们说的“一般”。特殊情形又当别论了。那么到六七日、七八天，这叫去表传里，传里的时候是这样的：由少阳病传里也在七八天的时候，由表传里也在七八天的时候。

可见疾病由表往内传，由表先传半表半里的时间最多，但也有由表直接传里的。我们在临床上遇到感冒，没有几天就觉得身上无力，可是高烧不退，但是他没有太阳病的表证，就觉得身倦无力，就是《伤寒论》有“脉浮细而嗜卧”，懒了，这就是传到半表半里了，这个时候恶心，往来寒热，不愿意吃东西的一系列的柴胡证都有了，所以咱们用小柴胡汤是最恰当不过的。这个书上说的也是这种情况。

但是又几天了，由半表半里进到里了，这个时候大便也干了，舌苔也黄了，那么这时候再用小柴胡汤就解决不了这个问题了。这就是即便有柴胡证，也是半表半里并于里，就是少阳阳明并病了，咱们就要用大柴胡汤。大柴胡汤是两解，既解少阳，也解阳明之里实了，它加大黄、芍药、枳实了。所以它这个几天、这个日子（如七八日），也不是随便写的。

这是按照一般常规。太阳“伤寒七八日”，这期间常常是由表传里的时候，这个时候发黄，“身黄如橘子色”，橘子是橙黄色，非常鲜艳。热的表现就表现鲜艳，寒的表现就表现黑褐。所以“身黄如橘子色”说明湿少热多。

“小便不利，腹微满者”，在古人他这么样子看法：黄疸的发生，只有热就变成纯粹阳明病，要是传里的话。要有湿，才能够发黄呢。那么这个情性绝对是小便不利，小便不利则水不得行于外，它（水湿）就是留于里了，（水湿）留于里，热又

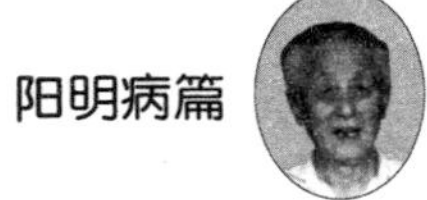

转为里，所以热和水两个就结合了，为瘀热在里。腹也微满了，腹微满一方面是里实，二便不利（则满），（单纯）小便不利也是满，但是只是微满，不像大承气汤证大实大满，不是那样的。可是（本条）这个（情况）呢，不纯粹是寒湿的问题了。热比较胜，所以他用茵陈蒿汤。

茵陈蒿汤是由栀子、大黄、茵陈这三味药组成，前面有，一方面祛黄，另一方面利湿，同时用大黄来通便祛湿。

（本条）这个也是"伤寒"（开头），所以（患者）开始是伤寒，看不出来发黄，但到七八天了，突然间发现了。这个（情况）跟上段都是说我们现在临床上常遇到的情形，（黄疸有可能）都像一般的感冒而以"太阳伤寒"的这类病证出现。那么这个（类型的黄疸，）开始的时候就当一般的感冒治了，现在也是（这样治疗）。但到后来他发黄了。那古人对黄疸，不管是肝炎还是胆囊里面的一些问题，这个他查不出来，所以中医讲辨证。现在咱们用很多科学的检查办法，古时候是没有的。但是有这种证，（辨证）治疗是绝对对的。

261　伤寒身黄发热者，栀子柏皮汤主之。

栀子柏皮汤方

肥栀子十五个（擘）　**甘草**一两（炙）　**黄柏**二两

上三味，以水四升，煮取一升半，去滓，分温再服。

"伤寒，身发热，栀子柏皮汤主之"（编者按：胡老一开始没按照"身黄发热"的原文，而是说"身发热"）。这个"身热"与表证的"翕翕发热"热型是不一样的。太阳病"翕翕发热"，感觉热笼罩人的体表，所以叫"翕翕"，合而不开嘛。（本条）这个"身发热"，热都是从里来的。所以阳明病更厉害了，蒸蒸发热。那么这个"身发热"，也就说明不是一般的太阳病表证“翕翕发热”。那么这一类的表现，要是发黄的话，用栀子柏皮汤主之。

所以“伤寒，身黄发热”，身上有黄而发热，没有“腹微满”，像我们说的茵陈蒿汤那个内实（第260条）。也不是像前面（第259条）所说的“寒湿在里”，只是热。

这一段文字，它是简。那么我们在临床上用这个方子，都是人特别烦躁。如果遇着这种黄疸，这个人烦躁不安，但是大便不实，就是大便通调，里不实，有热而没有寒。这就是用一派苦寒药就行，所以他用栀子、黄柏、甘草。栀子、黄柏，是苦寒解热的药。黄疸的发现也很多，（若用栀子柏皮汤治疗黄疸，要注意）主要他是烦，烦得厉害，所以他以栀子为主，另外加上黄柏。

262　伤寒瘀热在里，身必黄，麻黄连轺赤小豆汤主之。

麻黄连轺赤小豆汤方

麻黄二两（去节）　**连轺**二两（连翘根是）　**杏仁**四十个（去皮尖）　**赤小豆**一升　**大枣**十二枚（擘）　**生梓白皮**一升（切）　**生姜**二两（切）　**甘草**二两（炙）

上八味，以潦水一斗，先煮麻黄再沸，去上沫，内诸药，煮取三升，去滓，分温三服，半日服尽。

“伤寒，瘀热在里，身必发黄”，“身必黄”，应该有个“发”字，身必黄也行。大概成无忌本这个地方就有个“发黄”，《玉函经》、成无忌本，全是“身必发黄”。“麻黄连翘赤小豆汤主之”。

（本条）这个说是在表，就是“伤寒”，他没说日子，没说五六日、七八日，就是在表证的期间。那么假若又有瘀热在里的话，虽然有表证也必发黄。不是传里的问题，根本里头就有

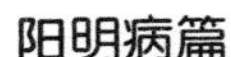
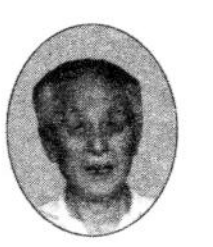

瘀热。那么这应该用麻黄连翘赤小豆汤主之。这个方子解表祛黄。祛黄的法子也祛湿祛热，瘀热在里嘛。赤小豆祛湿；生梓白皮、连翘，全是解热药物；麻黄、杏仁这些药是解表的药。

那么这一节的意思主要就是，我们在临床上遇着发黄的病，有表证，发烧怕冷、头项强痛这一类的都存在，这类发黄，要是无汗，就用这个方子。这个方子是有麻黄汤的基础，麻黄汤去桂枝了，麻黄、杏仁、甘草，把桂枝去了，搁姜。配伍生姜发汗跟桂枝差不多。但是他没有气上冲，他有恶心。有表证，有些恶心，没有气上冲的样子，那么这个时候可以用麻黄连翘赤小豆汤，把麻黄汤去桂枝，换成生姜，另外，要搁些祛黄的药，生梓白皮、连翘、赤小豆，这就是祛湿热以祛黄。它是这么一个方剂。

也就是在临床上治疗黄疸，在表，要发汗；在里，我们要根据阳明的这种治疗，用茵陈蒿汤，还有栀子大黄汤。（栀子大黄汤）这个书没有，我们在《金匮要略》里头的黄疸篇那就有了；那么如果不在表，又不在里，而在半表半里，就是小柴胡汤，小柴胡汤配伍茵陈蒿汤或者配伍五苓散无一不可，不配伍也行。如果小柴胡证相当的全，这也是《金匮要略》上说的，“发黄而呕，再有热”，这就是小柴胡汤证，用小柴胡汤就行。当然是，我们要是看它“兼里实”，可以配伍茵陈蒿汤，那用大柴胡配茵陈蒿汤就行。如果再遇寒湿，那你就配茵陈五苓。

那么（本条）这个表证是无汗的，要有汗的呢？有汗就用桂枝加黄芪。黄芪这个药也祛黄，这也是《金匮要略》里头的。

总而言之，他这个书就是辨证。说什么药祛黄，什么方子治疗（黄疸，没有这样的一定之规）。在临床上也要根据疾病的反映。如果在表，就是我们后头（即本条）讲的这个，那么宜发汗的，用麻黄连翘赤小豆汤；如果他根本就自汗，可也是表

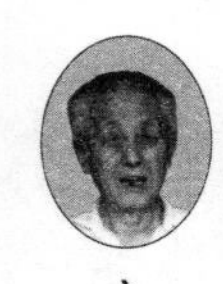

证，是现桂枝汤证了，就是发热汗出恶风这类的情况，那你就要用桂枝汤加黄芪。黄芪也祛黄。

那么如果是里证，你就根据这么几个方剂（进行选择），茵陈蒿汤、栀子大黄汤、栀子大黄汤就栀子豉汤加大黄。烦得更厉害，我们合用栀子柏皮汤。这是常见的方证。

要是半表半里证，你就于柴胡汤类里来求之，大小柴胡汤配伍相当的药物都可以，这是我们临床上常遭遇的。

那么到这个地方，我们把阳明篇讲完了。咱们把阳明篇做个总结。

阳明病篇小结

阳明病按八纲分析，就是阳证在里，就病位上来说是在里。什么叫做阳明病呢？阳明病不是什么特殊个别的病，不像肝炎、肾炎等为个别的病，它与太阳病一样，在这个书，古人的病名，都是一般的“证”，什么病都可以得阳明病。阳明病不是单独的那么一种病，它有特征，什么特征呢？

在这个书里分成二段说的。

“阳明之为病，胃家实是也”，这就是腹证，日本人常讲腹诊嘛，就是病实于胃肠之里，拿手按真能有抵抗，就是按心下的部位，甚至于压痛，这是就腹证上来说的。

有的阳明病只热而不实，这个腹诊就没用了，它光热，所以在“阳明篇”里头又提出阳明病的外证。没有胃家实怎么辨阳明病呢？外证是身热汗出、不恶寒但恶热，这是外证。

换言之，无论什么病，有胃家实或者有身热汗出不恶寒但恶热的外证，都叫做阳明病，无论什么病。所以这两个，一个是腹证胃家实，一个是外证身热汗出不恶寒反恶热，这都是阳

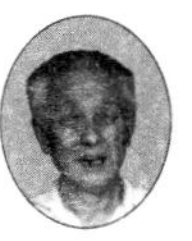

明病的特征，可以这样理解它，凡是阳明病就得具备这个条件，临床上把这作为判断阳明病的标准。

阳明病怎么来的，这个书开始就说了，由太阳病不解而转属阳明者，叫太阳阳明，前面有，还举例子，如脾约是也。在太阳病，由于我们治疗不当，本应发汗而吃泻药，使热陷于里，也能转为阳明病。即便依法发汗，如果病相当的重，虽然依法治疗得正确，但是它在这个段阶好不了，它也是要传里或传半表半里的。这在临床上也是不可忽视的，尤其是真正的伤寒。伤寒为大病，病好的时候全在少阳的末期、阳明病初期，就是在大柴胡汤、白虎汤的阶段甚至调胃承气汤的阶段就可以好的，但在太阳病的阶段常常不好，即使治疗得当，不过是杀一杀病势的来势而已，使病势减轻，使传里或半表半里不那么猛暴，要治之得当，能达到这个目的。一般轻病，表证的时候就可以好，比如咱们一般的感冒，轻微的感冒，喝点姜汤也可好，弄点姜水你喝一喝，出点汗，吃点茶叶出点汗都可以好的。但那都是轻病，真正的重病不是随便吃药就可以好的，就得按规矩，该用麻黄汤非用麻黄汤不可，用桂枝汤就不行，该用桂枝汤用麻黄汤更不行。所以他这个书规律非常严，辨证严得很，不但要辨六经、八纲，而最后要辨到方证，方证就是咱们讲的这套，就是一个方剂有一个适应症。不这样则在临床上常常达不到疗效。

所以阳明病，由太阳病传来的，就有我说的这几种原因，也有些误治：有些在太阳病的阶段发汗太过，丧失水分太多，里头燥结；也有重病，在太阳病阶段虽然依法治疗，但是在此段阶好不了，也是要传里或半表半里的。（前面）咱们讲到传里。

那么如果传里之后了，阳明病已发生，太阳病还存在，这叫做太阳阳明并病了，就是这个书所说的“太阳阳明是也”。

那么少阳阳明呢？也是一样的。少阳病已经不是表证了，传入少阳而发生少阳病。少阳病也有由于误治的，使之邪更陷于里，而发生阳明病，你像利小便就是的，丧失津液太多了也使着大便干。少阳病，不可吐下或发汗，只能用和解的法子。如果我们用发汗或者吐下，咱们讲到少阳病就有了，“吐下则悸而惊”，（少阳病治以吐下则）虚其里，中医讲“邪之所凑，其气必虚”，本来胃肠不虚，由于吃吐药、泻药虚其胃肠，外边邪热趁胃虚就往里头去，那也发生阳明病。那么还像我方才说的那个表证的那个样子：也有病重的，在少阳病没治错，但也有传为阳明的。如果转属阳明了，就是少阳病还没解，阳明病已发生，这个阶段就叫少阳阳明并病，就是这个书上说的“少阳阳明者是也”。

假设说无论是从太阳转属阳明，或者是从少阳转属阳明，而太阳少阳没有了，只是阳明证了，就是胃家实，就叫“正阳阳明”。没有少阳太阳的痕迹了，只是阳明病了，阳明病最终还是胃家实，叫“正阳阳明”。

所以把阳明分成三个，特以设个问答。这是就阳明的发生而分阳明有太阳阳明、少阳阳明、正阳阳明的说法而已，这个（分法）不是重要的。方才说的重要，阳明病得有它的特征（里实或里热）。

另外讲治则，阳明病在原则上怎么治疗呢？这个书上也提出来了，如果里实，当攻、当下；如果里热而不实，就像我们刚才说的只有外证而没有胃家实，这个不能吃泻药，只能清热，用白虎汤，就是清热剂。

这里头，我们要回头想一想，凡是热结于里需攻的都是阳明病，咱们讲太阳病那里头有很多。结胸证实不是阳明病啊？

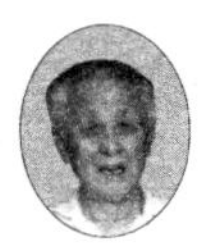

结胸证是阳明病，所以现在把它（结胸证）放在太阳病里是不对的，明明是说热结于里嘛，水结胸胁，热结于里就是阳明病，所以也得攻，而且所用的方剂比大承气都猛烈，不过是攻水，一方面攻里实，一方面攻水。

所以攻下这种方剂，我们可以看出来，配伍什么就起什么作用。你像承气汤这几种，它都想法祛食（湿？实？）水积滞，所以它配伍厚朴、枳实，厚朴、枳实这二味药在健胃中常用的，平胃散不也是有厚朴吗？它里头有东西，有存食（湿？）就觉得有胀满，所以咱们只是说行气消胀，其实由于食积的方面最多，所以配厚朴、枳实就去宿食、燥屎等等；配甘遂、大戟、芫花这类药，就下水，也用大黄嘛；配合血分药，如桃仁、丹皮，就下血、祛瘀。

所以在太阳篇就讲到很多是阳明病，结胸证属阳明，桃仁承气汤证也属阳明，抵当汤证更不用说，这些全是（属阳明）。不过是在阳明病里头有些其他的关系，有兼发瘀血证的，有水湿结于胸胁的结胸证。我们再好好想一想，三黄泻心汤、大黄黄连泻心汤，是不是里证？也是里证，不过它下火。我们刚才说了，里热当清，由于火郁在那个地方不去，《神农本草经》中说是“热气”，也得往下攻。所以大黄要配合苦寒药就能下火，现在用的黄连解毒汤都是这种情况，黄芩、黄连、黄柏、栀子，（此为黄连解毒汤，若再）加上大黄，那下火相当有力量。火郁结在心下的部位就成痞，这个（实证的）痞不是指胃虚衰那个痞，这也是由误治造成的多，在表证的时候，吃泻药，可它没结实，但热可是陷于那个地方，就是心下部位，这也是应该属于阳明，是下火的一种手段。还有前面讲过的瓜蒂散，也是里证。里证我们现在可以这样体会。为什么会发生里证？

人的身体是妙不可言的，当人有疾病了，就会对疾病抗议，

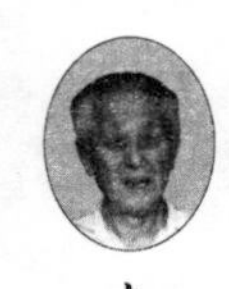

《内经》上有，“夫邪气交争于骨肉”，这就是表证的阶段，表证阶段就是邪与人的精气在皮肉、骨肉之间打仗，所以中医老讲正邪纷争，这是指这个问题。我们讲柴胡证时，说得很好。在这（皮肉、骨肉之间）打仗，人的生理不是万能的，虽有这种反应，限于自然良能，打算从体表解除疾病，事实上它解除不了。怎么办呢？像打仗似的，打不胜了，就想法往里头钻，变更御病的机制，就发生少阳病。前面柴胡剂讲得非常好，“血弱气尽，腠理开”。表证的时候，血气尽量往体表上来（输送），干什么呢？攻邪！打算由汗而解。但这时达不到（由汗而借）了，人的体力有所不支了，就往里头（传变），撤外边而自卫于内，就在半表半里的部位，就是胸腹腔间了，这时候书上说的“血弱气尽，腠理开”，那不是虚啊，是把外边的气血往里头撤，干什么？防卫里头，所以“邪气因入，与正相搏，结于胁下”。这段解释柴胡剂解释得相当好，还是要御敌，不过是换个方向，那么我们现在要是结合生理来看，就是利用人的很多的脏器功能来解除疾病，就是由呼吸道、泌尿系各个方面（来解除疾病）。半表半里的部位，就是人身上这些脏腑聚集之地，它利用腑脏来解除（疾病），所以就发生少阳病这么一种病理阶段。

如果这个（少阳病）阶段也不行了，最后就想利用消化道来解除疾病。消化道有二个方面，一个是吐出，一个是泻下，所以把病邪尽量包围到胃肠里头去，这是人的妙极，所以有个“里”。

所以疾病万变，反映到人体就三个部位，不是表就是里，再就是半表半里。所以疾病才有一定的规律，要不就没有规律啊。为什么呢？人体解除疾病只这么三个方向：汗腺排出疾病，这在人身上说是外围作战了，这是最良之道，在体表上打，对人的妨碍不大，所以表证死证很少。再打不了，往里头退，退

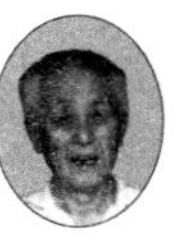

到半表半里，借诸多脏器的协力而消除疾病。若果这也不行了，就要用消化道，涌吐、泻下，来驱除疾病。

但是都限于人的自然良能，（如果）达不到（解除疾病的目的），怎么办呢？所以中医（治病）讲顺势利导，即顺病势。所以这在临床上需要深入观察。尤其那瓜蒂散写得最好，说心里头愠愠欲吐而不能吐，说明病理机制打算吐出（而祛病），甚至于气上冲咽而不得息，光有这种反应，吐不出来，所以这时候（用药）一吐准好。所以这个书上说“伤寒呕多者，不可下”，病（势）要向上走，你顺其势导之而出就可以了嘛。

那么阳明病就是这样（顺其势导之而出），虽然把病整个集中到胃肠里头，反倒发生不大便了，那你怎么办呢？（攻泻使其）大便不就好了嘛。我认为涌吐的方剂或泻下的方剂都是祛里实的手段，（病）在上面，你根据病的趋势，欲唠者唠之。如果不愿意往上唠，你但使其往上吐是不行的。这是我们总结阳明病。

虽然疾病万变，但由于人身上有这么一种御病机制，所以病不出于表、里、半表半里。人的生理是万人皆通的，不是一人一样。所以反映出的病，就有一定的范围。六经之所以有用就在这，不是说（只有）伤寒病有六经，万病都有六经。六经就是表、里、半表半里三个病位，它反映出二类病情，一个太过的阳，一个不及的阴。所以表有阴阳，里有阴阳，半表半里也有阴阳，就这么六个基本类型，这是不会变的。古人发现这个也是经过千难万困的，咱们先在看书（得知六经）是比较容易，古人在那时候发现六经是很不容易啊。现在在临床上是不是这样（万病都有六经）？的确一点不错。不过在三阴篇的病发生得比较少，那都是病比较严重才有这种（三阴）情况，三阳篇是大家常看到的。也就因为这个，对于三阴篇的解释，大家

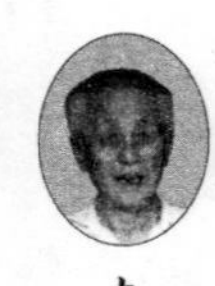

就（容易）随便说了，因为找不到一个很好的现实的说明嘛。三阳篇在临床上天天看见的。

阳明病的治则方面，我们整个地把它扩展看一看，可能是这样子。治则是个原则的东西，那么他这个书怎么治病呢？还得往前分析，就是辨到具体的方证上，所以他这个书讲辨脉辨证并治，不是让你（只）辨到六经就完了，你看看就泻下而言，三个承气汤和麻子仁丸，用错了就不行，非常的细。白虎汤里头有白虎汤与白虎加人参汤，也要细辨。阳明病类方剂若误来用它，那也属于误人的。这都是大夫的责任了。

所以这个书拿大承气汤反复来论。既要有潮热，还要有燥屎，才可用大承气汤。对于大承气汤，不要误会（只要）是燥屎就可以用大承气汤，这是不对的，是以燥屎即大便硬作为用大承气汤的火候或标准（之一而已），不为大便硬而设。这一点我们必须要搞清楚。所以这个书特意对“大便硬”提出很多了（限定条件）：

由于汗出多而大便硬，没有发热的情形，这个泻不得，所以有蜜煎导一类的问题。就是（此病症）厉害了，人平素津液亏，尤其是老人，老人得习惯性便秘最多了，津液虚，这个便秘你也攻不得，阳绝于里嘛，顶多用麻仁滋脾，就是麻子仁丸，这也是大便硬，这不是用大承气汤的目的（证型与指征）。

大承气汤既要大热又要大实，实到什么程度呢？大便硬就行了，不到大便硬的程度不能用大承气汤。另外用大承气汤不要老守常规，所以有三个急下症，一个是“目中不了了，睛不和”（252 条）；第二个是“发热汗出多”（253 条），这也了不得，马上津液脱尽，也得急下，此时别管他大便硬不硬；第三个是发汗后当时就“腹满痛”（254 条），又满又痛，病势来得凶猛。这得记住，不然的话，你在临床上掌握不好。所以为医之道，既要谨慎，又要当机放胆，才能治病，不然的话不行的。那得怎么办呢？古人的东西，也是靠实践，这些（细微的）东西得掌握，不是在原则上立法就会治病的，（现在）咱们研究完了阳明篇，必须要知道（仅掌握原则上的治病大法）那是不行的！

三个承气汤是有些不同的：调胃承气汤，搁个“调胃”，就是胃不和有热，芒硝是寒性泻下剂，此方以大便干、以“热”为主；小承气汤，也是大便干，但以“满”为主，有厚朴、枳实，还有大黄。调胃承气没有枳实、厚朴。小承气祛热的作用差得多，没有调胃承气汤祛热的作用大；大承气汤既能以芒硝治发潮热，又有厚朴、枳实祛满，大承气汤名字有“大”字就是这个原因，能祛大热又能祛大满，量也重，厚朴、枳实的量也重，同时大泻下，所以此方药特别猛峻。

阳明篇这里头有茵陈蒿汤，不是说只要是发黄就属于阳明病。可攻的如茵陈蒿汤就属于阳明病。不可攻的，书中说“寒湿以为不可下也”，那不属阳明病。在《金匮要略》内栀子大黄汤也属于阳明病，皆为现出阳明证候的发黄，根据阳明病的法则治疗就可以了。

不是说这个书在阳明篇的方剂都是治阳明病的。桂枝汤、麻黄汤在阳明篇都有出现，说他们是治疗阳明的吗？不是！阳明病在治疗上有一定的方法，有表证在的话，“虽有阳明病，不可攻之”，必须先解表。所以桂枝汤、麻黄汤搁在（阳明篇）里头，全是表不解，都是属于（太阳阳明）并病之类的，先解表。其他的方剂也有，像猪苓汤是利小便的，这是比较：比如阳明病里热他渴，猪苓汤也渴，这两种渴在这里作个比较的。阳明病的渴与猪苓汤的渴是不一样的。

这本书，太阳篇里的方剂，不全是属于太阳病。阳明篇的很多方剂，也不属于阳明病，尤其是四逆汤。四逆汤，是表热里寒，（放入阳明病）是错的。王叔和那时候编辑这本书，因为看法不同，把应该属于太阴病的四逆汤搁到阳明篇，这是错的。影响诸多注家做文章，说是“胃寒也属于阳明”，这是错误的。到时候我们讲太阴篇你们就知道了。

咱们今天就讲到这儿吧。回去再自己看一看，我说得也不太够全面。

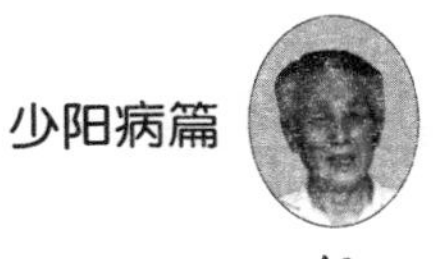

少阳病篇

辨少阳病脉证并治

263　少阳之为病，口苦、咽干、目眩也。

今天咱们研究少阳病。少阳病就是半表半里的阳性证，就是阳热在半表半里的部位，半表半里就是胸腹腔间，它不能入里，也不能出表。热邪在这个地方，只能顺着孔道往上涌，往上来，所以口苦、咽干，都是孔窍的地方发生热象。“口苦”，少阳病口苦，最准确不过了。临床上病人口苦肯定是柴胡证。“咽干”，内有热，咽也干。热往上亢，则“目眩”，就是头眩晕。

也就是说在半表半里的部位充斥热邪，口苦、咽干、目眩这一系列的问题是必然的反应，所以拿它作为少阳病的特征是比较正确的。但也有不足的地方，我们过后讨论的时候再研究。这段的意思是这样的，少阳病不是特殊的病，只要在临床上遇到口苦、咽干、目眩这一系列症候，就肯定是少阳病证。这是辨少阳病的特征。

264　少阳中风，两耳无所闻，目赤，胸中满而烦者，不可吐下，吐下则悸而惊。

“少阳中风”，意思跟“阳明中风”类似，就是太阳中风类的病而传入半表半里发为少阳病，也叫少阳中风，就是由太阳中风证而转属少阳病叫少阳中风。

大医精诚万世师表

“两耳无所闻，目赤”，这与上面讲的口苦咽干是一样的道理。热要是甚者，不止于口苦咽干目眩而已，有的时候耳与目也发生热亢的症候，耳热的甚则聋，目热甚则发红，这在少阳病里是经常遇到的。一般说少阳病是口苦、咽干、目眩，甚者有时候耳聋、目赤，所以柴胡剂对五官的症候常有用的机会，尤其耳聋、目赤，大概这种（病症）应用柴胡加石膏的法子好。

“胸中满而烦”，有两个看法，一个为“胸胁苦满”互词，胸中满就是胸胁苦满；一个为“而烦”，柴胡证喜烦。也就是说热往上冲，上面及于耳目口咽。由于往上冲，故胸中也满；由于热往上冲，故也烦。这么讲也可以。说它是柴胡证的一个症候，胸中满而烦，就是胸胁苦满而烦，前面柴胡汤之时都讲了，在这只简单地说一下。柴胡证的四证有胸胁苦满、心烦喜呕等，在这儿把胸满和烦略微一提，言外之意这是柴胡证。

这是初传少阳而发生的小柴胡汤证。小柴胡汤前面讲得很多了，不可吐下，病在半表半里而不在里——在里而实于上可以吐，实于下可以泻——不在里当然不可吐下。攻伐无辜嘛，病邪没在胃肠里，吃泻药只能虚其胃肠而已，与病是毫无受功。虚了胃，要有寒饮的话就乘之，则心下悸而惊，惊就是躁的意思，惊躁，比一般的烦厉害了，这都是病陷于里的一种症候，甚而惊躁。

也可以这么讲，古人说气虚也悸，这是指心脏说的，吐下伤气，气虚则悸；吐下也亡津液，丧失血液，血液不足，不足以养心，也惊，这是根据咱们的看法。古人说是心主神明，其实，这个惊是脑系的问题。古人也有这么说的，这也讲得通。

总而言之，“少阳中风”假若有耳聋、目赤，再有胸胁满而烦，这也是柴胡汤证，当然是不可吐下，吐下则虚其里，邪趁里虚而内涌，则进而为“悸而惊”。

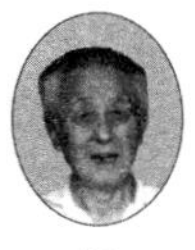

265　伤寒，脉弦细，头痛发热者，属少阳。

少阳不可发汗，发汗则谵语，此属胃，胃和则愈，胃不和，烦而悸。

“头痛发热”，是太阳病的症候，咱们前面讲了，但太阳伤寒，脉不应弦细，脉应该浮紧，要如果再头痛发热，肯定是太阳伤寒。

那么，“脉弦细”，病在外者脉浮，病在里则脉沉，这个脉也不浮也不沉。咱们讲三部九候诊脉，每一部脉有三候，就是“浮”以候表，“沉”以候里。就是我们手轻按，就是浮取则看表有邪；按，找脉，叫沉以取之，它是里有邪。

那么弦呢？就是中以取之，不浮不沉。指力一般，不轻也不重，这个时候摸脉有了，这个脉比较直，浮的时候，感觉不出来。弦就是少阳脉。

弦有多种多样的，不是说脉弦就是少阳脉。

浮弦与浮紧差不多，都是表实的一种证候；沉弦，里边肚子痛也沉弦，弦也能够应拘急的现象，如少腹急痛也脉沉弦。

总得也不浮也不沉的弦，就是中取之，这是在半表半里，既不在表也不在里。这个地方比较实，就是所谓的少阳脉。

“而细”，咱们前面讲过，“太阳病，十日以去，脉浮细而嗜卧者，外已解也”（37 条），细就是气虚血少的脉，就是津液虚。少阳病，你像咱们前面讲的柴胡证有，“血弱气尽，腠理开，邪气因入”。表证的时候，脉浮紧，尤其伤寒脉，血液充实，津液当然也充实，所以脉非常得紧。在少阳病，血气都往里面退，退到里面去，这咱们前面讲过了。所以在表的脉（编者按：此处在表，不是指表证，而是指在外面的脉而已）就细了，不充血了，体液不在外边了，所以脉又弦又细肯定是少阳脉。头一段没提出少阳脉，在这里提出少阳脉。

本来是头痛发热，太阳伤寒有此证，但应脉浮紧；而现在头痛发热，脉不浮紧而弦细，所以说属少阳。

这一段很有用意，一个是要辨别少阳病与太阳病，就相似点进行鉴别。所以头痛有热，咱们往往一看就是感冒，这个感冒是在表还是在半表半里呢？在表可发汗，在半表半里不可发汗？所以他另有这么一个含意，让你辨太阳伤寒与少阳的头痛发热，一个鉴别点“在脉”。所以我们辨证也是这样，如果病疑似之间，证是可疑的，就要取之于脉了。这段就是这个样的。

所以这条不是太阳伤寒，而是属于少阳。它搁个“伤寒”，当然开始也可以是太阳伤寒转属少阳。“少阳不可发汗”，既转属少阳，则不可发汗。所以一样的症状“头痛发热”，有可发汗，有不可发汗。这就是中医辨证的精神。

这个（少阳病）一发汗准坏。少阳病不在表，你攻表不行，白让它丧失津液，这样就传里了，胃中干，就说胡话了。“此属胃”，就是属于阳明胃了。那么此时得治胃，“胃和则愈”，我们用药使胃和，用调胃承气汤、小承气汤等等，看症候，这个地方不是说治疗的问题了，使之胃气和，谵语可以好的，前面在阳明篇已经讲了很多。如果不这样，“胃不和”，就不只是谵语，更要进而为烦、为悸。“烦而悸”，烦就是烦躁，不但谵语而且烦躁不宁，而且心有悸动，里热甚也影响到心脏悸。

那么前后两段（264、265 条）都是冲着原则上（而不是具体治疗方药）来说的，既然是少阳病，则不可吐下，也不可发汗。拿两条来充足分析。

另外，在这条又提出少阳脉，少阳脉是弦细。有时候病已传少阳了，可是与太阳病的症候有些相似，前面讲过“有柴胡证，但见一证便是，不必悉俱”，虽然提出“头痛发热”，可是临床上总有恶心、胸胁满这些问题。（本条）只是就头痛发热这

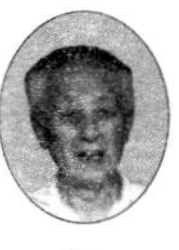

一项问题，而来区分太阳伤寒与少阳病的不同，是个鉴别法，这很重要。

柴胡剂治头痛，是非常重要的。我在临床上不断用这个方子（柴胡剂）治这个病（头痛），一般的病毒性感冒就有这个情形，就像乙型脑炎那样的痛，头痛如裂，人手不了的那种痛。大概这种情况要是现柴胡证，用小柴胡加石膏是极有验的，我治很多很多的。如果现大柴胡汤证，舌质也黄了，就用大柴胡加石膏。所以柴胡证的头痛挺常见的。通过这一节知道柴胡剂治头痛，这我用得很多很多的，三叉神经头痛，也有没诊断明白的说是脑肿瘤的头痛，都好使，的确都好使。我治过一个真正肿瘤患者，他是在宣武区把脑袋都开开了，他正头前有一个瘤子，他那个瘤子奇怪，它是骨质的，硬得不得了，后来在宣武区打开看，不能够动手术，（瘤子）有棋子这么大。后来（医生）寻思拿注射针的针头扎进去，抽出来看看（有什么肿瘤），但扎不进去，太坚硬了。后来给他缝上了，也没告诉病人。后来患者的爱人找我给看，我也就用大柴胡汤、桂枝茯苓丸加石膏。上次咱们讲柴胡剂的时候我还讲了。现在这个人还蛮好，头些日子，老两口逛杭州去了，患者的爱人是一个工程师。所以头痛啊，柴胡证很多，各式各样的。但是“必发热”，这还是个有热。

266　本太阳病不解，转入少阳者，胁下硬满，干呕不能食，往来寒热，尚未吐下，脉沉紧者，与小柴胡汤。

这是总结上两节说的，不管是中风，或者是伤寒，本来是太阳病，而在太阳病的阶段不解，转入少阳之后，首先要发作小柴胡汤证。“胁下硬满，干呕不能食，往来寒热”，这都是小柴胡汤证很明显的症候。“胁下硬满”，结于胁下这个地方，就

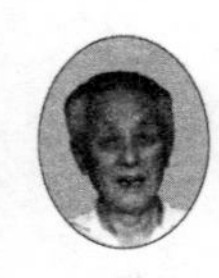

是胸胁苦满，他用各种说法来形容胁下的状态，“苦满”是以满为苦，满是什么形状呢？这里又说了，“硬满”，他们日本讲腹证，的确这样子，他沿着胁骨弓，拿手这么摁，的确有抵抗，那就是硬满。

我看兵头他写的毕业论文，他还引证柴胡证的腹证。“干呕不能食”，心烦喜呕嘛。同时“往来寒热”，这是柴胡证很明显，所以，柴胡证俱。

这时也没经过吐下等误治，而“脉沉紧者”，沉紧是里实的症候，虽然这时候有里实的脉，但是也不能吐下。“尚未吐下”也不是随便说的话，是根据“脉沉紧”。脉沉紧是容易误治的，对柴胡的症候搞不清……（音频缺失）……情况，仍然可以与小柴胡汤。

上面四段（263—266 条）对少阳病的治法只提出小柴胡汤，可是我们前面讲得很多了，如小柴胡汤、大柴胡汤、柴胡桂枝汤、柴胡桂姜汤统统都是的。不过在半表半里的地方，所谓半表半里就是胸腹腔间，它靠近外就偏于有表证，你看像柴胡桂枝汤，它既有小柴胡汤证又有桂枝汤证，它就是太阳与少阳并病。那么大柴胡汤它既有柴胡汤证，又有阳明里实，那就是少阳阳明并病。所以这个部位（半表半里），它容易涉及于表，就是表证未罢，那就是太阳少阳并病。那么已经传里，但柴胡证还完全存在，即少阳证存在，这就叫少阳阳明并病。可是这个（合病并病的重点）全要掌握少阳证，因为少阳证不可发汗、不可吐、不可下，但是你要在一个方剂里头同时两解表里（太阳少阳）或者两解少阳阳明，这没问题的。所以他这书里头很有些例子了。你要不用柴胡剂，而单独地只是去吐下、只是去发汗，这是不行的。这咱们也要知道。

所以我们，虽然讲小柴胡汤与桂枝汤合方，即柴胡桂枝汤

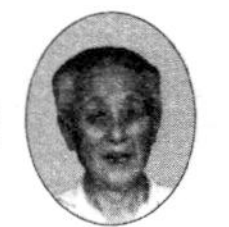

了，治有太阳病没解而少阳病发生了，这是表里双解的法子。但是可以不可以用其他的麻黄剂呢？当然可以。尤其葛根汤与小柴胡汤是常并发的。尤其小孩子感冒，它一来了，表证是很清楚，可同时有半表半里证，胸胁满，呕吐，有的时候甚至于下利。那么有这一种情况，你就把表、半表半里的方子搁到一起用，是没错误的。这个我也常用，不但我常用，我一个学生他也常用，就用小柴胡、葛根汤合方。

所以我们读、研究这个东西（合方），他既有这个例子（如太阳少阳合病之柴胡桂枝汤），我们可以引伸（如柴胡葛根汤）。既然有柴胡桂枝汤的合方，我们也可以用柴胡、麻杏石甘汤合方，或小柴胡汤与葛根汤合方，都可以的。根据证候吧。这个情况在临床上咱们也常用的。

那么这几段，他搁个小柴胡汤，旁的为什么不搁呢？在临床上，病由太阳病初传少阳的时候，小柴胡汤证。旁的不说了，（因为）都在前面讲了。所以少阳篇看着段落非常少，就因为在前面都说了，在这里提一提就得了。把小柴胡搁在这里，我们就可以联想到小柴胡加芒硝、大柴胡汤、柴胡桂姜汤、柴胡桂枝汤。

267　若已吐下、发汗、温针，谵语，柴胡汤证罢，此为坏病。知犯何逆，以法治之。

这以前对柴胡证论得很多了，如果发汗和吐下，若柴胡证不罢，虽然下之，不为逆，还可以用柴胡汤，前面都讲了。

在这呢，他说变成坏病了怎么办呢，变成坏病当然不能用（吐下、发汗、温针），所以我们得前后看。（本条）这个都是前面没这么说的，他又变个方法说，他说若已经误吐，误下，误发汗，误用温针——热不能用温针治疗——病人已经谵语了，柴胡证没有了，“柴胡汤证罢”，这个时候你不能认为以前是柴

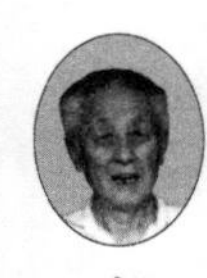

胡证，现在我还给你吃柴胡汤吧，这个不行。“此为坏病”，这是通过误治而造成的坏病。

所以中医的辨证就是现实，昨天的怎么样与今天没有（必然的）关系的，当然，问症可作为病证的考虑（参考），但是不足以为凭，今天有什么证就用什么法子治疗。这是治坏的病，这时候我们要看现实，“知犯何逆”。

这个“知犯何逆”注家解释也很不同的，有这么解释的：说这个逆哪来的，是吐来的呀，下来的呀，或者汗来的，或者温针来的。我认为这个（注解）不妥当。辨证要根据现况，这个“知犯何逆”就是现在的结果，是属于哪一个情况，是说的逆治的结果的情况，是什么证就用什么方法治疗，“以法治之”，这个（注解）是对的。

谵语，已经入里了。是调胃承气汤证，还是白虎汤证，还是小承气汤证等等（要进一步细辨方证）。

268　三阳合病，脉浮大，上关上，但欲眠睡，目合则汗。

三阳合病就是既有太阳病，又有阳明病，再有少阳病，同时发作，不是有先有后，这就为合病。有太阳病的发热怕冷，阳明病的大便干或者胃家实等情况，再有少阳病口苦咽干等情况合在一起，叫三阳合病，同时发作。

（三阳合病）这个症候他没说，他是就脉上来说一说，“脉浮大，上关上”，就脉上说这是三阳合病，脉浮是太阳脉；脉大为阳明脉，阳明脉大；上关上为少阳脉。

“上关上”，靠关上一点叫上关上，上关上以候心下之疾，《金匮要略》里“五脏风寒积聚”一篇说，上关上以候心下之积。我们讲少阳病在胸胁部位，主要在胁下，胁下与心下在上

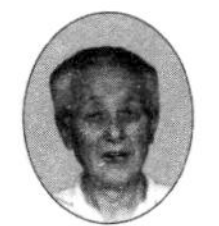

下的部位上说是相当的，因此上关上以候少阳之邪。三部九候，三部是上以候上，下以候下，中以候中，这是粗糙地说，细说就是“夫脉当取太过不及”，就是“胸痹心痛短气病脉证治篇”讲的，非常的好。浮大之脉，显现于上关上，冲着脉上说，上关上候少阳之邪，这个地方脉浮大是少阳有热，所以（本条）就脉上说是三阳合病。这个三阳，我们一会再好好讨论讨论。

阳性证都是亢奋的、热性的，三阳都是热，就是表里内外全热了。在《内经》上有一句话，“壮火食气，气食少火”，人一点没有（火）是不行的，可是得不大的火——少火，人的气就能生，但火大了伤食人气，所以说“壮火食气”。那么三阳同时有热，内外表里这是壮火（俱热）了，伤人气，所以“但欲眠睡”。“目合则汗”，这是气虚。那么（换个角度）再说呢，就是热在里蒸的一个现象，内外俱热，所以人昏昏欲睡，而盗汗出，“目合则汗”就是盗汗。

269　伤寒六七日，无大热，其人躁烦者，此为阳去入阴故也。

“六七日”是病自表传里的一般的期间，前面都有了：伤寒五六日，无论是中风或伤寒，一般都要传半表半里；而六七天是传阴明病的期间。

“无大热”，热结于里，外无大热，前面讲的陷胸汤证也就有这种情况。它外无大热，热结于里头了。

“其人烦躁者”，表热、表不解人就烦；热在里人也烦、更烦，所以躁烦。这个“躁”就是我们前面说的惊躁、乱，就是躁扰不宁，人一点不宁静。“烦”者热也，再有热。那么这个热不在外，外无大热，而且六七天的时候要是这种情形，肯定热传里了。

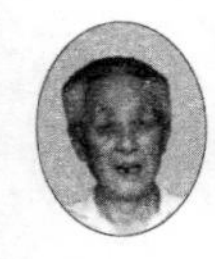

“此为阳去入阴故也”，古人说阳主外，外没有了，它入里了，（本条）这个阴阳指的表里说的。

这段按理说不应当放在这里。他认为这是讲的是病传了，说太阳病有传入半表半里、经过半表半里再传入里的，有这么一种情况；另一种情况呢，太阳病有直接传里的，这段说的是这种（直接传里）。前面提出来又中风又伤寒的传变（一般都要传半表半里），可是有一样要小心，在六七天传的时候，常常直接传里，这个与少阳病无关了（太阳病有直接传里）。

270 伤寒三日，三阳为尽，三阴当受邪，其人反能食而不呕，此为三阴不受邪也。

这段肯定是王叔和搞的。他（仲景）这书讲的表里相传，（本条）这个不是（表里相传）的，（本条）这个一日太阳，二日阳明，三日少阳，四日呢应该传太阴。说伤寒已经经过三天了，三阳为尽了，三阳已传遍了，头一天太阳，第二天阳明，第三天少阳，第四天应该传太阴，太阴是什么情形呢？下边有了，“太阴之为病，腹满而吐，食不下”，那么假若“其人反能食而不呕”，说明没传太阴。这是根据《内经》的话，“此为三阴不受邪也”，既没传太阴，更不能传少阴、传厥阴。根据递传说法，三阴不受邪也。这个病可在阳证阶段会好的。这时这个书的原词。

这个（我认为王叔和之说）与张仲景的书不相符，你看他（仲景）这个书。咱们把三阳篇讲完了。我们讲太阳病，太阳有传阳明的，所以“阳明篇”里写得非常清楚，阳明病有太阳阳明、少阳阳明，何谓也？太阳阳明有太阳直接转属阳明的，也有从少阳转属阳明的。前后你翻吧，不但三阳篇没有，以后也没有：没有再从里往外传到半表半里少阳病的，没有！少阳病（篇）你看也没有（从里传半表半里），哪一个是从里（往外）

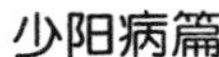
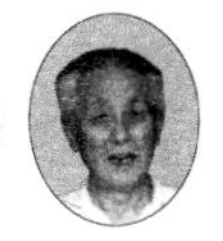

传（半表半里）的？全是从外（半表半里传里）。他（仲景）讲表里相传，外往内，内往里，也有外直接传到里。他（仲景）这个书前后这是一致的。

那么（本条王叔和杜撰的）这一段呢？可见不是（如仲景所说的传变规律）了。所以这书（有编）坏（的部分）呀，王叔和这个人是好人，咱们现在说他（王叔和）对中医有功，如果他要不收集张仲景的遗论，恐怕现在没有《伤寒论》了，这个人他不怎么好名，自学的态度相当好，但他有些己见加（伤寒论六经原文）里头，他不提。他就是在“伤寒例”他提了，说自己做的，像平脉、辨脉都是他的，与《脉经》都差不多，他不说，他（只是）做。那么（本条）这也是，他把自己的意见往上加。咱们现在各家注解《伤寒论》都根据《内经》，王叔和是头一个。成无己本前面就有“伤寒例”，赵开美本没有（伤寒例），他（赵开美）知道是王叔和的，给删了。成无己本内的“伤寒例”与张仲景的《伤寒论》可一点都不一样，那是王叔和的，他（王叔和）自己也说的，他说他如何如何。头一句话就是“阴阳大论曰”。

所以《伤寒论》大家都说是在《内经》基础上发展起来的，王叔和首先是这么看的，从“伤寒例”就看出来了。由于有“伤寒例”，所以后来才出来《伤寒论》这个序，这个序言说“撰用《素问》、《九卷》、《阴阳大论》”，全是说的王叔和的“伤寒例”，可见这个序言在王叔和那时候还没有，王叔和那时候的书也不是二本，你看《金匮要略》前面的序言就看出来了，（最初）一发现的时候，这个书（《金匮玉函要略方》）前是伤寒，后是杂病，第三部分就是方，把伤寒杂病的方都搁在后头，这个恐怕是原来的本。那么到晋末的时候，到南北朝的时候，乱得很，这个书大概在宋时就分开了。你看林亿他们发

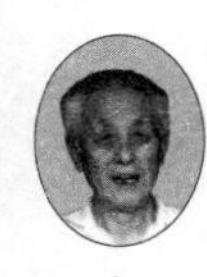

现的时候先发现这本，《金匮要略》是后发现的，从林亿的记载就看出来了，所以那时候，他（林亿）把这书分开了。在王叔和那时并没分开。

可王叔和也没那个序，怎见得呢？你看皇甫谧就看出来了，皇甫谧和王叔和他们生的时代前后差距非常小，皇甫谧很赞美王叔和，说王叔和选仲景遗论甚精，用之多验。而且他（皇甫谧）说张仲景这个书是“论广汤液”而来的，论广汤液为数十卷，说晋太医王叔和选论甚精，用之多验。那么可见皇甫谧他也没见着这个序言。你们想一想，咱们看书要有序言，人家自己都说“撰用《素问》、《九卷》”，他（皇甫谧）就能说他（张仲景）是“论广汤液”？不会的，所以皇甫谧那时就没有这个序。这个序言恐怕是在南北朝五代期间，看王叔和的“伤寒例”，他（王叔和）那是依本《内经》，所以才出个假序，这个序言是假的，（序言的）文字与（仲景原文）这里头也不是一样的，语言、音声都不是一致的。研究《伤寒论》附会《内经》，越附会越吃力，一会儿再谈这个。

王叔和在这里（仲景原文）加以补充，这个与下面全是的。

271　伤寒三日，少阳脉小者，欲已也。

“伤寒三日”，理应转属少阳，那么转属少阳，脉不但小，它要弦呀。只小而不弦那是邪已微，那是这个病要好的。这也根据“一日太阳，二日阳明，三日少阳”说的。这也是一个人手笔（王叔和所补）。

272　少阳病，欲解时，从寅至辰上。

每章后头都有这么一句话，这个也是属于王叔和的，这是照例的文字。

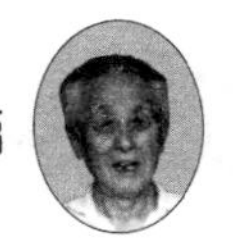

这个东西是不是准确，我可没考验，但是没有什么大意义，如果有（这种情况）也是约略之词。

少阳病篇小结

少阳病讲完了。少阳病总结就很好总结。

这个书只是在原则上讲少阳病的特征。由中风、伤寒传来的这种情况：

由中风来的，中风多热，所以不止于口苦、咽干、目眩，甚至于耳聋、目赤，但是既传入少阳，都有胸胁苦满而烦。要有这种情况，这是柴胡证，不可吐下。

伤寒（传来的）也是一样的，意思更较含蓄得多，一方面给太阳伤寒与少阳病就“头痛发热”（相似症状，给出）鉴别的一个法子：症候是一个（辨别之处），但要辨脉，脉弦细，把少阳脉也说出来了。

那这一系列都是原则上的，治法上提出了小柴胡汤，言外其他的柴胡剂都是（少阳病），这也是都在前面讲了。

至于后头合病也是略略一提，前面合病也讲了。无论是合病、并病，依法应主治少阳，偏于表的，可以柴胡剂与解表剂合方，但是只是发汗不行；偏于里的，可以用柴胡剂兼用攻里方药，只是攻里不行。所以要前后看就明白了。

我们把三阳篇好好温一下，谈一谈。

三阳篇总结

把病分成两大类，在中医辨证上主要是阴阳。

病的发生，（包括）脉法也是这样的：不太过便不及，全是

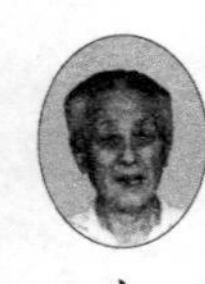

的，症候也是。矛盾是普遍存在的，我们讲的阴阳就是矛盾的两个方面。上、下就是矛盾，上是积极的方面；前后也是一样的；美、恶，美就是积极的。把积极的方面都叫做阳，把消极的方面都叫做阴，这是古人的阴阳，就是给矛盾的两方面起的。

在症候上什么叫积极呢？就是兴奋的、发扬的、热的，这都是。抑制的、沉衰的、消极的方面都是阴证，我们在临床上也确实能体会。所以病的发作只是两个方面，如测血压，不是高就是低了，不高不低，血压就没病呀。所以人有了病，生理机能要改变，首先改变的就是代谢机能，这个改变呀，亢进的方面发生阳性证，如痛、呼喊叫呀，脉又大、又快、又浮、又实，都属于太过的情形，这叫做阳。有的病发作呈消沉的样子，如昏睡不醒、身凉、脉又沉又微又细又涩，这都是属于不及的方面，这叫做阴。阴阳哪来的？还是生理机能的关系，主要是代谢机能，有病就使机能改变，改变就这两个方面，一个是太过，一个是不及。太过，古人叫做阳；不及，古人叫做阴。疾病的万变，只能是这么两类，不是阳就是阴，不阳不阴就没病。古人就这么个看法，这是很简单的事。

病的反应，古人看症候反应，在哪反应啊？离不开人身上。反映到表，表就是体表之表，就是咱们说的躯壳，身痛、脑袋痛、关节痛等，都在体表，这古人叫做表，就是反映到表上的阳证，我们就管它叫做表阳证，就是这个书上的太阳病；那么这种阳性反映到里，（叫做里阳证，就是这个书上的阳明病）。“里”很好体会，“阳明之为病，胃家实也”，你从这句话你就知道，“里”指着消化道里面，那么这叫做里证。

也不是在体表，也不在消化道里，就是半表半里证。在哪儿呢？就是胸腹腔间。一切脏器都是属于半表半里的范围。

这就是前面我们说的三阳证。什么叫阳证？证的反映，得

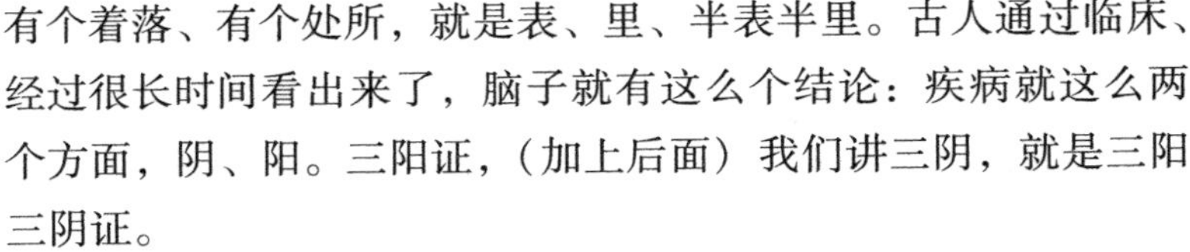
有个着落、有个处所，就是表、里、半表半里。古人通过临床、经过很长时间看出来了，脑子就有这么个结论：疾病就这么两个方面，阴、阳。三阳证，（加上后面）我们讲三阴，就是三阳三阴证。

古人限制于科学水平，当然那时候就有经络学说，（有人）说这个就是六经（经络）的问题，所以搞出个六经来。本来太阳就是表阳证，阳明就是里阳证，少阳就是半表半里的阳证，可是古人都给起个名，叫太阳病、阳明病、少阳病。那么我们现在要问了，为什么病只反应这么三个方面？还有别的方面吗？这个值得研究，咱们今天就借这点时间讨论这些问题。

古人也看出来了，人体遭受外边的侵蚀，就要抵抗，就是书里写的“正邪交争”，我认为这个是中医的大发现，也就是说人有了疾病了，不是疾病自己在往前进展的，这是人机能与之斗争造成的症候反应。古人是这么看的，这个很有道理，于我们治疗也很有必要知道。这《内经·评热病论》上有这么一段，说：人之所以汗出者，皆生于谷，谷生于精。意思是：出汗是谷气，谷气怎么能变成汗呢？谷气能化成精气，古人说的精气是养人的珍贵东西，那现在说就是营养成分，饮食入胃吸收过来的东西就是营养成分，汗就是这么生的；然后说正邪的分争，说得非常好，“今邪气交争于骨肉”，在表的时候，就是外邪与人的精气在体表打仗，交争于骨肉，骨肉之间，也就是躯壳；“而得汗者”，出了汗，就是精胜也，打胜仗了，机体打胜仗了，所以达到出汗；真打胜仗了，不能再发热了，前面说了，汗来之于谷气，真打胜仗了，胃当然很亢奋，能吃而不复发热；但现在人不能吃，热还在那里，这说明打败了，就是精却邪胜了。出汗是正气即精气泄于外，再不能吃东西，精气不能补益，只是邪留在里头了，这了不得，这叫“阴阳交”嘛。这一段说明

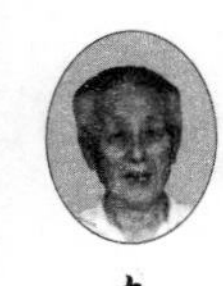

什么呢？我为什么征引这个？《内经》这段很精，就说人在表的时候，表证就是人利用水谷之气与外来的邪气在体表抗拒。你拿咱们表证的症候好好想一想，是这个不？一点都不错呀。

“脉浮，头项强痛而恶寒”，这是太阳病特征，为什么脉浮、头项强痛？脉浮就是里头充血了，不是血多了，是体液尽量向体表来，打算出汗。生理学上大概就有，人要出汗前毛细血管都扩张，就是浅在的血管都扩张，扩张了则内部水分尽量往外边来，所以血管达到极充血的情况，尤其上半身最厉害，脑袋、脖子血管充斥得更凶。咱们得过感冒都知道，脑筋都崩起来，越往上边越厉害，所以头也特别疼，那就是压迫性的疼痛，上边最厉害。这就是要出汗不得汗出的一种情况，脉浮、头项强痛。为什么怕冷？不是寒在那儿，是由于液体往外来，充斥于体表，热也在液体里头啊，体表体温特别加高。我们平时与外边空气的接触，（温度它是有）一定差距这阵加大差距了，本来外边也没风、没寒的，但他就感觉到寒的刺激，它是这么一个机理。咱们古人常常把现象当本质，说恶寒就是受了寒了，恶风就是受了风了，（我认为）这是不对的。他应该是这么解释。这个就说明，人体打算出汗，但出不来，咱们讲麻黄汤不有个“阳气重故也”嘛，机体尽量地把体液向外输送，都在体表上呢，人就发烧受不了，脑袋疼得乱蹦，但就是出不来汗。那么桂枝汤它讲出汗。虽然出汗，它的精气不足以祛邪，虽出了汗了，邪气反倒深入了。桂枝本为解肌呀，它（桂枝汤）还是想让它再出汗，但是它不是像麻黄那个办法，它要加强精气的。

咱们讲的是太阳病，那么少阳病也是一样的，阳明病也是一样的，全是正邪纷争。咱们讲柴胡剂的时候也讲了，“血弱气尽，腠理开，邪气因入，与正气相搏，结于胁下”。（疾病就像）打仗，如果在体表支持不了了，“正”没有胜邪的机会了，它

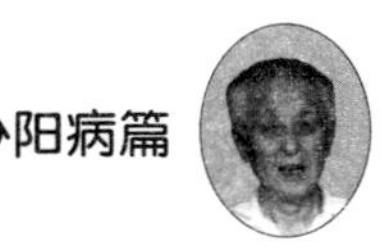

（“正”）也没那个能力了，但人身体良能始终不退却，奋战到底。不过在表不行了，要转移战线，就退到胸腹腔间，干什么呢？借用一切的脏器组织的功能，共同把病邪驱逐，由呼吸道、由泌尿系等等各方面，利用肺、利用肾等等这些器官，所以把病邪（驱逐），正气也往里边来，在这块儿（半表半里）奋斗了。那么“里”也是，把病邪整个包围在胃肠里面，想用吐下这些自然官能把它解除。

我们好好想一想，机体驱逐疾病，只有这么三个方面，再没有其他了。这就把疾病的反应，固定到一定的病位上，不是在表，就是在里，再不就是在半表半里，没有其他方面了。人的体质是万人皆同的，自然的构造都是这样的，所以自然地就这么三个方面的病情反应。病情反应都全是在人的机能和病邪交互作用之下而搞出来的，所以中医（有人觉得是）挺笨的事儿，可是他搞这个东西是挺妙，古人得来也是不简单。所以表、里、半表半里是这么样的，再没有其他的方面了。

古人在临床上那也是通过很长时间才总结出来了，有这么一种三阳病，它们各有一定的症候，可是限于当时的水平，没有其他可借助（的手段）来理解它，它就是主观想的：这是太阳经络的关系，经络受邪，所以这个东西（六经为经络的猜想）很耽误事呀。那现在咱们不应该这样（认为）了，它不足以证明啊。经络是什么？就是血管，你看《内经》上说，不就是血管子嘛。血管受邪，旁处都不得病？单这个血管（得病），这个血管还是单通膀胱的那个血管（太阳膀胱经）？哪有个那个事呀，（我认为）这都讲不通的东西。古人没办法嘛，限于当时的科学水平，他才就这么想（六经为经络的猜想）。中医的发展是先针灸（后方药）呀！这也可能是他（古人）利用自然的东西而为针石，拿石头磨个尖子他也凿刺脑袋。疾病威胁人，人老

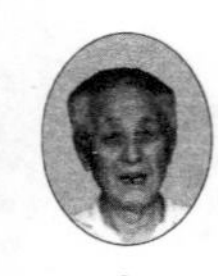

想要对付它，逐渐的针灸先发展，由于针灸穴道的关系，他（古人）搞出这么一套规律（六经为经络的猜想），这种规律也客观存在。可是发病是不是它（经络）发的病，这就成了问题了。所以我开始就说了，我们研究《伤寒论》，像太阳病、阳明病、少阳病这种三个症候确实存在，它是客观存在，古人通过实践发展的，它永远也不会变的。现在咱们临床上常遇到这事嘛，你看头几天是太阳病，过两天他身上也疲倦了，发烧不退、口苦、胸胁满、恶心，这就是少阳病了嘛，咱们常见到啊，古时候是这样，现在是这样，未来还是这样，不会变的。所以这是一个自然科学，是自然存在的自然规律，不会变的。

所以咱们（学术团队）讲中医（侧重八纲气血，而以脏腑经络为病位细化之参考），有些先生们说中医如果不讲阴阳五行了，不讲脏腑辨证了，还有东西吗？（我认为）这是瞎说的。有东西，这个规律（基于八纲气血的六经辨证）这不就是嘛！在这个规律上来治病，现在西医还不会呢，这东西挺妙的，咱们好好研究辨证施治精神，很了不起。你看看吧，太阳病想以汗解但不能汗解，咱们就发汗，那么正与这规律相适应。所以实践里出真知，可这个（基于八纲气血的六经辨证）没人提，还是散风、祛寒等等的，还搞这个（后世病因之说）。但是真正地通过古人（揭示的）客观事实，我们应该怎么认识呢，怎么把理论更提到现实上来？现在大家都不想这个，非讲那套（六经为经络的猜想）不可，讲那套把中医讲完蛋了拉倒，他那套东西（六经为经络的猜想）不行啊！尤其咱们现在决不能悖科学而言，这是很重要的事。科学经过百般试验，你在显微镜上你也瞅见病菌了嘛，你还直摇脑袋说没有？人家说是伤寒杆菌，人家给你看：“你看看对不对”？你说那不是，那是风，那是寒，这是受了寒了，积久化热。（我认为）你这东西不行啊。所以中

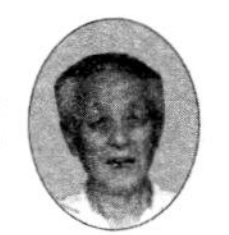

医的问题不是那么太简单，可是自然规律是对的。

咱们讲三阳，回头大家好好讨论、研究一下。太阳病、阳明病、少阳病，它们的治法、发病的机制，都可以研究的。《伤寒论》这本书好在哪呢？好就好在不是张仲景自己做的，所以闭门造车的书是不对头的，皇甫谧说它（仲景之书）是“论广汤液”的，我认为这是对的。《汤液经》在《汉书》上有，那么《汤液经》是不是伊尹做的，也不是。就像我们《内经》也不净是黄帝、岐伯所著。中医发展是很久很久的，那对我们来说是无量数的医学贡献，那是积很长的时间通过实践搞出来的。那个时候书写困难，那时候拿竹板子刻，这还是有字呢，那以前更不用说了。所以中医发展相当久了，也没人知道由谁发展起来的，本来就不是个人嘛，《内经》也是，也是总结前人的（经验），搁到黄帝岐伯（作为作者）了。究其实是不是这么个事啊（真是黄帝、岐伯、仲景他们的个人创造吗）？叫我看这都是歪曲历史，全是前人长时间反复总结出来的东西。《本草经》也是，那也不是神农一个人的啊。可是后来作书的人，我（以前）那时候作书也是，你说谁发明的，他也不知道谁，就得找圣人，所以那时候也可以说是给封建势力服务吧，都说圣人“生而知之”嘛，如果要承认生而知之，那当然是圣人了，连张仲景也是生而知之，（但我认为仲景）他不是！

《汤液经》这个书就记载咱们说的六经辨证这种东西，是以方剂为主了。可能张仲景这个人是《汤液经》的杰出传人，他（仲景）是有所整理、有所发挥，所以皇甫谧也说他（仲景）“论广汤液为数十卷”，也没说他（仲景）是照抄（《汤液经》）。但是古人这种结论是从那书（《汤液经》）上来的。那么张仲景呢，你看他（阐释）这个方剂你就看出来了，你看桂枝加芍药汤，他（仲景）说“本云桂枝汤，今加芍药”，可是加味可能

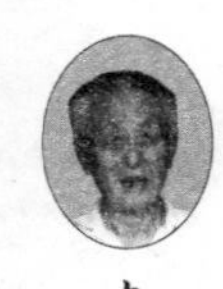

是他（仲景创造），那个本来那个方剂（本云桂枝汤），还是原原本本地搁到那块儿，他（仲景）给你注明、诠释。我认为他（仲景）这个书，绝不是他（仲景）自己的，个人没这么大的精力，中医这东西是通过实践搞出来的，通过实践，一个人他的寿命多短呐，你还能把病的一般规律都把它搞清楚，还能试验出来某种方剂对某种具体的证治，这么样的百试百效地个个都试验出来，哪能啊！一个人不可能啊。就拿脉说吧，那也不是一个短暂的时间就能把它发明出来呀。所以那也经过极长的时间，不过到这个书（《伤寒论》）之前，《汤液经》问世了，中医这套辨证施治就长成了。那（《汤液经》）当然也不是一个人的，那就是积以前的结论，所以中医它是这么样的发展。那么现在最可靠的呢，就是这种（治病的）方法方式，所以咱们讲这书（《伤寒论》）也把它摆清楚。今天咱们把三阳病摆清楚。

那么古人的一个看法（六经为经络的猜想，《伤寒》与《内经》为同一学术体系），我们知道它（《伤寒论》）与《内经》不一样，你们回头看看《内经》，《内经》是这么说的，它说六经递传，从太阳传阳明，由阳明传少阳。咱们在临床就没看到过阳明传少阳的病，没有；更没有六经治完了，回头再传太阳，更没有。所以它（《伤寒论》六经）不是从《内经》上来的。《内经》还有一点也不是（《伤寒论》六经的体系），《内经》说太阳、阳明、少阳三阳皆主表，可汗而已。他这个书（《伤寒论》）说少阳不可发汗，阳明不可发汗，那它怎么能是（少阳阳病主表）呢？所以我们这都可以讨论。那么它什么（传变）方法呢？第一个它是由表及里，由表及半表半里，可能这样子，也有从半表半里再及里的，这是它（《伤寒论》六经传变）的规律，所以我又把它摆出来了。

太阳病怎么治？可发汗，但禁吐、禁下、禁温针，就根据这个书（《伤寒论》）啊。那么阳明病呢？阳明病，实，不只热而且实，那要攻，用承气汤；只是热，尤其外证，我们那天总结的时候说了，只能用白虎汤。这都是它的规律方法呀。那么少阳病呢？只能用和解，既不能吐，也不能下，又不能发汗。规律始终是这样！

那么怎么来认识这套规律？就是我们方才讨论的那套东西：什么叫做阳？什么叫做阴？为什么太阳病是表、阳明病是里、少阳病是半表半里？是不是在表就是太阳经络受邪呢？这都值得讨论的。古人是这么一个看法（六经为经络的猜想），我们现在离开这个看法行不行？所以这都挺重要。（真正的学术）研究，我们就得从这个书（《伤寒论》），把规律摆出来。各人都有思想吧（不同的学术猜想），咱们怎么来认识它更比较合适？我是这么一个看法。今天咱们就讲到这吧。

太阴病篇

辨太阴病脉证并治

太阴病就是里阴证了，就是在里位。同是在里位有两种不同的症候反应。如果为热为实，热实于里我们叫做阳明病。那么这个，就是虚寒在里，就叫太阴病。所以开始讲太阴病，就讲太阴病的提纲了。咱们讲的太阴病，这个提纲都可以概括了。

273　太阴之为病，腹满而吐，食不下，自利益甚，时腹自痛。若下之，必胸下结硬。

太阴病是里虚，咱们所说是胃虚停饮，所以他腹满。那么胃有水，他就要吐。这个腹满是个虚满，咱们前面也讲不少了，所以胃虚则客热邪气都往胃里头来，所以肚子它就发满。里头有停饮呢，他要吐，吃不下，现在辨证也常这么说：脾虚有湿、不爱吃东西就是这种情况。

这个不是只是有饮而已，由于胃虚有饮，他还不能自己收持，所以“自利益甚”。自利，就由于本身虚而自下利，不是由于吃药的关系，而且越来越厉害。他是由于胃虚，里头有停水，而且胃虚，机能沉衰到这个地步而不能收持，而且水在里头还不能保持住，失去收摄作用，所以他自利而益甚。

因为寒水刺激胃肠，他是要疼的，那么如果要是刺激不那么厉害，也有时候不疼，所以“时腹自痛”，也是自痛（请注意与第 239 条“绕脐痛……发作有时”鉴别）。

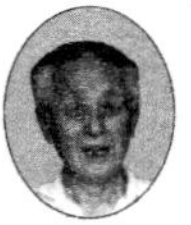

那么这类的病，就是虚寒在里，这是以“下”为禁，应该用温药来补。如果要把这个腹满误为里实，误为咱们前面讲的那个胃家实，而“下之”就坏了，“必胸下结硬”。这个“结”字，在《玉函经》是个痞，痞硬与结硬差不多，这倒没什么关系。一“下”，更使得上边虚了，寒饮更往上冲逆，所以他胸下部更硬满，而为结硬之变。

这一段主要是说明太阴病的特征。也就是说我们在临床上遇到虚寒在里，反应腹满而吐、食不下、自利腹痛越来越厉害，这个病就是属于太阴病。这跟阳明病正是一个对立，正是一个相反的，那个（阳明病）是热结于里，一派是这个实热证，这个（太阴病）是虚寒在里，一派的是这个虚寒证。

274　太阴中风，四肢烦疼，阳微阴涩而长者，为欲愈。

“太阴中风”，这就是暗示由太阳转属为太阴病，之所以说太阴中风，就是太阳病中风证传里而为太阴。

太阳病，本来是个有余，是一个阳性证。太阳病传里，以传阳明为常，但是也见有传为太阴的，也有，少。那么少阴病传里，大概都传太阴，但也有很少的时候传阳明。

所以这一段，指着太阳中风证传里而为太阴病。“四肢烦疼”，这是太阳病的症候，这说明太阳中风证在表唯一的症候。

“阳微阴涩而长者”，脉“阳微”者，浮见微。太阳病，浮而见微者，外邪已衰之象，脉虽然还浮，但是微得很了，这说明在表之邪也衰了。“阴涩”这是里虚，涩者为血少。由于转属太阴下利，那么丧失津液，所以阴涩。虽然阴涩是由于转属太阴而有虚之象，但是脉不短而长，说明胃有恢复的倾向。水谷是来自于胃，如果脉短，津液是虚竭之甚了。所以前面咱们讲阳明病里有“脉短则死”（211 条），这讲的津液虚时。但是

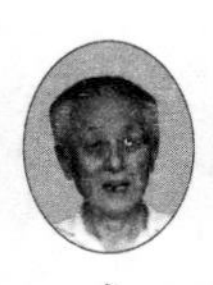

（本条）脉长，说明胃气恢复，虽然脉涩是虚了，但是看脉长是有欲愈的征兆。表邪既微，而里气欲复，所以“为欲愈”。

这一节说的太阴病。

这一节在这么搁着呀，不怎么好，这一篇书里意思很多了，咱们讲完再说啊。

275　太阴病，欲解时，从亥至丑上。

这都是信不得的，像前面太阳病从巳至未上，阳明病从申至戌上，这个东西都要不得的。这是古人根据五行推算的法子，不一定准确的，这个不可随便信，没什么大意思。是一种照例的文字。因为太阴是至寒至阴了，所以它这个旺时在亥至丑。所以他这个书都是在旺时病好，这是根据五行的看法，这个不可靠。

276　太阴病，脉浮者，可发汗，宜桂枝汤。

这段其实不是太阴病，它冲着下利说的。下利这类的，虽形似太阴病，但它不是（太阴病）的，就是一般的下利。这跟我们前面讲的那个“太阳阳明合病必下利，用葛根汤主之”是一个问题。那么为什么这里搁个“太阴病”呢？这两条你要是对照看就好了，有虚实之分，虚实在表证，不在里证。

那么真正太阴病，虽有表证也不能够发汗，咱们前面讲很多了，下利清谷的这种虚寒，像上面咱们提纲的这个样子，只能救里不能解表。

（本条冠以“太阴病”）这个都是冲着下利说的，下利病要是脉浮，有太阳病的症候，如果实，你可以用葛根汤，那就是麻黄剂了，发汗。那么如果是虚，显现的是桂枝汤证，这个当然是脉浮弱，那个（葛根汤证）当然是脉浮紧了，从脉上来说。

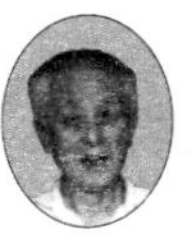

那么就从症状上来说呢，那个（葛根汤证）一定是无汗，这个（桂枝汤证）可能是有汗，它用的是桂枝汤嘛。

所以在临床上这很有用。但是这一段（本条）他搁到这里是另有旁的意思，以后我们再解释。主要在临床上它是很有用。无论是腹泻还是痢疾，这都讲的是痢疾，大概都是痢疾。痢疾这个病如果显现表证，就说明这个病还是有表解之机，那么这时候抓紧时机而用发汗药，十有八九要好的，这咱们要注意。这天儿（现在这个季节）痢疾快有了。西医呀不可理解，说是用发汗药还能治痢疾？不是发汗药治痢疾啊，因为痢疾的症候若以太阳病反映出来，那我们就要用发汗的法子，没有表证那你千万不要发汗，（没表证而发汗）是不行的。

那么这一段，它是冲葛根汤证那一条说的，那个（葛根汤证）说是太阳阳明合病。这个（桂枝汤证）偏虚，他说太阳太阴合病的意思（其实仍是太阳阳明合病），所以搁个“太阴病，脉浮者，可发汗，宜桂枝汤”。那么治疗的手段，同葛根汤是一致的。

后来少阴病也有。那么少阴病下利，他用的是白通汤（314条）。白通汤也是一个发汗药，它是以大葱为君。这个方剂，葱白它用十四茎，里头搁干姜与附子。阴证你非得用温性药、亢奋温性药不可的。他现于脉微细这类的下利证，要是有表证，那你用葛根汤也不行，桂枝汤也不行，那非用白通汤不可。所以这在后头有。

那么这几条意思都是一样的。虽然下利这是病属里，但是它以表证反映出来的，我们还要根据表证而应用发汗剂就可以好病的，要没有表证是不行的。他这个书，古人这个词句（也往往有所特指，不要固守词句，见仲景冠以太阴病就认为必是太阴病），所以咱们对他这个书的认识，应该掌握他的规律，不

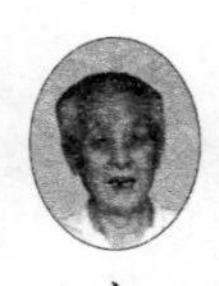

要限于他的词句之间，（若固守词句）那就坏了，说这个是太阴病，那个是阳明、太阳阳明合病，其实是一个，其实一样，就是所现的证不同，所用的方剂也就是不一样。

277　自利不渴者，属太阴，以其脏有寒故也，当温之，宜服四逆辈。

这个是最重要的，这一段它呼应到头一节了。太阴病所说的下利不是咱们一般所说的那个样子，不渴，所以自下利而不渴。渴与不渴是我们辨寒热的主要的一个症候，这在临床上咱们也是常遭遇的，这个人说口干口渴，那么肯定里有热，那不是太阴。所以自下利，口中和，三阴病都口中和。那我们看也是没舌苔，口中挺滋润而不渴，这种自下利属于太阴。为什么不渴呢？“以其脏有寒故也”，这都是里虚有寒，所以他不渴，没有热嘛。那么这只能用温补，“当温之”。用什么药呢？“宜服四逆辈”。四逆辈概括很多了，像咱们说的理中汤、四逆汤、通脉四逆、附子汤、像真武汤等等统统都是。我们用什么呢？因证而施。

所以仲景这个书，注重在最后是方证。他通过六经，六个类型，然后他要分析寒热虚实，又分析八纲，那么最后具体证治，通过六经八纲还得辨到方剂上。所以他搁个四逆辈，这就是让你临床上要具体分析，该用理中用理中，该用附子汤用附子汤，该用四逆汤用四逆汤。所以我们对方剂的适应症必须要搞清楚。

那么这一段看出来，太阴病自下利，纯粹是里虚有寒，否则那不是属于太阴病。那么真是里虚有寒，只有温之一法。

278　伤寒脉浮而缓，手足自温者，系在太阴。太阴当

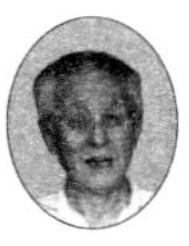

发身黄，若小便自利者，不能发黄。

至七八日，虽暴烦下利日十余行，必自止，以脾家实，腐秽当去故也。

这一段很重要。

他这个前后都是一贯的，症候的反应在古人看，它不是一个疾病自己在那起作用，它是疾病和我们人体抗御疾病的机制，交互作用下的一种反应。

咱们前面也讲了，在太阳病就是正邪交争于骨肉，在体表，意思是要达到发汗的目的，《内经》说得很详细了。你们回头可以自己找一找，在《素问·评热病论》就有这一段，“阴阳交”那一节，我上次也说一回了。“人所以汗出者，皆生于谷，谷生于精，今邪气交争于骨肉而得汗者，是邪却而精胜也。精胜则当能食而不复热”。那段说得很好，就说正邪（交争）：咱们说太阳病的阶段，就是相争在体表，那么达到发汗，他就好了；达不到，就显出太阳病症候了，所以就脉浮头项强痛而恶寒。咱们讲半表半里少阳病的时候，也讲过。少阳病，也是机体主动改换策略，在体表（正气）不足以祛邪了。人身上的正气，老与邪斗争，一息不存，要是不斗争，人就完了。所以半表半里证也是，表不足以祛邪了它退到里头，退到哪去呢？结于胁下了，外表是血弱气尽了，它打算由半表半里，半表半里什么地方，就是一切脏腑所在之地，就是胸腹腔间，它利用呼吸系统、泌尿系统、排泄系统这些脏器的官能，协同把病从这部分（地方）排出，要排出去也就没问题了。没排除，就形成少阳病那种口苦、咽干、目眩的症候了。

那么里证也是一样。无论是在表或者半表半里，不足以祛邪，它就把病尽量地包围在胃肠里面，也想由胃肠里面或者涌吐或者泻下，把病祛除。那么这一段，你看看，在阳明病他就

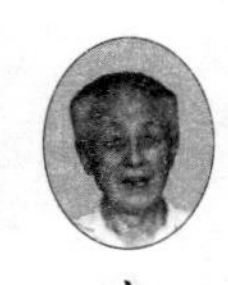

提出来了。

伤寒脉本来浮紧，太阳伤寒嘛，这是前面都讲过的东西了。那么（本条）这个“伤寒脉浮而缓”，浮而缓说明什么呢？津液不充于外了。伤寒是没有汗的，没有汗脉应该紧，外表充斥津液。（但是）它退到里头去了，同“血弱气尽”是一样的，它往里头来了，脉就缓了。那么再往里头之后，它（脉）不但缓，它还要沉了，沉实嘛，它整个进里头去了。那么这一段，脉已经浮而缓，气不充于外了，有内传之势了。

内传若要传阳明，不光手足温，而是一身手足俱热，那是真正阳明病。前面有嘛，身热汗自出，真正算阳明了。（但）只是手足温，说明这里面不够阳明病症候，所以说“系在太阴”，还有虚寒的这一方面，与太阴有联系。这说明什么？我们讲阳明病讲过了，阳明病是里热，对人身上的水分蒸发地非常快，小便数，汗自出。（但本条）这时候系在太阴，就是脉浮缓，而没到那个（阳明病）程度，里头恐怕还是有湿，没到大便结硬那个程度。那么这个时候常常发黄，如果里面湿，热在里头有了，要是热郁于湿，那就要发黄了，他说太阴者“当发身黄”，这是古人的一种看法。其实我们遇到太阳伤寒要是脉浮缓手足温，也有的时候这种症候就是发黄的一个先驱症，拿咱们现在话说，就是急性黄疸性肝炎，它有这个前驱症。（但是）也有不是的，病将传里而里头蕴热的阶段，也有这种情况。所以古人把这个（几种情况）拿出来一并说，说这时候有几种情况，一种情况可以发黄；另一种情况，小便自利，说明热还是盛的，湿往外跑。湿越于外，光热则他不会发黄的。

咱们在阳明篇说“七八日大便硬者，为阳明病也”，就是变成阳明病了（187 条：伤寒脉浮而缓，手足自温者，是为系在太阴。太阴者，身当发黄，若小便自利者，不能发黄。至七八日

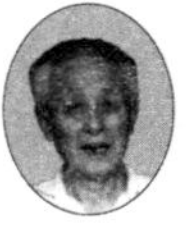

大便硬者，为阳明病也。)，（本条）这个他没说那种（大便硬者，为阳明病也）。（本条）这个他说什么？“至七八日，虽暴烦下利日十余行，必自止”，在这儿就有变化了，因为这个病有三种情况的结果：

一种，如果真正邪都进于里，而为热结于里的时候，汗出小便数，大便一定硬，那就变成阳明病。

第二种，在这种情况下也常使热郁于湿而为发黄。

第三种，就是像我方才讲的这个，他也没大便硬，这个时候他暴烦下利，病也就好了，这就是我们说的“正邪交争”：病之所以为里证，生理就要达到这个目的，如果胃不虚，胃气相当强，而且还达到祛邪的目的，则“虽暴烦下利日十余行”，这个病是一定要好的。什么道理？就是脾气不虚。脾不虚，究其实还是胃了。

这个他讲的是太阴病啊。那么阳明病是人身上的抗病机制，这是良能，（但）良能也不是万能，常常把病包围到胃肠里面了，但达不到治愈的目的，反而大便不通，这是一种，那就变成阳明病；可是虽然大便通了，脏器虚衰，达不到祛除疾病的目的，而本身倒病了，那就是所谓的太阴病了；那么如果脏器不衰，也达到下利了，病一定好。这（本条所说“虽暴烦下利日十余行，必自止，以脾家实，腐秽当去故也”）就是这么一个问题（脏器不衰，达到下利，病一定好）。

所以这一段相当重要，这是谈病理的问题。为什么老（重复）搁这儿呢？在阳明篇也讲，（阳明篇）他讲的是阳明病，（阳明篇）他没讲到自愈的这一方面。他说如果不发黄，小便自利，内在的水分都没有了，光有热（没有水湿）就变成阳明病了，大便硬者属阳明病。

那么（本条）这一段他讲的太阴病，太阴病如果像前面讲的提纲证，那就是脏器虚衰了，虽然下利不足以祛邪。那么假若脏器不衰而下利了，那正是机体达到目的了，就是正胜邪祛了。

这一段主要是这个（正邪交争的阐释）。所以前后稍稍变化变化（阳明篇和太阳篇的条文稍有不同），（其中蕴含的精细变化）意思到这儿充分发挥了，在阳明病（篇）到这个地方（太阳病篇），整个就把意义发挥到完备的程度。

就是说，你不能看到腹痛下利就认为全是太阴病了。这一段正是大相反，这是病愈的一种反映。

279　本太阳病，医反下之，因尔腹满时痛者，属太阴也，桂枝加芍药汤主之。大实痛者，桂枝加大黄汤主之。

桂枝加芍药汤方

桂枝三两（去皮）　**芍药**六两　**甘草**二两（炙）　**大枣**十二枚（擘）　**生姜**三两（切）

上五味，以水七升，煮取三升，去滓，温分三服。本云桂枝汤，今加芍药。

桂枝加大黄汤方

桂枝三两（去皮）　**大黄**二两　**芍药**六两　**生姜**三两（切）　**甘草**二两（炙）　**大枣**十二枚（擘）

上六味，以水七升，煮取三升，去滓，温服一升，日三服。

这段是有语病的。但是他那意思不是这个（让你误治而是让你鉴别）。

他说“本太阳病”，太阳病依法当发汗，不可以吃泻药，遇到这么一个糊涂大夫，而“反下之”，一“下”则虚其胃肠，

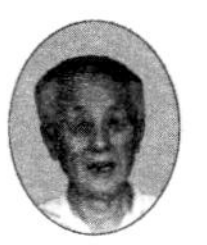

引邪入内了，所以“因尔腹满时痛者”。这个“腹满时痛”，怎么叫“属太阴也”？（我认为）不是太阴病，要是太阴病还能用大黄吗？是不是呀？太阴病不可下，你看那前面，“若下之，必胸下结硬”。

这是就症候让你鉴别呀，由于太阴病有“自利益甚，时腹自痛”又有“腹满”，就症候上说属太阴，这是就辨症候上来说，这正是教人鉴别真正的太阴这种“腹满时痛”与（本条）本方证，就是桂枝加芍药、桂枝加芍药大黄的鉴别法。所以我们在临床上，不要以片面症候就下结论，非得全面看问题不可。本来是太阳病，误“下”，引邪入里，这个腹满是实满，不是虚满；这个痛也是实痛，也不是虚痛。（本条属实的腹满时痛）不像太阴病那个（属虚的腹满时痛），但是症候属太阴（外在的表现与太阴病类似，实际上不是太阴病），（本条）意思主要在这一点。

所以这个方子（桂枝加芍药、桂枝加芍药大黄）不是治太阴的。由于表没解，下之后，没发汗，表未解，所以仍然以桂枝汤为主的，用桂枝汤原方。由于腹满时痛，（加）芍药治腹满，同时治挛痛，芍药是个苦而微寒的药，它治热不治寒，治实不治虚，所以（本条）这个腹满时痛，不是我们太阴病的那个腹满实痛。那么如果“大实痛者”，拒按而且满得也厉害叫大实痛，可见“大实痛”，是属实不属虚得痛。上面那个（桂枝加芍药汤）腹满时痛，也是实痛，不过不大而已。真正“大实痛”，大便也不见，不但加芍药还得加大黄。

所以这个（桂枝加芍药、桂枝加芍药大黄）怎么是太阴病呢？注书的人一看有个“太阴病”，就误以为这是属太阴病。这也算太阴病？（我认为）不是太阴病。可张仲景作这个书，他是有语病的，（本条）这个也不应该列到太阴篇里头。不是（太阴病），你往这列干什么？所以我们读他的书，不能因词害意，（看到）一个“属太阴”就认为这是个太阴病。真遇到太阴病，你搁芍药、大黄一治一个死。它不是（太阴病），它是属于实满实痛，如果实满实痛轻微者，用芍药就行，表不解你得配合桂枝汤，所以桂枝汤加重芍药就可以了。要是大实大满，那你非通大便不可，还得加大黄。

那么太阴病不渴，不可下，这怎么“下”呢？那不矛盾嘛，与提纲正就矛盾了。你怎么统一起来的？所以（本条）这个就不是太阴病。要真是太阴病，仲景就太糊涂了！那儿说不可下，这儿又说可下，哪有这回事呀？这不对！但是（把非太阴病的条文）给搁到这一块（太阴篇），注家容易迷惑读者。所以读他（仲景）这个书，非要根据全面（前后互参，掌握全面），把规律好好掌握，才能用这个书，要不然的话不能用啊，这也挺要紧。

所以桂枝加芍药汤不应该列到太阴篇里头，桂枝加大黄汤更不能列到太阴篇里头。那么这个方剂是个表还未解，搁桂枝汤。芍药这个药，咱们前面讲过芍药甘草汤治拘挛、四肢急、拘急，脚挛急嘛，也能够治拘挛，同时也能够缓急痛，所以是腹急痛大概都加芍药。那么加大黄汤，就是上面加芍药汤再加大黄一味，不但缓其痛，而且攻其实。你看看后头就有了，当时就怕你误会。

280　太阴为病，脉弱，其人续自便利，设当行大黄芍药者，宜减之，以其人胃气弱，易动故也。

他（仲景）就怕你见到腹满时痛你就用这个（桂枝加芍药、桂枝加芍药大黄），是不行的。

真正的太阴病，脉一定是弱的，这个“弱”也挺概括，就

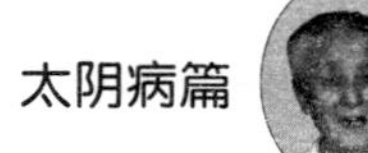

是虚弱之脉了，脉沉微、沉弱呀，都属于脉弱之类的。

“其人续自便利”，前面说的“自利益甚”之类的太阴病，继续，他自下利。你也看到腹满时痛了，假设这个“腹满时痛”像着前面那个样子，而可以用芍药、大黄，你可不要用啊，“宜减之”，不是减量，不要用！什么道理呢？真正里头要是寒到那个份上，这也一定虚，胃气弱。（若用芍药、大黄）这种苦寒药，搁上就是下利不止，“易动故也”。

所以这一段，正是让你对照着上一段看。所以上边那一段（279 条），并不是属于太阴。

太阴病小结

太阴病到这儿就完了，是吗？其实不是！

前面讲了很多，像下利清谷咱们用前面讲的四逆汤，那全属于太阴。太阴，人的死亡就在这个阶段。太阴病要是不治，胃气衰败到极，是不可复还的，非死不可。那么这些病他都没搁到太阴篇里头，为什么呢？他有他的用意啊。

太阴病同阳明病一样，全是从表或半表半里转属而来的。他把太阴病的死证都搁到下一篇，都搁到少阴病篇里头了。这也有大道理啊，少阴病和太阳病全在表，人素虚或者是老年人、气血虚衰的人，得了外感，一发作就是少阴病，“脉微细，但欲寐也”。前面讲了，表证就是邪气交争与骨肉，在体表作战，体力虚衰现少阴病，支持在表的时间最短，支持不了（较长时间），所以（若是）我们讲了少阴病就好（理解）了。“少阴病，得之二三日，麻黄附子甘草汤微发汗，以二三日无里证，故微发汗也。”（具体条文见 302 条）二三日，就是两三天无里证，就是在表了。无里证说明就是在表嘛。现在一般人都不认

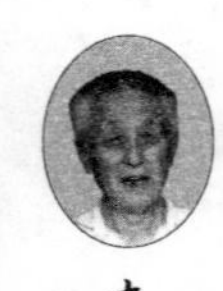

为少阴病在表，（如果）不在表（那么）这一段怎么讲啊？就在表啊，可是在表的时间最短，你看我们讲的太阳病七八天、六七天才传里，甚至于十余天还有时候在表呢。少阴病不行，（少阴病）几天就并发里证，一并发里证就是太阴病，呕吐下利、四肢厥冷都来了，马上就有死亡的可能。

所以他把太阴病的死亡证全摆到少阴篇里头了，干什么？那就是警告医家，说我们在临床上遇到表证，真正是脉微细、人但欲寐的这种情况，不可轻视啊，转瞬就可死亡。一病（少阴），“里”（太阴）就危险，所以得抓紧时间，就是两三天的时间，这个表证（少阴病），那你用麻黄附子细辛汤或者麻黄甘草附子汤，还可以望其生，能够有救。你们看报上有的是，说老人得感冒死亡最多，为什么？就是这个关系：几天（表阴证少阴）就转变到太阴病，转到太阴病，死亡的机会是最多的。本来就虚，又转为太阴病，那胃气败是最快的。所是他（仲景）这个书，是得好好读！太阴病篇他不讲这个（危重病证），这东西都在后头（少阴病篇）呢，前面（太阴篇及其他篇）他也讲一讲，讲里虚的重要性。所以在太阳篇也讲了，他说下利清谷，虽然有表证，当救其里，不要管表，因为胃气一败人就有死亡的可能。虽然讲了但不详细。那么在太阴病篇，他把太阴病正面的症候指出来了，“腹满而吐，食不下，自利益甚，时腹自痛”。那么这个病是不能下的，若下之必胸下结硬，这是正面上的症候。那么也有些似是而非的，如方才讲的桂枝加芍药、桂枝加芍药大黄，这些都不是真正的太阴病，但临床上要辨，必须要分别清楚。如果真是太阴病的那个“腹满时痛”，则不能用芍药大黄，这是很清楚。那么太阴病的一切危险症候和治法，一句话就说明白了：宜服四逆辈。

所以这一章（太阴病篇）别看它短，都全了。太阴病下利，

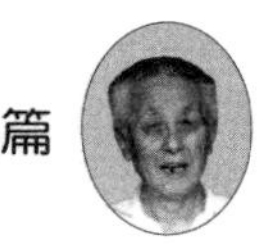

只是用四逆辈，用旁的是不对的，旁的都是略略地说。如“太阴病，脉浮者，可发汗”，是顺着“下利”这一症状而说的，这就是照应前面的葛根汤，你们好好看自然就明白了。而且少阴病还有一个白通汤。那么（太阴病）主要的症候在这儿呢（太阴为病，脉弱，其人续自便利，胃气弱，腹满而吐，食不下，自利益甚，时腹自痛），所以在下面（条文）凡是用四逆辈就是太阴病，那还有说的吗?！不能说在这儿是太阴病的治法，后头遇到用它了就不是太阴病，哪有那个事呀?！还怎么（学），不是普遍的规律，就没法可寻了，那你学怎么辨证呀？所以他这个书是一贯的，既提出四逆辈，你们后头看吧，凡是用四逆辈者，都是太阴病之里虚寒，（太阴病的）精神在这儿。所以（太阴病篇）这几节看着少，但无一不备。

所以会读这个书的，你就能够读出这些问题来，不然的话不行。我上次也说，古人是通过实践，发现疾病的规律和治疗的方法，这都是通过实践来的，（规律和方法）这个东西永远存在的，客观存在的。可是古人对它的认识，有些是不足的。像六经是自然而然的六个疾病的类型，怎么来认识它？将来我们再讲一讲，讲一讲六经和八纲等等情况。那么现在我们就可以知道，就是这六个类型，就这么来认识就对了。古人也是这么认识的，但他就要发挥里头的这个“理”了，为什么就这么六个类型？所以就想到针灸经络之说了，就起了“六经”（经络）来名之，这东西就害人害得不轻。所以历来注家就是在六经上啃，六经的名字又来自于《内经》，就拿《内经》来附会来解释《伤寒》，这是坏透了。王叔和是首先（这样做），你们看成无己本《伤寒论》就有，前面有个“伤寒例”，这是王叔和作的。王叔和采集仲景遗论，这是功垂千古啊，要没王叔和恐怕这个书（《伤寒杂病论》）传不下来，但是他（王叔和）没认识

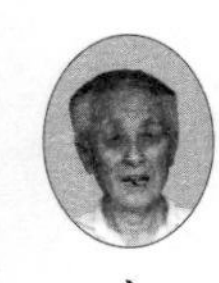

这个书，他也没法认识这个书，他（王叔和）也是古人嘛，他就认为这个“伤寒”，就说的是《内经》上的“伤寒”，所以就在前面写一个“伤寒例”，“伤寒例”头一句话就是“阴阳大论曰”，整个用《内经》上论伤寒的这些都抄来了。那么后世的注家受王叔和的影响很大，也认为这个书（《伤寒杂病论》）来自于《内经》，咱们现在（诸多专家）还说《伤寒论》就是从《内经》发展起来的，你们想象可能不可能？《内经》可以说不是个方书，它（《内经》）也没多少方子，一个人就通过《内经》，就能做出来这么缜密、这么样肯定，我们通过临床实践证明它正确（的书），不会有的。谁有那么大的聪明？那除非圣人。现在咱们就不信有圣人，没有嘛，那怎么可能？那《内经》还有呢，你根据《内经》搞一搞（试试）？不可能的事。可是大家现在都这么说（《伤寒杂病论》来自于《内经》），所以一提起这个“经”，就是经病，又是腑病，又是脏病都扯起来了。所以这个书（《伤寒论》），真正辨证的体系、经义，反而晦而不彰。那么现在你问一个人《伤寒论》的辨证，是怎么个方法体系呀？说不上来，注家都没在这个上面下手。所以古人的认识有时候是错的，对经络的认识，（甚至可能）张仲景也不例外，他也没改嘛，仍然搁太阳病、太阴病，所以这于后世的影响很大。

咱们今天就讲到这儿，我想咱们听完的同志们呀，大家也发挥发挥。自己好好琢磨琢磨，我说的不一定都是对的，人都是，没有说是整个把它说对了。大家有什么问题呀，提出来咱们讨论讨论更好。还是要把讲过的东西，要好好看一看。

少阴病篇

辨少阴病脉并治

这个少阴病，根据八纲来看，就是表阴证，也不是什么特别的病，古人给起个经络名称（少阴经络），所以大家把少阴病给弄糊涂了。古人对规律的认识是通过实践，肯定是没问题的，客观存在的。但对这个（少阴病的实质）认识是有问题，古人那时候限于科学（条件不发达），所以说（六经）是经络受邪发病，这对后世的辨证很有影响。我们先根据书讲一讲，然后再来讨论，这个值得讨论的。

开首说了少阴病的提纲，提纲的意思，这是后世注家的说法。所谓提纲者，就是一个病的概括说法，提纲者提其纲领嘛，以下（条文）也都包括这个纲领才对。我向来都认为这是一个特征，少阳病的一个特征，太阳病的特征等等，也就是见到这种症候就是某一种病（六经），所以叫特征也可以。

那么头一节是这么说的：

281　少阴之为病，脉微细，但欲寐也。

少阴病也是表证，他这儿没详细谈了，这就冲着太阳病来说的。一般的表证也类似太阳病，但是脉虽然浮，但比较微细，这个"微细"，见之于浮，同时由于少阴病虚，所以这个人"但欲寐"，喜欢躺着，喜卧，困倦，就是我们平时遇到感冒这种病，不过（表阴证少阴病相对于表阳证）少，还是太阳病多。

那么身体特别虚的人，或者老年人，气血俱衰，假若得外感，常常发生少阴病这种证型，就是脉不那么浮，而偏于微细。那么其人虽然也都有身疼体痛、头痛项强等，但是，“但欲寐”。

应该这样理解这一段。

282　少阴病，欲吐不吐，心烦，但欲寐。五六日自利而渴者，属少阴也，虚故引水自救。若小便色白者，少阴病形悉具。小便白者，以下焦虚有寒，不能制水，故令色白也。

这一段关照了很多方面。

少阴病里头要停水的话——太阳病也有这种情形——那么他就要吐，而又不得吐出，所以“心烦”。这个心烦（后面）应该有个逗点（逗号），不应该接着底下（的但欲寐）。“欲吐不吐，心烦”，欲吐而不得吐，他心烦。

“但欲寐”是少阴病的本证，“少阴之为病，脉微细，但欲寐也”，（但欲寐）是它（少阳病）的一个特征。

就是说在少阴病存在的时候——已经得少阴病了，有“但欲寐”的症候反应——同时“欲吐而不吐，而心烦”。那么就是外边表现为少阴病，同时里头有停饮，所以要吐不吐而心烦，（读这个条文）应该做这样一种体会。

那么少阴病本虚，它要传里呀，不等到八九日（二三日之后就可传里）。咱们前面讲太阳病，五六天是传少阳病的时间，一般五六、六七日常传少阳，七八、八九日常传阳明。因为少阴病是虚，尤其里头再有停饮，有寒饮，那传里非常快。

少阴病传里，不像太阳，多传太阴而发生呕吐下利的这些病。太阳病传里常传阳明，发为胃家实这类的病。可是太阳病也有时候传太阴，少阴病也有时候传里传阳明，后头也有，但

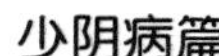

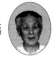

是这都是比较特殊的，比较少。

一般少阴病的这种表证，传里，常传太阴，尤其胃有停水。开始得病就是欲吐不吐而心烦，这最容易传里而发生太阴病了。

少阴病支持在表的时间最短，二三日以后，四五日就常传里了。所以到五六天的时候，“五六日自利而渴者”，自下利而渴者，“属少阴也”。

这句话是这个意思：上次讲太阴病的时候曾经讲过，“下利不渴者属太阴，以其脏有寒故也”（277 条），虚寒在里则不渴，不像热（则会引起口渴）。那么渴呢？都是有热。那么（本条）这一段（自利而“渴”的渴是怎么回事呢?），所以说他用的这个字（渴）呀，让你作个参考（鉴别）：也有渴属于太阴的啊！（本条所说情况）这就是！自利，一般说并于太阴发生虚寒在里的下利，不应该渴。那么现在这个“渴”呢？与少阴有关系。因为少阴就是津液虚，就是津虚血少，本来他（少阴）就虚，一下利（并发太阴病）更丧失体液，所以这时候他渴。这个“渴”底下有注解，“虚故引水自救”，（本条）这个“渴”不是里热的渴，而是就由于伶仃（突然）一传里，一下利更使津液虚，本来（少阴病）就虚，那么这个（少阴并发太阴下利）虚，它缺水呀，所以它引水自救。是这么一种的渴（是因为虚而不是因为热而渴），不是像里头有热的渴那么厉害，所以搁个“属少阴也”。

所以他这个书不好讲，就在这个地方（前后错综，需要整体把握），假设你不前后这么（连贯起来）看呀，（想看懂）没门！这就弄糊涂了：阴寒下利应该不渴呀，为什么渴，还属少阴呢？你要照字面上不能讲（得通），这是让你对照前面，（最后点出）说这个渴是虚所造成的。所以我们辨证，也不能说这个人下利一渴，它就是热呀！你要好好看。

那么这个（虚造成的渴）怎么才能证明呢？底下就说了，“若小便色白者”，这肯定不是热，而是寒，虚寒，这是下焦虚有寒的问题，所以说它是少阴病的渴，它是虚的渴。这个前面也有（讲过），看前面，在太阳篇有这么一段大家不知道还记得不记得，“伤寒不大便六七日，头痛有热者，与承气汤。其小便清者，知不在里，仍在表也，当须发汗，……宜桂枝汤”（56条），（本条）这个（鉴别的道理）跟那个（56条）是一样的。真正里热，小便非红赤不可；假设小便清多，（说明）这个病不是里热的问题。

这说明辨证不要片面看问题。这个渴是因里热还是因其虚而渴？因其虚而渴的下利，肯定是阴寒下利。如果因热而渴呢？那另当别论了。拿什么方法来证明呢？所以疑似之间，你要取其他的问题（来鉴别），或者以脉，或者以尿。尿也是验寒热的一个标准。因为前面讲过的，所以在这儿只是提一提。那么这时候你看尿，如果尿色红赤，肯定这个“渴”与阴证没关系；如果尿色白，是下焦虚寒，也就是里虚寒。下利，是在下面嘛，属于下焦的问题。所以（本条）这个下利属于虚寒，这是没问题的。小便色白，就因为下焦虚有寒，不能制水。（本条）说的这个“水”（尿水），它与正常的水所包含的内容不一致，（正常的尿）水的成分它里头多少些胆汁呀，因为水代谢所以里头有些尿素等，所以色不会白的，白的说明由于机能的虚衰，使得这个（尿）水没有得到正常消化。是这么一个说法，这是古人的一种看法。

总而言之，这一段很重要。一般说阴寒下利不渴。那么（假如）他渴，也有阴寒下利，真正虚，他也渴，这种渴不甚。那么你要看看小便是黄赤还是清白，黄赤肯定是里有热，就既不是少阴也不是太阴，不是少阴病转属太阴了。（若小便黄赤）

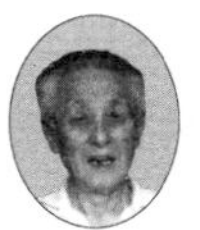

肯定即使是以前发生少阴病，也要转属阳明了。那么要是小便色白呢？肯定上面那个断法（少阴病并发太阴病）是对的。所以这是关于辨证的问题。

所以这个书必须得整个看，一割裂开就什么也不是了。由于太阴病说了“下利要是不渴的话，这都是属于阴寒下利，宜服四逆辈也”（具体参见277条）。那么这儿（277条）他又提一个“不渴”，病于太阴，怎么还“不渴”呢？也有这样的情形。

那么这个人津液特别虚，缺少水分，他就是这么一种（因虚而致的）想水喝。（怎样鉴别渴是因热还是因虚呢？）这可以验其小便。这（种鉴别法）在太阳篇里也讲了（56条）：伤寒六七日不大便，这时候头痛有热，那肯定是阳明，他不大便了嘛。但这也不一定啊！你看看小便如何，如果小便赤，肯定用承气汤；那么小便清，就是这里（本条）说色白了，那肯定不是里头有热，那么这脑袋痛还是表证，发热头痛，那还是要解表。

所以这个书你必要要前后整个看，不然的话，你看看（对本条很多）注家的解释都错了，它这（很多注家解释错误的）道理在哪呢？他（很多注家）就光守这一段（本条，而不前后互参），他就闹不清楚了。

这是第二段（少阴病第二条，即本条），这段挺重要。这段说明少阴病要是内有停饮，是绝对要传传太阴发生自下利的病不可。也往往这种下利由于少阴病本虚，容易引水自救，这种“渴”不要错看了，要好好辨证，验小便看怎么样。所以这段很不好讲，看这个本文（本条的文字）常常闹错误。

283　病人脉阴阳俱紧，反汗出者，亡阳也，此属少阴，

法当咽痛而复吐利。

"病人脉阴阳俱紧"，这是太阳伤寒的脉，太阳伤寒它是无汗，现在有汗，所以搁个"反汗出"，那么这样一出汗就不是太阳伤寒了。"此亡阳也"，这是表虚不固，而津液外亡，亡阳是指津液说的。那么亡失津液，表虚它属于少阴，所以他说"此属少阴"。

少阴病，一般说脉是比较微细的，脉浮而微细，也有浮紧的，（本条）这个是说明这个（脉浮紧型的少阴病）。

（本条）这个"阴阳俱紧"的"阳"是指的寸，"阴"指的尺。仲景这个脉法，阳有的指脉浮取，阴有指的沉取的，如前面讲的"太阳病阳浮而阴弱"，阳浮于外而阴弱于内，这是以内外分阴阳。那么（本条）这个不是，（本条）这个（阴阳）就指的寸尺位置之分。

那么候表里，仲景脉法有两种，有以浮沉来候的，浮为表，沉为里；也有以寸尺来候的，寸以候表，尺以候里。这在《金匮要略》里头（脏腑经络先后病篇）有，"脉浮者在前，其病在表；浮者在后，其病在里"，浮在前，就是指的关脉；浮在后，病为在里。它以寸尺来候表里。所以研究仲景的书，他的脉法就是这样。

（本条）就是这样，寸也紧、尺也紧，这个"紧"不是实的问题（而是邪胜），因为什么？它汗出。不是太阳伤寒阳气重于表啊，不是那样子！这个是亡阳，亡阳者是表虚不固而汗自出。寸脉紧，这个"紧"就是邪胜，就是外邪。

那么津液又虚，所以"法当咽痛"，组织枯燥再一有热，嗓子要痛的。

阴脉紧，他（阳脉紧即寸脉紧）阴脉也紧，紧脉也主寒也主水饮。这个阴脉紧，是指里的水饮、有寒饮。那么少阴病尺脉紧，里有寒饮，法当吐利。

所以“法当咽痛而复吐利”是冲着“脉阴阳俱紧”说的。

那么这段也不好讲，得分析清楚：这段是说少阴病有个特殊的问题，少阴病一般脉偏微细，也有紧的，可是（少阴病脉）紧它与太阳伤寒（的脉紧）是两样啊，太阳伤寒脉浮紧是表实，咱们说麻黄汤证“阳气重故也”；（少阴病）这个阴阳俱紧而反汗出，这是亡阳，表气不固而亡阳汗出，是这么一种情况，所以他说属少阴。

那么为什么法当咽痛而复吐利呢？由于寸以候表，表的邪热甚，又亡失津液，所以“法当咽痛”。尺脉也紧，里有寒饮，法当吐利。所以既咽痛而复吐利。他这个文章都是非常简练，这是说少阴病有特殊的脉应，常常有这种情况。

（本条的意思是）那么这个不是说它马上就要，这是说它这个往后呀，开始的（时候）少阴病要有汗出脉紧，紧脉还是有余的脉，邪热盛啊。这个（表阴证少阴病）传内以传少阳的时候多。那么“吐利”和“咽痛”，后头有治疗，猪肤汤就是（治疗之法）。这不过是虚热，这种症候不是太阴这种症候，这种下利也不是真正的太阴下利（编者按：胡老以“里虚寒”界定太阴病，区别于“里虚热”的猪肤汤证）。（本条）这个咽痛，就是近乎少阳病，孔窍的这种发炎，大概都属于少阳病。

这说明，少阴病要有这个脉，要是传里的话，能发生这种情况。

284　少阴病，咳而下利谵语者，被火气劫故也，小便必难，以强责少阴汗也。

以火劫发汗，这是迫使大汗。

少阴病，本虚，津液虚，发汗最伤失津液。那么病在表的

（少阳）这个阶段，是要发汗，但是要微发汗，不像太阳病，更不能用火攻，以火迫使大汗，这更错了。

如果里头要是有停饮的话，火邪激动里饮，逆于上，则涉及于肺必咳；迫于下，则必下利。这是火气激动里饮的话。火气入胃呢，那一定要谵语。

少阴病津液本来虚，再迫使大汗出，小便必难，没有水往下行了嘛。那么这是什么道理呢？就是强责少阴发汗，不应该用火劫发汗，这是强责少阴汗的，大出汗是不对的。在太阳病也不能用火攻，咱们前面讲了很多了，那么少阴病尤其不能用火攻，要火攻就有这个（上述这些）变化发生。少阴病因为是在表，也是要用发汗，但是发汗更得节制，不可火攻。

285　少阴病，脉细沉数，病为在里，不可发汗。

细数之脉，是虚而有热，就是津虚、热盛，脉细数。见之于沉，这是里。津虚热盛的这么一种情况，病为在里。

少阴病要是（脉）细数见于浮，那没问题啊，那就要根据少阴病的发汗法则；（但除了脉细数）它脉沉，沉为在里，这是虚热在里，这不可发汗。

少阴病是个表阴证，我们说它是表证，（但对于少阴病是表阴证的说法）历来注家不承认，这是我这么讲（少阴病是表阴证）。可它（少阴病）不是表证为什么（强调）这也不可发汗那也不可发汗，这不是废话嘛。这很清楚它（少阴病）是个表证，是个表证它（少阴病）不能拿太阳病的发汗法子来发汗，要是微发汗才对，后头有呀。用火攻不可，尤其到已经脉沉，病已经入里了。（已经入里了，所以，原本的）太阳病不能发汗，少阴病也不能发汗。

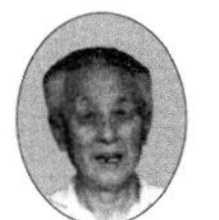

286　少阴病，脉微，不可发汗，亡阳故也。阳已虚，尺脉弱涩者，复不可下之。

这一句也很好，后头也有矛盾的事（317 条），我们可以接这一段，将其讲了就明白了。

（本条）这个“脉微”是指脉微欲绝的那个微，不是开始说的“少阴病，脉微细”的那个微，那个（少阴病，脉微细）是浮之中偏于微细。

（本条）这个是但微，脉微欲绝的微，真正微到这个份上，不可发汗！什么道理呢？没有津液，“亡阳故也”，外面津液没有，不是“阳气重”而是“亡阳”。那么外的阳已虚，这是不可发汗。尺脉同时再弱涩者，前面已讲了，尺以候里，可见上面这个脉微（本条：少阴病，脉微，不可发汗，亡阳故也）是指的阳脉微了，寸脉微，寸以候表嘛。

那么尺脉弱，里虚，涩者血不足，里也虚而血不足，更不可下。

所以少阴病要是“脉微”，不是（提纲证）“脉微细”那个微，（本条）这个微是“脉微欲绝”那个微，脉时有时无的，这是没有阳，这样的则是不能发汗的。

这与上面的（条文），全是少阴病发汗的禁例，与太阳篇也有发汗的禁例一样。他举了几个少阴病发汗禁例的特殊情况。

287　少阴病，脉紧，至七八日，自下利，脉暴微，手足反温，脉紧反去者，为欲解也，虽烦下利，必自愈。

前面不是讲了，少阴病不是也有脉紧的情况嘛（283 条：病人脉阴阳俱紧，反汗出者，亡阳也，此属少阴，法当咽痛而复吐利），这是接着那段说的。那么（本条）这个到七八天的时候传里了，而“自下利”，就是传里为太阴病了。

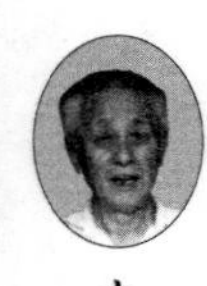

原来脉紧，（本条）这个骤然间脉微了，“脉暴微”，可是这时候有好有坏：

如果手足逆冷，那胃气已衰了，是坏现象了，这个病了不得了；手足不逆冷，不厥，而反温，这是里气、胃气相当好，胃气还强。那么原来脉紧，还没有了，这是欲解之候。

虽然烦而下利。下利烦躁是不好的样子，咱们治下利，热天是下利的病有的是。要是烦躁，病都是变化莫测的时候，病在进展。（但这里）这个烦呢？不是（病进）。正与邪争则烦呐，虽然烦躁而下利，不要害怕的，一定好。这段在“太阴篇”里也有，就是和“腐秽当去”那条（278 条）互参就明白了。

（正邪相争）这不一定得是少阴病，太阳病也是一样的。病的邪气非常实，脉紧嘛，那么传里，传里之后了，如果胃气亢盛，病邪反倒由传里而去，所以“太阴篇”有“腐秽当去故也”，这是生理机能把病自然抗拒了、解除了，这很好。

对中医，古人这句话“正邪交争”是一个至理名言呀。这很合乎科学，古人看疾病，不是疾病自己在那进展的，它与人的机能交互起作用。怎么个机能啊？人体的生理老跟疾病斗争，要想解除它（疾病），咱们现在话就是斗争，它与疾病老斗争，一时不息。这很有道理，咱们六经之所以形成，与这个（正邪交争）都有关系的。我略略给你们解释一下：人要是有了病，人体妙极，受了外界势力它就要抵抗，没有这个本能，你想咱们在宇宙不能活啊。病菌有的是，急性传染病也是一样的。你不得病，他就得病了。不得病的人，就是生理机能非常的亢奋，一遇到疾病马上就能抵御它；那么对于疾病而言，也是这样的。有了病了，生理机能也会想法子抗拒它，要解除它，可是靠自然良能，有时候解除不了。解除不了就反应为病状了，就是形成了这个病状，这是咱们中医讲的正邪交争。

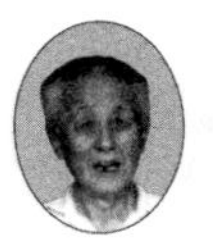

咱们再想一想，人体的万人构造都一样的，不是你这样体质（脏腑），他那样体质（脏腑），都是一样的，五脏六腑大致都一样。抗御疾病限于自然的生理结构，有一定的方面（表、里、半表半里）。你看咱们随便拿脑子想一想，人体想要排除疾病，就这么几个方面：

一个从广大体表面，出汗，用发汗的办法来解除疾病。太阳病就是这样，咱们也讲过了，脉浮头项强痛而恶寒，它就想要由广大的体表面，以发汗的机转把病邪解除。但若它解除不了，所以阳气在表嘛，血管又多，达到一个饱满充血状态，脉紧，脉浮而紧，头项那儿的血液凝滞性的疼痛。咱们都得过感冒，都有这样的感觉，体温高了，与外边空气、外界（温度）的差距加大了，觉着有寒。咱们细想想，这些症状是什么呢？你要看看《解剖生理学》就好了，人要发汗以前，首先要血管扩张，尤其毛细血管，所以内部的体液大量输送到体表，干什么？它想出汗，毛孔一开，汗就出来了，从汗腺就出来了，热就解除了。可是咱们一般得感冒形成太阳病阶段，达不到汗出，（但）这种准备条件都具备了，所以叫做表证。

那么再有一个方面，你想一想，人体的构造，（假如）表不行，它就还想个办法，就是里，里就是消化道之里，上面吐出，下面排泄，利用这个道路，这也是万人具备的。咱们讲的阳明病、太阴病都是这个东西（里）。它把病邪整个驱逐在胃肠之里，就达到这个目的就行。也是受到自然良能限制而达不到，就即便下利了，病邪还没排出去。胃肠的机能反而自己出了毛病了，病邪发而排不出去，自己还出了毛病了，就是所谓太阴病的情况；那么反倒达不到泻下的作用，就是阳明病的情况。（阳明病和太阴病，）这就是所说的“里”。

除了表、里之外，就是半表半里方面，这一方面利用一切

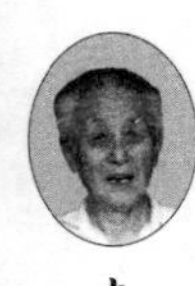

脏腑的机能，呼吸道、泌尿系呀等等的方面，把它（疾病）排除，这就是咱们说的口苦咽干少阳病那种情况。

排除疾病在人体上只有这么三个方面，你想一想，这就规定疾病反应的表、里、半表半里三个部位，是不是？所以咱们辨证，它不是表就是里，再不然就是半表半里，除此而外，没有其他。这不是疾病在那儿搞的，这就是人体与疾病（斗争），它（人体机能）老想解除它（疾病），人体起个主导作用，所以病不离开表、里、半表半里。

那么人体的机能反应要是亢奋，就是阳性证；要是机制的反应虚衰，这就是阴性证。病位就有表、里、半表半里，病证的性质反应不外乎两大类，一个阴一个阳。所以表有阴阳，里有阴阳，半表半里也有阴阳，就六个型，六个基本类型。我们现在临床上还是这六个类型，不是这个类型就是那个类型，也有这个类型与那个类型交错互见。这就是六经啊，古人通过临床看到这么六个类型，这也是不容易啊，经千难万苦总结出来的。所以咱们六经就是这个（六个类型而不是经络）啊，可是古人对它（六经）没法认识，限于当时的科学嘛。我们现在比古人强得多，是不是？条件强得多，不是咱们脑袋比他强得多。所以他们（古人）就是用上经络了，说经络受邪发的病，（我认为如此解释）这就坏了，所以（古人）就弄出太阳病、阳明病、少阳病等，都拿经络名称给你起上了，（我认为如此命名）这个是害人不浅啊。古人原起他未必是这个意思，可是后世注家在这里就做文章了，就把辨证的规律给弄得到现在也没弄清楚。现在大家都研究《伤寒论》，《伤寒论》怎么个辨证体系呀？说不出来。那么中医辨证施治，施治治疾病究竟是治的什么呢，也不知道。我认为这些研究中医的人对这方面要努力。（哪方面努力呢？）就是我们刚才说的。中医规律性的反应是怎么来的

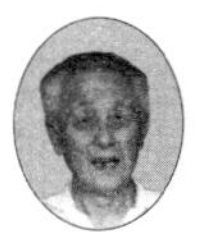

呢，主要来源于人体与疾病的斗争。古人这个体会是很好的，不是疾病孤独在那自己进展的，是人体与疾病两个方面的作用，所以古人说“正邪交争”，这是很科学的一句话。可是大家都是做口头禅喽，没有好好分析这句话。

咱们讲这个是扯远了，可是我说这很重要啊，这对理解六经还是很重要的。古人不对就是不对，现在有一帮人，对古人打掩护（掩饰古人的错误），我认为是错的，好几千年前古人那时没法认识呀，就连张仲景也是一千七八百年前的人，他怎么能认识呢？限于当时科学水平。（但是）他不认识不等于中医里头没东西，（中医的）自然规律还是好的嘛。那么他错了，我们现在还是跟着错误走？我认为不对，应该结束它。我就说六经不是这个（经络之六经），你们回头看看《内经》，与《内经》的六经没有相同之处。它（《伤寒杂病论》）都讲表里相传，那个（《内经》）讲的六经递传，那哪儿对呀？而且那（《内经》）说是一日太阳、二日阳明、三日少阳，这三天都可以发汗，阳明也可以发汗，少阳也可以发汗。他这书（《伤寒杂病论》）不是的，少阳、阳明绝不能发汗。这怎么能共同呢？（伤寒六经和内经六经）不是共同的。所以注家咬定经络不放，这是个大问题。

这一段，就是我们讲的 287 条，（说明）不光是（本条所说）少阴病，凡是表证的时候，如果邪胜，那么它传里，传里这是一个生理机能，把它由里解除啊。那么如果暴烦下利，脉紧反去，而手足反温。手足反温，古人的看法也对。谷气不达四末，就手脚凉。那么，温而不逆厥，说明胃气还强，这就不是虚脱的那种情况，这是好现象，邪去正复之象，所以要自愈。这跟那个太阴病“腐秽当去”（278 条）是一致的东西，可以互看。

研究（伤寒论）这个东西，就得想法怎么提高中医理论，这是要紧的。

288　少阴病，下利，若利自止，恶寒而蜷卧，手足温者，可治。

什么叫“恶寒而蜷卧”，恶寒就是怕冷；蜷卧是蜷着腿，弓着腰，叫蜷卧，这是恶寒之甚。就这个症候，古人的看法这是阴寒至极了，就是阴虚而寒，阴寒证。

（本条）少阴病，并于里而下利，就是并于太阴了。下利止，有的时候它是好，有时候它是坏，后头有，“下利止”还有死证呢。它无可下，津液脱尽了，没有可下的，那就是死证。

那么（本条）这个“下利止”，虽然恶寒而蜷卧，就像是虚寒到家了，但是手足不厥而温，跟上面（287条）一样的。胃气是生之本，胃气存则生，胃气亡则死，有一分胃气，人还能争得一分的生命，没有（胃气）就完了。它（本条）这里就是（说明这个道理）：手足温说明胃气还存在，还可以治。如果要四肢厥冷，胃气已败，必死无疑。

289　少阴病，恶寒而蜷，时自烦，欲去衣被者，可治。

这就接着那一节（288条）来的，当然（本条）也有下利的情况。全是说明少阴病转入太阴，少阴病没去，可是太阴病就发生了。都在这个阶段了。

阴病见阳则生，“时自烦，欲去衣被”，外边的情况是虚寒到家了，也是“恶寒而蜷”嘛；“时自烦，欲去衣被”，这个“烦”是个热象，也就是正邪相持而烦。“躁”就不是了，躁是乱也，正不胜邪。咱们说正邪交争，能相持的时候则烦；不能相持，邪胜，正不能胜邪，那就躁，躁者乱也。（本条）这里只

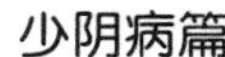

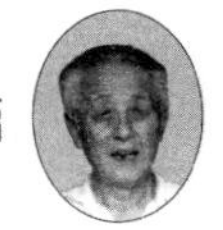

是烦，还能相持。而且“欲去衣被”，热在里边相当盛，热能恢复啊。这是个好现象，这也是可治的。

这全从上一条“少阴病下利”（288 条）说起的，少阴病下利可以两方面来看：一方面合病，就是少阴与太阴同时发病，也叫少阴病下利。第二个就是少阴病传里而发生下利，就是少阴太阴的并病，也可以叫少阴病下利。

这个书没明指出来呀。再者是二者（合病、并病）俱有。我们研究这个书可以这么来看，无论是合病，或者是并病，只要是这种情况，这种病不要紧的，看着挺危笃，但是还能治，主要的是胃气没败。

290　少阴中风，脉阳微阴浮者，为欲愈。

“少阴中风”，跟太阳中风是一样的。它这个没提伤寒，随便说一个，中风如此，伤寒也如此了，就是古人认为是受风邪了，在太阳病里头特别提出两种治法……（音频缺失）

291　少阴病，欲解时，从子至寅上。

（音频缺失）

292　少阴病，吐利，手足不逆冷，反发热者，不死。脉不至者，灸少阴七壮。

（音频缺失）

293　少阴病，八九日，一身手足尽热者，以热在膀胱，必便血也。

（音频缺失）

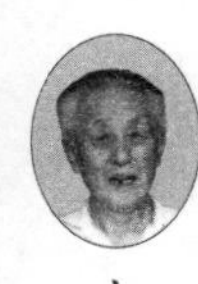

294　少阴病，但厥无汗，而强发之，必动其血，未知从何道出，或从口鼻，或从目出者，是名下厥上竭，为难治。

（音频缺失）

295　少阴病，恶寒，身蜷而利，手足逆冷者，不治。

（音频缺失）

296　少阴病，吐利躁烦，四逆者死。

（音频缺失）

297　少阴病，下利止而头眩，时时自冒者死。

（音频缺失）

298　少阴病，四逆，恶寒而身蜷，脉不至，不烦而躁者死。

（音频缺失）

299　少阴病，六七日，息高者死。

（音频缺失）

300　少阴病，脉微细沉，但欲卧，汗出不烦，自欲吐，至五六日自利，复烦躁，不得卧寐者死。

（音频缺失）

301　少阴病，始得之，反发热脉沉者，麻黄附子细辛汤主之。

麻黄附子细辛汤方

麻黄二两（去节）　细辛二两　附子一枚（炮，去皮，破八片）

上三味，以水一斗，先煮麻黄，减二升，去上沫，内诸药，煮取三升，去滓，温服一升，日三服。

（音频缺失）

302　少阴病，得之二三日，麻黄附子甘草汤，微发汗。以二三日无证，故微发汗也。

麻黄附子甘草汤方

麻黄二两（去节）　甘草二两（炙）　附子一枚（炮，去皮，破八片）

上三味，以水七升，先煮麻黄一两沸，去上沫，内诸药，煮取三升，去滓，温服一升，日三服。

（音频缺失）

303　少阴病，得之二三日以上，心中烦，不得卧，黄连阿胶汤主之。

黄连阿胶汤方

黄连四两　黄芩二两　芍药二两　鸡子黄二枚　阿胶三两（一云三挺）

上五味，以水六升，先煮三物，取二升，去滓，内胶烊尽，小冷，内鸡子黄，搅令相得，温服七合，日三服。

（音频缺失）

304　少阴病，得之一二日，口中和，其背恶寒者，当灸之，附子汤主之。

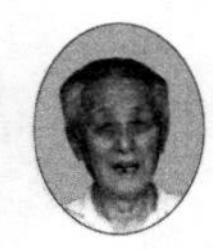

附子汤方

附子二枚(炮，去皮，破八片)　茯苓三两　人参二两　白术四两　芍药三两

上五味，以水八升，煮取三升，去滓，温服一升，日三服。

(音频缺失)

305　少阴病，身体痛，手足寒，骨节痛，脉沉者，附子汤主之。

(音频缺失)

306　少阴病，下利便脓血者，桃花汤主之。

桃花汤方

赤石脂一斤(一半全用，一半筛末)　干姜一两　粳米一升

上三味，以水七升，煮米令熟，去滓，温服七合，内赤石脂末方寸匕，日三服。若一服愈，余勿服。

(音频缺失)

307　少阴病，二三日至四五日腹痛，小便不利，下利不止，便脓血者，桃花汤主之。

(音频缺失)

308　少阴病，下利便脓血者，可刺。

(音频缺失)

309　少阴病，吐利，手足逆冷，烦躁欲死者，吴茱萸

汤主之。

吴茱萸汤以吐为主，吐得厉害。吴茱萸汤症候我遇到多了，真是这个样子，那个人真要死（形容吴茱萸汤证之剧烈而已）。以前我一个邻居，他一犯这个病，一点也起不来，就是吐，同时头晕厉害，就是先前讲的“水饮上冲”的那个晕，头眩晕得厉害，可不“时时自冒”，与（本条）这个病是一样的“手足逆冷”。他一吃药就好了，我就给他吃这个吴茱萸汤，他自己都记住了，一犯病就找我说“我还吃那个辣药”。这个方子又苦又辣，辣得很。

所以（本条）这个虽然说是“吐利”，利并不厉害，以吐为主的，当然里头的水多，既吐，下边也利，不是一点也不利，同时手足厥冷。手足厥冷不一定是胃气全败了，你得看情形。那么假设胃气败那种手足厥冷，前面（条文 296 条、298 条）的就是的，只躁、躁烦，不得安宁，死证是那样的。那么（本条）这个手足厥冷，气往上冲得厉害，水气冲逆的太厉害了，胸中的大气受阻碍，手足也逆冷，这个用吴茱萸汤。我常用，不但治这类病，而且在临床上西医说的梅尼埃氏综合病的头晕，这个方剂（应用）很多。只要是晕得厉害又吐，那准是吴茱萸汤证。就在门诊上我也没断用。

这个方子非常好使。这个方子是温中健胃祛水，吴茱萸汤专治水气上冲。可这个方药是大温大热，真正有热可不行。你像柴胡剂那个呕，（若用吴茱萸汤）那不行，吃了就坏了。“阳明篇”里有嘛，“食谷欲呕者属阳明也，吴茱萸汤主之”，“得汤反剧者”，那就是“属上焦也”，那就是柴胡证（得汤指得柴胡汤）。所以说真正有热吃吴茱萸汤，越吃呕越厉害，在“太阳篇”里有（提及）。

那么这一段，在少阴篇里也搁了，因为“少阴篇”经常有呕吐下利，再并发太阴病，这是一个危险的症候。但是也有似是而非的，（本条）这个就是。这个当然也是中虚有饮，这肯定的，（但是）这个不是死证，是烦躁欲死，像要死之证，这是冲那节（死证如条文296条、298条）说的。这种病很多，这个病倒是不要紧的。

少阴篇你们好好看看，这一篇最不好懂，与他这个文字也有关系。你看这两段（本条与296条）：

309条：少阴病，吐利，手足逆冷，烦躁欲死者，吴茱萸汤主之。

296条：少阴病，吐利躁烦，四逆者死。

烦躁与躁烦，它都搁到这个地方了，容易误解的。那么"吐利，手足逆冷（四逆），躁烦者死"（296条，少阴病，吐利躁烦，四逆者死），为什么还要治呢？（本条）这个病与那个病（296条）是截然不同。这个不是重病。（本条）说"烦躁欲死"指着呕吐折腾的样子。

310　少阴病，下利、咽痛、胸满、心烦，猪肤汤主之。

猪肤汤方

猪肤一斤

上一味，以水一斗，煮取五升，去滓，加白蜜一升，白粉五合熬香，和令相得，温分六服。

虽然也冒一个"少阴病"，（但本条）这是少阴病传入半表半里而发为少阳病，胸满、心烦、咽痛这都是热上炎的症候，可见下利也是热利，而不是寒利，不是虚寒的下利，它用猪肤汤主之。

猪肤这个药就是用猪皮一味，这个药润燥解热，它是祛热不是祛寒的。另加白蜜，凡是甜药都能够缓痛，加白蜜就治嗓

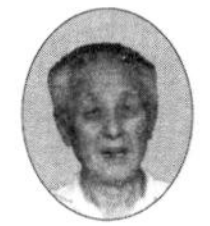

子痛。另加白粉，白粉就是米粉，这是以治利，就是安中养胃的法子。

这个病很轻，（本条）这个主要的是（为了）往下讲咽痛。那么这个病就是（这么来的）：少阴病以传厥阴、太阴为常，但是也有兼传阳明、少阳的。这一段呢，它就是传入少阳。它（少阴病）也是表证，所以表证传里，可以为阳性证（阳明），也可以为阴性证（里阴）。太阳病传里，以传阳明、少阳为常，也兼有传太阴和厥阴的。（表阳证太阳和表阴证少阴的传变道理）一样。阴阳两种病，（阳病以传阳为常）阴病以传阴为常，因为它虚，根本就虚，所以传入里以传太阴和厥阴为常，也有传少阳、阳明的。这个书上也是这样子，（本条）这就是其中的一个例子。

311　少阴病，二三日，咽痛者，可与甘草汤，不差，与桔梗汤。

甘草汤方

甘草二两

上一味，以水三升，煮取一升半，去滓，温服七合，日二服。

桔梗汤方

桔梗一两　**甘草**二两

上二味，以水三升，煮取一升，去滓，温分再服。

少阴病咽痛，大概古人把它搁在少阴篇里是有用意的。别的咱没见到，但扁桃腺发炎我们经常在临床上遇到，这种病来，都带着感冒，也是开始发烧、怕冷。那么咽痛，轻的没关系，重的咽痛，不能发汗，忌发汗，发汗封喉嘛。总是要用清凉解热的法子，所以（咽痛）搁到“少阴篇里”头有用意的。（咽

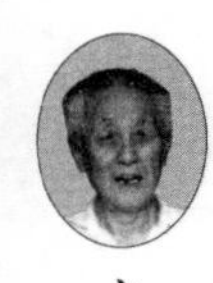

痛）搁在“太阳篇”里头，容易当太阳病来发汗，少阴病发汗的机会不太多，所以搁到少阴篇。

按理说应搁到“少阳篇”里头，口苦、咽干、目眩、眼睛红、耳朵聋，都属于少阳，是孔窍的病都应该属于少阳。那么这个书它（把咽痛）搁到“少阴篇”里头，是不是原书就这样子，或者是王叔和把它挪到这里，我们都不知道，但是咱们要知道，就是有少阴病的外观，也是由少阴病内传少阳而发生咽痛，可以这么理解。

那么一般的咽痛，都是指的一侧、局部痛，叫咽痛；后面的“咽中痛”（313 条），是整个嗓子都痛，那是重的。局部咽痛就是咱们平时说的一侧红肿，就是扁桃腺发炎这类的疾病。

轻的话，就是用甘草汤就行，就是甘草一味，要是生甘草也解热、解毒、止痛。要是红肿轻，吃甘草汤是可以好的；要是重一点的、肿得厉害一点，吃甘草汤不行，那就再加桔梗。桔梗这个药有利于咽痛，后世说它开提，就是提气，（我认为是）不对的。（桔梗）这个药排痰、排脓，嗓子要是痛又觉得这个地方不利落，可以加桔梗，这是轻症。

要是（咽痛）重症，只是用桔梗汤也是不行的，桔梗汤就是甘草加桔梗。咱们一般在临床上治扁桃腺发炎，我常用小柴胡汤加石膏加桔梗，那里面就有甘草嘛，很好使。但是特别重的，如果是扁桃腺化脓了，用小柴胡加石膏合用桔梗汤是不行的，那就得想法子用增液汤这类的，就是白虎增液，或者用玉女煎这类的方子，加上马勃，或者其他的祛痰、治嗓子痛的药都可以的。

（咽痛）这是我们经常见的病，凡是说咽痛都是局部的，很轻，所以用甘草汤、桔梗汤都行。甘草汤要是不好，就用甘草桔梗汤。甘草汤就一味（生甘草）二两，“用水三升，煮取一升

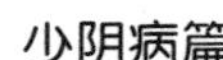
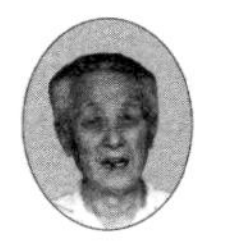

半，去滓，温服七合”，就是分两次服。二两拿以前的度量衡说，就是六钱，六钱分两次，就是一次三钱，平时用量就是三四钱，现在用克计算就是 10 克、12 克的样子就行了。桔梗汤，就是甘草加桔梗，这个方药的量更比较轻，甘草还是那么重，桔梗轻，桔梗为甘草的一半，也就是甘草搁三钱，桔梗就是一钱半。

312　少阴病，咽中伤，生疮，不能语言，声不出者，苦酒汤主之。

苦酒汤方

半夏(洗，破如枣核)十四枚　**鸡子**一枚(去黄，内上苦酒，着鸡子壳中)

上二味，内半夏，著苦酒中，以鸡子壳置刀环中，安火上，令三沸，去滓，少少含咽之，不差，更作三剂。

这个就重了，“咽中”就是整个嗓子，而且“生疮”，就是有溃破的地方。那么这就近乎化脓之后了。“不能语言”，这个重得很。

“不能语言”有几种，一种是疼得厉害，一种是黏痰胶着嗓子这个地方而吞吐不出，（本条）这个是嗓子疼得厉害，所以“声不出”。

“苦酒汤主之”，这个法子挺妙，半夏这个药，在古人说是下气治咽痛，苦酒汤以半夏为主，搁十四枚，重用半夏。鸡子，就用鸡子清，把黄去了。煎法也挺别致，黄去了，蛋清仍搁在鸡蛋壳里头，底下有说法，“上二味，以半夏著苦酒中，以鸡子壳置刀环中”，什么意思呢？就是在鸡蛋壳里头搁上苦酒，苦酒就是醋，那里头还有蛋清，连鸡蛋清带苦酒，然后把半夏也搁在里头。这也是个秘方，大概古人也有个说法。（古人）那个刀后头都有一个环，那时候古人的腰刀，后头都有一个把，把儿上有一个圆的，为了绑一个绸子或者布什么的，那鸡蛋正好搁那里头（刀后头的环儿），掉不下去，那环儿也不大。然后再搁在火上，就是利用鸡蛋壳（当煮药的容器）。“令三沸”，要功夫（时间）多了，鸡蛋壳就糊了，所以一看到开三开（烧开）就行了，把滓子不要了，“少少含咽之”，少少含咽也有用意的，让药久久地在嗓子处存在。咱们吃六神丸也是一样的，六神丸也不能一下子都咽下去，要含着。那么对苦酒汤要你少少含着，在嗓子地方一点一点润，“不差，更作三剂”，假设吃一次，不好，可以连续这么做，都是这个做法，吃它三剂，大概可以好的。

鸡子清这个药，它是出音声的。以前唱戏的人都知道，嗓子不好，他在后台喝鸡蛋清，马上嗓子就痛快。所以（苦酒汤）这个方子很妙。醋的作用是收敛，敛疮疡。

这个（苦就汤证）比以前的嗓子痛（311 条，甘草汤、桔梗汤证）是要重的。

313　少阴病，咽中痛，半夏散及汤主之。

半夏散及汤方

半夏(洗)　**桂枝**(去皮)　**甘草**(炙)

上三味，等分，各别捣筛已，合治之，白饮和服方寸匕，日三服。若不能散服者，以水一升，煎七沸，内散两方寸匕，更煮三沸，下火，令小冷，少少咽之。半夏有毒，不当散服。

（半夏散及汤和苦酒汤）它都大量用半夏。

这个（半夏散及汤证）它是外有风邪，所以用桂枝甘草汤为基础加半夏。那么这类的嗓子疼都是特别凶，他也写个“咽中痛”，不是“咽痛”啊，（咽中痛）是全嗓子都疼。古人把这

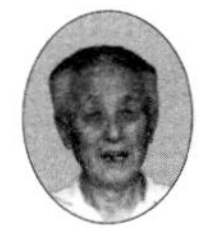

类的嗓子疼叫缠喉风，这在现在不常见，这个（咽中痛甚至于）说死人就死人的，咽喉肿得厉害，有痰涎缠绕，相当得凶。

所以这个（半夏散及汤证）它也有外证，不是没有的，所以它用桂枝甘草汤，也是解外。同时用大量的半夏来治嗓子肿痛。

半夏治咽痛，古人说桂枝也治咽痛，桂枝这个药，你们看一看《神农本草经》里有，治喉痹，痹痛的那个痹，虽然后世就没有这种（桂枝治喉痹）说法了。所以桂枝这个药也止痛，所以身疼痛没有不用桂枝的嘛，桂枝也治喉痹这种痛。

那么这个方药（半夏散及汤）现在很少有人用了，遇到嗓子疼，大概都是在解热这方面、滋阴解热这方面下手。但是有这个病，我认为还是要用这个方子能治好的。

他说这三味，"等分，各别捣筛已"，就是要捣碎筛细的意思，"合治之"，然后搁在一起，"白饮和服方寸匕，日三服。若不能散服者，以水一升，煎七沸，内散两方寸匕，更煮三沸，下火，令小冷"，也是少少咽之，使药长时间存在喉间。半夏起这个作用（治疗嗓子肿痛）。后头有注，半夏有毒，不当散服，是指生半夏了，生半夏是有毒的，现在咱们的半夏都是制的，也有拿姜制的，也有矾制的，用姜制是最好了，与生半夏（药效）差不多，但是毒性没有了。

以前对咽痛出这些方子，当然这些方子也不仅能治咽痛。我们要是治咽痛，前面那两个小方子（甘草汤、桔梗汤）常用的。咽中生疮用苦酒汤，这我试验过，就是这个人嗓子痛，声不出，的确这个鸡子清是起作用。后面这个（半夏散及汤）我没用过。但是嗓子痛以后边两个（苦酒汤证、半夏散及汤证）为最重。

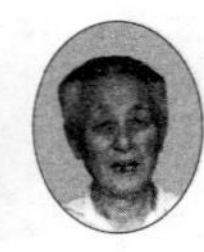

314　少阴病，下利，白通汤主之。

白通汤方

葱白四茎　**干姜**一两　**附子**一枚（生，去皮，破八片）

上三味，以水三升，煮取一升，去滓，分温再服。

“少阴病，下利”，这就要跟前面讲的“太阳与阳明合病者，必自下利，葛根汤主之”（32条）是一个道理。那个（葛根汤证）必下利不是说太阳阳明合病必定下利，不是这么个解释。这个书（《伤寒杂病论》）里面有很多这种话，像咱们讲的“若头痛者，必衄，宜桂枝汤”（56条）与“太阳阳明合病必下利”是一样的，是冲着方剂上说的：说太阳阳明合病，怎么个合病呢？必须有太阳病，同时有下利，必须得这样。太阳阳明症候很多，不一定有下利症候啊。必须有下利才能用葛根汤主之；像我们说头痛，不是说凡头痛就要鼻衄的，如果头痛而鼻衄者，那要用桂枝汤，因为桂枝汤的应用，全是在津液丧失之后，如自汗、时汗出等，鼻衄也丧失津液、丧失阴液，桂枝汤是有甘温养胃益气的作用。

那么（本条）这里说的，与葛根汤（太阳与阳病合病必自下利）是一致的：少阴病同时有下利。少阴病也是表证，下利以表证出现，这个病还是要有“欲表解”的反应，所以用白通汤主之。

那么白通汤是个什么方药呢？你看看这个方剂就知道了。葱白四茎，四根葱白是很大的分量，干姜一两，附子一枚。葱白是个发汗药，辛温发汗，搁上温中亢奋机能的药，干姜、附子是大热的药。（白通汤能）治阴证，跟我们前面讲的麻黄附子甘草汤、麻黄附子细辛汤是一样的，这也是少阴病发汗的一个方剂。干姜、附子，温中都有治下利的作用。

所以它用这个（白通汤）发汗，发少阴的表证之汗，这个

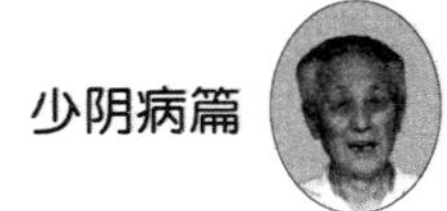

利当自止。这跟葛根汤治太阳阳明合病是一个手段。那么我们遇到下利，又有“太阴病，脉浮者，可发汗，宜桂枝汤”（276条），与“太阳阳明合病必下利而用葛根汤”，都是一样的。

我们在临床上遇到下利，如果有表证，要是现无汗脉浮紧的这种情况，用葛根汤；如果汗出脉弱，那就要用桂枝汤；如果现像少阴的这种情况，脉反而微细，当然也有表证存在，就用白通汤。但是下利没有表证，那千万不可用白通汤。所以中医就是讲辨证，不是说发汗就治下利，（而是）下利而以表证出现者，那你就要发汗。

所以（白通汤）这个方子是个发汗的方子，因为豆豉加上葱则发汗，如葱豉汤，（用于）一般的解表，这是《千金》里的方子。我们家乡常这样，就用点葱，用点姜，搁点红糖什么的，感冒了，乡村买药困难，就拿这东西熬熬喝了就好了。

“上三味，以水三升，煮取一升，去滓，分温再服。”我们为什么讲这么详细呢，就是为了下面这一段，你们好好看看下面这一段。

315　少阴病，下利脉微者，与白通汤。

利不止，厥逆无脉，干呕烦者，白通加猪胆汁汤主之。服汤脉暴出者死，微续者生。

白通加猪胆汁汤方

葱白四茎　**干姜**一两　**附子**一枚（生，去皮，破八片）　**人尿**五合　**猪胆汁**一合

上五味，以水三升，煮取一升，去滓，内胆汁、人尿，和令相得，分温再服。若无胆，亦可用。

少阴病，下利脉微者，与白通汤。利不止，厥逆无脉，干呕烦者，白通加猪胆汁汤主之。服汤脉暴出者死，微续

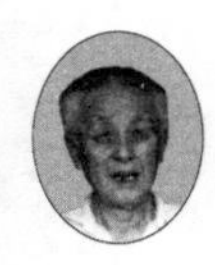

者生。

那么这一段是有问题的，历来注家都这么说的。你们看伤寒论其他的注家，大概全是一样：

少阴病下利，脉微者，应该用白通汤，同上面（314条：少阴病，下利，白通汤主之）一样。

那么吃完白通汤，利不止，厥逆无脉，干呕烦者，这不是药有所误，这是因为这个病太寒了，凌丁（东北方言，突然之意）吃热药，反而拒而不受，所以发生这类的情形。得怎么办呢？古人有一个说法，说得热以寒用，说药太热了，加点寒药，加点猪胆汁，这样一吃就可以好了。

这种说法我以前也信，我学伤寒的时候也这样（认为）。（但后来通过独立思考，我认为）其实这是大错！

怎么错呢？你们看看本文，他前面说“少阴病下利”（314条：少阴病，下利，白通汤主之），没说脉微呀，那么这段他搁个“少阴病，下利脉微者”，（我认为）这个（情况）不得与白通汤，（若）与白通汤，不但利不止，而且出现底下逆治的（情况），这是个坏病的样子，“厥逆无脉，干呕而烦”。而且这个病有生死的关系，你看看后面，就吃了这个药，“脉暴出者死，微续者生”，这多么严重啊！

（本条是“少阴病，下利脉微”而不是314条：少阴病，下利，白通汤主之。脉微者为亡阳，就是没津液）外边没有津液，不能发汗，一发汗，再使着亡阳，虚极，一定转入阴寒重证，那就是底下的这种情况。

因为什么注家像方才我说的那么个（错误）解释呢，他们就认为白通汤不是发汗药。他们看看葱白也是辛温嘛。可是（我认为葱白）真发汗，大葱谁都知道。如果脉微，无阳不能发汗，那么即便有下利，那也只能救里，不能够再攻表，所以与白通汤是误治，不但利不止，而且“厥逆无脉，干呕而烦”，厥逆无脉是虚脱的样子，以前他并没厥逆无脉啊，这是吃这个药（白通汤）加重了。哪是个格拒不受呀！不是啊！

以后的白通加猪胆汁也有问题呀。那么既然是这样了（厥逆无脉，干呕而烦），还能用白通加猪胆汁汤吗？我认为这也错了，这应该是通脉四逆加猪胆汁，后头有。厥逆无脉，得用通脉四逆，哪有还用白通汤的呀，还用白通汤发汗呀，再发汗他非死不可。加猪胆汁，也应该加在通脉四逆汤里头，不能加到白通汤里头，你们好好研究研究这段，这是我这么讲的，应该是通脉四逆汤。白通加猪胆汁汤这是个错误，传抄错误。因为他这个书，现在差不多一千七八百年了，开始（仲景汉代时候）没有印好的现成的书，都是传抄，你借我我借你，他这个书并不普遍。这把白通加猪胆汁与通脉四逆加猪胆汁给搞错了，应该是通脉四逆加猪胆汁，那么你看看后面就知道了：唯独通脉四逆汤才能复脉。

可是复脉，“脉暴出者死”，这就像早时候的油灯，油没有了，灯骤然间一亮就灭了，所谓灯欲灭而焰反彰，这是一般的常识，拿到这来作比喻。“暴出者”就是虚极暴脱的样子，虽然脉一出，马上就没有了，这非死不可。“微续者生”，一点一点脉往回恢复，这是生气欲复之象，所以必活。

所以白通加猪胆汁应该是通脉四逆加猪胆汁，怎么讲呢？你看看后头方剂的作用就看出来了，如果虚寒到了极点，要祛沉寒、扶阳，非附子干姜不为功，他这个书前后可以看出来。（对于干姜、附子的用量）那么白通汤你看看干姜附子用量比较轻，比四逆汤还轻，比通脉四逆更比不了。已经“厥逆无脉”而用这个分量就是不行，再加上发汗那更不行了。所以这个（本条）我认为是成问题的，这个书可也都是这么撂着。我现在

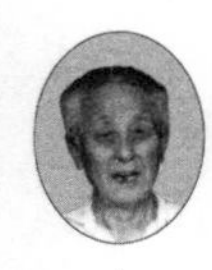

注解这个书的时候，我把我认为错误的有些话给改了。

猪胆汁是什么药呢？这个药是苦味亢奋药，有亢奋作用，但是不能加到白通汤里头。人尿，在通脉四逆汤里头没有人尿，人尿大概也起亢奋作用吧，拿现在话说或者里面多少有点“荷尔蒙”、有“激素”，当然这还不敢确定，科学还没考验确定。可是人尿的确可以治人一时的虚脱。旁的没看着，有的时候妇人产后昏迷，常用童子尿给她灌，有时是解决问题的，我也亲眼看到过。那么这个需要研究的，是不是这个药（人尿）有这个作用，像我说的是不是里头有少量的激素，这也不一定。治这个病（即使）加这些药，加胆汁和人尿，也要加到通脉四逆汤里，也不能加到白通汤里头，这个我肯定。因为不对头！

他特意搁个“脉微”，不是随便搁的，头一个“少阴病，下利”（314 条），合病，又有少阴病，又有下利，当然脉不是微，（本条）这一段特提出个“脉微”，这不是随便说的，注家也把这个“脉微”也给抹了，就认为前后是一个病，（我认为）不是一个病。所以这一段很成问题，你们好好看看各注家，自己再好好考虑考虑，这个值得研究。

316　少阴病，二三日不已，至四五日，腹痛，小便不利，四肢沉重疼痛，自下利者，此为有水气，其人或咳，或小便利，或下利，或呕者，真武汤主之。

真武汤方

茯苓三两　**芍药**三两　**白术**二两　**生姜**三两（切）　**附子**一枚（炮，去皮，破八片）

上五味，以水八升，煮取三升，去滓，温服七合，日三服。若咳者，加五味子半升，细辛一两，干姜一两；若小便利者，去茯苓；若下利者，去芍药，加干姜二两；若呕者，

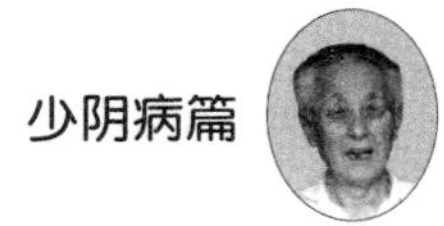

去附子，加生姜，足前为半斤。

（本条）这个“或下利”不对，因为前面有个“自下利”，还“或下利”，语意重复，不对头，应该“或不下利”，下利前面应该有个“不”字，这样文意才相符。

这段就是说里有停水，小便不利。小便不利在太阳也好、少阴也好，表不解。

“二三日不已者”，那么两三天以前，是要（用）麻黄附子甘草汤发汗的，以二三日无里证嘛，故微发汗也（302 条）。（本条）他搁个“不已”，就是虽然服了麻黄附子甘草汤，而病不已，为什么不已呢？根本是由于小便不利、内有停水，你不兼祛水，则表不解。

所以他这个书，有些病理的关系，先后是一致的，没有说这会儿这么讲，那会儿那样讲。咱们讲太阳病里头，与“服桂枝汤或下之，仍头项强痛，翕翕发热，无汗，心下满，微痛，小便不利者”（28 条）是一样的，那个（28 条）就因为小便不利，表不解，就像无汗的表证似的。心下满微痛，是水不往下行，往上撞，就像里有所实似的，所以发汗、下之都不能解，非利小便不可，用桂枝汤去芍药加茯苓白术就好了。（本条）这段也是这样，二三日之所以不已，就由于小便不利，里头有水气。

少阴病要是小便不利，里头有水气，一到四五天则传里，非下利不可。所以到四五天，传里了，“腹痛”，“四肢沉重疼痛，自下利”。那么由于小便不利，到四五日，你看看，四肢沉重疼痛，表还不解。不过虽表不解，而且里头有湿，四肢沉重，不光痛，郁于表的水分都存在。里头也有水，而且不能收摄，自下利，转到太阴病，这就变成少阴太阴的并病。可是主要由于里头停水，这就说明了二三日所以不已，四五天所以四肢疼痛、自下利，（其中关键的）一个原因就是因为小便不利、内有停水，所以肯定下个结论，“此为有水气”，都是这一个主要原因（造成的）。

“其人或咳”，这种水气，表也没解，涉及于肺，他也“或咳”。

或者也许有“小便利”，前面不是有“小便不利”吗？或者也“小便利”。

或者“不下利”。小便利就不下利，小便不利就水走肠间，（我认为本条的“或下利”）这个应该是“不下利”，不是“或下利”。

或者致里水上犯而“呕”。

无论或然以下的症候有无，只是有以上“腹痛，小便不利，四肢沉重疼痛，自下利”，只要有这些症状，就可以用真武汤。

这个书，你们从前面看，凡是有“或然”的都给弄一个加味的方子，这个方子（的加味）绝不是张仲景的，因为什么？有些很不合理，（我认为）这是后人所附。说什么方主之，是冲着主证说的，（不管）客证有无，（只要）你把水气去了，（主证客证）都能好的。祛水气以解表嘛，表也解了，水气也去了。

真武汤也是个附子剂，用于陷于阴证，这是少阴病。太阳病（又有水气）只是用一般的利尿就行了。（真武汤是）利尿之中加附子，所以也用茯苓、术，加生姜是治呕了，加芍药是治腹痛。水气是在胃，冲逆于上，或者呕，或者下利、腹痛，（真武汤）它都治，但是陷于阴证，不加附子是不行的，所以加附子，真武汤这个方子最常用。

“上五味，以水八升，煮取三升，去滓，温服七合，日三服”。底下这个“若咳者，加五味子半升，细辛一两，干姜一两”，这些都要不得，他（王叔和或者张仲景）是根据小青龙汤那套，加五味、细辛、干姜，（我认为）其实这不对。“若小便利者，去茯苓”，“若下利者，去芍药”，去芍药也不对，芍药这个药，虽然它不是个酸收敛药，但是这个药它起收敛作用。你们看大泻下药，都不用芍药，（即便兼见）腹痛也不用芍药，像承气汤里头没芍药。它（芍药）起收敛作用。可是下利药里头，他用芍药，治腹痛，如建中汤里面用芍药。“若呕者，去附子，加生姜，足前为半斤”。阴证哪有去附子的，这都是瞎说，所以（我认为）这个去、加的方法要不得。我以前教这个东西（《伤寒论》）的时候，在讲义里头，我都给（把方后的加减法）去了。

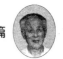

317　少阴病，下利清谷，里寒外热，手足厥逆，脉微欲绝，身反不恶寒，其人面色赤，或腹痛，或干呕，或咽痛，或利止脉不出者，通脉四逆汤主之。

通脉四逆汤方

甘草二两（炙）　**附子大者**一枚（生用，去皮，破八片）　**干姜**三两（强人可四两）

上三味，以水三升，煮取一升二合，去滓，分温再服，其脉即出者愈。面色赤者，加葱九茎；腹中痛者，去葱，加芍药二两；呕者，加生姜二两；咽痛者，去芍药，加桔梗一两；利止脉不出者，去桔梗，加人参二两。病皆与方相应者，乃服之。

“少阴病，下利清谷”，这就是说少阴病传里转属太阴了，里虚寒之极了，食谷不化，“下利清谷”。

“里寒外热”是指下面的症候说的，“下利清谷”，“手足厥逆”，这是里寒；“身反不恶寒，其人面赤色”，这是外热。这是指着证候说的，据证而论。

少阴病（传里转属太阴），里头虚寒之极，所以下利清谷，而手足厥逆。这个病常常有这种情形：真正到危重的时候，一点儿一点儿的浮阳，都现于外了，里面是一片沉寒，这个病最重，那么这个人应该恶寒而反不恶寒，面色也不应该赤反而面色赤。（本条）这个面色赤，不是前面的表不解不得小汗出的那个浮阳在面（23 条），（本条面色赤）这是真正的虚候，里头极寒把人身上的这点热量都弄到外头来了，要虚脱之象。

那么也有些特征出现："下利"嘛，或者是寒刺激肠子，肚子也痛（"腹痛"）；或者里头的水不光下利，水还往上逆就"干呕"；也有的时候下利伤阴太重，咽干，也可以"咽痛"；或"利止脉不出者"，利止脉不出，就是无可再下了，没有脉，脉不出。这就是一个虚脱之象，只能用通脉四逆汤。之所以叫通脉四逆，脉没有了，能使它复通。所以前面那个（315 条）应该用通脉四逆加猪胆汁。

我们看看通脉四逆，就是四逆汤，也是甘草、附子、干姜，但是附子、干姜都加大用量了，附子也是用一个"大者"。附子有大小之分，那可相差很多很多。我问过药房（药工），附子大的有一两，甚至一两多的，一般的小附子轻得多。（通脉四逆汤）干姜搁三两，你们看白通汤干姜才一两多，差太多了。

而且（通脉四逆汤）是分温再服，匀二剂。干姜这个药三两就是 9 钱，一剂是 4.5 钱，这很重了，要是强人呢，底下注了，还要加干姜，搁四两，四两酒更多了，那就是一剂药里头就是 6 钱了，现在就是 18 克了。

所以通脉四逆汤就是在四逆汤的基础上而增量附子、干姜，温中祛寒。附子、干姜都有亢奋作用，机能沉衰了，像咱们说的虚脱，以至于心力衰竭，它都能振起机能。你看他这个书到这时候（机能沉衰至虚弱）没有搁人参，人参这个药也是个亢奋药，也是个补药，可是它不宜寒。真正到沉寒客冷、到了阴虚之候（编者按：胡老指阴性的虚证），人参用不得。咱们现在还是最迷信独参汤，遇到这个时候（机能沉衰至虚弱）独参汤就来了，用一个死一个，这我见得多了。那只能用通脉四逆汤这个法子，轻一点的也得用四逆汤。将来讲到霍乱，霍乱病里头这个（机能沉衰至虚弱）例子多得很。

底下也有些或然的症候，也用一些加减方。这个加减方，一点也没道理！这个时候你还加葱九茎，要是脉微欲绝，或者脉不出，你再发汗那还不是速其死吗？所以他这个（方后）加减一点也没道理，你们自己好好看一看就知道了。

318　少阴病，四逆，其人或咳或悸，或小便不利，或腹中痛，或泄利下重者，四逆散主之。

四逆散方

甘草(炙)　**枳实**(破，水渍，炙干)　**柴胡　芍药**

上四味，各十分，捣筛，白饮和服方寸匕，日三服。咳者，加五味子、干姜各五分，并主下利；悸者，加桂枝五分；小便不利者，加茯苓五分；腹中痛者，加附子一枚，炮令坼；泄利下重者，先以水五升煮薤白三升。煮取三升，去滓，以散三方寸匕内汤中，煮取一升半，分温再服。

这个不是少阴病，这个根本就是少阳病，由于气的闭塞，而发生四逆，（气的闭塞）就是在心下的部位。柴胡是祛胸胁苦满的，胸胁苦满加上心下闭塞，阻碍人的气血，也现四逆，但是很少（见到）。

那么（四逆散）这个方剂，它祛热，因为它以柴胡为主，治少阳，它不治寒，不应该搁在三阴篇里头，搁在少阴篇里头还是不行。那么古人总是就外观，看到四肢厥逆的这种情形，

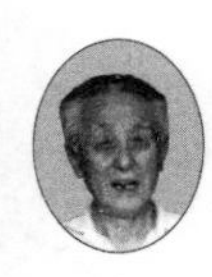

因为也有时候腹中痛，也有治下利的作用，认为这种腹痛下利是少阴病转属太阴，（古人是）这么个看法，（我认为）其实不是的，它这个下利是个热利，不是寒利。

四逆散我常用，这个方子最常用了。大柴胡汤心下急、郁郁微烦。（四逆散）这个方子也有心下急、郁郁微烦，但是不呕，故没有半夏、生姜；没有大黄，不可下。凡是大柴胡汤证不呕且不可下，你就用它（四逆散）没错的，其他都像大柴胡汤证。

而且（四逆散）这个方剂很少有四逆，因为有枳实，气闭塞得厉害（而四逆），或者有，但是不一定有，所以四逆在临床上很少见，虽然名为四逆散，但四逆很少见，不是多见。

那么由于气不得下行，枳实还是疏气的药。（气不得下行）上逆于肺，（四逆散）也有时候治“咳”，凡是柴胡剂大概都治咳，柴胡剂这个方药，是疏理胸膈这一带。

或者“悸”，悸是指心下悸。

或“小便不利”，因为枳实、厚朴这类药，都消胀呀，也都祛水、祛湿。那么（针对）“小便不利”呢，行气也利水。

或者“腹中痛”，（四逆散）这个方药它根本由芍药甘草汤、枳实芍药汤它合起来的。枳实芍药汤是行气缓腹痛的，枳实芍药汤这个方《金匮要略》里有。腹满腹痛，芍药甘草汤、枳实芍药散全治的。再就是妇女产后腹中痛，一般要是没有瘀血，大概都是用枳实芍药散就好的，行气也止痛，所以它（四逆散）这个方药也治腹中痛，根本就治，不用加味。

“或泄利下重者”，（四逆散含）有芍药甘草汤，芍药甘草汤就治下利。那么如果再有热，柴胡清热，所以这也是治热利嘛，热利心下闭塞而有下利的，（四逆散）这个方子也治。所以这个方子有治下利的机会，虽然它是一个或者见证，但是这个

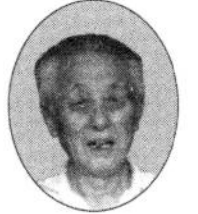

（下利）我们都把它当成用四逆散方的主证看是可以的。

假设说有柴胡证，有这些问题（四逆，其人或咳或悸，或小便不利，或腹中痛，或泄利下重者，四逆散主之），尤其“腹中痛”或者有“下利”的情况，我常用四逆散。跟我在一起看病的人大概都知道，我们治肝病有大便不好的，我常用四逆散，四逆散合用当归四逆散，肝区痛得厉害的，加郁金、香附。我在临床上常这么用，从哪来的呢？就根据这条，就是“下利、腹痛”。

所以在慢性病里头治肝炎，我们不能不用柴胡，因为它疏理肝嘛。但是要是下利，你用柴胡桂姜汤就不行，柴胡桂姜汤它是治大便干。你用这个（四逆散）倒是蛮好的，就是这个方子（四逆散）合用当归芍药散加减。肝功能不好的，你可以加丹参、人参。总而言之，你用这个方子（四逆散），你得熟，你到时候合用或是化裁，心里就明白一些。他不呕嘛，（大柴胡汤）你就不要搁半夏；要呕，就是大柴胡汤把大黄去了就行了，我也常用过。

底下这些加减，更要不得喽。

319　少阴病，下利六七日，咳而呕渴，心烦不得眠者，猪苓汤主之。

这个更不是少阴病，这个根本是没道理。“下利六七日，咳而呕渴，心烦不得眠”，这个纯粹是水谷不别，水谷不别的自下利，起码得有小便不利……（音频缺失）

“下利，咳而呕渴，心烦不得眠”用猪苓汤是不行的。也不知道怎么搞到少阴病来了，我想也许这里头有错误。

猪苓汤是最常用的方子，猪苓汤这个方药和五苓散是不一样的：

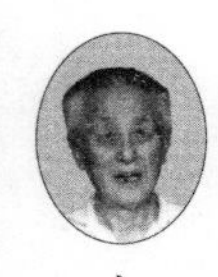

五苓散有气上冲，五苓散常是表不解，因为它是在桂枝汤的基础上的方剂。

猪苓汤没有表不解的情形，所以搁到少阴篇一点意思都没有。

猪苓汤利尿消炎，就是利尿祛热，所以由于利尿有问题而有炎性症的机转，大概用这个方子都好。你像泌尿系感染这类的病，就用猪苓汤加生薏仁就行，这方子是常用的。那么热得比较厉害，小便特不利，也可以稍加大黄。

大黄这味药，虽然从大小便往下行，它能诱导其他的炎症消失。在临床中都常用，像肝炎吧，真正实证也有用大黄的时候，它虽然往下泄，但是诱导其他的炎症消失。大黄这味药是个好药，但我们对泌尿系这方面不要重用，要少用，不能过一钱。

那么最常用的就是猪苓散加生薏仁，这个你在临床上可以试验，对泌尿系感染，我认为比咱们西医要快得很，可以说百发百中。加上大黄，对尿结石有很好下的作用，生薏仁不要忘了。

320　少阴病，得之二三日，口燥咽干者，急下之，宜大承气汤。

少阴病一般传里的时候传太阴，但是也有特殊情况，也有传阳明的。少阴病根本就是津液虚，那么它要传阳明呢？它一化热就了不得了，所以津液枯竭和大便燥结特别迅速。所以要有少阴病的外观，而发生阳明病，大概都要急下。这段就是，少阴病只是二三日的时间，开始的时候在表，二三日之后要传里，那么就突然间口燥咽干。

咱们讲太阳病（篇的时候提到说）是口燥咽干不可发汗

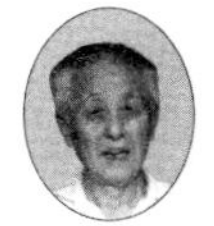

(83 条)，那就是说是里头热盛津液虚衰的一种反应，所以“急下之”。这个要稍一延误，津液有枯竭的危险。咱们讲阳明病也讲了，阳明病本来没有死证，假设津液虚竭之后，那你就攻补两难了。正虚而邪实，你攻邪吧病人受不了，你扶正吧邪还在那儿搁着，越补越实。所以阳明病的死，全是热实津液虚竭。

（假如）少阴病一来就有这种情况（口燥咽干），没有其他情况开始就是口燥咽干，这不可轻视，若不急下，转过来就是一个内里头实得厉害，津液再虚竭就不可措手了，所以需要急下，宜大承气汤。

这是两个方面看问题，仲景搁个少阴病，第一方面就是我刚才讲的这个：原来是少阴病，那么到二三日了，急剧传里发生阳明病，有这种情况；那么另一方面，我们在临床上，假设遇上一般的感冒，咱们说是外邪了，在初作很短暂的时间马上发生口燥咽干，外表上就是脉微细但欲寐，就是有少阴病的症候出现，与（本条）这个是一样的。他一发生就这样，足见里热太厉害了，所以他是口燥咽干，津液马上就要虚竭，而且人马上就表现出虚衰的外象，以少阴病的形式就呈现出来了。

所以读孤本书，你得根据具体事实来研究，那么（上面所讲的另一方面）他并没有开始发生少阴病这种情况，（后来）突然间就有这种情况（阳明少阴病），也和（第一方面）少阴病传里为阳明病的这种下利一样治疗，也得用大承气汤。

这里就是说明：病来得非常猛暴，津液有立刻枯竭之势，这类的阳明病而且人陷虚衰症候可了不得，所以要治病当机嘛，这个时候你要不迎头急下以存津液，转瞬恶证蜂起，那就不可救药了。所以有这些问题，就得急下，没有旁的什么办法，像咱们讲阳明病那个三急下，与少阴的三急下都是这个情形。

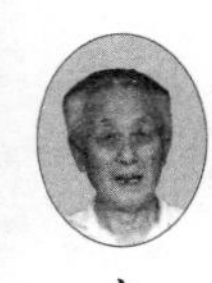

321 少阴病，自利清水，色纯青，心下必痛，口干燥者，可下之，宜大承气汤。

“少阴病，自利清水，色纯青，心下必痛，口干燥者，急下之”，不是“可下之”，是“急下之”，“可”字改成“急”字。在《玉函经》里就是“急下”。《玉函经》跟这个书，都是王叔和编辑的，两个（版本）对照着看好一些，这个是错的，本来三个急下证放在一堆儿，“宜大承气汤”。

那么这一段书根本不是少阴病。这个就是所谓瘟疫了，《瘟疫论》所说就是热结旁流，“自利清水”，自下利而清水。这个“清”字当动词用，就是大便的意思，就是排便，排出的便，全是水。这个“清”古人是当如厕讲，跟“下利清谷”是一样的。下利同时清谷，便出来的是完谷不是粪，当然也没有味儿了，谷物都没消化，这都是胃虚的一种说法。

这个清水不是（清而无色）的。色纯青，色纯青就是青褐色，我得过这种病，这个清水是色非常浑浊，发青黑色，就是污浊之水了，味气难闻得很。

“心下必痛”，他这个书“必”字的用法前头讲了很多了，太阴阳明合病必下利，就是说这一段必须有这个症候（下利），才是这个情形（太阳阳明合病）。如果心下不是疼痛，这不能说他内有结实了。他心下疼痛，病一来呀，开始从胃上结，所以吴又可就叫热结旁流，结者自结，流者自流。一方面结，热得很，它结；一方面排斥这水，赶紧下。结在中，从旁侧流出，吴又可给起个名字叫“热结旁流”，挺有意思。就是一方面结、一方面流。

一般的阳明病不是这样，一般阳明病热酝酿到相当程度，它是使得水分消失，水火不同炉，火盛了水自然就要消失，所以阳明病法多汗，小便数，大便硬。小便数、多汗都是祛除水

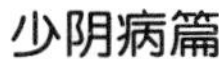

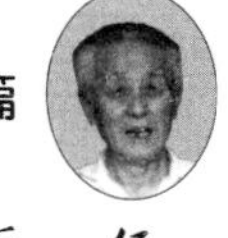

分，里头热可以蒸蒸汗出。那么，热结旁流（则与阳明病有所差异）来的猛，一方面结，一方面对水毒的排斥，（导致）不能出汗，不能小便数，就是统统往下排斥，所以伤津液、结都是相当迅速。

那么心下结他就疼了，结于心下就是胃这个地方。

“口干燥”，同时津液虚燥的情形也反映到了口腔。

“急下之”，这不急下是不行的，急下当然也得用大承气汤了。

我得过这个病，这个病我最有体会。说话是四十年前了，我有一天正睡觉，我就感觉整个身体晕眩起来了，就像做梦一样，那阵儿我寻思就是做梦呢，可是难受得很，我当时就醒了，肚子疼啊，我就往厕所跑，那时候厕所都在外头（室外），我跑出去就回不来了，那时候我那孩子在我那儿呢，他去把我弄回来了。我所排泄的就是“自利清水，色纯青”，气味难闻得很。回来我就人事不知了，这东西凶得很呐。这一宿差点没死了，后来他们找了一个西医，给我急救，打了一针。第二天早晨我清楚点了，并没感觉多大发烧，就是肚子疼。后来我就想就是（本条）这个病，不是吃大承气汤，我就吃的调胃承气汤，吃了病就好了。泻两泡屎病就好了。那嗓子干的厉害。

所以这种病古人叫瘟疫，它不是从少阴病来的，可是情形的反映像少阴病，它也是脉不那么急躁，而且人困倦。按现在说，我当时就是休克了。当时什么也不知道，给我打针我一点都不知道。所以（本条）这个与少阴病无关，属于瘟疫，你们看看吴又可的《瘟疫论》，它这个病来了就是从里边发现的。

322　少阴病，六七日，腹胀不大便者，急下之，宜大

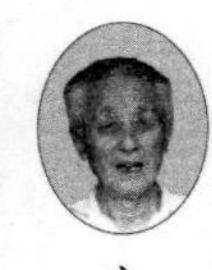

承气汤。

这个像是少阴病转属阳明。

“腹胀，六七日不大便”，肯定它是里实了，由于它是少阴病转属（阳明），也要用大承气汤急下。

这个要搁前面阳明病来看，那不能用大承气汤，只是腹胀、不大便。

那么它以少阴病的症候反应，根本上是从少阴病来的，少阴病一般不转属阳明，（但）如果转属阳明了，你就不要轻视了，所以这应该赶快急下，祛里头结热，这个病可望其速治。

所以这几段在少阴病里头也是特殊的情形。

323　少阴病，脉沉者，急温之，宜四逆汤。

实证，如果现出虚衰的症候，是不好的。

“脉沉”为在里，我们前面讲了一个，“少阴病，始得之，反发热，脉沉者，麻黄附子细辛汤主之”（301 条），所以每一段你都要看整个的问题。

那么这个“脉沉”既不是“始得之”，这是第一。第二也没有表证发热的情形。（本条）这个只是脉沉，沉为在里，沉也主有水，你们看《金匮要略》水气篇就有了，“脉沉者当责有水”。前面那个麻黄附子细辛汤，怎么不用麻黄附子甘草汤呢？就由于是用细辛来逐水，来逐饮，里头有水饮。（麻黄附子细辛汤）一方面逐水饮，一方面解表，（麻黄附子细辛汤）那个方子是那样的。（但是本条的）这个时候不行，这个时候它没有表证，所以他没说“始得之”。

那么（本条）这个脉沉，里头有寒水，所以少阴病里头有寒水，非要转成太阴病不可。转成太阴病就相当危险了，呕吐，下利，脉微欲绝，再有这些情形就有死的可能了。所以（本条

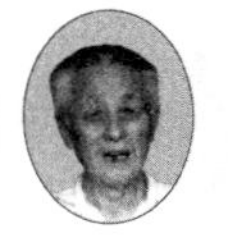

是）稍见其端，脉沉它不浮。我们讲的“脉微细”（281 条），是浮之中的脉微细，它是在表啊。（本条）这个脉沉不可轻视，里头是有寒饮，转过来它就要腹痛下利，阴寒在里太阴病要发生，发生就危险嘛。所以赶紧“急温之，宜四逆汤”。只是能用四逆汤温其里。

（前面）他讲了三个急下证，说急下证这些特殊情形。他这个书都是应急治变，不要认为少阴病尽出这个事儿，不是的。

那么如果有阴寒在里情形的发现，那就根据治太阴的法子，用四逆辈。这一段就主要这样子。那么（本条）为什么不用麻黄附子细辛汤呢？因为没有“反发热，始得之”这一种情况。四逆汤咱们前面讲过了，不必分析这个方剂了。

324　少阴病，饮食入口则吐，心中温温欲吐，复不能吐。始得之，手足寒，脉弦迟者，此胸中实，不可下也，当吐之。

若膈上有寒饮，干呕者，不可吐也，急温之，宜四逆汤。

头一段不是少阴病，有少阴病的外观，“饮食入口则吐”，由于胃里有停水，水往上逆就要吐了，所以饮食不纳，饮食不受，一吃他就要吐，就由于底下这个问题“心中温温欲吐”，这个“温温”是“愠愠”的意思，咱们讲《论语》“人不知而不愠”，愠就是烦，就是竖心儿啊，搁这半拉“温”字儿。那么在《千金》里头就改“愠愠”俩字。温温欲吐就是说不出来的烦恼，老想要吐，但是“复不能吐”，而不能吐出来。所以在这个情形之下，饮食入口则吐，那没问题的，它不受。

“始得之，手足寒”，这个病一开始手脚就发凉，为什么呢？他有解释。“脉弦迟者”，弦也主有水饮，迟有寒，就是里头有寒饮，寒饮往上冲逆所以“胸中实”。这一段看出来中医辨证，在病机上来看，他就要吐，可自己的良能吐不出来，他老想要吐，老想要吐，就想用吐来解除疾病，就是这么一种机制。这很清楚。你们看吐剂都是这样的，不是随便拿出一个病就要给他吐的，我们应该顺其势而导之，应该吐、不应该下。

那么这一段不是少阴病，可是由于胸中实，阻碍气机，所以脉是弦迟，人当然也精神不振，他老要吐、老要吐，温温欲吐，而且阻碍血气旁流，所以他手足也厥冷，外观像是少阴病，其实不是少阴病。我们前面讲那个热结旁流也一样，这个实质不是（少阴病）。因为什么不是（少阴病）呢？瓜蒂散，若是虚寒万万用不得的，它是攻实的。汗吐下三种治病方法全是攻实，病实需吐之、需下之、需汗之。虚寒没有用吐法的。

“若膈上有寒饮”，就是胃有寒饮。“干呕”，他不是真要吐，里头没有什么水，不像上边那个水往上逆，只是干呕，并没有“心中温温欲吐复不能吐”，也没有“饮食入口则吐”，没有这些情形，只是膈上有寒饮，老想冲逆干呕而已，这就和我们前面讲那个“脉沉者，急温之”是一个问题。那么假若胃有停饮而发生干呕，没有“心中温温欲吐复不能吐”这种病情，你不要认为胸中实而给他吐药了，这是真正的里有寒而有水气，即使有少阴病外观，也赶紧急温之。“不可吐也”，这个你别拿它当胸中实给吃吐药，那就坏了。

他特意出这么一段，大有用意的，就让你辨别两种证。有的时候胸中实瓜蒂散证，差不多像阴证，也有四肢厥冷、脉弦迟，那么这个你当虚寒治就坏了，你吃四逆汤就不行了；那么四逆汤证有类似的，他是干呕，没有“心中温温欲吐复不能吐”，没有这些情况，这是里头真正的在胃里有寒饮，这与那种要吐而不得吐的病是两种。这在临床上很要紧的。这两个你要

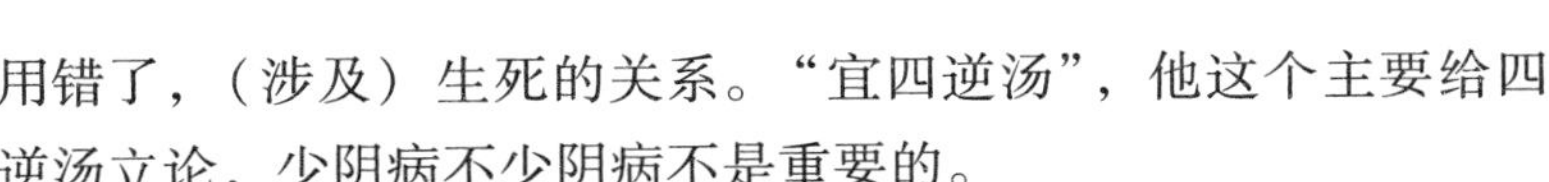

用错了，（涉及）生死的关系。“宜四逆汤”，他这个主要给四逆汤立论，少阴病不少阴病不是重要的。

少阴病与瓜蒂散主要的鉴别点在哪呢？真正的病有欲吐之势，你看看前面讲的瓜蒂散，气上冲胸咽而不得息者（166条），病势整个要往上来，甚至于呼吸都费劲，那你赶紧吐。这就是要吐，吐不上来，你一吐就得了。

所以治病有个顺势利导（的原则），顺势利导就是顺病机之势，咱们前面开始讲六经的时候也说过，咱们说太阳病，就是病自己要从表解，而不得解。咱们分析那个症候不也分析了吗？确实是那个样子，有个要汗出而出不来汗的情形。所以古人通过临床，这个（情况）一发汗就好了。古人他掌握了这种规律、方法，那么咱们现在根据规律方法，再往下透视看整个情形。里证也如此，人身体有一个愈病的方式，就把病打算由消化道的方面，或者把它吐下去，或者把它泻下去，就这么个情况。自然良能常常达不到，就要借助于方药。半表半里证亦是如此。

人体有一种抗病的防卫机制，西医书上有这样说。但是这里头有一个似是而非的（容易混淆的证），应该温之的不要吐之，（本条第二段）这个就叫发生太阴病了，虽然只是干呕，但里头确实有寒饮，这个如果不用四逆汤急温之，马上就能够发生呕吐、下利这种病。所以治病是个难事啊。（治病的最佳时机或者说最好治的病）不是在已发作的这种病了，你像我们讲这几段全是这样子。它（病）要已发作出来了，这个病就是很费劲救治了。那么在它（病）是看出来它要发作，这一阵儿抓紧机会治。所以良工治未病嘛，这就是谓“未病”。你像咱们前面说的“急温之”，就一个“脉沉”（323 条）。那么（本条）这一个呢？只是有“干呕”，但是也有四肢厥逆、厥冷情形，这也应该用四逆汤来温之了。（本条是）接着上边这一段（323 条）

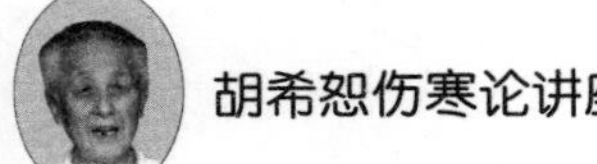

说的。

325　少阴病，下利，脉微涩，呕而汗出，必数更衣，反少者，当温其上，灸之。

这一段相当的好。

你们看前头那个“少阴病，下利，脉微者，与白通汤”（315 条）。这一段叫我看就从那儿（315 条）来的。

“脉微”在仲景的书提出多少回了，脉微者为亡阳，亡阳就是亡津液，没有津液。这一段脉不仅微而且涩，微者津液虚，血液虚则涩，这说明津液、血液俱不足。

那么少阴病下利，若有这种脉（脉微涩）你不能发汗。所以那个白通汤（315 条），你们还记得吧，“少阴病，下利，脉微者，与白通汤”，马上就是一个巨变，所以那一段书大家解释的我很不同意，（注家）说不是药有所误，上次咱们也讲了，（注家认为）这是说大寒致病，咱们用热药，病反发生格拒了，得怎么办呢？得加点凉药，热药凉用就好了，所以白通汤加猪胆汁。（注家）说的是很在行，很像，所以我开始研究伤寒论、开始学习的时候，我也信（注家所云），可后来我越看越不对，明明是错的，因为前面“少阴病，脉微者，不可发汗，亡阳故也”（286 条）。

头一段（第 314 条）“少阴病，下利，白通汤主之”那非常肯定。当然吃白通汤就好了。

白通汤是个发汗药，它以大葱为君。白通啊，通什么？就是通津液以致汗嘛。那么第二段（第 315 条）他提出来了“少阴病，下利，脉微者，与白通汤”，他就要是干呕、烦躁等等，脉也没有了。那还是药无所误？那纯粹是误了。脉微者，不可发汗！

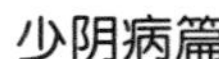
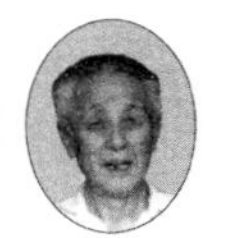

（本条）这一段就是从这（315 条）上来的。怎么治呢？他怕你不明白，不但“微”还搁个“涩”，说明就是津液、血液不足。为什么不足？你看这情形就知道了：一方面“下利”，一方面“呕而汗出”，津液丧失于上、于下、于外边汗，有虚脱之象，你可知道？所以脉应指既微而又涩。

所以这样的情形你放心，他不会泄下无度的。“必数更衣，反少者”，一会跑茅房（厕所），一会跑茅房，失于收涩嘛，虚的不得了，可是没有多少东西（可泻泄），因为津液有枯竭之象。脉微涩，津液不足，血液也不足，没有什么可泄的，所以“必数更衣，反少者”，所下的东西是有限的。

“当温其上，灸之”，“当温其上”注家也闹的可热闹了，他没指出穴来，对“当温其上”，注家们就说了，最上是哪个穴啊？百会，脑袋顶儿，应该灸这个地方，（我认为）这是瞎说八道。

下利，我们回头想一想前面讲的，有两种：一种应该在中焦，一种应该在下焦。前面（159 条）不有个利不止嘛，与理中，理中者，理中焦，不行，吃了理中汤，利反更剧，所以此利在下焦，那么与（赤石脂）禹余粮汤，那么再不止可以利小便。所以一利小便或者用收涩固肠的药都是治下焦。

（本条）他告诉你了，应该治上，“当温其上”，治什么？治胃，它胃虚。

津液虚衰值得咱们讨论，津液虚衰也有两个不同的情况（一为实热所致，一为虚寒所致）：

像我们前面讲的那个急下之，口燥咽干（320 条：少阴病，得之二三日，口燥、咽干者，急下之，宜大承气汤），那个津液虚，是由于热，你非得想法子治，如果实就得攻，下之以存津；如果不实只有热，我们用白虎汤加人参那个方法，清热也救津

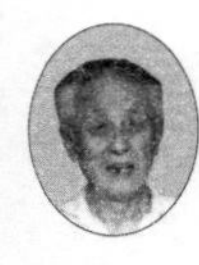

液嘛。

那么（本条）这个由于什么所致？就由于胃太虚衰了，它不能够生津化液，一切证候都是虚脱的一个象征，“上吐下利而汗出”这都虚脱之象。这个你非治胃不可，胃气存在，津液自恢复。所以我们后头讲霍乱的时候你们就知道了，有很多啊，津液虚竭了，由于胃的衰败，你非得亢进胃气不可，这个时候一点滋阴药也用不得，一用滋阴药再坏其胃非糟糕不可。这个咱们（有些大夫）容易犯这个病（误治）。有些搞脏腑辨证的，动辄这个虚、那个虚，说阴虚生内热，那地黄、麦冬上来就要命，这是不行的。这个（正确的）治疗当温其上，温胃，应该用四逆汤。

后世就认为津液虚，干姜、附子不能用，（我认为）这是错误的。《医宗金鉴》那些太医院的老爷们都这么说，这东西误人不轻啊。（本条）这个津液虚衰就是因为胃（气虚），不能消谷哪来的津液呢？恢复了一分胃气，就恢复了一分津液，这个地方书里头多得很，这很重要很重要，这时候让你温胃，用什么呢？四逆汤。

（本条原文提到用）灸，据我的看法也不是灸百会，准是灸三里，温胃嘛。所以仲景的书，我上次讲过一回，凡是穴位他都不提，为什么？咱们想张仲景那个时代，当时针灸极普遍，一说大家都明白，那阵儿是不成问题的事，而到后世都成问题了。中医在晋以后、南北朝时候乱，是有些退步，大家对穴胡猜。

这一段很好，同时也说明前面的白通汤（315 条的正误）。那么少阴病下利，如果脉微，只能温上，你不能再发汗了，所以（315 条）白通汤是错的。那么后来加猪胆汁一定加到通脉四逆汤，也绝不会加到白通汤。

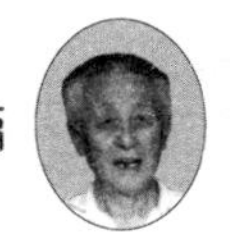

所以这个书错误是有的。小二千来年，大家传抄，加上后人往里头乱填，这个事儿是有的。所以咱们上次讲的白通汤就讲这些问题了，这值得大家讨论、研究。咱们读这个书不要死看它，（认为）这一句话就是这个（原文之意），（其实）注家犯这个毛病，他们就要圆原文之说。

少阴病小结

那么今天把少阴病讲完了。少阴病历来的说法，都不敢说少阴病它是表证，其实它明明白白是表证，前面讲得很清楚了，“少阴病，得之二三日，麻黄附子甘草汤微发汗，以二三日无里证故也”，它没有里证，它就是冲表证说的。那为什么这些读者以至于这些注家不这么说呢？有一个问题，就是把六经看成经络之经了：少阴病嘛，少阴肾经，怎么跑出表来了呢？就犯这个病了。

六经病存在，我们现在临床上还是有，咱们遇到的感冒都是太阳病。太阳病几天，这个人虽然脉浮，细了、也身倦无力了，那不就是少阳病吗？“脉浮细而嗜卧者，外已解也”，那么如果再恶心，现柴胡证，你用柴胡汤准好嘛。这我们不也在临床上常见嘛，这个东西是客观存在的。太阳病是不是太阳经，这成问题啊。所以咱研究古人东西尤其我们研究《伤寒论》，必须首先掌握辨证的方法和规律，这六个类型是事实，古人也是经过千难万困才发现的。

昨天我和一个同志谈中风、伤寒，都是这个（方法和规律）。太阳病有两个类型，一个有自汗的，有自汗自然脉就浮缓，那么叫太阳中风，因为出汗自然就恶风嘛；没汗的，没汗的脉就要浮紧，里头血液充实，没有出一点汗，那么必恶寒，

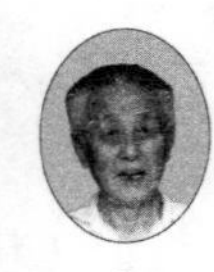

或者不恶风，或者少恶风。他不出汗，咱们在这天头（季节），你出一身汗，他就怕风。尤其在澡堂子里洗完澡，那身上老感觉汲汲冷冷（拟声词）的，你非披上点不可，热伏天儿也那样。古人他看到你恶风，说这就有风邪，他就给起名叫中风。所以这名字不好起的。少阴病与太阳病是一样的（都是表证）。（古人他看到你）恶寒，（就说是）寒在那儿，寒邪，那就叫伤寒。（我认为）这个错误不是只是这么一点错误，而是影响整个中医啊。由于中风，咱们用桂枝汤治中风证，这也是事实呀，通过临床用桂枝汤治汗出这种感冒，它是好嘛，那准好。可是桂枝汤是散风吗？就由于它治中风，桂枝汤也是散风，（有些医家）这就把药物这东西统统根据这个（不正确的理论）就下来了，这都是错的。伤寒就是伤寒邪，这（错误的理论）都来了：从辨证，以至于说的病理，说伤寒就是《伤寒论》伤寒了，不外乎受风邪、受寒邪。于是乎就出了温病了，温病它是从里头来的，里头热，就是阳明病嘛，那没有什么（特别的理论）。他（温病派理论）不敢说是外边风寒了，说这个（温病）是由口鼻入的，根本就跑到里头去了。这都是从读《伤寒论》读出来的，你可知道。这东西（流传较广的习俗理论）把中医越弄越支离，于是乎又出来温病这套营卫气血，又是上焦中焦下焦的这个理论。

他（仲景）这个书，（是可以包容后世理论的）。开始在太阳病里头，他就说是“发热而渴，不恶寒者为温病”，温病怎么办？你到阳明病篇去看吧，都是（温病），阳明病里头，只要不是胃家实（热而已结类），就是白虎汤证（只热未结类），温病主要说的是清热。它（温病）不能够发汗，不能够吐，不能下，更不能用温针，那说得很明白了，谁让你温病当伤寒治了？当伤寒表证治了？没有那么说的。所以这个地方很重要。

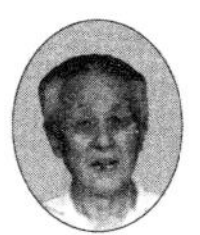

古人对中医怎么办呢？他（古人）没法子（彻底搞清楚）。为什么这个病有一个出汗的，有一个不出汗的？有一个恶风的，有一个不很恶风的？他要说明道理，但限于科学水平，他没说（清楚），他就拿现象当本质，（我认为实际上）就这么个事。这还是好的，再不然就是拿脑袋臆测，主观（推测），太阳病他就说是太阳经，这个原始（的中医可能）是这样的，因为那时的经络之说就有了。所以在《汤液》上，他也是搞这个（经络之说），（古人认为）太阳病就是太阳经受邪发病，就有这个意味嘛。（我认为）这其实是错了。

所以我们研究古人的东西，规律是一套，怎么样认识规律则是另一套。我们想提高中医（水平），认识方面就得提高，不提高的话不行啊。中医治病据我的体会很有疗效，有些西医不能治的病中医就能治嘛。可是世界对中医的看法，与我们的实际成绩差距太远了，世界（有些西医）看咱们是不科学的，不科学就是因为咱们没把整个方法给人家看，（有些中医专家）给人家看的全是不科学的一套东西，你可知道？所以人家瞧不起中医，就在这一点上。你像拿伤寒病说吧，名字伤寒杆菌，人家给你弄得清清楚楚，你还说受了寒邪后来入里化热了，你还这样说，人家科学证明的东西你就别再跟人家瞎辨了，瞎辨什么呀，摇头晃脑的。所以中医犯这个病，我是个中医，我敢这么说，我要是西医，我不敢这么说。咱们本身是犯这些病啊。

现在这个脏腑辨证，是成大问题的！我不爱说，一说这里头不怎么合适，是成大问题的！真成问题啊！咱们现在都是大夫，不是天天搞病历吗？你们拿一个病例，辨证，你辨跟他辨准不是一样。要能辨成一样那就算我说错。为什么不一样？真理能不一样吗？不一样能是真理吗？能是个正确的东西吗？你们想一想。一个病，马上十个人分十个步骤，让你辨完了让他

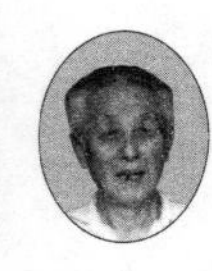

辨，准辨不出一个样来，也不能开出一种方子。学这个东西（伤寒论“六经八纲方证”体系）就不一样，你不信你就试试，他（仲景）这非常肯定的。发热，汗出，恶风，脉缓，就是用桂枝汤主之，没有第二个说法，这就是个太阳表虚，你只能这么来说，还能说什么呢？所以咱们这个（脏腑）辨证是成问题的，怎么不成问题你说？你们在临床上考虑考虑是不是有这些问题。

少阴病本来就是个表证，这个表证为什么这么复杂呀？咱们讲完了。这里头有嗓子疼，又是急下，这是表证吗？不是呀。太阳篇也这么讲的，太阳篇里有调胃承气汤、四逆汤，讲得很多啊（不是太阳病）。表证不能老在表，它要传里的，少阴病传里、传半表半里，和太阳病传里、传半表半里一样。张仲景这个书是表里相传的，表证就要传里、传半表半里，不过是少阴病传里、传半表半里和太阳病传里、传半表半里的基础是不一样的。少阴病虚，什么虚呀？就是津液虚、血液虚，它（少阴病）传里以传太阴为常，而且在表的时间最短，只是两三天，所以他说“二三日无里证”，那么要过两三天，它（少阴病）就要传里。太阳病不是的，太阳病五六天传少阳，七八天才传阳明，这是一般情况。特殊的情况十几天才传，还有时候不传呢，是不是？它（太阳病）在表的时间长，为什么？实，人不虚。虚对病的抵抗，在表的时间就短，而且（少阴病）传里以传太阴为常，太阳病传里以传阳明病为常。这都是一般的时候。

而人的生死，胃是人生之本，全在于胃。人死在太阴病这个阶段多，如果胃气败，必死。少阴病本来就虚，传到里发生太阴病就危险得很。所以，他把太阴病的死症都搁到少阴病篇了，这很好，这个书的精神好得很。所以少阴病这几个死症大家好好看一看，全是少阴病传里而并发太阴病，这都有死亡的可能。所以开始有这么几句话“二三日无里证”，这时你把握机会，赶紧发汗，可挽救传里发生太阴病危险症候的出现，所以后头“急温之”等等都是从这儿来的，要当机自辨。这是他这一章书的主要（精神）。

（刚才讲了少阴病传里），传半表半里也是一样的，（少阴病）传少阳很少，传厥阴的多。厥阴，咱们说气血这套东西都属于厥阴了，传厥阴就虚衰，也可以致死，他这里头也有这么两段（331、336 条）。

所以少阴病有这些情况。但是有的特殊情形，也可以传里（里阳证）。（疾病传变是）随着人的身体，别看人的津血虚，若其胃肠素热，要传里就发生阳明病，那更了不得了。发生阳明病，津液虚竭，燥结迅速，这都是不能当一般的看。如果少阴病传阳明，真见到津液虚衰之端就要急下，所以口干咽燥者就要急下；那么传到少阳呢？也有啊。他也举例子了，你像咽痛等等的都是。口苦咽干应该归少阳的，孔窍一类的病。

少阴病主要应该注意的就是这些东西，不过这个名字值得考虑，等厥阴病讲完了，我再把六经好好给大家说一说，六经我们该怎么样来认识它。不是不好认识啊，能够认识。那么古人限于科学水平，没法子（完全解释清楚）。我们现在条件比他们好的多了，对古人的东西，咱不光看《伤寒论》，还看旁的东西了，我们还有多少有一般的科学常识了，专门（知识）咱们不够了，但科学常识大概都有，所以咱们就应该（尽量解释清楚）。这些年了，提高中医理论就是指着这些。是得提高，不然中医早晚要不行，它必须科学，非与科学见面不可。

有一种习惯势力，你要说少阳病是表证，马上有人就反对。

阴病还是少见的，阴寒病是少见，就是太阴病也少见，咱们平时临床全是三阳病多，三阴病的确少见。少见但确实是有，你要临床多了你就遇到了。所以谈到三阴病，大夫心里也没主，因为他也没（大量）见着过，他就看看有注家这么说的，就没法不这么（附和）说，这是有问题的。

厥阴病篇

辨厥阴病脉证并治

326　厥阴之为病，消渴，气上撞心，心中疼热，饥而不欲食，食则吐蛔。下之利不止。

厥阴病也像少阴病似的，津液不足，血液也虚，津液虚他就是渴，失水以自救嘛。渴得厉害了，甚至消渴，消渴咱们都讲过了。

他由于上边虚，下边寒乘着上边这个虚，气往上撞，这是自己的一个感觉症了，“气上撞心”。上面是阳气布于胸中，下边的寒气往上，上边的热不得下布，所以心中既一方面感觉气上冲撞心之疼，也感觉热，这个热不是发热的热（编者按：此处胡老所言发热的热，笔者理解为“表热”）。

“饥而不欲食”，厥阴病属于半表半里，不在胃了，胃没有毛病，感觉饥。但是寒从下往上冲，虽“饥而不能食，食则吐蛔”。寒从下往上冲，（如果有蛔）蛔要受波及，要吐蛔。

看他上面又有虚热（编者按：此处胡老所言虚热，为“实热未结”）的情况，（结果）认为有实热（编者按：此处胡老所言实热，为“实热已结”），而误下，使之陷入于里，而下利不止，阴虚证（编者按：此处胡老所言阴虚，为“阴证之虚证”）不能下。

仲景在每一篇都有提纲，所谓提纲，就是概括这一篇说的。半表半里证的提纲都不好作，我们前面讲的那个（半表半里）

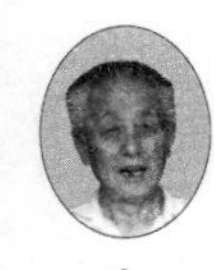

阳性证就是少阳病，少阳病的提纲只是说口苦，咽干，目眩，但是那还能够说出来半表半里的体部，有热盛于体部，循着腔间往上攻，所以人的孔窍之间感觉有热候，（这种少阳病的概括）还差不多（说得过去）。但这句话也太概括了，有些内热的病，如白虎汤证，何尝不口苦咽干呢，那是少阳病吗？不是的！白虎汤证为热结于里，为阳明病的外证。

所以少阳病的提纲也不够好，不兼着研究柴胡证，对少阳病提纲也不好（全面归纳）。为什么呢？就由于半表半里的部位，半表半里指胸腔腹腔，这个空间相当大，为一切脏腑所在之地，心肺、肝脾、胃肠、肾等，都在这个部位，如果病邪在此部位充斥，很容易诱发很多脏器失去正常而反映一种症候，所以此部位的病复杂多变，我们看看小柴胡汤的主症就知道了，虽有往来寒热，胸胁苦满，默默不欲饮食，心烦喜呕，那么底下有这些的或然见证，就是或者波及到这个脏腑，发生这么种情形；或者波及到那个脏腑，发生那么种情形。所以没有固定症候，很难对这种病（少阳病）概括出简明的特征。

表证（和里证）单纯，像“太阳病脉浮，头项强痛而恶寒”，凡是太阳病，都以这（类提纲证）作个基础的，不超出它（提纲证的范围）。而且，凡是有这个情形，就是太阳病。

唯独半表半里是不行的（不单纯），它病候复杂，不像那个表和里。“里”像那阳明病，里的阳性病就是“胃家实”，这说的是腑证；那么外证呢？就是“但恶热，不恶寒，身汗，自汗出”，这些好说，单纯。那么里的阴性病呢？就是虚寒，就是咱们说“腹满而呕，食不下，不能吃东西，时腹自痛”。唯独半表半里，无论在阳，无论在阴，都不好有个概括的东西。

那么（厥阴病）这一个提纲，厥阴病可能发生这种情况。但是不是说凡是厥阴病就能有这个情形。所以（厥阴病）这个

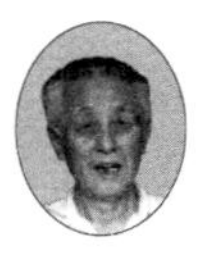

提纲很不好。

那么我们辨证的时候，（伤寒论六经）它是六个类型，咱们只能够掌握四个类型，那两个类型，一个少阳病，一个厥阴病，只能够（指出大致的）意思，而不能够有什么具体的（指征）。那么怎么办呢？辨证怎么办呢？这个好办，讲完再说，我也要讲这个东西（辨证半表半里），趁着这个机会，我略略说一说。

辨证，表里易知。像我方才所说的“表证”，它是单纯（之证），“表者”就是体表嘛，咱们前面已经讲很多了，就是“邪气交争于骨肉”，身体疼痛，发烧怕冷，这都是表证。可它（表证）有阴阳之分。阳者就是太阳病，一开始就是“发热恶寒”；阴者就是少阴病，少阴病就是“没有热，而恶寒”，其他同太阳病没有什么两样。少阴病“脉微细但欲寐”，是由于虚嘛，人困惫不堪，一发生表证就这样子。所以在表有这么两种，很好辨的。也就是临床上凡是以发汗方法解决的疾病，大概都是表证了，用药有时用攻伐性的；有时用亢奋性的，像麻黄附子甘草汤、像桂枝加附子，这都是加上亢奋药了，治阴证嘛，那都是少阴病。所以表证，很容易（辨别），我们日常临床也常见着。

里证，刚才也说了，也很容易（辨别），也不过阴阳两类。大便不通，或者是热结于里，就像我们说白虎汤证，“发热而渴，不恶寒，但恶热”，身上也出汗，这是光热，热而不实；要实呢，大便不通了，谵语、烦乱都来了，（热而不实和热而实）这是阳明病。那么它的反面就是阴证，就是，不能吃东西，“腹满而呕，食不下，自利益甚”，咱们所说的温中、祛寒这些药物，在太阴病咱们也讲了，所谓四逆汤辈全是。

表里知道了，除去表里，全是半表半里，我们在临床上就是（如此鉴别），除去表、里了，一切的病全是半表半里。人身上的病位反映，不是反映表，就是反映个里，否则反映在半表半里。

那么半表半里这种证候要是阳性的，或者热、或者实的这么一种证象者，少阳病；反面儿，阴性的，虚的、寒的，那就是厥阴病。

他这个书，六经的次序虽然与《内经》上的次序是一样，可是他这个（仲景六经）有辨证的一种意味。他先讲太阳，后讲阳明，实质上四五日、五六日这是传少阳，六七日、七八日传阳明，我们前面也讲很多了。他为什么太阳讲完，应该讲少阳，为什么讲阳明啊？这个意思就有这个（方便鉴别、辨证）意思：表里易知，除去此（表里）而外，都是少阳。少阳病提纲不完备。

他讲阴证，表为阳，里为阴。他也先讲里，为之阴证的讲法了，所以先讲太阴；然后讲表，少阴；除去里和表这种阴证，全是厥阴。他意思也是这个（方便鉴别、辨证）。所以在辨证上，（伤寒论的六经）没有妨碍的。

可是研究这个书，我们对于少阳病的提纲、厥阴病的提纲，要活看，这个（提纲）不是一定。你像少阳病也是，凡是有内热的这种证，无论在胃肠之里，或者在胃肠之外，大概都口苦咽干，那不一定就是少阳病。但是少阳病可能是口苦咽干。所以那个（少阳病提纲）过于泛；这个（厥阴病提纲）过于窄。这个就是厥阴病有这种情况的，上边虚的厉害，下边寒的厉害，寒乘虚它往上来呀，感觉“气上撞心，心中疼热”，这是个自觉症。

那么“蛔”现在也值得研究、值得考虑了。古人大概没有蛔虫的很少。他净吃生东西，尤其卫生（条件）上也差。就拿着仲景这个时候，汉的时候，当然不是穴居野宿了，但是吃野菜的一般习惯还是多的，卫生条件也差，所以大概人人都是蛔

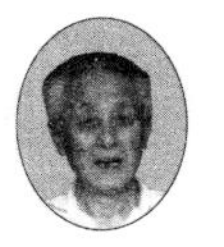

虫多、普遍多有蛔虫，所以要是寒从下往上冲，蛔是要受波及的，要吐蛔。如果人的里头没有虫子，没有有蛔虫，再有寒往上冲，他也不会吐蛔的。所以也不要说是吐蛔虫就是厥阴病，（我认为）也是不对。但是如果有虫子，在厥阴病这种情形，可能他要吐蛔。

这个就是注家牵强附会，说是肝属木，厥阴不是肝经吗?木风化，生虫子，这虫子现生的，哪有这个事儿啊?！所以这都是靠不住的事儿。

厥阴病这一章也很成问题的。

327　厥阴中风，脉微浮为欲愈，不浮为未愈。

阴性病一转阳，病就要好的。

脉微，咱们前面也讲了，脉微为亡津液，就是津液不足、血液不足的脉微。虽然脉微而见浮，就是由阴出阳，这病要好的，咱们后头讲有的是（例证）。所以病一般由阳陷入阴，这是凶，阴之甚，以致于胃气衰败，那人就要死亡了。如果病由阴转阳，就是生理恢复嘛，病是一定是要好的。（本条）这个也是，虽然说个“厥阴中风”，是概言之了。当然伤寒也是如此了，古人认为都是风、寒两种病。那病型呢，从太阳病就有这么两种病型（中风、伤寒），再其他都是略略言之。

328　厥阴病，欲解时，从丑至卯上。

这是一个照例文章，这个也靠不住的。他把十二个时辰都分成六经欲愈的时候，这是根据运气五行的说法，（我认为）这个靠不住的。从丑至卯是木旺（的时候），这是古人的一种看法。这个也不必强信，这都是古人的一种看法，搁这块儿了。三阳病那儿都有（这种照例文章）嘛。

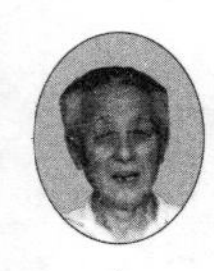

329　厥阴病，渴欲饮水者，少少与之愈。

厥阴病虚，他渴，渴了你就稍稍给点水，欲饮水自救，少少与之就好了。

由这一段看前面所讲的“消渴”（326 条）就成问题了，少少与饮既然能够好，可见不是“消渴”。即便有消渴，也不是厥阴病普遍都存在的。

这一段明明说出来的：它（厥阴病）这个渴，不是那样子的渴（消渴），少少给点水就能好了。

厥阴病小结

厥阴病非常简略，就是这四条。你们看看本篇就明白了。以厥阴病做题首的，就这四条，都冠以厥阴病，从底下（第 330 条）“诸四逆厥”以下，你们看看，一个没有厥阴病了，你看看本文都没有。根据这种题首也看出来了，前后不是论述一个主题。前四段全是论厥阴病以下呢，“辨厥利呕哕”。

在《玉函》，这个书是一套版，就是现在我们的赵开美本也好、成无己本也好，都是宋以后分开《金匮要略》和《伤寒论》。

《玉函》那个编制大概与以前差不多，开始是伤寒，一卷论伤寒，中卷论杂病，那么最后出的方论、方子。他那个书（《玉函》）是那么编制。那个书（《玉函》）有呀，咱们图书馆哪儿都有。

在《玉函》里头关于论伤寒这一章，也是有这个（厥阴病）。可是到四条之后，又一个题目。这四条是“辨厥阴病脉证并治”，在这四条之后，又一个名字。他是“辨厥利呕哕病形脉证并治第十”，怎么出来个第十呢？他那个书（《玉函》），太阳

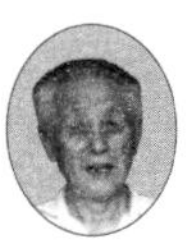

篇就分成三篇，六经，从太阳到厥阴应该是八篇。旧编制把“痉湿暍”这三个病也变成一篇，也搁到六经之前了，共计九篇；那么在九篇之后，另有一篇，叫第十篇，什么呢？就是“辨厥利呕哕病形脉证并治第十”，厥利呕哕这四种病，厥，就四肢厥逆那个厥；利，自下利那个利；还有呕哕。我们要好好研究下边（部分），的确是一点不错，他开始论治厥、然后就是论治利，下利，再后呕、最后是哕。可见那四种（厥利呕哕）是杂病，他附在这个（厥阴病）后头。

为什么把厥利呕哕和厥阴病弄到一起了呢？这是王叔和搞的。王叔和那个人不是平平常常的人，是对医学很有修养的人。他收集仲景遗论，他编辑的时候一看：六经病后头都有证治，就是具体的证治了，不是光有这么前面的这么几句话（提纲证）就完了。像太阳篇那更多了，少阳篇顶少，但还举出个小柴胡汤。那么厥阴病没有（后头具体的证治），他（王叔和）一看后头，有些像似论厥阴病的，尤其乌梅丸，他根据前面的提纲，后边的乌梅丸，很像说的是厥阴病，他就想这后头啊，一定就是厥阴病的一个续（文），就是续着厥阴病而下的东西。

所以在这个书，这个（厥阴病与厥利呕哕）不是一起出来的东西，他（王叔和）另有一种编制，就把它（厥利呕哕）编到厥阴病后头了。因为三阳三阴六经之后要是搁个杂病，他（王叔和）又想这也不伦不类的，本来论的是三阴三阳篇，论的是治疗伤寒，那么搁个杂病，他（王叔和）认为也不对，所以他（王叔和）就（把厥利呕哕）附在厥阴病之后。

那么王叔和一看，知道不知道这（厥阴病与厥利呕哕）是有问题呢？据我想他（王叔和）是知道的，他也知道厥阴病是乱哄哄的。你看（厥阴篇）后头的方剂就知道了，发汗吐下，应有尽有。他（王叔和）一看也不对头。所以，一种本子的编

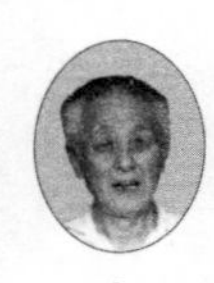

辑（方式），就是这个本子，他（王叔和）把它（厥阴病与厥利呕哕）合到一起；另外（一种本子的编辑方式）在《玉函》原本（厥阴病与厥利呕哕）就隔开。为什么呢？让后人研究。所以古人作书都留地步的，不是把这话说尽。

这是王叔和的意思：一方面他（王叔和）以为第十篇是杂病，不应该在六经之后有这个（杂病），而且这里头有些似是论厥阴病的，附在这儿。他（王叔和）一看，有些绝对不是厥阴病。这里头反正也总有错误。但是原书上它是单独有那么一章嘛，他（王叔和）又照着原书的排列，名字就不搁厥阴了，他搁到《玉函》，所以《玉函》这个书是后发现的，这让后人研究讨论。我想王叔和当日，他（王叔和）不外乎这些想法，所以同是他编辑的书，有这么两种不同（版本）。

那么后人对于这个（厥阴病与厥利呕哕）的研究呢，这个书（把厥利呕哕和厥阴病合到一起）先有的；《玉函》这个书是后发现的，在宋（代）的时候，跟《金匮要略》一起发现的。所以经过成无己注伤寒，他（成无己）到这个地方（厥阴病与厥利呕哕），就胡说八道了，他（成无己）就认为都是厥阴病。所以大家也就附然其说，把厥阴病说得简直让人没法理解，时而为表，时而为里，时而为寒，时而为热，所以把厥阴病说成一个怪病。凡是讲厥阴篇的（各家），到这儿都没法讲，没人把它搞明白。其实呢，根据这个书的提法看，厥阴病只是这四段。底下这个（厥利呕哕），还是《玉函经》那个对。

为什么要这么来（编排）呢？张仲景这个人他作书的时候，为什么在厥阴篇之末他附带这么一个杂病（厥利呕哕）呢？这值得我们研究了。我们看看这个杂病说的什么？“厥、利、呕、哕”，全是与胃有关的一种症候，陈修园先生，他不是看这个（厥阴病与厥利呕哕）看的，他是看（《伤寒杂病论》）各章，他看出这一点，他说仲景用药都讲用甘药，甘以调之，就是注重胃气。

张仲景六经讲完了，特意拿出这一章给六经做总结，千言万语啊，治病不能把胃治坏了，胃是主要的关键。那么与胃有关系的厥利呕哕常见的病。把缓急生死搁到这个地方给大家看一看。给六经病做个总结，这是一。

第二个呢，他（张仲景）还有个用意，六经，不是说专给伤寒预备的，表里阴阳是概括万病啊，是病不超出“表里”，就是我们方才所说：病不在表、就在里、再不然就在半表半里，不超出这个范围；而病的反映呢，不是阳就是阴，也没有不阳不阴的这种病。所以六经就是表里阴阳，是概括万病啊！辨一切病，这也都尽了。你看看，他就用治伤寒的法子，在这块儿治杂病，就是治厥阴病后头的杂病。这就是正告医家，我们讲的是伤寒，《伤寒论》嘛，可是治疗（杂病和治疗伤寒的方法）是一致的，你看看这后头也是啊，所用的方子，无一不是在《伤寒论》里的方子。柴胡汤、白虎汤等等的都是，这就是给这么一个见证。这是第二。

第三，还有个用意，仲景这个人是述而不作。所以晋代皇甫谧说得很清楚，说仲景论广汤液为数十卷，用之多验，凡是六经的提纲，全是《汤液经》之旧，《汤液经》怎么说，他（仲景）也怎么写，从太阳篇到厥阴篇全是的，有些照例的文章，像我们方才所说“厥阴病欲解时，从丑至卯上”，这都是在《汤液经》艮古以来就有这么种记载。所以仲景在（看到《汤液经》上）这个原则上的东西，他（仲景）都照旧（抄）写到这个地方（《伤寒杂病论》）。

可是张仲景看这（《汤液经》）厥阴病提纲，他（仲景）也认为不行，（因为）没法子在这（厥阴病）里头附一种方证的

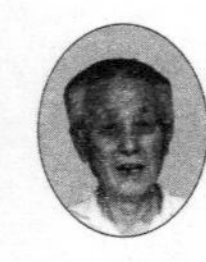

治疗，（方）与这个（厥阴病）不能够统一起来。可是在这个（厥利呕哕）呢，虽是杂病，这里头有些论的是厥阴，也视其方而已呀，像乌梅丸、当归四逆，这都是厥阴病的治疗，等我们讲到这儿再细谈，就是补原来厥阴病提纲说法之不足。

所以他（仲景）有三种用意，所以在六经之后有这么个杂病篇。这是我的看法，在（其他所有）注家没有这个说法。我看就这个样子！

“厥利呕哕”附

一、厥

330　诸四逆厥者，不可下之，虚家亦然。

“诸四逆厥者”，四肢厥冷呀，为症也挺繁复，不是一种。无论哪一种，凡是四肢厥冷，虚多而实少，不可下，大概都是虚寒的多，不要吃泻药。不要吃泻药。

“虚家亦然”，怕你误会，其实厥逆也有实证，（不过）很少而已。这里他拿“虚家”作陪，说我说的厥逆不可下，就像虚家不可下是一样的、一致的。遇到诸厥，要好好看，不是随便要吃泻药的。原则上是不能吃泻药。有些特殊（情况），那又当别论了。

你看，这里他就一个也不提厥阴病了。

331　伤寒，先厥后发热而利者，必自止，见厥复利。

“伤寒”，这是从一般来说的，就是指太阳伤寒这类的证候。这没指着厥阴呐。

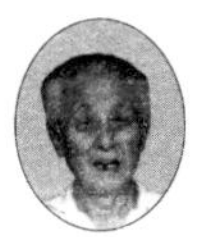

"先厥而下利"，厥怎么与胃有关系呀？咱们前面讲很多了，谷气不达到于四末，四肢厥冷，四末就是手脚了。这在《内经》上有，所以饮食入胃，经过血管吸收，说"脾为胃行津液"嘛。这种就是谷气了，拿着现在的话说，就是食物的营养东西。血管吸收了，这古人就叫做精气。精气者，就是养人的精真之气，很宝贵。可是脾给他（胃）行津液，脾主四肢，达到了（四肢），（谷气）到哪儿哪就能活动，古人是这么个看法，说到了手手能握，到于足足能行；不到，不到就不行了。不到就厥，四肢厥冷。就是胃气虚，而不能布谷气，津液不达于四末，就是血液（不达于四末）了，那就要厥。厥，就是胃虚，就要下利。"先厥"，后来胃恢复，发热，下利也必自止。

"伤寒，先厥后发热"这句话，"而利者"是承上句说的，承这个"厥"说的。那么到发热，厥去了，利也必自止的。

那么再见厥，又不发热了，四肢又冷了，那还要利。

那么这个说明"厥、利与热往复"：有几天厥而下利，过几天，有热下利又止，这么一种往复。所以"厥利往复"这个说法儿，颇似半表半里证，颇似说厥阴。

我们前面讲"少阳篇"的时候，有个"往来寒热"，一阵冷一阵热，仲景有注解，他说是"邪正交争，往来寒热"，邪与正争，才发生往来寒热；那么（本条）这一个，也是邪与正争：胃一时恢复，胃气强则发热，利也就好了；邪胜了，胃气衰，又厥而下利。这不也是个"邪正交争"嘛，不过这个是阴证，这个"往复"不是"往来寒热"了，也不是当天，他不一定是几天呢。后头慢慢有（讲述）。时而厥利；时而厥利没有了，发热。

（本条）这个，是说的厥阴，虽然论的是厥，专讲的厥，但这个条文里头，有些就属于厥阴的。

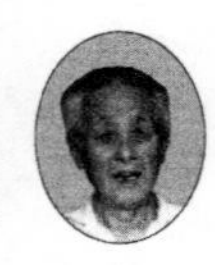

下边332条，这个条文有不好懂的地方。

332　伤寒始发热六日，厥反九日而利。

凡厥利者，当不能食。

今反能食者，恐为除中。食以索饼，不发热者，知胃气尚在，必愈；恐暴热来出而复去也。

后日脉之，其热续在者，期之旦日夜半愈。所以然者，本发热六日，厥反九日，复发热三日，并前六日，亦为九日，与厥相应，故期之旦日夜半愈。

后三日脉之，而脉数，其热不罢者，此为热气有余，必发痈脓也。

“伤寒始发热六日，厥反九日而利”，厥反而六日过又加上三天，九日。一到厥就要下利，是承上文（第331条）说的：厥的时候下利，热的时候下利就没有了。可是，（本条）厥和热不相应，发热只是到六天，可是厥继续到九天，厥和下利（继续到九天）。这个现象不怎么好。这就是说是阳退阴进，正邪斗争、纷争，正不胜邪的样子。

“凡厥利者”，厥利是阴寒的虚衰证候。胃虚的很，你看到这时候，他提出“胃”。“当不能食”，厥利的进退，正说明阴阳进退的生死之机，可是归终到哪儿呢？归终到胃气。所以在这儿点出来了。这个厥利是个虚，虚而有寒，“当不能食”。

如果这个病人反能吃，这很有可能是除中。什么叫做除中啊？就是没有胃气了。“恐为除中”，中者就指着中气那个“中”，就是指着胃。胃气没有了，胃气没有则人非死不可。

那么要试验一下，“食以索饼”，“索饼”说法也不一，有的说索就是素，就是平常吃的这个饼（素饼）；有的说索是索然无味。没有肉，没有馅儿，没有馅儿的饼，（这些解释）都行，

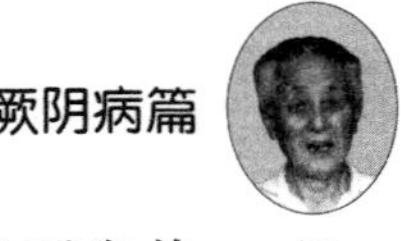

就是平时吃的这种饼，试验一次，要如果吃这个饼“不发热者”，这没有什么大问题，“胃气还存在”，没除中，这个吃是好的，胃气恢复了，这个病不怕，“必愈”这是一个倒插语。厥利和热往复这种病，在厥利期间，不应该吃东西，应该不能吃，不是一点也不能吃，总之食欲（而让）他吃，吃不多的。如果这个人嗜食，这与病情相反！大夫就要注意，这不是好现象，恐怕有除中。那么可以有这一种试验，食之以索饼，如果要是一下子发高烧，那就坏了。不这样（即不发烧），那就不要紧，这个病可以愈。“恐暴热来出而复去也”，怕这样子。一给他（吃），暴吃一顿，发暴而死。我们家乡有这么一句话，叫吃一路食（拟音，东北方言）吧，暴吃一顿，然后就完了（人不行了）。就是突然吃完了，发一顿暴热，然后暴热一去，人也死了，这叫除中。要是不这样（食以索饼而暴热），那没问题的，这是倒插语，就是专为厥利期间能食者，有种试验是否除中之法。

底下他接着说，“后三日脉之”，这是个“三日”，（传统版本的）“后日脉之”，应该添个“三”。接着“厥反九日而利”言之。原先发病的经过就是：“发热六日”，然后厥，厥不是六天而是九天了，第十天怎么样？第十天发热了。（前面说的是）九天嘛，人家说得很明白！暗中说在十天就发热了。发热到第三天的时候，和那六天（相加），不也九天了嘛，那时候你切其脉，“其热续在者”，这个人还发热，这不要紧了，这不是“阴进阳退”的样子，这是（邪正）正相当了：虽然连续九天厥利，但是九天厥利之后，又发三天烧，那么发三天热，跟以前那六天（相加），也九天嘛。所以“期之旦日夜半愈”，这个“旦日”就是“平旦”，就是今天晚上说“明天早晨”，一过半夜就是明天早晨。所以这个病看起来，可以期望在旦日夜半痊愈，

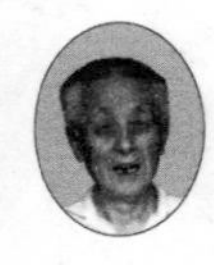

这个病可以好的，有这么一种希望。

为什么呢？底下解释了，“所以然者，本发热六日”，开始发热六日，“厥反九日”，后连续发热三日，并前六日，加到一起也是九天，那么“厥利和发热”（时间）相应、恰好，如果病该好了，到第十天也不厥了，也不热了，这个病准好。所以“期之旦日夜半愈”。

那么假若后三日，我们诊察的时候，也没厥逆，可是人也没好。怎么个事情啊？太过了，“而脉数，其热不罢者”，这也不是要好的样子，此为热气有余，就是过于亢奋了。“必发痈脓也”，热久不愈，已经满九天，和那个六天（加起来就九天），以后他老热起来了，这在医书上有，所以“热久不愈者，必发恶疮”。老是在体表发热，在肌肉筋骨之间（发热），营血受伤一定要发痈脓的。这是指着外边生疮。我们讲《金匮要略》黄汗篇上就有，“久者，必生恶疮”，热久不除嘛！

这一段是这个意思：他说厥和热是正邪交争的一种情况。如果厥几天、热几天，然后如果也不厥不热了，这个病可期望在厥、热相应的时间好的。好（病愈），大概都在这个时候吧。如果不好（病不愈），热有余，那也不行，那就要变成其他的病了，但是也不（一定）关乎阴证了，不关乎虚寒了，他举这么个例子。

在厥利阶段，人要能吃，也不是个好现象，有除中之说。可以示以平时吃的饼，如果吃了饼他也不发烧也不怎么的，这说明胃气很好，这个病是准好的。就怕胃气败，暴热来，同时就去了，就没有热了，还照旧厥利，那非死不可，那就叫除中。

除中，也不一定准得是病自己进展造成的，也有人为的。底下这一段（第 333 条）就是，大夫给人（误）治就能治出这个（除中）来。所以你（治病的原则是）不要碍胃，这个宗旨

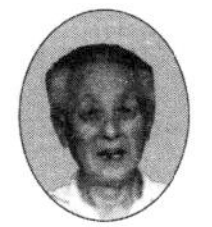

在这一句（第 333 条）更可以看得清楚。

333　伤寒脉迟六七日，而反与黄芩汤彻其热。脉迟为寒，今与黄芩汤，复除其热，腹中应冷，当不能食，今反能食，此名除中，必死。

“伤寒脉迟，六七日”，六七日都是病自表传里的时候，五六日传少阳，六七日要传阳明，要从表传里。日子大概是这样子，翻翻前后书就可以看得出来的。但是“脉迟”，（本条）这个传里，里头也必寒，迟者为寒嘛。这一句话，与前面有一段书很相似。前面咱们讲（225 条：脉浮而迟，表热里寒，下利清谷，四逆汤主之），原先说的是伤寒，“没有汗的太阳伤寒，脉浮而迟，表热里寒，四逆汤主之”，在前面的太阳篇里头讲过。（本条）这一句话就是由那一句话（225 条）来的。虽然太阳伤寒是表证，脉浮但是“而迟”，里有寒。六七日又要传里的时候，你别等着腹痛下利，真正变成太阴病了，虽然有表，也不要管表，要舍表救里，应该用四逆汤。

那么遇着个糊涂大夫，“而反与黄芩汤彻其热”。黄芩汤是个祛热的方药，黄芩、芍药、甘草、大枣，前面咱们也讲过了。反与黄芩汤而彻其热。应该温里，用四逆汤嘛。“脉迟为寒，今反与黄芩汤，复彻其热，腹中应冷，当不能食；今反能食，此名除中，必死”。这是大夫给治的，吃黄芩汤又彻其热，彻其热了，胃中更冷了。那他绝对不能吃东西了，那么现在他还反能够吃东西，这个也不用试验了，准是除中，必死。

这一段，搁个杂病，与胃有关系杂病，而为六经总结的最大的眼目：治病不能把胃气给治没了，治没了非死不可。这个病本来不算什么，“伤寒脉浮而迟而已”，赶紧救里呀！救里救什么？救胃呀。你不但不救，而反吃黄芩汤再彻其热，倒行逆

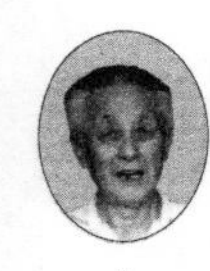

施啊！所以当大夫不能不注重胃，咱们在临床上也是，尤其是慢性病，要把胃给治坏了，这个人非交代（病深病重）不可，不会恢复了。所以我们遇着慢性病，真是胃不好，你非得想法调理胃，让他恢复胃气不可。

那么这是最主要的、最大的眼目，在这儿特别提出来！在厥利里头特别告诉你这是关乎胃气！所以“除中者死”，厥利他也归到胃气为主，在这儿又突然提出来治疗，所以他给六经作总结，这是对的。这是我的看法，我也根据这个书啊，我也不是随便想。这很清楚，在这儿特别提出来有一种误治，就能把人治成除中，这个意思（胃气的重要性）不是昭然若揭嘛。

334　伤寒先厥后发热，下利必自止。

而反汗出，咽中痛者，其喉为痹。

发热无汗，而利必自止；若不止，必便脓血。便脓血者，其喉不痹。

这个也承着“厥利和热往复”那个（332条）说的。“伤寒，先厥”，四肢厥冷，后来发热，就是阴退阳进了。原来有“下利”，“必自止”。这跟前面一样，先厥的时候他下利，后来发热了，这个下利必自止。

底下分两段说，有不同的情形。“而反汗出”，要下利必自止，没有其他的关系了，这病就好了。可是，阳进得太厉害了，就是热有余了。热有余有两方面：热亢于上、热迫于下。证的变化，随人体质的不同而不同，或者亢于上，或者是迫于下。

一个它（热）亢于上，而反汗出，嗓子疼。先就亢于上说的。要是反汗出，亡津液了，再有热，嗓子一定疼。“少阴病咽中痛”不是咱们也讲过了嘛，津液本虚，那么再有热，非嗓子疼不可。嗓子疼古人叫喉痹，“其喉为痹”，喉痹这是个病名。

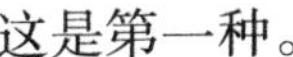
这是第一种。

第二种，“发热无汗而利必自止”。这也接着前边“伤寒先厥后发热”，不是“反汗出”，而是“发热无汗”，发热无汗但是以前下利也一定止。假设不止呢？不止这是热有余了，“必便脓血”。这个是不往上亢（而是）往下迫。便脓血，是热往下，热伤阴分也便脓血嘛。这不是阴证了，也变成阳证了。当然我们可以用治痢疾的法子治疗了。热下迫而不上炎，所以咽不痛。

这都是就这个病的现状而预后，预料后来的情况。本来是先厥而下利，后来发热而利止，那么这个变化有两种不同。如果热有余这病也不好，病不好的热有余有两种：一种是汗出咽中痛，这是说热亢于上，那其喉为痹，这是一种；另一种呢，发热无汗，可是下利也必好，那是肯定的，热有余嘛。那么假设说，发热无汗利止以后也不发热了，身凉体和那就是病好了；要是不好，病不好而热有余，那不是阴证，由阴寒转为阳性病了。阳性病如果热自里以下迫，那就要便痢疾，便脓血的那种热痢。可是，一便脓血不会嗓子痛的。这一个与那一个（咽中痛者，其喉为痹）正相反，那个是往上亢，这个是往下迫。

这是根据现在的病，本来是厥利往复这么种情况，那么到时候，不下利了，四肢也不厥冷了，但是这个病要是不好，热有余的话，有这么两种预后。

那么（本条）这个，都很像论厥阴，厥热往复。但是后头辨证呢，由阴出阳了，都是好现象，虽然热有余，都不要紧的，那就不属于厥阴了。

335　伤寒一二日至四五日厥者，必发热。
前热者，后必厥；厥深者，热亦深；厥微者，热亦微。
厥应下之，而反发汗者，必口伤烂赤。

他论的是诸厥，不净说的有关厥阴的这种厥、厥利，不是的。有没有一种厥属于热的？

他说“伤寒一二日”，开始一二日，就是太阳伤寒那种情况了，那么到四五天这个阶段，“而厥者”，四肢厥冷，他突然厥以前，一定是发热的，“必发热”，这个“必发热”就说的一二日那个时候绝对发热。而且“前热者后必厥”，因为前边儿有发热，后边儿才有厥逆。这都说的热厥了。

“厥深者，热亦深”，现在四肢厥冷得厉害，那么以前发热也是厉害；否则，现在厥比较微，以前那个热也一定是微。像白虎汤证也这样子，白虎汤证有四肢厥冷的。这一阵儿热为什么（也能厥）？我们讲过胃（胃气），血液、津液不达于四末者厥冷。热怎么能也有这个（厥冷）情形呢？也能的。咱们讲过热伤津液么，这是一；二、热气要是壅满到里，也能够阻碍气血的通畅。这里讲的实热（热而已结）更是了，他讲“下”（厥应下之）。像咱们讲瓜蒂散，邪实于胸中，四肢厥冷，你非吐不可。把这个“实”（涌吐出来），它在那里头不阻碍大气了，血才能到四肢。（本条与瓜蒂散证的道理）一个样儿，实证也能造成这一种（厥冷）情况。

这种厥（热厥），“应该下之”，你不能用温性药来发汗，“而反发汗”，一定要是口伤烂赤的，你再丧失其津液嘛。这是指着伤寒来说的，这不是论的厥阴病。伤寒是病在表，热的时候相当的凶，后来就是四肢冷，这个“冷”纯粹实热（已结）的关系，这个发汗都不行。像我们前面讲那一个（333 条，寒证反与黄芩汤彻其热。本条为热证应该吃白虎汤），若吃四逆汤，那更了不得了，那非药死不可。

所以（本条）他讲“诸厥”，有一种热厥也不得不知。这一个好说（很好理解和讲解），像伤寒病，太阳伤寒，一开始，

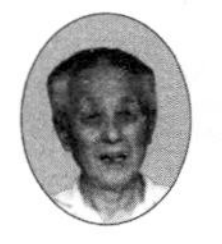

高烧，也容易致厥，烧得厉害厥就深，烧得轻者，厥比较微。总而言之，这个厥还是热。你即便解表，咱们现在说治温病的法子了，也要用辛凉解表，不能用辛温来发汗。（若用辛温发汗）那么丧失体液更助热，一定是口伤烂赤，啊，这是轻之说了。这还说是攻表没说温里，要是大温里（用四逆汤）更了不得了，那就出了大乱子了。

336　伤寒病，厥五日，热亦五日，设六日当复厥，不厥者自愈。厥终不过五日，以热五日，故知自愈。

……厥终不过五日么，六日他不厥了，所以知道他是必愈的。

但这个语意也有含蓄，上边（第332条）他讲了，如果热有余，那又当别论了。但是这种寒厥、这种虚寒之厥肯定是要好的。

337　凡厥者，阴阳气不相顺接，便为厥。厥者，手足逆冷是也。

“凡厥者”，为什么厥呢？这条是专解释“厥”，就是阴阳气不相顺接。这个“阴阳气”指的什么？据我们现在的观察是指的静脉、动脉的血，古人也是这个看法。六经，古人不叫血管了，叫经络，都集中手足，所以手六经、足六经有阴有阳，咱们说的阳的经脉大概就是指的动脉，阴（经脉）就指的静脉，阴阳气不相顺接就是指的这两个东西（动脉、静脉）。动脉、静脉的末梢它就要吸收，尖端上都在四肢，这合乎现在的解剖生理。如果它们出的血液供足不到了，这两个衔接也就断了，所以就要厥，阴阳气不相顺接，便为厥。那么厥是什么样呢？就是手足逆冷。逆冷得由外往里，先由手指头这里，越重了可以

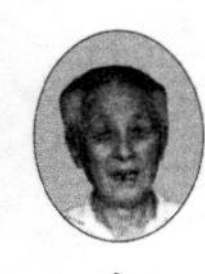

到过腕到肘。逆冷，从外面往里头冷，（血液）越缺得厉害（冷）越往上。

到这个地方，对于厥，全是反复地说有一种厥、利和热往复。也有一种热厥。有一种只是厥热往复，没有下利，他也讲了。然后厥利往复，要如果阳进阴退（或阴进阳退）：那么就是厥越来越甚，热越来越少，这是不怎么好；否则，（阳进阴退）这是好现象。这是关于人的生死。那么也有些时候热太过，也不行，那就变到其他的病了，不是虚寒了。所以我们认为这个"厥利往复"说的是厥阴病。

底下讲证治。对厥，这一大段论得最细腻，最多，可见他也注重厥，虽然四种病（厥利呕哕），厥与厥阴病是有关系的。我看是这样子。

338　伤寒脉微而厥，至七八日肤冷，其人躁，无暂安时者，此为脏厥，非蛔厥也。

蛔厥者，其人当吐蛔。令病者静，而复时烦者，此为脏寒。蛔上入其膈，故烦，须臾复止，得食而呕，又烦者，蛔闻食臭出，其人常自吐蛔。蛔厥者，乌梅丸主之。又主久利。

乌梅丸方

乌梅三百枚　**细辛**六两　**干姜**十两　**黄连**十六两　**附子**六两（炮，去皮）　**当归**四两　**蜀椒**四两（出汗）　**桂枝**六两（去皮）　**人参**六两　**黄柏**六两

上十味，异捣筛，合治之，以苦酒渍乌梅一宿，去核，蒸之五斗米下，饭熟捣成泥，和药令相得，内臼中，与蜜杵二千下，丸如梧桐子大，先食饮服十丸，日三服，稍加至二

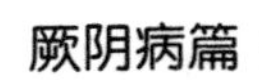

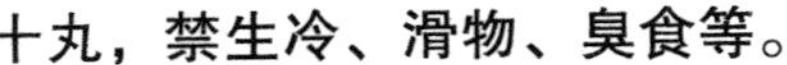
十九，禁生冷、滑物、臭食等。

头一句话，“脉微而厥”，脉微就是虚，再一厥，那就虚到家了。他说的这个脏（此为脏厥）就是指胃，古人就是指的脾胃。“至七八日肤冷”，不但四肢厥，而且营卫也不行了，所以全身的皮肤都冷了。“其人躁，无暂安时”，躁最坏！咱们前面也讲了，凡是热，躁是乱啊，这个人属于邪盛正已经虚，不能胜邪了，这个人只躁而不烦了，这最坏。而且“无暂安时，此为脏厥”，这是脏气虚败的厥。他言外这是死症，就是咱们先前讲的胃气已败。（脏厥是）真正胃气已败，不行了。这个不能是说是蛔厥了。可见蛔厥是厥阴病。

我们现在讲的是蛔厥，“蛔厥者，其人当吐蛔”。那么蛔厥其人不但吐蛔，（还有其他表现：）“令病者静”，这个病脏气没有虚衰那么样（严重），病人非常安静，没有“躁无暂安时”那种情况，那么为什么他有时也烦呢？“而复时烦者，此为脏寒”，这就是胃有寒而已，寒往上攻，前面讲的厥阴病的提纲与（本条）这个有些相似。“此为脏寒”，下面寒往上攻。“蛔上入其膈”，迫使蛔在胃里待不了，往上跑到膈这块儿了。

所以它（蛔）这么一闹腾，人就烦，是这么个烦，“故烦”。虽然烦，但是很短时间，“须臾复止”。它（蛔）到上面，不那么凉了，也不闹腾了，不闹腾了也就不烦了。不像讲的脏厥，（脏厥是）真正胃气已败了，那就是老那么闹腾，那也不是烦而是躁。

为什么要吐呢？“得食而呕”，那么这时候他又烦了一阵，这证明蛔厥的情况，就因为蛔跑到膈上来了，（蛔）“闻食臭出”，你一吃东西，它（蛔）先得到这个滋味了，它就往上跑，一上跑，你还不恶心呕吐吗？“其人常自吐蛔”，这时候你烦一阵，把它吐出来也就拉倒了。

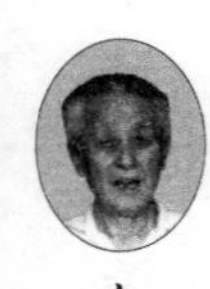

所以蛔厥的确与脏厥差之千里，那绝不一样。蛔厥者，那是能治的，“乌梅丸主之”。“又主久利”，乌梅丸不只治蛔厥，久利有虚寒的情况也可以用。

这段讲得很好，我们看看这个（条文），颇似讲的厥阴病，可是厥阴病消渴什么都没有了，它与那个提纲（326条）合不上。所以张仲景在这个地方，在厥这个阶段与厥阴病，很有必要把它提出来的，而且他还列这么个具体证治，专治蛔厥的这个方子。这个你要搁在前面，搁在厥阴病这四个（条文）前面，它（本条）与这个提纲搞不到一起，所以他没办法，可见这个提纲与这一段（条文）不是一个人搞的。

（乌梅丸）这个方子很好，的确是真正的虚寒久利不已，这个方子可以治，而且祛蛔也是有一定的作用，既要用附子、蜀椒、干姜、细辛诸大温大热之药，以温中祛寒，咱们说是回阳嘛。另外要用黄连、黄柏解烦治利，黄连、黄柏的苦寒药，虽然苦寒，它燥，能治下利，下利不用芩连的很少，同时他有烦，蛔厥它也有烦，虽然不那么燥，它（黄连、黄柏）也解烦。主要的是胃不好，胃虚、血也虚，我们讲的厥阴病津液虚、血虚，津液虚、血虚，不健胃不行的，既用这些诸温性药，又加人参。那么对于血液（虚）呢，也用当归，这就是补益其气血，还是围绕着健胃嘛！最妙的是乌梅，（乌梅丸）以它为主，乌梅这个药，是酸药都收敛，（乌梅丸）酸药是大量地用，酸能解渴，而且乌梅是个酸敛止渴的药，厥阴病虚他要渴，所以有止渴的作用，但不是治消渴。同时酸敛既能够制诸温，像细辛、干姜、附子、蜀椒，这个大的温性药，不让它太散了。治阴虚证（编者按：此处胡老指阴性虚证），太散了不行，出大汗啊。乌梅收敛，它也能够敛着，不让辛散太过；同时它（乌梅）与芩、连搁在一起更能治下利。乌梅是治下利是很好的一个东西。所以

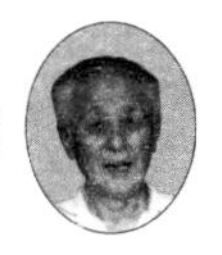

他用它（乌梅）为君，有几方面的作用。另外他又调以蜜和为丸，这也是安中补虚嘛。所以这个方子虽然寒热并用，但是是互不相干的。

所以古人的这种（寒热并用）方子，有的是的，不像现在一遇到热病马上都是寒药，（假若）有一点的热药，（就会有人质疑）你怎么搁热药？方剂的配伍，古人是根据实践的。要是久下利，你们可以试验（乌梅丸）这个方子，用它是挺好的，但是，不要用汤药，还是要用丸药，这个（方子）还是挺好使的。当然四肢厥冷、吐蛔，这个病（乌梅丸）也可以用。

这个（厥病）很有意思，后头越讲越清楚了，准知道它这个（厥病很多）与厥阴病无关。但是前面这个还是有关系的。我们讲的厥也不净是厥阴病，你像热厥（绝不是厥阴病），阴证无热证，是阴病没有热证，热者不会为阴的，这个（观点）他这个书也讲了。热厥绝不是讲厥阴。那么围着（本条乌梅丸）这个证治，这个大概它是（厥阴病），虽然他是说的治厥，有这么种厥，需要用这个方子（乌梅丸），但是这个证治是合乎厥阴的。所以他用意很深远。

339　伤寒热少微厥，指头寒，嘿嘿不欲食，烦躁。数日小便利，色白者，此热除也，欲得食，其病为愈。若厥而呕，胸胁烦满者，其后必便血。

关于厥证说法的段落很多，共计28节。

这一条他就说的热厥，所以热深者厥亦甚，热微者厥也微，所以厥呀，咱们遇到的手足厥冷也有属寒的，也有属热的。那么这一段他就说“热少微厥”，热深者厥亦深，“热少者厥亦微”，（本条）它是根据那个（335条）说的，这个厥微，仅仅是指头寒。咱们前面讲那个“阳微结”那段（148条）不也讲了吗，“手足冷”，那也就是微厥，那是柴胡证，里头有热，热往上亢，也常常有厥的发生。

“嘿嘿不欲食”，这正说明少阳病柴胡证，嘿嘿不欲饮食嘛。“烦躁”，心烦喜呕，这不正是柴胡证嘛。

这个“微厥”只是手指头寒，发（作呈）现它是少阳柴胡证。经过数日，如果小便自利而色白，那么这说明热没有了。热没有了，厥也就要没有了。那么这个时候如果“欲得食，其病为愈”，那就没问题了。原先他热，咱们讲过柴胡证，“邪高痛下，故使呕也”，也就是热郁于半表半里的时候他不能吃东西。如果热除而能吃东西了，那么微厥是一定能好的。

这都是论厥啊，他就厥症的寒热虚实反复的深论。假设要是“厥而呕”，开始是“指头寒”，这儿又进展了，真正变四肢厥冷了，热进了，而且以前只是嘿嘿不欲饮食而已，现在反倒呕了，胸胁也烦满，这都说明病进了，这就是变成整个小柴胡汤证。开始的柴胡汤证并不明显，到这儿就极明显了。如果要是不治，热往前加深，厥加重，那么久后一定要陷于胃肠而便脓血的。热伤阴分的时候就要便血，他说未来的时候可以有这些症状发生，这也是热有余嘛。那么我们在临床上也常见到，柴胡证常常手足冷，不要认为那是寒，那正是一个热微厥微之象。常在临床就能看见这么个情况。

340　病者手足厥冷，言我不结胸，小腹满，按之痛者，此冷结在膀胱关元也。

（观涛案：胡老指寒厥，大建中汤证）

厥症是各式各样的。上边（339条）说的是热厥，不过热轻而厥亦微。那么这一段，说的是沉寒客冷，积于下焦，也可以致厥的。

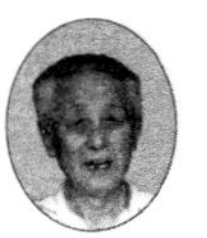

开始就说“手足厥冷”，这个是寒厥，虚寒之厥。“言我不结胸”者，上面没有病，没有结胸或者是胸满这种情况。那么小腹呢，“满”，上面没有病，病全在下焦。那么小腹满，可见在脐以上的上腹也不满，不光不结胸了。

“小腹满，按之痛”，肯定里头有结，有所结，这是“冷结在膀胱关元”，积冷结于膀胱关元这个部位，不是结于膀胱里头。寒它就下，热要上炎，这是个物理（特性），在人身上也如此。你看热，咱们说的结胸证，它是结于心下，热结于心下，热和水结于胸胁，主要是热的关系。那么寒它都是在下焦，沉寒积冷结于膀胱关元这个部位，所以小腹满，按着也疼。

（本条）这个他没说治法，治法也在其中了，这就是所谓“寒疝”之类的，将来研究《金匮要略》就有了，大乌头煎等都是治这个病的，后头大建中了或者是附子粳米汤，都是治下面沉寒客冷，（本条）这个治法是在旁的章节说，在这里是概言之，说厥有热也有寒：厥有热深厥深、热微厥微的，厥也有下焦有寒的、积冷的。

341　伤寒发热四日，厥反三日，复热四日，厥少热多者，其病当愈。四日至七日，热不除者，必便脓血。

前面（332 条）有一个厥利和热交替往复，（本条）这个只是厥、热有往复，意思差不多。可见厥也有这种的。

由厥热往复可以看出病的进退之机。底下这两节都是这个（进退之机）。

伤寒这类的病，开始发热四日，厥反三日，就不厥了，到第四日复又热了，热呢，又连续四天，那么发热的日子多，而见厥的日子少，“厥少热多者，其病当愈”。这就是阳进阴退，这个（厥热中的厥）他说的是真正的虚寒之厥。

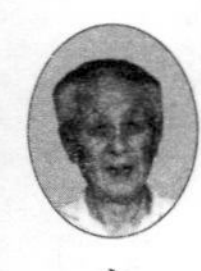

那么要是热太过，也不能好。所以由四日到七日，热始终不断下去了，“而热不除”，那热就是伤阴的，就是伤营血的，那后来是要便血的，便脓血的。

底下这条，也与（本条）这个是相反的。

342　伤寒厥四日，热反三日，复厥五日，其病为进。寒多热少，阳气退，故为进也。

这与上面正相反，这个就是阳退阴进。这要是在虚寒病，就是个坏现象。由于寒逐渐趋多，热逐渐趋少，这是阳气在退，那么病在进了，所以在病上说是往前、深入。

（本条）这个不是我们方才讲的热厥（335条、339条），热厥与这个就不一样了，热厥热退病好了，这都说的寒厥，虚寒之类的。

在临床上就得细心观察了，光见到一个厥，你随便就处理，那都是不行的。

343　伤寒六七日，脉微，手足厥冷，烦躁，灸厥阴，厥不还者，死。

这是说的厥有生死之机。这一段你们回头看一看，前面338条，“伤寒脉微而厥，至七八日肤冷，其人躁，无暂安时者，此为脏厥”。他为什么论蛔厥脏厥（而对脏厥）他没出治疗？也没说（脏厥）这个病怎么地？我们当时讲，说（脏厥）这个病是个死症，所谓脏厥者，就是脏气衰败而发生的厥冷。那么这一段就是说的脏厥。

可是这个脏厥，它只是（手足厥冷而尚未肤冷），你看它的日子啊（为六七日而非七八日），所以这个书你要注意看，（本条是）六七日的时候，那个（338条）是七八日肤冷。（本条）

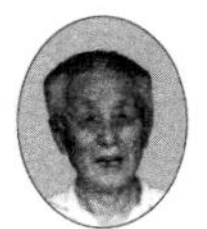

这个六七天的时候只是脉微，手足厥冷，它没再进了。到七八日的时候，它才肤也冷了，营卫已经厥于外了。（本条还）没到那个（肤冷）时候。

这就说脏厥一发作的时候，有可治的机会。那么如果在六七天以前，只是脉微，手足厥冷，虽然烦躁，也没到躁无暂安时。躁无暂安时就是正不胜邪了，正气已经衰败了，那非死不可。（本条）这个还烦，所以说烦躁，在这个阶段赶紧抓紧治，可以灸厥阴。

可见这一段的脏厥（前期）说明的是厥阴病。厥阴病的这个脏厥（前期），是不是指肝脏呢，这不一定。

咱们讲半表半里部位它是诸脏腑所在之地，像半表半里是胸腹腔间这一大块儿地方，所以上边有心肺，在胁下两侧有肝脾，心口以下有胃肠，再往下，膀胱、肾，在妇人为子宫。人的脏器大概都在胸腹腔间。凡是胸腹腔间这个地方要是脏器有病了，大概都反映出来不是少阳病就是厥阴病，它本脏有病。

我们说的里，是胃肠的里面有一种病邪的反映，谓之里证。

那么假如说胃有病，胃的本身有病所反映出来的这个（病症），未必是里面的病，它本身要是机能方面有问题，也有时候为少阳病的，也有时候为厥阴病的。所以这个大家要注意啊。那么他说脏厥，不一定指的是肝脏。

但是这个（本条脏厥前期而非脏厥死症）是半表半里的证候而陷入于阴证的这种厥冷，那肯定就是厥阴病（编者按：此处胡老对厥阴病的定义，并非传统所云“寒热错杂”，而是从病位角度。此处的厥阴病，大致相当于太阴病）。所以他灸厥阴。灸厥阴他没说哪个穴，各家注这一段，全说是太冲穴。太冲这两个穴在足大趾下边后二（寸）。

……（音频缺失，338 条脏厥为“其人燥”，本条为“烦躁”。“厥不还者，死”，则说明本条已发展为脏厥）只躁而不烦，在虚寒的症候是最厉害了。

344　伤寒发热，下利厥逆，躁不得卧者，死。

“伤寒发热”说明邪盛，外邪盛；“下利厥逆”这是正虚。下利就是胃虚了，咱们说谷气不达于四末，则厥。而且胃虚失去收摄就下利，自下利。

那如果“躁不得卧”，胃气已败了，那非死不可。

那么这个症候，我们要看一看前面讲过的：外有热，就是伤寒无汗发热，同时又下利厥逆，在这个期间急当救里嘛，那就用四逆汤。

如果要等到躁不得卧，他非死不可。不到这个时候，还可以救治，这（情况）我们已经讲很多了，在太阳病篇时就讲了。那么要到躁不得卧，他非死不可。

下边这段也是。

345　伤寒发热，下利至甚，厥不止者，死。

“伤寒发热，下利至甚”，也当急当救里，不管他热不热。那么“厥不止”，而且又是四肢厥冷不止，这个下利至甚，有下脱之象，那非死不可。

所以当大夫必须知道这个病，不但知道现时，而且要知其预后。

上边这两段（本条与344条）全是这样，全是有表又有里。但是我们在临床上有个定法，里边真虚寒，非舍表救里不可！在下利挺厉害的时候就得救里，不（能）等到厥逆无脉，那非死不可了。

这都和上文（344条）一样的，都是邪盛正虚。主要应该

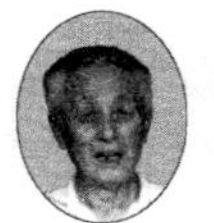

在胃，都是关于胃的问题。胃气是人生之本，胃气败了人必死！这个地方都很好，别看段落小。

346　伤寒六七日，不利，便发热而利，其人汗出不止者，死。有阴无阳故也。

凡太阳伤寒，六七日以前本该不利，那么到六七天的时候呢，“便发热而利”，这不是好现象，这说明六七天不利的时候，正是正邪交争的时候。那么到六七天的时候，正败了，邪胜了，所以发热是邪，而利是正不守了，这也说明是胃（的问题）了。

中医最好的、最精彩的一句话就是正邪交争！所以我们在临床上也要注意这个。以前他本来不发热，现在发热，邪胜了，那么而利就是正败了。如果其人再“汗出不止”，下利伤人津液，汗出更伤人津了。既下利又汗出这是个虚脱的现象，什么虚脱？精气，就是津液。那非死不可。这个（正邪交争）《内经》上讲得很好了，我给说过多少回了，在《内经》上“评热病论”说“今邪气交争于骨肉”。

伤寒指的是太阳伤寒，前面都是啊，伤寒这个阶段，就是太阳伤寒这个阶段，这是邪在表，这个时候啊是人的精气和邪气拼斗，《内经》这段说得很好啊，叫做“阴阳交”那段你们好好看一看，这对我们研究这个书（《伤寒杂病论》）很起作用。所以六七日不利者，正是正邪交争阶段，就是人的机体打算由表以发汗的作用把邪给解除。《内经》里这么讲的，如果汗出，邪退了，他不发热，那就是正胜而邪退了，那个书上（《内经》）说这是“精气胜”；那么反之，自汗出而反发热，这就是邪胜了，这个出汗则精气往外流了，所以叫“阴阳交”。开始这个阳、这个正，在里头，而邪气在外头。阴阳交，这“阴”就指着邪气说的。这一段也是，虽然汗出，这个汗出不止，是精

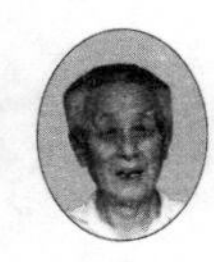

气尽量往外泄了，邪留到里头了，发挥作用了，就发热。

怎么叫有阴无阳呢？是光有邪气了。你看看这个书（《伤寒杂病论》），正气指着阳，就是津液，所以注家都搞错了，都搞错在这一点，历来的注家认为这个“阳”都是热。《内经》上阳指的是津液，指的是精气（编者按：很多人也把《内经》的阳解读为热，故胡老也曾在90条提及《内经》的阳为热，编者认为这可能是对《内经》之阳有不同解读的缘故），张仲景的书也是（这种观点），他说“此无阳也、阳气重也”。你看麻黄汤证，“阳气重也”，阳气重不是热重于表，是由于老不发汗，津液充斥于外。所以津液少，“此无阳也，不可发汗”。（阳）都不是指的热。

这一段更明白，由于大汗出不止，人发这么高烧的，哪来的没有热呀？“此无阳也”。所以（很多）注家就是不是全面看问题，也不看旁的书。所以“有阴无阳”，是只有“邪”而无有正！“正”都跑哪去了？汗出不止与下利丧失津液，津液亡失殆尽了，人就完了。津液怎么亡失？胃败了！

所以这个地方都挺好，我们要懂得这个书，同时我们看旁的书也就容易理解，你们再好好看看各家注的这个书（《伤寒杂病论》），有些地方简直说的是瞎胡扯。医书这个东西不要随便作，误人！这个《伤寒论》呢，我光写这个（注解），不知是多少次了，我教（伤寒论教学）就教了差不多有三四十年了，我就没敢往外拿出去出版，因为什么，（若注解不好则）这东西误人。

347　伤寒五六日，不结胸，腹濡，脉虚复厥者，不可下，此亡血，下之死。

“此亡血”，这个“亡”当“无”字讲。

这也是太阳伤寒。那么到五六天，这是病要是去表传半表

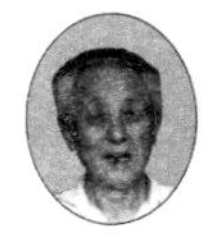

半里和里的时间，尤其是五六日，大概都传半表半里。

“不结胸”，肚子也软，脉也虚，一点实象没有，而“复厥者”，那么这个厥肯定是（因）虚来的了，什么虚呢？津液虚、血液虚。所以他搁个“此亡血”，就是没有血。

那么没有血怎么厥呢？这个我们常说，就是胃虚谷气不布，所以血液不达于四末，他厥。那么这种厥是虚寒之厥了，这万不可下，下那就利不止，非死不可了。

这就是说我们遇到四肢厥冷的病，要摸摸人嘛，不光是摸脉，摸摸他胸满不满、心下部分疼不疼，摁摁肚子，然后再好好切脉。独虚无实，那么这个厥肯定是血少，血达不了四末，他厥。所以他说“此无血”，这个（情况）不能攻，不但不能泻下也不能发汗，尤其下，他非死不可。他胃虚嘛，他胃不好。

所以厥、利、呕、哕这四种病，是处处着眼在胃。我们开始讲的时候，是为总结这三阳三阴，他拿出与胃有关系的这么四种病来反复讨论。这地方都特别精彩。

348　发热而厥，七日下利者，为难治。

“七日下利者”，说明五六天以前他不下利。病由轻往重上走，这病都不好治。

他本来只是“发热而厥”而已，那么到七日，反倒下利了，这说明有正虚、虚脱之象。但是这个病看不出来就要死。但是就这个病的进展上来看，要注意这是凶险的情形，“为难治”。

这个“发热而厥”前面也应该有“伤寒”两个字，《玉函》有“伤寒”两字，这个书上把“伤寒”给落下了，应该添上，“伤寒发热而厥”，应该有“伤寒”。那么“发热而厥”，厥者就是说明胃虚，胃虚，津液不达于四末，他厥。这个时候不要紧。

（但是）到七日他下利了，七日这一天，与上面的六七日、

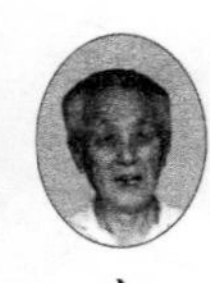

五六日你们好好（对比）看一看。到七天，这又要传入阳明的时候，那么里太虚了，所以到这一天他要下利。里虚是哪虚啊？胃虚，所以胃越来越不行，伤寒发热始终不去，这也说是正败而邪独留。

所以这个病是不好治，看看这人还能吃不，能吃还能治，要如果再不能吃了，那非死不可，那是胃气已绝了。这个地方他只是说“难治”，让你考虑。

349　伤寒脉促，手足厥逆，可灸之。

促脉，这个地方我们更清楚一些，这就是寸脉浮、关以下沉的脉谓之促。

仲景这个脉法，有以浮沉候表里的，也有以寸尺候表里的。脉浮见于寸，这说明表未解。

这个“促”者是里虚。浮为什么底下没有？底下虚。所以结胸证寸脉浮、关以下沉。热在上头，关以下沉，因为中间有所隔嘛，所以促脉也是结胸证的一种情况。

在这里头他说在表，在表他里虚，所以关以下沉。

那么这种手足要是厥逆，可见里胃虚相当重了，这要舍表救里，所以他要灸之，专就胃说的。那么这个（情况）我们要是吃药，当然也是用四逆汤的。四逆汤证，手足厥冷就是主要症状。

这个（我们对脉促的理解）不像后世的说法，王叔和说促脉是“数中一止”，（我认为）这是错的，数中一止那是热极之象，这个手足厥是热厥了，那你怎么还用灸法呢？所以促脉各家的解释也错的，不是“数中一止”。

（我认为）促者短也，促者迫也，急迫谓之促，脉迫于上，就是迫于寸，迫于外就是浮，又浮又促于寸口，所以它叫个

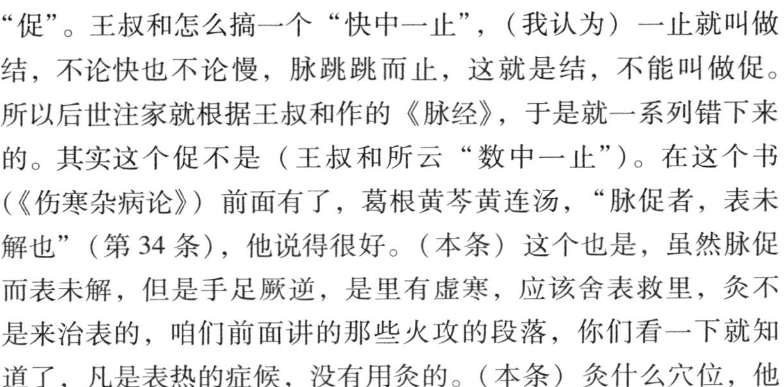
"促"。王叔和怎么搞一个"快中一止"，（我认为）一止就叫做结，不论快也不论慢，脉跳跳而止，这就是结，不能叫做促。所以后世注家就根据王叔和作的《脉经》，于是就一系列错下来的。其实这个促不是（王叔和所云"数中一止"）。在这个书（《伤寒杂病论》）前面有了，葛根黄芩黄连汤，"脉促者，表未解也"（第 34 条），他说得很好。（本条）这个也是，虽然脉促而表未解，但是手足厥逆，是里有虚寒，应该舍表救里，灸不是来治表的，咱们前面讲的那些火攻的段落，你们看一下就知道了，凡是表热的症候，没有用灸的。（本条）灸什么穴位，他也没提。那么根据前面说（343 条），也可以灸厥阴。

350　伤寒脉滑而厥者，里有热，白虎汤主之。

这个和我们讲的那个"厥微可由于热微"（同理），白虎汤是热厉害了，所以脉滑而厥，脉滑为里热，里热盛则脉滑又大。那么如果太阳伤寒脉滑而厥，肯定是里有热。

（本条）这是厥深热深，热厉害，厥当然也厉害，这干脆用白虎汤。

白虎汤谁都知道这是一个比较寒的药，治阳明热结于里嘛，但是没到成实的时候可以用白虎汤，热去了厥也就已。

351　手足厥寒，脉细欲绝者，当归四逆汤主之。

当归四逆汤方

当归三两　**桂枝**三两（去皮）　**芍药**三两　**细辛**三两　**甘草**二两（炙）　**通草**二两　**大枣**二十五枚（擘，一法，十二枚）

上七味，以水八升，煮取三升，去滓，温服一升，日三服。

（观涛按：血虚之厥）

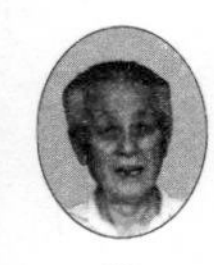

这一段肯定说的是厥阴病，脉细欲绝，这是血少啊。血少而手足厥寒，所以用当归四逆（汤）。

这一段也有让人值得考虑的地方，全书都是厥冷，或者四肢逆厥，（本条）这里搁个“厥寒”，这个方剂里头以桂枝汤为基础的，你看桂枝、芍药、甘草、大枣，他以细辛换了生姜，另外加上当归、通草。桂枝汤是治外寒的，那么也有（注家）说这一段是由于血虚血少而寒客于内，寒邪由外往里来，有这么解释的。虽然这个解释像离奇似的，但是这个方剂确实治冻疮一类的病相当好使。这你们可以试验，要有冻疮不愈，这个方子挺好使的，它治寒。可是血虚，脉细欲绝了，就是脉细得似有似无那个样子，脉细不是血少吗？他搁个“厥寒”，怪有意思的。

那么这个四肢厥寒，是由于血少的关系，所以这个方药主要还是补血液、调营卫的法子。当归补血，这都知道。通草你们现在用不要搁通草，古时候的通草就是现在的木通，通草一点用都没有。木通这个药它是通血脉的。（当归四逆汤）有当归滋补，又有通草通利血脉，所以对脉细欲绝的这种厥寒起作用。细辛这个药，同附子一样大温性药，通利关节，同时也祛寒。血虚到脉细欲绝，内里头没有不寒的，所以生姜没有它（细辛）好，所以，换生姜为细辛。那么这个方子主要是内补血气，外和营卫。那么后世用这个方子套出了很多治疗寒疝的方子，是根据下边（条文），不是这一段。

这一段肯定指的是厥阴病。因为是阴病没有不虚的，虚主要在哪呢？主要在血虚，少阴病也是一样的。那么由血虚而致厥寒，我们补血调营卫，这是个证治，这肯定就是厥阴病。可这个厥阴病也只能搁到治厥里头。你要搁在前面，与提纲也不对口。所以在论厥这章里头，有很多有厥阴病，但是对于提纲

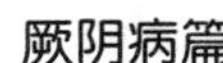

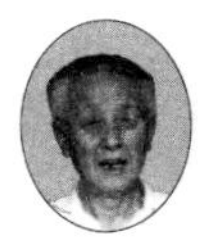

上说的都不对口，所以他就没法把这几个搁到厥阴病前面那四段里头。可见（厥阴病）这个提纲是有问题的。上次咱们也讲了。

352　若其人内有久寒者，宜当归四逆加吴茱萸生姜汤。

当归四逆加吴茱萸生姜汤方

当归三两　**芍药**三两　**甘草**二两（炙）　**通草**二两　**桂枝**三两（去皮）　**细辛**三两　**生姜**半斤（切）　**吴茱萸**二升　**大枣**二十五枚（擘）

上九味，以水六升，清酒六升，和煮取五升，去滓，温分五服（一方，水酒各四升）

这个是接着上边那段说的。那么如果有上边的情形，由于血液虚而手足厥寒，用当归四逆汤；如果当归四逆汤证，内里头更有久寒，这个久寒是指的什么说的？那么从所加的药（来看），他加的是吴茱萸、生姜，吴茱萸、生姜都是利于胃的，当然里头的寒还是在胃，而胃寒有呕吐，或者有腹痛的情形，可以加吴茱萸、生姜。

久寒不是当时有病，一时的寒，平时就有这个症候，有久寒，那么同时再有当归四逆证，所以加了吴茱萸、生姜。当归四逆加吴茱萸生姜汤也治寒疝，有可用的机会，后世就是用这个（方药）加些旁的祛寒药，加茴香，就是小茴香，加些温性药。但若不是血虚为前提，则（此方）是不能乱用于寒疝的。寒疝主要是肚子疼，那个是离不开附子、乌头的，当然细辛也有可用的机会。

353　大汗出，热不去，内拘急，四肢疼，又下利厥逆而恶寒者，四逆汤主之。

这个“大汗出”，总是由于发汗大汗出，不是汗出不止，要

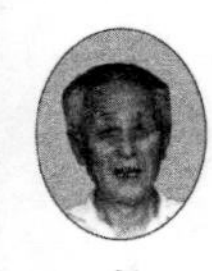

是汗出不止，这一段就是个死症。你们看看前面就知道了，（346条）“伤寒六七日不利，便发热而利，其人汗出不止者死”。还没有底下这些症候呢！

那么（本条）这个就是说发汗，大汗出，虽然大汗出而热不去，这就是精怯邪胜了，这个“热”指的邪说的。

由于大汗出，伤津液了，所以“内拘急”；“四肢疼”就是阴寒的四肢疼，不是表邪了；“又下利厥逆而恶寒”，同时又有下利，厥逆而恶寒。既汗出又下利，津液亡失更厉害，所以津液亡失，则“内拘急”，这个“内”指的腹内，腹内组织枯燥，有抽的现象，拘急。“四肢疼”，就是血瘀滞，不通则痛嘛。由于虚寒太厉害了，血气瘀滞，那就疼痛，不是表证。又下利厥逆，而一味恶寒，这纯粹是阴虚证候（编者按：此处胡老指阴性虚证），所以那得赶紧用四逆汤救治。

你看看这个地方，各家注解都错了，津液这么样虚竭，而用大温大热的药，这就是救胃，恢复一分胃气，就能够维持一分生机。津液哪来的？由胃来的，胃气不复，津液是不会恢复的，所以这个时候，稍用这种（滋阴的药马上就坏，非得）急以救胃不可，动用一点寒药都不行。腹内拘急而四肢厥，那么津液是虚竭到家了，由于什么呢？就是大汗出又下利，不能因为津液虚竭而来滋阴补液，那一来就坏了。所以这个时候，（假如医家）还要给吃生地、麦冬，在临床上常用滋阴，（说是）阴虚（我认为就大错特错）。（判断是否）阴虚，你看他证候。真是人身上机能衰竭了，那是一吃就死。咱们在临床上也常遇着这个事儿，就是咱们这（有的）医院也有这个事儿，那个（病）人，已经到最后了，虚竭到家了，还用独参汤呢，那不行啊！那非附子、干姜不可。你看看通脉四逆汤，他就把四逆汤又增量附子干姜！他不搁人参，人参它微寒呐！所以咱们拿独

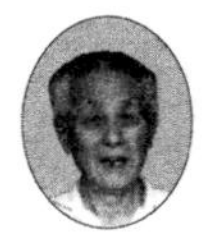

参汤（救治上述病患），这些年我看到没救过活一个，吃来吃去就完蛋了。它（独参汤）不是救这种肢厥、津虚，它治不了。非得是附子、干姜这类药不可，与甘草配合。

这个地方要注意。（用滋阴药治疗阴性虚证）这很容易犯的病，尤其后世搞六味地黄汤搞惯了，遇着津液虚就来滋阴，那误人呐。可是真正有热，虚热的那一种情况津液虚，那你用六味地黄太对了。没有热，一片虚寒，这个津液虚你还给吃（滋阴方药），什么意思啊?!

这个地方很重要很重要的。

354　大汗，若大下利而厥冷者，四逆汤主之。

“大汗，大下利”就是津液欲脱，那么他一定要厥冷。这也只有四逆汤这一法。

这地方都挺好，他这也是着重这一点，在这块儿反复这么说。这就是怕你（滥用）滋阴这个说法，赵养葵是首开其端，张景岳是促其大成，他净搞这些东西。他也有道理，就得真正的虚热证候，津液虚，是用那个（滋阴法子）；不是说是津液虚，就得那么来（滋阴）。

这个厥，它共计是28条，非常多，还有几条就讲完了。

355　病人手足厥冷，脉乍紧者，邪结在胸中，心下满而烦，饥不能食者，病在胸中，当须吐之，宜瓜蒂散。

“手足厥冷”，有实有虚，有寒有热。前面“寒热”都说了，那么（本条）它说“胸中实”也能使之“手足厥冷”。

“脉乍紧者”，紧脉是个实脉。你看看我们说这太阳伤寒脉紧，就是实于表，叫表实证。

有宿食，脉沉紧，就是胃里头实。有宿食的病脉也紧。这个“紧”是一个“实”，实候。

那么这病人“手足厥冷”，脉冷丁紧起来了，说明里头有实。“实”就是虚实的实了。

那个“实”在哪儿呢？“邪结在胸中”。所以“心下部满而烦”，是往上冲逆。瓜蒂散证前面也讲过了，他说“气上冲胸咽”（166条），“心中愠愠欲吐”（324条），（本条）这个“心下满而烦”，就说明这些问题。“烦”是烦逆。

“饥不能食者”，这个不是虚寒，他想吃，但是吃不了，一吃他要吐，它往上来。所以这就是看出中医治病，是顺应肌体的机制。里证就是这样子，它就利用消化道，或者吐出去，或者泻下。那么这个就是欲吐而不能吐，所以邪气是满于胸中，脉紧。那就是顺其势而吐之就好了嘛，所以“当须吐之，宜瓜蒂散”。

这地方都好。这就是顺应病的病机了。所以，这个书里头也有：病欲呕者，不可下，下之则死。这个病机本来打算吐出去好的病，你反到给下之，那非死不可。所以临床非要详慎不可，冒冒失失的来了就不行。那么吐本来有用下剂的机会，你像大柴胡汤呕不止嘛，那个“呕不止”是病之所在。你看这个瓜蒂散证是“心中愠愠欲吐”，这个病是往上逆得很，而复不能吐，他吐不出来。所以辨证非细不可，不然的话弄错了就危险。

所以他这一段，没像前面说得那么详细，就搁个“心下满而烦”，这个“心下满而烦”包括很多的问题，“心下满”怎么样子？它从底下往上来，腹是不满的，它往上来，邪气是贯于胸中，他说“病在胸中”，胸里头烦满，那么这个烦不是“烦热之烦”，它是“烦逆之烦”，要吐不能吐的这么一种烦。

瓜蒂散也可以治四肢厥冷，所以四肢厥冷是各式各样的。

可见他是泛论厥，不是只是论的厥阴病。所以把这个（如

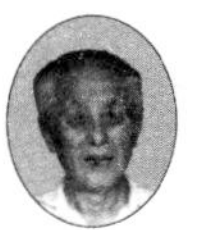

瓜蒂散）也搁到厥阴病里头不就糟糕了吗？厥阴病还有瓜蒂散证啊？那是不对的。又有白虎汤证？又有通脉四逆汤证，也有乌梅丸证等。这个厥阴病你怎么掌握啊？所以它（瓜蒂散、白虎汤等）不是（厥阴病）的。

还有一种厥，就是下一条。

356　伤寒厥而心下悸者，宜先治水，当服茯苓甘草汤，却治其厥；不尔，水渍入胃，必作利也。

“伤寒”，也指着太阳伤寒。“厥”是四肢厥冷，所以这四肢厥冷是一个证候啊，你要细辨。“心下悸”这是有水之征候。《金匮》上有，在痰饮篇里头，所以人“饮水多，那么水停心下，甚者则悸，微者短气”，所以胃要停饮，水在这块儿多，非心下悸不可，跳；那么水少呢？短气。所以咱们遇着“短气”，不一定就得补，（很有可能）那是有水，也短气。这就得整个辨证了。

那么这一个“厥而心下悸”，肯定这里头有水，哪有水？胃有水。所以先制水，“宜先制水”。用什么药呢？偏于治心下悸的药，又得祛水，他用茯苓甘草汤。你看看茯苓甘草汤这个方药，它以桂枝甘草为基础的，桂枝甘草汤咱们在太阳篇里头讲过了，（第 64 条）“心下悸，欲得按者，桂枝甘草汤主之”，桂枝它是治气上冲，气往上冲逆，如果再有其他的问题，心下跳得非常凶，桂枝甘草汤也治心下悸呀！又有水，他搁茯苓，水在胃，他搁生姜。生姜，是个健胃的药，那么当然这个病也有呕逆的现象，他没说，仲景这个（侧重于）把主要证状说了，只是说个“心下悸”，可有可无的症状他就不说了。

据这个方剂（茯苓甘草汤）这四味药上说，应该有呕，“气冲欲呕，心下悸”，因为水整个儿在胃里头呢。所以在这一个

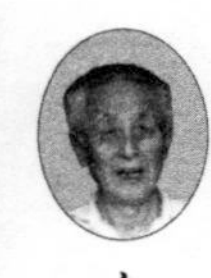

(条文)，如果我们遇着这个“伤寒四肢厥”，要有“心下悸”的话，这个“心下悸”底下应该有个“者”字儿，《玉函》就有个“者”字儿，也就是“伤寒厥而心下悸者”，我们应该添个“者”字，因为有个“者”字，语气才完足。那么这一类的厥，也不是热厥，也不是寒厥，就是有水，“当先制水”。用什么药呢？用茯苓甘草汤。“却治其厥”呀，然后再治厥。虽然是说然后再治厥，也就是制水就所以治厥，不是然后再治厥了。

假设不这么治的话，那么“水渍入胃”，水老在胃里头泡着，必作利也，不但厥而且马上就是既厥又利，病就是深入了。所以别等他作利，你就用茯苓甘草汤，不但水能治，厥也必治啊。这言外之意就是啊，他这书上没这么说。

我们遇着这个方正，也就会用药了。如果胃有停水，停水就得祛水，当然就得用祛水利尿的药了。药的配伍，要是胃有水，你要配合生姜，胃有水准要用的。那么冲逆的厉害，到心下悸，你配合桂枝甘草汤。所以这个地方对这药物的配伍，也得在这上慢慢来认识。我们在临床上你怎么加减呐？根据古人这个方子，你看他怎么用药？常了你自然就会了。

还有一段，这一段成问题的。这一段据我看是准有错误的。

357　伤寒六七日，大下后，寸脉沉而迟，手足厥逆，下部脉不至，喉咽不利，唾脓血，泄利不止者，为难治，麻黄升麻汤主之。

麻黄升麻汤方

麻黄二两半(去节)　**升麻**一两一分　**当归**一两一分　**知母**十八铢　**黄芩**十八铢　**萎蕤**十八铢(一作菖蒲)　**芍药**六铢　**天门冬**六铢(去心)　**桂枝**六铢(去皮)　**茯苓**六铢　**甘草**六铢(炙)　**石膏**六铢(碎，绵裹)　**白术**六铢　**干姜**六铢

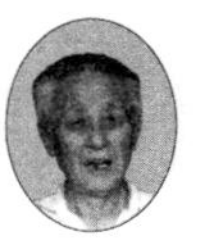

上十四味，以水一斗，先煮麻黄一两沸，去上沫，内诸药，煮取三升，去滓，分温三服，相去如炊三斗米顷，令尽汗出愈。

“伤寒六七日”，五六日是传半表半里的时间，到“六七日”，就是由半表半里又要传里的时间了。“大下后”，这就是吃大泻药之后发生的一些问题。

“寸脉沉而迟”，这个寸脉就是指的寸口，就是寸部，又沉又迟，沉为在里，迟为有寒了。“手足厥逆”，咱们前面也讲了，这是虚其胃，津液也虚，大下之嘛，所以“手足厥逆”。

“下部脉不至”，这说尺，尺没有脉了，这是，尤其下虚得更厉害了。

“喉咽不利”应该“咽喉不利”，《玉函经》它是咽喉不利。“喉咽不利”也能讲啊，所以这个改不改都没关系。“咽喉不利”，是有咳逆上气的情形了。

“唾脓血”，唾脓血是什么呢？又咽喉不利，这肯定是肺痈了。你们看看《金匮要略》肺痿肺痈那一篇，他这么讲的，他说无论发汗或者利小便，或者以快药下之，即亡津液。（若）热光在里头也不至于让他吐脓血的，（但）如果丧失津液了，热再陷于肺，那非伤津液而吐脓血不可，这是《金匮要略》上说的。你们回去看看“肺痿肺痈”就知道了。那么（本条）这个说，大下之后，就脉上来看，是津液虚的不得了，甚至于下部脉不至，下又虚，可是，热可陷于肺了，而为吐脓血的肺痈这类的病。同时又是“泻利不止”，他下部脉不至啊，就是（对）应“泻利不止”。肠胃也是虚的不得了。他又个大下之，“为难治”，这个病的寒热虚实非常错杂，又有热，又有虚，这个病很不好治！

但是他底下说什么呢？又用麻黄升麻汤主之。这个不像仲景的话。

既是难治，可以“与麻黄升麻汤”这还行，要说它“主之”，这很成问题了。他要说是“主之”，就不能说是“难治”。而且我们再就这个方药（麻黄升麻汤）来观察，这个方药它以麻黄为主，发汗。我们看看这个病可不可以发汗？绝不可发汗。那么无论就这个肺痈，他是肺痈有热，或者就这个下利不止，都不可发汗。他这个书里头，尤其在《金匮》上有明文，他说是“渴而下利，都不可发汗”。渴，津液虚；下利也是丧失津液。下利要有表证可以发汗，用葛根汤；没有表证，你发哪门子汗呐？我们这一段呢，你们看看有表证吗？没有啊。他脉沉而迟，指寸口。同时手足又厥冷，那虚得够可以了。尤其他泻利不止，怎么能吃麻黄呢？（怎么能）以麻黄为主，还发汗呢？我认为恐怕这里头有问题！我在注解里头把这个也作为疑问，没注解。那么各家也就是随便说了！我认为是没有用麻黄的可能。

（我们再分析麻黄升麻汤）由于祛热搁石膏，看石膏搁多点儿？搁 6 铢。24 铢是一两，一两要三付，合现在，一两就是一钱，三付药啊，他这分三服嘛，24 住才一两，6 铢你想多点儿？搁那点石膏有什么用啊？麻黄搁得相当重，2 两半。它这个配伍的法子，也不像张仲景的方子。而且这么一种的厥阴，即便有阴阳错杂、寒热并见，也没有再发汗之理。我认为这是有错误。可是各家都随便这么说。这一段呐，留做参考吧。我看这个治疗是成问题的，这个前面的语气也不对，他既说是“难治”，还有个“主之”方儿，没这个话。这口气也不对。这一段大家作为个研究，你们看一看，是应该用这个方药吗？我看是不行！没有发汗的条件，而且还真正就发汗，这个成问题的。所以我认为他这个书，以前净是传抄。怎么搞的也不知道，这个可能

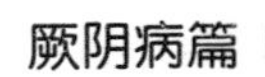

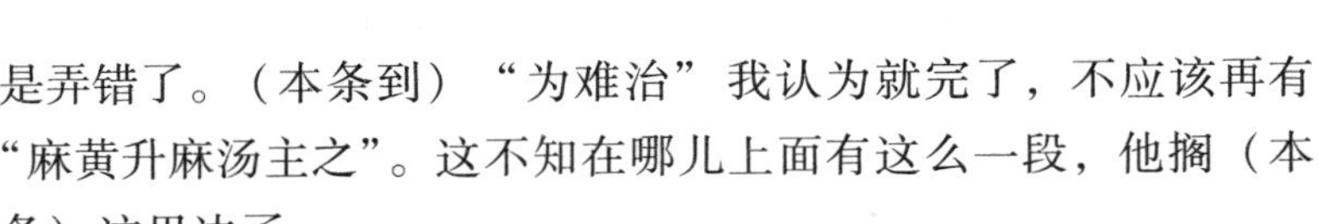
是弄错了。（本条到）“为难治”我认为就完了，不应该再有“麻黄升麻汤主之”。这不知在哪儿上面有这么一段，他搁（本条）这里边了。

那么这个病大下之后有这种情况，这是阴阳错杂，寒热并见，而且有了肺痈了，这是很难治一个病。到这儿我认为就完了，他底下又弄一个“麻黄升麻汤主之”，还真有这个方子。这个不定在哪个地方（传抄错误而移到此处）。我认为这成问题的。一个人的见识不一定就对（编者按：此处为胡老自谦的说法），你们也考虑考虑，看看旁的书。我看不少（别的注家所注），因为这一段啊，我翻了各家书有二十几种，挑些著名的，没有一个说得像个样子。

这个厥（的部分）咱们讲完了，下次咱们讲下利呕哕。呕哕他讲得也少，下利讲得倒不少。

二、利

358　伤寒四五日，腹中痛，若转气下趋少腹者，此欲自利也。

里有寒则“腹中痛”，尤其有寒，再有水，刺激肠黏膜则痛。

“若转气下趋少腹”，不但痛，感觉转气向下，这是下利的征兆，所以说“此欲自利”。

为什么搁个“伤寒四五日”，你们想一想，能想出来吗？

太阳篇里头没有伤寒四五日，传里而为下利，这是指着少阴病。

所以他这个书，就是这样子，日子不是随便搁的，（搁上特定的日子有其目的）他省话。这是少阴伤寒。（第302条）二三

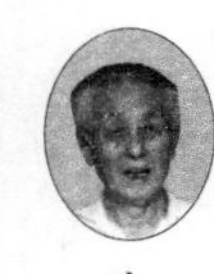

日无里证，是吧。那阵儿得发汗。他这个书，得前后对照看啊！那么到四五天，传里并发为太阴，就是要有这种情况。这是说的虚寒下利。所以“腹中痛”准知道有寒了。

少阴病跟太阳病一样，有时候，先传半表半里，再传里；也有的时候越过半表半里，直接传里。太阳病传里传阳明的时候多，或者传半表半里就是少阳。所以你看看咱们面前经过的，那日子都不是随便搁的。所以伤寒中风四五日的时候、五六日的时候，这都（多为）传少阳的时候。过了这个期间，就要传阳明。这是太阳病。

少阴病就不一样了。二三日的时候，（少阴病）它是纯粹在表。所以少阳病儿三日可发汗，“少阴病，得之二三日，麻黄附子甘草汤微发汗”（302 条）。他用麻黄附子甘草汤，什么道理呢？他说“二三日无里证，故微发汗也”（302 条）。那么到四五日它就要传里了。

所以他这个书，你要整个一看，你就明白了，少阴病的确不是像咱们（多数注家）那所说为在里，不是的，根本它是在表。它传里嘛，他就有里证了，不传里它没里证。可是它维持在表的时间非常短暂，两三天。一到四五天就要传里了。

那么这一段（第 358 条）就根据这一个（第 302 条）来的。他这省话呀。你一看“伤寒四五日”，真要为阴寒下利，你就知道这是少阴病。

359　伤寒本自寒下，医复吐下之，寒格更逆吐下，若食入口即吐，干姜黄连黄芩人参汤主之。

干姜黄芩黄连人参汤方

干姜　黄芩　黄连　人参各三两

上四味，以水六升，煮取二升，去滓，分温再服。

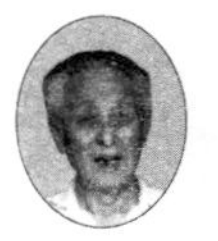

这一段，注家都说是有错简。的确头一句话是不好解释。

“伤寒本自寒下”，你由这一句话就可以解释了，“医复吐下之”以后有个“寒格”，“更逆吐下”，可见他以前就“寒格”，寒格呕吐啊。什么叫做寒格呢？就是寒格于心下，就是胃（的部位），胃虚有寒。

那么上边是热，你看后边的方剂也知道了，就是胸中烦热，吐。为什么吐呢？胃虚有水、寒，他是这么一个病。

你要就“伤寒本自寒下”简直就不好讲。你要看到后边的“寒格”，这个“寒下”就指着“寒格”说的，本来他寒格，就是寒格于中，热在上头，所以他要吐。

那么这个时候你再吐，吐我们前面讲过，一吐则内烦就发生，什么叫内烦？就使着胃不和了。他本来就吐，有寒格，你再吃吐药，他更要吐了。所以（吃）吐药之后老是要愠愠欲吐。那么“下”呢，更不行了。下使着胃虚，寒更往上，所以“邪之所凑，其气必虚”嘛，胃虚了，那么底下寒更往上攻。

所这两个方面构成“食入口即吐”，那比一开始这寒格还凶了。用“干姜黄芩黄连人参汤主之”。

那么这一节他都论下利呀，那么（本条）这个没提下利，但是就方剂上（干姜芩连人参汤）看呢？肯定是下利。我们看看这个方剂，干姜、人参，这是理中气了。

360　下利，有微热而渴，脉弱者，今自愈。

（音频缺失）

361　下利，脉数，有微热汗出，今自愈，设复紧，为未解。

（音频缺失）

362　下利，手足厥冷，无脉者，灸之不温，若脉不还，反微喘者，死。少阴负趺阳者，为顺也。

（音频缺失）

363　下利，寸脉反浮数，尺中自涩者，必清脓血。

（音频缺失）

364　下利清谷，不可攻表，汗出必胀满。

（音频缺失）

365　下利，脉沉弦者，下重也；脉大者，为未止；脉微弱数者，为欲自止，虽发热，不死。

（音频缺失）

366　下利，脉沉而迟，其人面少赤，身有微热，下利清谷者，必郁冒汗出而解，病人必微厥。所以然者，其面戴阳，下虚故也。

（音频缺失）

367　下利，脉数而渴者，今自愈。设不差，必清脓血，以有热故也。

……由于这个人，不注意寻常饮食，不知摄生，乱吃乱喝，肠胃里头有热，到时候他泻肚。所以泻肚有时候是好病啊，“腐秽当去”嘛（278条）。咱前面也讲了，在阳明篇里头、在少阴篇（第287条）里头，都讲了，腐秽当去，拉一顿稀屎，热也没了。可是也有拉了稀屎，热太厉害，拉稀屎也没好，后来变

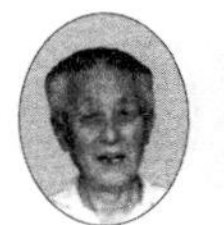

痢疾了。这在临床上这病很多。

所以这个书，没有临床经验的人不好讲。像这一段讲“下利脉数而渴者，今自愈”，这你照字面没法讲的，通过临床他认识到这个病，则就很好讲。所以你们看看注家的解释，自己瞎想的（很多）。

所以陈修园说过，他说仲景这个书“越读越有味，越有味道”，是这样子。仲景这个方剂是“越用越有验”，真是这样子。我是的确有这个体会。所以他这个书，好好看，真比到戏园子还好。里头相当的细腻，他说得非常的有意思。你要从字面看，看不出什么。

像我们前面所说那个，“伤寒四五日，腹中痛，若转气下趋少腹者，此欲自利也”（第 358 条）。那一个“伤寒四五日”他不是随便搁的。

他这个书，细腻得很。也有错的，你看，刚才说那个，“伤寒本自寒下”（第 359 条）那恐怕有错误。但是，讲能讲的。“寒格，更逆吐下”，可见这寒格就是说的“本自寒下”。反正（我认为）古人这里头有错字。

368　下利后脉绝，手足厥冷，晬时脉还，手足温者，生，脉不还者，死。

这个也是虚寒下利的死症。

“下利后”，下利后者，下利已止。那么“下利已止之后”这一个时候，是胃沉衰而津液枯竭了。不但“手中厥冷”，这是说明胃气已衰。而且“脉绝”，脉绝心脏也衰了。

“晬时者”，12 个时辰，现在说就 24 小时了，就是昼夜一周。要如果在周时脉逐渐还，手足温，就是胃气恢复，津液自生，血液也自生了，心也不怎么衰竭了，这是准好的。

所以“下利止”有两种问题。一种是好现象，可当时一“止”，由于“下”亡失津液太甚了，胃也太虚了，所以他有“脉绝，手足厥冷”这么一种情况发生。那么这个时候再逐渐恢复，胃气逐渐恢复了，胃又能布谷气，血液也逐渐恢复，心脏衰竭也恢复，这是个好现象，这个病是要自愈的；另一种是坏现象，也有“下利止”了，是无可下而“下利止”，所谓精气怠尽。阴寒下利有这么两种情形。

“下利止”不一定是好现象。那么这一阵儿看情形了，如果“脉绝，手足厥冷”，这你要观察：如果“晬时脉还，手足温”这是没问题；如果脉不还，这是“胃气已败，心气衰竭”，那非死不可。

369　伤寒下利，日十余行，脉反实者，死。

这个是“热利”。

伤寒发热嘛，下利发热，而下的次数频繁，一天十数次。那么这么样子下，下利是虚人的病，咱们寻常有这么一句话“好汉子架不住三泡屎”，这一天拉十几次，脉应该虚，是吧。

脉不虚反实，这个反实不是人身体结实，这是说“病实”，邪气实，这个非死不可。

这一段跟这前面“下利，有微热而渴，脉弱者，今自愈”（第360条）对比着看。

这个是热利，泻的次数既多，而脉反实者，这不可轻视，大概都是个坏现象。人在发热，下利无度，而脉再实，这个要加小心。这个都指着下痢，都指着痢疾那个痢，不是指一般的水泄（的利）。这个就不要轻视。赶紧留住院吧，到急诊室观察也好啊。

所以这个应该知道，以后这个下利，在临床不能少遇着。

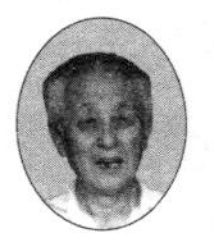

370　下利清谷，里寒外热，汗出而厥者，通脉四逆汤主之。

这个“汗出而厥”，到这个地方用四逆汤就行，他搁个“通脉四逆汤”恐怕底下还应该有“脉微欲绝”四个字。

他之所以没搁，为什么呢？因为通脉四逆汤前面（第317条）讲过，通脉嘛，脉没有了，脉绝，或者脉微欲绝，这是个虚脱的样子，所以他搁个通脉四逆汤。

317　少阴病，下利清谷，里寒外热，手足厥逆，脉微欲绝，身反不恶寒，其人面色赤，或腹痛，或干呕，或咽痛，或利止脉不出者，通脉四逆汤主之。

366　下利，脉沉而迟，其人面少赤，身有微热，下利清谷者，必郁冒汗出而解，病人必微厥。所以然者，其面戴阳，下虚故也。

370　下利清谷，里寒外热，汗出而厥者，通脉四逆汤主之。

“下利清谷，里寒外热”，里是真寒呐，外就是我说的无根之火了，外边儿，比方身有微热了，或者是面色赤，这都不是好现象。（317条、370条）这个与第366条之所以不同，你们好好看一看，那一个（366条）是“下利脉沉而迟”，不是厥。四肢厥冷，说明胃气虚，谷气不达于四末。那么那个（366条）也是“下利清谷”。其人面色赤身有微热，不也是外热吗？可是他里寒没有这个（通脉四逆汤证）凶。

（本条）这个它是胃有虚竭的反映了，所以这个外热不是好现象，不是要出汗，而解除疾病。而且他已经汗出，病还那样子，这个汗出是脱汗。就是虚脱那个脱了。那么他没说“脉微欲绝”，肯定有的，要不然他不会用通脉四逆汤的。

通脉四逆汤就四逆汤，他把附子、干姜都加量了，附子他

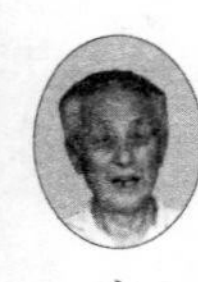

搁大者一枚。那么干姜呢？强人可四两，这都要加重。咱们讲白通汤的时候我给讲了，白通汤肯定它治不了无脉。因为它（白通汤）那附子、干姜用的量也小，而且葱白是起发汗作用的。真正里虚寒到这么个程度，心力也衰竭了，那你还给发汗，没有道理。所以那一个（第315条：少阴病，下利脉微者，与白通汤。利不止，厥逆无脉，干呕烦者，白通加猪胆汁汤主之。服汤脉暴出者死，微续者生。）我说，就是应该通脉四逆加猪胆汁，根据全书上看的。

那么（本条）这一个呢？寒是真寒，热，是寒盛得极了，身上那点残阳都跑到外头来了，这是个最坏的现象。脉微再欲绝，那你得赶紧用通脉四逆汤复其脉。这是讲治疗了。前面我们讲到，第370条以前，全是为下利总括的论说，全是生死进退，与厥一样。咱们前面讲厥，他也是反复论厥，有生有死，那么后来他讲治疗了。那么对下利也如此的。

那么（本条）这个，他说是"下利清谷，里寒外热，汗出而厥者，通脉四逆汤主之"，这里头隐含着有"脉微欲绝"啊！他没说呀，因为这个方子，前面说了多少次了。

所以我们研究他这东西呀，就把方剂各条的论说，搁到（一起）集中看就好了。通脉四逆汤，就是四逆汤，把附子、干姜增其用量。人的生理机能极度沉衰了，连心也衰了，非附子之大力不能恢复。这个时候阴寒的药物一点儿也用不得，连人参都用不得，人参它微寒呐。那么只有四逆汤这一类的药，才能够亢进机能。所以咱们说四逆汤也好，通脉四逆汤也好，都有强心作用。这个强心作用在什么时候（发挥）？都是要虚脱的时候。你看他这个书，你前后看吧，没有到这个时候（人的生理机能极度沉衰）用人参的。所以咱们拿人参汤治这个病，一治一个死。咱们通过临床，应该否定的就把它否定了，应该肯

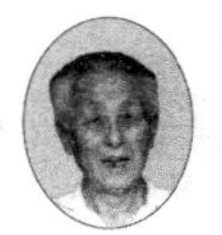

定起来就把它肯定了。咱们这些年临床，遇着了（很多大夫对于人的生理机能极度沉衰的患者），这回用独参汤，下回还用独参汤，那个死了，这个也跟着走。他也不觉悟。真是这样子，我见着（这样的大夫）就多了。

371　热利下重者，白头翁汤主之。

白头翁汤方

白头翁二两　**黄柏**三两　**黄连**三两　**秦皮**三两

上四味，以水七升，煮取二升，去滓，温服一升，不愈，更服一升。

“通脉四逆汤”治阴寒下利最重的（情况）。

那么“热利”呢？他一个个也在底下讲了。他说“热利下重者”，下重就是里急后重了，蹲肚，白头翁汤主之。

这几个药相当的好。这几个药都是苦寒，都起收敛作用，唯有白头翁，它能够治痛又能够逐血。你看《本草》上就有，逐血就是它有些祛瘀作用。所以脓血便用它（白头翁）是相当好的。而且这几个药啊，都苦寒收敛，这个收敛作用是（源自）苦寒，有消炎、止利、止血的作用。

那么虽然这么说，但是我们要遇着这个病，比方说遇着热利下重，只是用这四个药（还要再加味大黄），我记得我哪一回做报告我还说过呢，白头翁汤可用，要加大黄。你们在临床上遇着（热利下重），你们随便加，没有错误的。不用加太多，就搁 6 克就行。

这个书上白头翁二两是错的，白头翁应该三两。这几个药是等分，全是三两。白头翁在这儿（本书版本）二两，在《玉函》它就是三两。这个分量（二两）是错的。它（白头翁汤）是以白头翁为主，（白头翁）这个药也是三两。

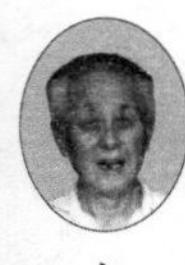

热利，前面（第361、363、367条）都讲了，脉数、下利，身有热，或者渴而下利，脉数，这都是热利，前面讲了。

361　下利，脉数，有微热汗出，今自愈，设复紧，为未解。

363　下利，寸脉反浮数，尺中自涩者，必清脓血。

367　下利，脉数而渴者，今自愈。设不差，必清脓血，以有热故也。

那么（本条）这种热利，以至于下重，这就正说明是痢疾，那么可以用白头翁汤。

如果血便这一类的，下血，我在临床上遇着过赤痢，拉下的那东西就血汤子，没有粪便。这种痢疾厉害，说死就死。这个（赤痢）你要用白头翁汤加阿胶。在（《金匮要略》）妇人篇上有，说“产后下利虚极，白头翁加甘草阿胶汤主之”。阿胶对于赤痢非常好，同时再加点儿甘草。

学生：胡老师，您说这样情况加大黄行不行？

胡老：若里急后重就得加大黄。

我遇着这么一个老太太（患者），生生让人给药死了。她开始就得赤痢这类的疾病。（老太太碰到一个大夫）他不是真正西医，他就是卖药的，反正以前做过药房，他就让人吃什么？

吃硫酸镁。他说你吃，泄出大便来就好了，那净下血，哪儿泻大便去呀！后来，泄了七天，那人还不完蛋吗？找我去了，我一摸脉，这个人脑袋就耷拉下来了，我让她儿子赶紧送隔壁医院去，结果到不了医院就死了。用硫酸镁单独一味药，那哪儿行啊？尤其赤痢，真是血，净血、纯血，就像秫米汤子那东西。（赤痢）这个痢疾是最厉害。用白头翁加甘草阿胶，这个（赤痢）里急后重的时候少。这种泻利无度，要没有里急后重就加甘草、阿胶。

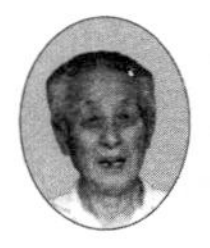

这个方子（白头翁汤）最常用了，一般的痢疾没有里急后重，我们用白头翁汤就行；有里急后重可以加大黄。呈现柴胡证呢？那你用大柴胡加石膏那类的办法。所以，张仲景的一部书，注重到最后是方证，就是方剂的适应证，非到这个地方（方证）不可。

所以一般研究仲景这书的人，有人认为经方不好使。不是告诉你哪一个方子治什么病，他让你辨证啊！方子都有一定的适应证候。像我们前面讲的太阳病，“发热，汗出，恶风，脉缓，桂枝汤主之”，你用旁的就不行，非常严，规律严谨。辨到最后（方证）啊，非常尖端。咱们现在（很多人的常规）辨证，这个虚了，那个实了，都是在空中楼阁上这么画呢。到顶点他不辨，他不会辨。顶点是什么呢？方证！像太阳病的发汗方子多少？大概我看一看，二十六个。你随便拿个方子就发汗行吗？绝对不行。哪个方子都是伤温、伤寒，外克风寒，方用辛温发汗法，那就出来桂枝汤了？那不是瞎来吗?！所以他这个书，好就好在这儿！原则上的能够立法。比如说吧“太阳病，法当发汗”，这是没问题的，怎么发汗？具体的事情具体分析。得辨到方证上，该用什么要用什么！他是这么一个书啊！所以研究仲景书，你脑子得有这么一种认识，你才能有用。你看看白头翁，你看后头说的，他说得很多。

372　下利腹胀满，身体疼痛者，先温其里，乃攻其表。温里宜四逆汤，攻表宜桂枝汤。

这前面都讲过，对吧。

“下利，腹胀满”，虚胀虚满，这是一种阴寒下利。

“身体疼痛者”，这有表证。

痢疾呀，一来常常外有表证，有表证单表证不明显。像咱

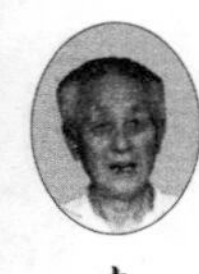

们前面讲那个“太阳阳明合病必下利，葛根汤主之”，所现的是葛根汤证，恶寒的很，脉紧无汗，头痛。（本条）这一个都没有（那些表证所现症状），只是身上疼而已。

那么（本条）这个主要的（症状）是什么呢？是阴寒下利，这个是没说“下利清谷”，但准是“下利清谷”。

（本条）这个我们要舍表救里，“先温其里，乃攻其表”。这个里头虚、里虚寒，越攻表越坏。“温里宜四逆汤。攻表宜桂枝汤”。这前面讲过的。桂枝汤也讲过的。

373　下利欲饮水者，以有热故也，白头翁汤主之。

“饮水”这就是“下利而渴”。这个饮水不像白虎汤证那个渴，那个是“欲饮水数升，白虎加人参汤主之”（168条），本条没那么渴，他是“口干口渴”，他有热么，哪儿有热？里有热。热上炎，他口就干，就渴。所以阴病都口中和。

如果下利，渴欲饮，这是热，纯粹热的关系。这个用白头翁汤没错的。

白头翁汤证这个痢疾，不光口渴。病人他也说：下利，烧得慌。这都是它的征候，（白头翁汤）它都苦寒药嘛，四味全是。

那么热到里实之后了，白头翁汤就不行了。底下就（继续）说。

374　下利谵语者，有燥屎也，宜小承气汤。

“谵语”在阳明病篇讲了很多了。是“谵语”，都是胃不但有热，它实了，大便硬了。那么这是什么呢？他吃着的，里头有宿食。这个用小承气汤。要如果热得明显，用调胃承气汤。比方说他有潮热，身上蒸蒸发热，也谵语，那用调胃承气汤。

大承气汤用的机会很少。

虽然他下利，可是内里有燥屎，这你摁他肚子（鉴别），他拒摁。咱们（学校北京中医学院）以前有一个老大夫，去世了，叫陈慎吾（编者按：陈慎吾是胡老的好友）。他的母亲有一次就得痢疾。他们家的病净我给看。老太太得痢疾，一个来月他也没敢给吃泻药。后来，陈慎吾一看不行了，他就找我。我就去了，去了一看，好家伙，舌苔，那个黄、那个干。我就让陈慎吾，我说你按按老太太肚子，我说你从心口往下摁，他刚按心口，老太太拿手直推。我说没关系，可以吃承气汤。吃一付就好。泻，她拉了一宿干巴蛋子。（老太太的病）学名是痢疾，内里有燥屎，它下不来，痢疾也是蹲肚得不得了。所以古人说这有燥屎，是一点儿不错的。痢疾哪来的燥屎啊？就里头有啊。胃，上边结之。你要拿手按（以便判断虚实）。所以虚实你非要把它诊察清楚。谵语和燥屎这是很要紧的（判断实证的）征候。

（编者按：以下胡老和学生对话，为胡老为该学生父亲看病的回忆）

胡老：你们老太爷，说胡话，不都是这个事儿么！

学生：也腹痛拒按？

学生：也是腹痛拒按？

胡老：啊！就是啊！我开始给吃泻药就是因为这个问题（腹痛拒按而为实证）。谵语没有虚证啊。尤其他的舌头，好家伙（实证很明显）……。

学生：对对对！

375　下利后更烦，按之心下濡者，为虚烦也，宜栀子豉汤。

这个“下利后”跟我们上面（第368条）说那个下利后是

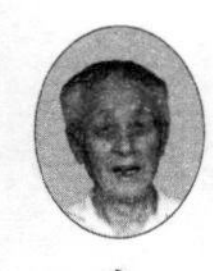

一样的："下利止后"。他本来不应该烦，而还烦。这个烦就是热了，看看虚实吧，按他心下，就是当胃这个部位，濡软，无力，那里头是无实，那就没有燥屎，没到胃家实那个程度，所以他说是"虚烦也"，那就可以吃栀子豉汤。

到这儿，下利讲完了，下一次，咱们把厥阴篇整个讲完，我把三阴三阳篇，咱们做个总结谈一谈，很重要，我多费点时间，把它谈完整。

三、呕

376　呕家有痈脓者，不可治呕，脓尽自愈。

（音频缺失）

377　呕而脉弱，小便复利，身有微热，见厥者难治，四逆汤主之。

……（胃虚）就不能制水，其实这是古人的一个看法，这是个规律，胃虚，小便频利得多。所以胃虚的厉害时遗尿。咱们用甘草干姜汤治遗尿，也就从这儿来的。苓姜术甘汤也是的，它从干姜甘草变化而来，就是干姜甘草加茯苓白术，也就是理中汤的一个底子嘛，（其作用）也就是理中、利尿、治小便频。

那么这一节他就说"呕而脉弱"，都是胃虚，胃虚到一个极点，他就不能够制下，也使着小便频数。

"身有微热，见厥者难治"，由于里虚寒，这是个太阴病。开始我就说是太阴病的表现。那么阴寒至极，虚热反倒现于外，这是最坏的现象，咱们后头要讲"霍乱"的时候那就最清楚了。就是古人说的无根之火了。他有"微热"，按理说不应该有微热。"而见厥"，呕而脉弱，再厥，这是胃气沉衰，谷气不能布

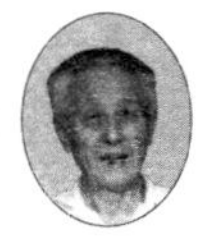

于四末。

呕而脉弱，小便自利，身有微热，见厥，那么这个病看着就像不怎么的似的，其实这个病啊，主要（的着眼点）是“身有微热”。“身有微热”这是内里头阴寒之极，余阳尽现于外，因为这一个（内里头阴寒之极，余阳尽现于外）再见厥，所以这个病是不好治的。那么只有四逆汤这一法了。

378　干呕，吐涎沫，头痛者，吴茱萸汤主之。

这个病很多了，“干呕”就是不吐食，但是只吐涎沫，涎沫就是胃有停水，所吐这个不过是涎沫而已，也是水了。

“头痛者”，水气往上来，冲逆才呕吐涎沫呢。是水气上冲都影响脑袋，脑袋痛、脑袋晕，这儿没说头晕。

我就根据这个（水气上冲导致头痛、头晕），我治头晕常用吴茱萸汤。不一定吐涎沫，我们问病人，口水多，这也是寒饮往上漾的表现；或者是胃痛，胃虚停饮，水究竟是在胃，用吴茱萸汤都好使，美尼尔氏综合征，只要是晕得动也不敢动，一动就要吐，那肯定是吴茱萸汤证，这个方子是最常用的。

吴茱萸这个药，它祛水往上冲逆，是最有效不过的，这个药不过是热一些，因为祛水的药都得用热药，像干姜、生姜全是热药，有胃水，都由于胃虚。另外搁人参、大枣、生姜，吴茱萸配合生姜。生姜的量挺大，为了治呕祛水。人参、大枣是健胃补虚。胃要是不虚，就不停水。所以胃虚，水自然就往上上。咱们讲甘草泻心汤不也讲过有“心下痞硬”，那个这一个方子（吴茱萸汤）也有“心下痞硬”，有人参嘛，人参三两。那么这个书上他是没写出来（心下痞硬），因为它不是一个主要症候。甘草泻心汤有（心下痞硬），就因为汗下太厉害了，客气动膈。胃虚了。“客气”指的多了，一方邪热的客气，一方面水也往上来。这时候胃这个部位按着“心下痞硬”，痞硬里头净些坏东西，净是客邪、水气，不是真正胃里头有实，就是有些水气或者热邪而心下痞硬。那正是用人参的主要症候。胃虚才有这个情形。

咱们讲阳明篇不有这么一段嘛，（第205条）大意为“心下痞硬者不可下之，那么下之呢，利遂不止者死”，那个就指着是人参证，那根本指的是理中汤证，理中汤证就心下痞硬，需要健胃补虚，你再“下”则利遂不止，那人是不可救了。如果幸而利止，还可以救。所以他说“利止者生、利止者愈”。

所以我们在临床上遇着心下痞硬，心下痞硬有实有虚，不是净虚。真正的像大承气汤证，那这个硬，按着的时候，患者拒按。（很多）注家不这么讲的，就我方才说阳明篇的那个条文，他（注家）说大承气汤泻腹、不泻心下，心下实不能够用大承气汤，（若用）就要下利不止。（我认为这种注解）这是胡说。究其实（205条的心下痞硬为）真虚。

那么（本条）这一段呢？由于胃虚才停水，一方面祛水用吴茱萸、生姜，也止呕；一方面也顾其根本，胃要不恢复，你只祛水也没用。（若只）祛水，由于胃虚，水还来。必须得标本兼治了，一方面下其寒水，同时用人参、大枣补益胃气，这个方子的意思是这个。这个方子很常用，这个病也很常见。

379　呕而发热者，小柴胡汤主之。

这个在太阳篇已讲过的了。

所以发热呀，小柴胡汤解热力量相当的好。

那么凡是呕，咱们讲柴胡剂的时候讲过，说是柴胡证见着一证即是，不必悉具。心烦喜呕，这个呕是柴胡证的一个主要症候，“往来寒热，胸胁苦满，默默不欲饮食，心烦喜呕”，这

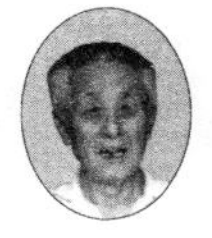

四个主要的症候。那么如果要是发热而又呕，肯定这是少阳病。所以要用小柴胡汤。

也就是说，“呕”是一个证候。根据各种不同的其他脉证，那么治疗是不一样的。所以咱们辨证也是这样子。它这个书就是通过六经，还再辨八纲，就是分虚实寒热了，那么最后呢？还得到方证上。方证就是方剂的适应证。

像这几个呕，治疗是各有不同。

这四段就是论呕。那么，前面，前二十八节是论的厥，四肢厥逆那个厥；那么再以下他论的是下利；在这儿是论呕。很清楚，这绝不是厥阴病。（大家）看就看出来了。

所以我开始讲（厥阴篇）的时候就说了，在“诸四逆厥”（330 条）以下，这在《玉函经》是单独一章，就是“辨厥利呕哕四个病形脉证并治”，这是对的。那么王叔和把它搞到厥阴篇里头了，这害人。当然仲景（将厥利呕哕放）在三阴三阳篇之后，他另有用意了，这个我也讲了。可是他这一搁，注家就把厥阴病说得热闹了，他们认为这都是厥阴病。厥阴病就没法辨了。

四、哕

380　伤寒大吐大下之，极虚，复极汗者，以其人外气怫郁，复与之水，以发其汗，因得哕。所以然者，胃中寒冷故也。

“复极汗者”那应该有个“出”字儿，“复极汗出者”，你添上。《玉函经》就有个“出”字儿。

“伤寒”，太阳伤寒应该发汗嘛。“大吐大下之”是误治了，这给治错了。那么里头没病，大吐大下之，所以“极虚”。极虚

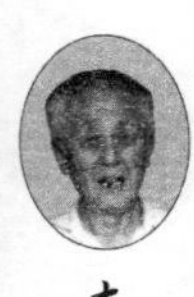

就指着胃说的，里极虚。

“复极汗出者”，这个虚人（使人虚），尤其入于三阴病了，（本条）这个指着太阴了，他不会再出汗了。所以“复极汗出者”，这是往下说了，这就是“以其人外气怫郁”，“外气怫郁”就“身有微热、颜面潮红”，这都是“外气怫郁”。这个“外气怫郁”是不可发汗的。可是这个大夫，“复与之水，以发其汗”，所以，因此而“复极汗出”。这个汗出，是由于以水发汗。以水怎么能发汗呢？以水发汗，正经医疗上也有的。像茶叶水就发汗。有的感冒，就嚼点茶叶，喝点冷水，就发汗。那么古人他也有这个法子，（本条）他这个（发汗）大概不是用那个（嚼点茶叶，喝点冷水）。这个就是给他喝热水，温覆取汗，总是这个意思，他看起来极虚嘛，他不能发汗。

可是这个（给他喝热水，温覆取汗），就使他（出现）一种虚脱现象。这一捂，他由于大吐大泻之后，大吐使之内烦，内里头也有热，咱们前面讲过了。“外气怫郁”，那么就是（即便）有表证，真正到里极虚之候，也要舍表救里，没有发汗之说了。这个咱们也讲挺多了。那么就是外气怫郁这个时候，冲“极虚”两个字，也就不管表了。这种表也兴许是“浮阳外越”，就像我们前面说的那一个（第377条：呕而脉弱，小便复利，身有微热，见厥者难治）的难治之呕似的。

咱们讲那一个“阳气怫郁在表”（第48条），在阳明病篇，解释要“解之，熏之”。解之、熏之怎样用呢？他因为不得小汗，所以阳气怫郁在面。那么就拿轻药，我们前面讲的那个麻黄桂枝各半汤，或者桂枝二麻黄一汤、桂枝二越碑一汤，这都是“解之”使得微汗的法子，也得根据证候，看什么方证，用什么方子就对了。但是那个（第48条）他里头不极虚，你可知道！所以读这个书，你非得前后好好看看不可。那个（第48条）他

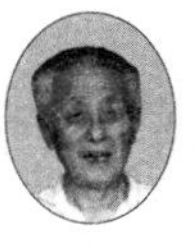

不是极虚，所以你吃那个药还都行。（本条）这个他是极虚，可这个书他没说（是太阴病）。他没说，他不必说，他给读书的人指出来了，他说这里已极虚。这个“浮阳戴面”或者“身有微热”，你不要发汗，这个口气就在这儿呢。那么“复与之水，再温覆取汗”，这是错误。这个“复极汗出”是个脱汗。而且水停于胃，胃虚寒，从底下这“胃中寒冷”这几个字，我们知道这个“极虚”就是太阴那个极虚。胃极虚，水再饮下去，水性寒，胃中虚冷一定要哕逆不止的。这个在前面阳明病也讲了。

381　伤寒哕而腹满，视其前后，知何部不利，利之则愈。

“哕”就是我们说的呃逆。也就是干呕这一类的，他不吐东西，光有声儿。不过哕其声儿连连，惊人。胃虚寒的时候多。但是也有实证，最后这一节儿就说明这个（实证）。

那么气不得下行，它往上来，所以说是“视其前后，知何部不利”。所以我们要遇着哕逆之病，虚的固然多，也有实证。如果大便不通而哕逆，你通大便哕逆就好，气不得下行嘛。小便不利也可以使之哕逆，那你利其小便就可以好。所以任何一个征候片面看问题都不行的。

“哕”，咱们前面有很多节了，虚的多，可不能说见着哕就是虚。就像我方才讲那个，“外气怫郁在表”（第48条），那是表，可是你看他没有里虚极虚之候，那你用小发汗法行啊。换言之，饮水让他出点汗也可以的，不是不行。但是极虚之候（第380条），非舍表救里不可。（若再涌小发汗之法）那就不行了。

所以我们在临床上，片面来定治疗的方法，这是错误的。非全面看不可。他这个书，你看看，一开始，无论是辨太阳病、

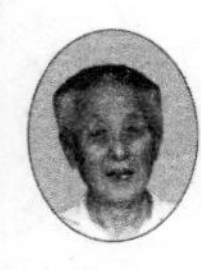

辨阳明病，都是辨太阳病“脉证并治”等。你处处得看脉证啊。你不能够拿一个症候就定全局了，这是不行的。

三阴三阳小结

到这里，我们把三阳三阴篇讲完了。

我们今天趁着有时间，就把中医这套东西复习一下子。就按着这个书。那《伤寒论》辨证啊，是以六经来分的，所以大家都知道六经辨证。但是他这个书前后，全说的是“表里阴阳，寒热虚实”，是吧。即有六经又有八纲。那么我们研究他这个书，首先你要把六经八纲搞明白。我们不能违背历史，我们要看看中医怎么搞出这么一套辨证呢？怎么不像现在西医的辨病啊？中医发展的时代太古了，像我们（仲景）这个书差不多一千七八百年了，这个书这样子条理清楚，可见中医的发展，比他（仲景）这还要早得多，最迟也得追溯到两千年以上。

那么，那个时候，咱们一想就可以知道的，当时历史的情况，没有科学，就是科学还不进步，没有更好的器械。现在人家西医的病名不是随便说的，什么病毒、什么病菌，有什么病原体，而在生理上形成某处、某处发生什么、什么的病变（都很清晰）。古人是不可能搞这个，所以古人没法认识病，他没有更好的医疗器械嘛，也没有X光，也没有显微镜，他（古人）哪儿看病菌病毒去呀！就是（古人的）军用医院他也看不出来呀。所以他也势必促使在“疾病反映”（而不是病名）上看问题。“疾病反映”是什么玩意儿呢？拿现在的话就是症状。这是很不简单的事儿。中医的发展远去了，那不但不是一个人，也决不是一个时代（所创造的），他（古人）经过长久的观察，他观察一种病也不行，他得观察多种病。他观察出来疾病发展过程有一套规律。这是了不起的事儿啊。我们讲的六经，都是规律啊。

那么进行疾病的观察，也促进人的对证候的分析能力，所以搞出四诊来了，这是自然而然的。你像我们方才说的“心下痞硬，有虚有实，按之痛者为实，不痛为虚”。对病的一个症候，他（古人）能够分析到这个地方，这说明中医四诊的进步。他（古人）是一点点进步，对于脉，也不是看看快慢而已了，从脉跳动上、脉体的变化上，在血形的变化上，非常的细。就促进这一套（诊断和辨证）发展。那么时间久了，他们在疾病看到一种规律。这个规律是不可逾越的规律。要不他（古人）不会治病的。这个咱们现在讲是比较容易，古人发现这个（规律）相当困难，那是千难万困了。不但他（古人）看出来疾病有一般的规律，而且在这个规律上，还有治疗的法则、应用的方剂。那么这一套东西是客观存在的，通过实践一点一点的试验，对于药物的配方、对于药物的性能，他（古人）也都熟悉了。开始当然是拿人试验，（不拿人试验）他拿什么试验？他（古人）做出一套结论来。这种结论是客观存在的。可是这一种结论你怎么来认识它？古人就为难了。

我们想一想，疾病所反映的不外乎病理、生理的问题。这是属于科学范畴。古人他没法认识（病理生理），没法认识怎么办呢？他还要认识，（于是）他就是主观设想，这是肯定的；再不就拿现象儿当本质。像咱们说中风、伤寒全是的，啊。中风证一定恶风，出汗嘛，翕翕恶风，他（古人）就说这是有风邪。这是拿现象儿当本质了，（我认为）这是错的。（但是）规律是客观存在的。不所以我们现在研究它，还有现实意义，（原因）就在这儿。它这种规律，不但古时候这样子，现在这样子，未来恐怕还是不会变的。它是客观存在。所以我们研究古人这套

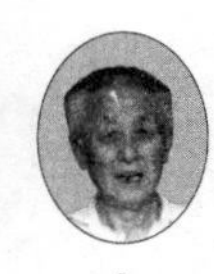

东西，先要把这个搞清楚，一个是规律，一个是所说的对规律的认识。

那么这种规律先进在哪儿呢？（此规律）最原始也有登记，最早的一种典籍，就是所谓《伊尹汤液经》，这一套的结论都在那个书上。就像《本草》（记载中药的规律）一样。那么这个（规律）呢，是伊尹发明的吗？当然也不是，就像我前面说的，那说不定是多少人，逐渐积累起来的。我们要是信真有个圣人，那就好办了，要是唯心主义，这个事儿（中医规的来源似乎就）好解决。圣人天而生之嘛，圣人参天地造化之妙就得出来这个东西了（中医规律），那就（解释）完了。以前也没人敢反驳，驳了你就诬圣，那还了得?！咱们现在不信有那一个人（圣人）了，所以这个书也不是一个人做的。既不是张仲景，也不是伊尹。

怎么叫《伊尹汤液经》呢？我们一想就知道，跟内经是《黄帝内经》、本草是《神农本草》类似，即便是我们当时生在那个时候，也不知道是谁发明的。（不过）有一本书的记录是肯定的，记录也就是集以前人（经验）的大成。像《神农本草》也是，《黄帝内经》也是，《汤液经》也是。是谁做的？做书的人他也不知道（因为是集前人大成）。他（做书的人）就得往前想，那时是封建社会嘛，只能把功德的事儿搁到帝王身上，搁到宰相身上，不会搁到一个穷人身上的。那是历史的问题呀。

所以张仲景是《汤液经》的一个杰出传人了，他就是根据《汤液经》搞这个东西（《伤寒杂病论》）。晋代皇甫谧在《甲乙经序》里说得很清楚，说是“仲景论广汤液为数十卷，用之多验”。那么张仲景也不会、谁也不会是（独立的）一个人发明的。中医由原始到《汤液经》阶段，是很长的历史时间，绝不是一个短暂的时间。那么张仲景（写《伤寒杂病论》）就是依

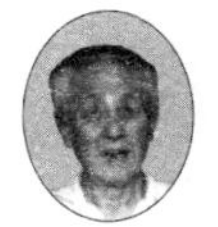

据《汤液经》来的。

所以《伤寒论》的序是个假的。就拿黄甫谧的序言就可以看得出来。怎么讲呢，我们看相距的年头就知道了。王叔和是魏末晋初的人，皇甫谧是晋初的人，他们两个人（所处年代）极相近。皇甫谧（既然谈到张仲景，说明）是看到仲景著作《伤寒杂病论》的。如果有这个（《伤寒杂病论》）序的话，序上人家说是“撰用《素问》、《九卷》、《八十一难》、《阴阳大论》”等等的，那皇甫谧说“不是”，（《伤寒杂病论》）序他（皇甫谧）也不信，皇甫谧还能够说是“论广汤液为数十卷”吗？不会的！可见在黄甫谧那个时候，（《伤寒杂病论》）这个序还没有，他（皇甫谧）就没见着这个序。

那么他（皇甫谧）与王叔和（所处时代）相当的近，据我的推测，可见这个序总是在南北朝，或者在五代的时候才有，以前就没有。这个序言耽误人耽误大了。对于《伤寒论》的注解，从成无己开始，他（成无己）就根据《内经》来注的，牵强附会啊。就（是因为）这个序言，害人害得相当厉害。我们根据历史，对这个书应该有这么个认识，这（《伤寒杂病论》）绝不是张仲景自己独出心裁的著作，它是历史留下来的。

尤其我们方才讲的厥阴病，就那么四条。张仲景为什么把治厥阴的方剂一个也不附呢？可见这四条出自于《汤液经》。那么张仲景对于“厥阴之为病”那个提纲，他（仲景）也不满意。他要满意的话，你像后头“乌梅丸、当归四逆汤”，肯定是治疗厥阴病的方剂。虽然治的是厥，但是这个（乌梅丸、当归四逆汤证）属厥阴。那么张仲景为什么不（把乌梅丸、当归四逆汤证）搁到前面儿呢？就因为与提纲搞不出一致来。所以他（仲景）单独写我们方才讲的这一章，就是“厥利呕哕病形脉证并治”。那么王叔和给（厥阴病和厥利呕哕）搞一块了。这个咱

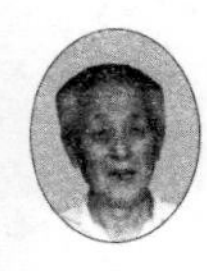

们讲过了，先不谈了。

那么我方才说了，六经，这是规律，即六个病型，就是表、里、半表半里，这是疾病反映的病位；阳性、阴性，这是疾病反映的病情。（太阳病就是表阳证，而不是太阳经络。）那么古人管它叫太阳病，这就成问题了。六个类型是客观存在的，是不是与经络有关系？这是古人的看法。（六经是经络的说法）看着就像挺平常个事儿，（但我认为）这很大个事情。一搞到经络上了，那么自然而然的对于疾病的认识，就出了问题了。

《内经》那个经络，根本就与他（仲景）所说的，不是一致。他（仲景）这个书首先是表里相传，由表传半表半里，由半表半里再传里，或者由表直接传里。所以我们讲太阳病，有太阳阳明并病，有太阳少阳并病，有少阳阳明并病，没有阳明太阳并病的，即没有先见阳明后见太阳（类型），《伤寒杂病论》是表里相传。《内经》不是的，《内经》不是（表里相传）了。《内经》上说什么呢？既叫六经，外经络内脏腑嘛。都有经络，经络都是表。你看看这个东西就没法说了。是吗（内经上这么说六经正确吗）？我们读完这个书（《伤寒杂病论》），读完了你好好看看是不是？不是的。所以这个经络（即六经的说法）就是不对。你看看他们注家也是的，阳明也有表证，太阴也有表证，没有没表证的。我们现有遇到这种表证，你说他是哪儿？错误从哪儿来的呢？就从古人这个认识：六个类型给弄个经络（的解释），（与这种六经即经络）这是很有关系很有关系的。

甚至于太阳病，张仲景他也没明白这个地方（的生理病理，限于古时候的科学所限），他没法子明白。这个关系大了（涉及到重大的中医理论对临床指导是否出现偏差）。你像伤寒、中风就是例子，咱们一般对中医的认识，就是说有风邪、有寒邪。在哪儿呢？在表。这就对于中医的发展，起（到混淆概念的）

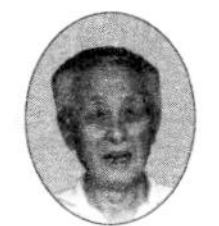

一大问题。什么问题？说是有风邪在这儿，（则）是治中风的药都是祛风药。是寒邪在那儿呢，（则）是治太阳伤寒的药，就叫散寒的药。不但把对病的认识搞错了，连药物都搞错呀。

所以咱们现在（知道）桂枝是祛风邪吗？心脏病也用它（桂枝）嘛，当然不是祛风邪。是不是？可是“风邪、寒邪”之说，这就把伤寒给固定了，说这个邪是由表来的，就是真正风在这了、寒跑这儿来了。完了（结束后）就出温病了。要没有这个（风、寒），则温病没有的！温病你不能说是风邪、寒邪了。风邪、寒邪只是在这儿（太阳病），热就得从嘴往里头跑（热不能在太阳表证），这都是主观的随便设想啊。你好好想一想，（概念的这些混乱）就由中风、伤寒这两个字词起的。

所以温病又想出旁的方法儿来了，这是由口鼻吸入的，也是邪在那儿呢！所以咱们治治温病，有暑温，又有秋温，又有春温，把温还分了多少（类型）。那是吴鞠通搞的，所以中医这么样子搞下来了，整个理论就歪曲了。所以这东始终就是不行啊，越搞越离开事实了，这是不对的。

温病是不是《伤寒论》讲的？讲了。开始“发热而渴不恶寒者为温病”，跟太阳病比较。像太阳病中风、伤寒，他都说“太阳中风，太阳伤寒”，伤寒、中风他不说病，太阳（六经病、温病）是单独的一种“病”，提到温病，他不说是太阳中温或者是发温，他说温病。温病就是与太阳病对立（对应）的东西。“温病发热而渴不恶寒”，“渴”在这个书上全是里热。像咱们讲太阴病“下利不渴者属太阴”；渴而下利为热利，用白头翁汤。咱们都讲过的东西了。那么温病“发热而渴不恶寒”，说明是里热嘛。是什么呢？到“阳明病篇”又提了。“阳明外证云何？身热汗自出不恶寒但恶热”。温病在太阳病篇提了，在阳明病篇就是阳明外证。阳明外证怎么治呢？不就是白虎汤吗！在

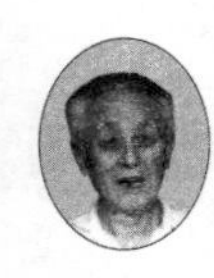

太阳病篇里提得也很好：发汗不行，发汗就要转成风温；下之不行；用火更不行。那么用什么法子呢？只有清热一个办法！他没明说（用清法），但是他这个书里头全包含了。像后头栀子豉汤、三黄泻心汤、大黄泻心汤、白虎汤、白虎加人参汤，这无一不是治热的。那么真要是把它（治热方剂）掌握好了，一样儿治温病啊，有什么不能治温病?！所以我说伤寒、中风这两个字词，（容易引起）看法的错误，这是万要不得的。可是，我们要拿它（伤寒、中风）当个证型，可以的。说太阳病有这么两种证型：一种发热汗出恶风，这一类叫做中风；一种发热无汗脉浮紧，这一类叫做伤寒。（伤寒、中风）就是两个证型，没有风邪、寒邪之说。所以这么样子来（分证型，而不是猜测生理、病理），中医发展就绝不是现在这个地步。这是很重要的事儿。

所以我们读这个书（《伤寒杂病论》）也是一样。有些是很对的，在规律方面我们必须要掌握，不然的话，你不会用的。对于这么两个类型的认识，起个名叫中风，起个名叫伤寒。我们不必给古人打掩护，他是个错误认识，他就认为风邪、寒邪，这是根据哪儿来的？就根据伤寒病来的，就是咱们现在说肠伤寒。古人认为伤寒，就是伤于寒。他说，你看看“伤寒例”，成无己本的书上就有，前面有个“伤寒例”，这是王叔和做的。就是寒厉之气，所以“冬伤于寒”嘛，要是春发的叫春温。总而言之，还是寒邪在里头。（上面所述）这东西根本是都有问题的。我们现在来研究，当然这个书的伤寒不是狭义的，是广义的，凡是热病都叫伤寒。那么如果要拿肠伤寒来看，那你就不能跟西医辩论了，人家说是伤寒杆菌，你还说不是，非得说是寒邪不可？所以（现代研究已经）证明这个东西不对就是不对呀。这就是我们研究这个书（《伤寒杂病论》）应持的态度。我

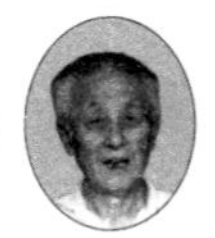

认为研究中医的人，也应该有这种正确的态度，不能够说是不对了（现代研究已经证明是错误的），还得非说是对。再不，就是瞎扯，甚至于五脏，这也不是，那也不是，不知道说的是什么！脾，现在不是一个消化系统，咱们说脾是消化系统，咱们说这脾不是那个（解剖学上的）脾。这就是瞎打掩护，你这（中医的）理论老搞不出来。回头我们再研究吧。

六经究其实是什么？我们还得从八纲来说起，八纲今天我略略说一说。首先要认识病位。

表，就是体表的表，就是人身上的躯壳，就是皮肤，再里头就是肌肉，再里头就是筋骨。表就是皮肤、肌肉、筋骨所组成的体表。它在人的最外头。那么如果疾病集中反映到这个病位上，就叫做表证。

里呢？就指着人的极里头。极里头就是消化管道。由大小肠、胃所组成的消化管道。那么疾病集中反映到这里头，就叫做里证。

那么半表半里呢？就是里之外、表之内，那全是。咱们现在最容易提出来一个抽象的事情，就是胸腹腔间，胸腔腹腔这两个大腔子，里头全是。就是我们一切脏腑，除了脑髓而外，都在这里头呢（半表半里或胸腹腔间）。这就叫半表半里。

我们说的八纲，其实是九个，“半表半里”古人把它包含到“表、里”里头了。

另外，就是阴阳。阴阳，咱们说阴证、阳证，不是咱们寻常辨证所说的“阴虚、阳虚”那个阴阳，不是的!! 啊。注家都给搞那上去了。他（仲景）说的阴阳指着性，阴性、阳性。阴性阳性是什么呢？就是太过、不及这么两方面。也就是，人一有病了，生理机能要有改变的，那是一定的。尤其代谢机能首先改变。机能之改变，只是两个途径：一个就是比健康人太过

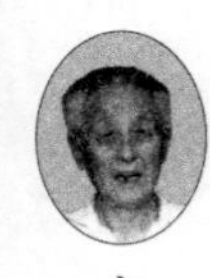

了；一个就是比健康人不够了、不及了。现在咱们是症候、脉全是这样子，就是太过、不及。

太过，反映的证候？相当地要有发扬的、兴奋的、亢进的这一类症候，古人就叫阳性证；反之呢？沉衰的、抑制的，不但不发扬它还抑制，这一类的症候，就叫做阴性证。所以有了疾病了，机能上要发生这么两方面的变化。病千变万化，但是不外乎阴阳两大类。不为阴便为阳。也不为阴也不为阳，你这人没病，生理机能蛮好嘛，哪儿也没有太过的，哪儿也没有不及的，那不就是正好吗！那就没病。咱们现在量血压也是一样，看你高，看你低，不高不低你血压就没病了嘛。我们人身上的机能，整个不太过也不不及，就是没病嘛。有了病，不是太过就是不及，所以不是阴就是阳，就这么两大类。

阴阳之中，还有些特殊的情形要辨，就是寒热虚实。我今天略略地说一说。像寒和虚都是不及，都属于阴之类；热和实，都属于太过，也都属于阳之类。阳之中有些特殊的阳性，在辨证上与治疗是有关系的，也要辨。什么呢？一种是热性的；一种是实性的。实咱们知道，这个人身体直抽动了（编者按：此处声音听不清，直抽动为拟音，不准确），就是虚；反到亢进，那就是实。“虚、寒”与“热、实”是对待（对应）呀。可是这四种都统摄于阴阳。所以在阳证里头，他这个书上也有了，有阳“热”；阳“实”；阳实又热叫做阳“实热”；也有种阳虚证，阳证里的虚证，但是有热，也叫（阳）“虚热”证。那么阴证也是一样的。所以只能有两大类（阴证、阳证）。那么在病情上说，只有阴阳两大类。这里头还得分。

六经就是反映到表、里、半表半里，或阴或阳六类，这就是六个类型。在这六个类型里头，他还老说：此无阳也、此无热也，他这个书上也常说啊。那么你还得分析寒热虚实。所以

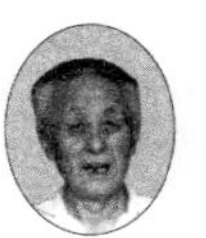

六经只是表里阴阳有了，但是寒热虚实，还要细分。在阳证里头，阳性是一般的，还有特性的东西，热与实；那么在阴证里头，还要再辨虚与寒。换言之，张仲景这个书，他既辨六经，同时他也要辨八纲。表里阴阳有了，你再辨寒热虚实，八纲不就都具备了嘛！

在表里阴阳寒热虚实（辨别之后），这可以说出来治疗的法则了，像太阳病，当发汗，这就是太阳病的治疗法则了，也可以叫做治则。那么热呢？热就得用寒药；寒？寒就得用热药啊；虚得补；实得攻。这都是治则。（对于）六经，以至于寒热虚实，在这个书里头治则随便一看就看得出来。

可只有治则不能治病啊。像太阳病，治则一张嘴就知道“得发汗”。拿什么方剂发汗呢？那还得具体的事实具体分析，还得到方证上。所以辨证在这个书是这样子：先辨六经，六经是六个固定的类型了；然后再分析寒热虚实，在这个时候，当大夫要是看病看到这儿，心里就有数了，他知道用哪一种法则来治疗这个病。应该用什么方药？他还要进一步追，那就是辨方证了。这个书就是讲的这么一套东西（辨六经、八纲、方证）。

我们现在要问这么一句话了，究其实中医这套辨证的方法，它是怎么个方法啊？治的什么病啊？这值得我们研究。我想中医搞了这些年，还没人在这上（能特别完美地）解释出来，这个是很重要的事情。

八纲不用说，就拿六经说吧。这六个类型，这就是：凡有疾病，病位不出于表、里、半表半里，这是古人的结论，病位的反映不出于表、里和半表半里。病情呢？不出于阴阳两大类。病型不出于这么三阴三阳。这说明什么问题呢？为什么不超出来（三阴三阳）呢？这个东西（三阴三阳）究其实是个什么

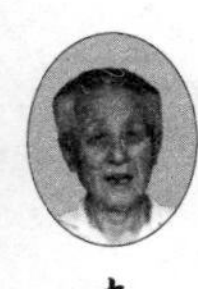

呢？我们就可以看出来这么个问题：八纲六经，就是万有疾病的一般规律。一般的，那不是什么特殊的。像咱们说太阳病，太阳病是什么病啊？什么病也不是，可是什么病都可以有它（太阳病）。它是（太阳病）就是一般的证，它不是什么（具体的）病，就是一般的证。凡是一个病要有这个证，中医就用这个方法来治疗，没有错误。这是很说明问题的。所以中医治病的方法，就是咱们说的辨证论治，就根据张仲景这个书，就是在疾病的一般规律的基础上的通治方法。中医是这么个精神：疾病它有一般的规律，在这个基础上，而讲求疾病的通治方法，古人也可以叫大法，叫方法。

通治一般疾病。这东西挺妙啊，怎么叫通治啊？你像咱们拿一个方子，大家都可以有这个体会：治很多的病，一个病你可不能固定一个方子。拿太阳病说吧，无论温病也好、伤寒也好，以及其他各种疾病，只要发生太阳病，如果是桂枝证，你用桂枝汤方，什么病它都治，不但这个症状消失，基本的病也是要好的。咱们在临床上不就这一套嘛！

所以中医治病主要的精神，就在疾病一般的规律基础上，而治一般的疾病，是通治的一个方法。治病的方法是这一套（原理）啊。这挺妙啊。西医现在非常进步了，但是在疾病的一般规律他知道（却不知道具体治疗方法），我看过他们（西医）这个病理生理，（西医）研究病理生理，他（西医）也主张研究疾病一般的规律。他（西医）解释一般规律解释得还挺好的。尽管发病原因不同、形式不同，它有一般的规律反映。可是西医他认识（疾病有一般的规律），可在治疗一般的病上，他（西医）还没有（中医那样的治疗方法）呢。

古人通过临床这种实践，中医搞这一套东西（辨证）非常成功，这个很重要。所以中医你要是搞科研，拿一个病名儿来

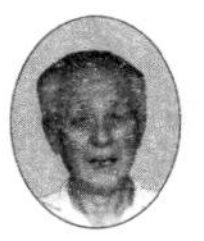

固定用一个方子，根本就不成立。中医不是（辨病）啊，中医是在一般的规律上治一般的病。像咱们用柴胡汤，只要是现柴胡汤证，我就用小柴胡汤，是没问题的。不现，用它（小柴胡汤）有害无益。中医是这一套东西。

可是这又说回来了，在一般的规律上怎么能治一般的疾病呢？我们再追究。中医有一句话最好，就是“正邪交争”，张仲景这个书也是的，《内经》上也是的。中医认为人体对于疾病，它（人体）绝不等着它（疾病）病的，它老与它斗争，老是正邪交争，事实也的确这样子。人体要是没有这么一套良能，那得传染病非死不可。就因为对外界的刺激，它（人体）有一种非常（突出的）抗御方法。要是有一种传染病（发生），不是人人传染的。（即便）顶厉害的传染病，死的人还是少数。没感染的人，不是没接触过（病毒），（而是）身体的抵抗力强。抵抗力是什么？就是我们身体对于外来的东西能够有抵制，那就是“正邪交争”。

那么有了病了，它（人体良能）还跟它（疾病）交争。你像咱们讲的表证，太阳病你好好分析，它就是正与邪交争在体表。怎么个交争法儿呢？就是打算出汗。你们看看《内经》上说的“阴阳交”那一段，说得挺好，“今邪气交争于骨肉”，我记得我讲的时候引征这一段了。它就想在体表以发汗的这种办法，把疾病从体表排除；那么里证呢？它（人体良能）就想由里把它（疾病）排除，或者吐或者下；半表半里呢？就想借半表半里各种脏器的官能，呼吸器、泌尿系等等，而把它（疾病）排除。

那么这就限于人的自然结构。对于疾病的斗争方式，也只有这么几种，限于自然的（良能）嘛。人体万人相同。所以正与邪斗争，离在不开这几个方位，所以就固定了一定的病位。

所以病位哪来的呢？主要的还是“正邪交争”。肌体的本身还是个主导地位，它打算从这一方面或者从那一方面解除疾病，除此而外没有了，限于生理的自然结构啊。可这就把病位给固定了。病位一固定了，如果机能亢奋就是阳性证；机能沉衰就出来阴性证。六经，这六个类型，只要是疾病存在，肌体就斗争。斗争就不出这个（六经）范围。所以在一个疾病全过程里头，这种六经八纲的反映始终不会离去的，而且始终也不会超出这个范围。

我们再拿这个治则（来分析），根据我方才讲的六经八纲生成的来历，我们还可以理解一个问题。就是中医这套辨证施治，正是适应人体的机制、抗病的机制，而使它达到目的。

像表证吧，它欲发汗，发不出去汗，所以“脉浮头项强痛而恶寒”，这种表面充斥体液的情形都显出来了。中医就是古人试验的结论嘛，在这儿（太阳表证）你发汗就好了，可见是发汗正达到肌体的机理要求。

那么我们又说了，他出汗了，病还不好，怎么回事儿呢？就像中风证就是这样子。本来他自汗出，那么达到汗出了，病还不好。这个（情况）《内经》上也有啊，说这是“汗出而邪留”，就是我们的机能，力量达不到，不是他不得汗出。像我们说的太阳伤寒，机能达到了，就是出不来汗，你一开其腠理，让他出点汗，邪出去就好了。中风证虽然出汗了，但是就是精气虚嘛，拿《内经》上的话，就精气虚呀，他这个书上也是啊。什么叫精气呀？人体要想出汗，就是用谷气，这谷气古人叫做精气。精是精真养人之气了。虽然出汗了，由于精气质和量不足以祛邪，反倒出毛病了，汗是往外跑了，邪还是趁虚而往里头来了。

（所以经方的太阳病，分为麻黄剂、桂枝剂两类。）我们在

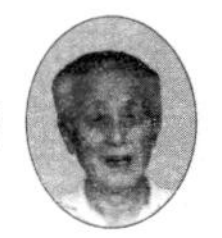

后世方也可以（如此划分），就兴这么两大系列的不同方剂。一种就是以桂枝汤为主的加减；一种是以麻黄汤为主的加减。形成这么两套，像桂枝加桂、桂枝加芍药、桂枝去芍药、桂枝去芍药加龙骨牡蛎等等的，这都由桂枝汤的证候出入而加减，有这么一系列的方剂。以麻黄汤为主的呢？麻黄汤、葛根汤、大青龙汤、小青龙汤，以至于麻黄桂枝各半汤都属于麻黄剂，是为发汗的嘛。

那么这就形成两大系列的方剂，除此之外都不是（太阳病）。不是，他搁到太阳篇里干什么呢？他就为了应机之变。张仲景这个书，太阳篇是说得最多。病不是固定的，不是太阳病老是那么个太阳病，由于治疗的关系，兴许是误治；以及由于病传变的关系，它（太阳病）随时变化。那你研究太阳病，这个地方（太阳病的变化）他都要说呀。而且（太阳病当然是）为了发汗，（但若太阳病变化之后则是）有些可发汗的，有些不可发汗的。阳明病也是这样，每一章都是前面儿反复地这么说。今天就说一下概要吧。

再有呢，就是辨六经（的关键半表半里）。我们方才说了，半表半里病，它不像表、里那样单纯。表证，无论太阳病、少阴病，都好辨，是在体表，身疼痛这一套东西好辨。那么里证呢？无论阳明病、太阴病，也好辨，都在肠胃里头。最复杂的就是半表半里。像我们说的那个“口苦咽干目眩”，白虎汤证也口苦咽干，也有目眩。里头有热，循着孔窍往上来，就有这一套东西（口苦咽干目眩），所以（少阳病的辨别）也不够（明晰）。

厥阴篇更成问题了，是不是古人在这里头一点也没认识？不是的！（因为）没法认识。我们方才说的半表半里这个部位，它牵连到一切脏腑。你看小柴胡汤就看出来了，“或这个、或那

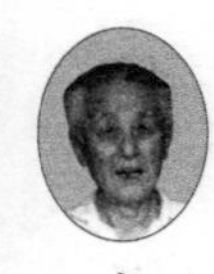

个”，不好用简单的（提纲或指征）把它概括了，也没法儿概括。

所以少阳病的提纲和厥阴病提纲都不够全面，只能做个参考。那么怎么辨呢？这成问题了。有办法。他这个书上，也举这些例子。比方说，既然表证好辨，里证好辨，除去表里呢，那不都是半表半里吗？所以我们在临床上，也是天天儿用这个（排除）法子。就是不是用发汗的方法（太阳、少阴）治疗这个病，也不是用温补（太阴）或者是吐下（阳明）的方法来治这种病，这就是表里都没了。剩下都是半表半里病。半表半里，要是反映的是阳性的，那就少阳病；反映阴性的那就是厥阴病。这就够了。所以你看看厥阴病只是四条，他也没详细说，没法儿说。那么少阳病呢？也就是口苦咽干，他就在柴胡证里说得清楚，（要想把少阳病说得完整全面清楚）事实上是不可能的。这个地方牵连到这么些脏腑，这个地方要有病，最容易涉及到其他的脏器。所以，像小柴胡汤证用些“或这样、或那样”的也不行，也不够个提纲。或者这么的，或者那么的，那还都不行。所以没有法子（精确概括半表半里）。

在临床上我们只能够（用排除法），表里好辨，像咱们说的感冒这一套东西都是太阳病，如果人虚衰，脉微细，这都属于少阴病；那么胃家实这一套，不大便，大便不出来，（就是承气汤证）。只是热，就像白虎汤证。这都是属于阳明病；腹痛下利，虚寒在里这一套东西，都属于太阴病。那么表里好辨，除去表里都是半表半里。所以这个（半表半里）辨证也并不难的。

他这个书，主要是以六经分篇。可是在少阳里头、在厥阴里头都不够的，这我们也要知道。但是，我搞这么些年，我也曾经积累一些经验，对于少阳病，的确变化是相当的多，也拿不出来一个更好的一个（辨别的）特征。那么只能是先辨表里。

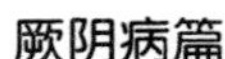
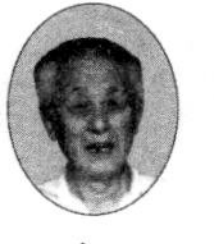

（表里常见）这个东西常了，用不着特意辨。来了病号了，一看就知道，他（病号）一说你就清楚了，表里很容易嘛，离开这个（表里）都是半表半里。半表半里的方剂上也相当的多。

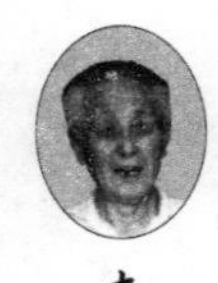

霍乱病篇

辨霍乱病脉证并治

霍乱病，故人给起名叫霍乱，就是病来暴来、挥霍撩乱、上吐下泻的这种病，是个急性传染病，这个大家都知道。我对这个病有经验，我亲临其境遇到三次。

现在这个病少了，可是这个也要知道，这个病在乡村有时候还是有。

382　问曰：病有霍乱者何？答曰：呕吐而利，此名霍乱。

他说什么叫做霍乱呢？主要的就是上吐下泻。这个也类似伤寒，开始是表里一起病，但是上吐下泻相当厉害。这个病死人快得很，一脱水就死。

那么这个（条文），他只是提出上吐下泻，他并没说明这个病的详细情况。底下第二节，说得清楚了。

383　问曰：病发热，头痛，身疼，恶寒，吐利者，此属何病？答曰：此名霍乱。霍乱自吐下，又利止，复更发热也。

那么这个就是承上头那一节儿，详述其证，就对霍乱这个病证又详细说了一下子。那么这个病之初作，像一般的外感伤寒一样，也发热头痛身痛恶寒。但是同时呢？他又有吐利，上

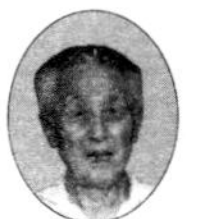

吐下泻。所以这个表里一起来，所以管它叫做霍乱。

霍乱它是自吐下。不是有其他的原因，病一来就自吐自利。那么他吐下，有的时候也就不吐不下了，就是无可吐下，到那么个地步，就是下利和吐也止。但是，如果病不是好的样子，他还是“更发热也”，那就像这么一句话了，说（第 384 条）“本是霍乱今是伤寒”，那霍乱过去了，后来就类似伤寒的病。不是好（病愈），假若真正要是好呢，他还不是这样子。

所以这个病与我们前面讲的《伤寒论》也有关系的，这个是暴吐暴下，就是胃肠里头，纯粹的所谓“痛泻”那个样子，所以虽有表证，也要舍表救里，不能够管这个表证，不要拿这个当作太阳阳明合病，吃葛根汤，就坏了。

所以我们在平时用发汗药，古人有这么几句话，“渴而下利，小便复利”，渴又下利就说明丧失水分了。或者是小便频利、数，这都不能发汗。

我们说那个太阳阳明合病，它只是有表证，但是他下利而已，他没丧失津液，他不是那么渴，我们要是真遇着那种渴又下利又吐，这你千万不要根据太阳阳明合病用葛根汤，又加半夏那更不行了。所以（本条）这就舍表救里了，这个下利太厉害了，人身上水份马上就要没有了。

384　伤寒，其脉微涩者，本是霍乱，今是伤寒，却四五日至阴经上，转入阴必利。

本呕下利者，不可治也。欲似大便，而反失气，仍不利者，此属阳明也，便必硬，十三日愈。所以然者，经尽故也。

下利后，当便硬，硬则能食者愈。今反不能食，到后经中，颇能食，复过一经能食，过之一日当愈，不愈者，不属

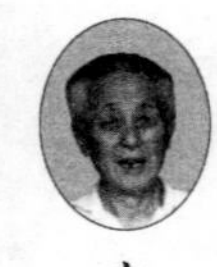

阳明也。

（一）“伤寒，其脉微涩者，本是霍乱，今是伤寒，却四五日，至阴经上，转入阴，必利。”这是一节。他说“伤寒，其脉微涩”，微涩就是津液虚，津液、血液俱不足的样子了。这是什么道理呢？伤寒这么能这样子呢？由于他本是霍乱，他得的时候就是呕吐下利。

“今是伤寒”，他呕吐下利止了。这就根据上一节（第 383 条）说的问题，所以，现在只剩一般伤寒的这种情况了，那么这个不是好现象。要是好（病愈），这样子慢慢大便干了就好了。（但本条）这一个“却四五日，至阴经上”，这指着伤寒说了。那么这个他是当时无可下利了，所以他吐利都止了。那么再四五天，到阴经上，说伤寒传里的时候，他还要下利的，还要“必利”。这个后头有，怎么治疗有啊（第 385 条，四逆加人参汤主之）。这是一条。

（二）还有一条，就是始终不利了，就是好了（病愈）。“本呕下利者，不可（乱）治也”。说以前他是呕吐下利，霍乱，那么现在“只是脉微涩”而不下利了，可是“脉微涩”（说明）没正常，你可知道啊！他是下后太虚了。你要好好观察，他本来是霍乱那个呕吐下利，现“脉微涩”是应该的，他要逐渐恢复的，不要瞎治，“不可治也”，这个阵儿你看他虚，瞎给补，这可不行。

“欲似大便而反矢气”，这底下都是接着这句话（本呕下利者，不可治也）。他要大便，但是而反矢气。已经不利了，虽然转矢气，就像拉似的，可是（大便）还是不利。“此属阳明也”，这是属于胃气恢复，这个“阳明”它指着胃说的，不是指阳明病说的。

“便必硬”，胃气恢复，津液还是不那么充足了，所以脉微

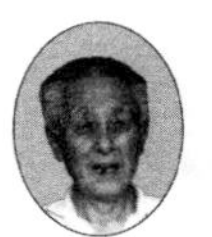

涩，但是以后慢慢地大便它要硬了。

“十三日愈”，这都是约略之词，一般说都是十三四日就要好了。那么古人他要解释，为什么十三日好呢？这是“经尽故也”，六日一个循环，十二日两周，那么到第十三天又该转属阳明了，所以这既然是胃气恢复了，到这一天他一定要好的，这是古人的看法儿，其实这没什么大意思。

霍乱病，下利止，如果是好的样子，尽管其脉微涩，这慢慢能恢复的。恢复得多长时间呀？一般是十二三天。这是说“不可（乱）治”。

这一节是两个意思：头一个不是个好样儿，虽然暂时止了，以后就变成虚寒下利，那还是很严重；第二个呢？干脆他是好了，可是脉还是微涩，这阵儿可不要胡治，吃热药更不行。那么这个你看看情况，逐渐逐渐胃气恢复大便硬，就是完全好了。为什么大便硬啊？津液丧失太多了。他不像一般那个闹肚子，闹肚子，比方闹痢疾吧，他一点点大便成形儿；（本条）这个不是的，这个丧失水分太多，胃肠里头没有什么东西了，所以有屎出来是干的，这也是霍乱病的一个特殊情况。

（三）“下利后，当便硬，硬则能食者愈；今反不能食，到后经中，颇能食，复过一经能食，过之一日，当愈。不愈者，不属阳明也。”

这是根据上边一条的第二个部分，就是霍乱病已经不吐不下了，脉微涩，逐渐大便要硬的。所以“下利后，当便硬”，这指着霍乱病。要是硬呢，这是胃气恢复了，“硬则能食者愈”，胃气完全恢复。“今反不能食”，因为大吐大下之后，胃气也是虚，大便是硬，但是他不能吃东西。“到后经中，颇能食”，你还要观察观察，就是头六天不能吃东西，转入后经了，他能慢慢他能吃东西了，就是胃气在这时候恢复了，这也没问题。那

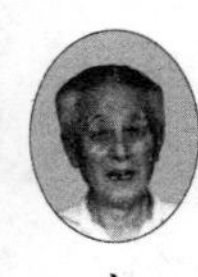

么在后经中，一经就是一个六天，都好（没发生意外），那么到第十三天也一定要好的。“过之一日当愈”，如果过之一日，还不好。还不好那就是能吃，而病是不好的，还是拉不下屎来，是这种意思。这就“不属阳明也”。你不要看着胃气恢复了，老不治也不行，这个时候一定要随证而治之。（当然他）话是没说。这种情形也是少了。

一般要是大便硬了，霍乱是可以好的；也有丧失水分太多，那么肠胃虽然能食，大便始终不通这个事儿也是有的。这要根据当时的情形，但是用承气汤的机会很少。这个情况用蜜煎导的法子，或者用麻子仁丸这类方药，总之要少给他用攻破药才好呢。

385　恶寒，脉微而复利，利止亡血也，四逆加人参汤主之。

四逆加人参汤方

甘草二两（炙）　**附子**一枚（生，去皮，破八片）　**干姜**一两半　**人参**一两

上四味，以水三升，煮取一升二合，去滓，分温再服。

“恶寒脉微，而复利”，这就是承着这个上边“转入阴经必利”那一节说的（第384条）。我刚才说后头有治法，就指着（本条）这一节说的。

他说啊，先是呕吐下利，后来呕吐下利止了，可是脉又微又涩，那么转入阴经，他又下利了。就指着那一节（第384条）说的。

所以这一节他开始就说，“恶寒脉微而复利，利止，亡血也，四逆加人参汤主之”。

这个利止，不是“又利止”（383条：霍乱自吐下，又利

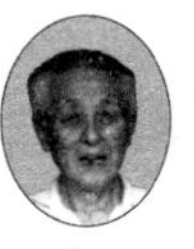

止，复更发热也。）了，“又利止”是指着霍乱病呕吐下利那个“吐利止”，那个利止，不是病好了，“亡血也”，亡津液、亡血液到家了。体液亡失了，他就没有什么可下可吐的了，所以他吐利止，这么止的。

那么（本条）这次“恶寒脉微而复利”，就是那个利止之后又转入阴证，“恶寒脉微而复利”（不同于383条的霍乱自吐下，又利止，复更发热也）你看他不发烧，这就是咱们讲的太阴病的这种下利了。

原先那个“吐利之所以止”不是病好，是“亡血也”，亡津液、亡血液的关系。那么这一回他又复利，“恶寒脉微而复利”，这就用四逆加人参汤。为什么用四逆加人参汤呢？阴寒下利本来用四逆汤。由于亡血，津液丧失太多了，加人参健胃益气。咱们知道人参是益气，益什么气？就是滋津液。咱们说中气，中气就脾胃之气了，那么，得恢复胃，胃气恢复了，才能，布谷气而生津液，要不哪来的津液呀！

所以这一段，（很多）注家，尤其《医宗金鉴》（注解得有错误），太医院的人瞎胡闹。他一看亡血，亡血怎么还用辛温热药呢？这（胃气）病啊，咱们讲过三阴篇大概明白了，这个没有用所谓甘寒滋阴的？没有那么用的。一用人就完了。胃气不恢复，补津液没用。你非恢复胃气不可，化谷生津嘛！没有胃气，津液哪来的？你们看看《医宗金鉴》注解就知道了（其注解错误了）。《医宗金鉴》说“亡血”不对，是“亡阳”，给瞎改，乱七八糟的，胡说八道。（我认为本条）这就是根据那一条（第384条），“本是霍乱今是伤寒”，吐利止，那么“却四五日”呢？止了几天，转入阴经，他又下利，就是这一个（385条）“而复利”。那么霍乱止那几天呢，就是这个（385条）“利止”。为什么利止？由于“亡血”。它是个倒装句儿，这就四逆

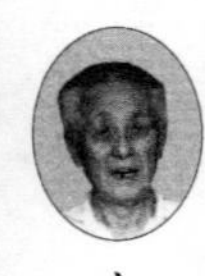

汤加人参。

咱们说是阴寒下利，脉微欲绝，或者是手足厥冷，下利清谷这都是用四逆汤。但是由于津液已经亡失太多，所以加人参。人参的加法跟白虎汤加人参一样。白虎汤加人参，是在白虎汤证热的基础上，津液丧失了，所以他烦渴，大烦渴引饮欲饮水数升，你非加人参不可，那也不能搁滋阴药。这个（四逆加人参汤）也是一样的。阴寒，真正的人身上体液丧失太多，也得加人参。那么这个方子就是四逆汤加一味人参。所以它治四逆汤证，另外津虚血少。

386　霍乱，头痛发热，身疼痛，热多欲饮水者，五苓散主之；寒多不用水者，理中丸主之。

理中丸方

人参　干姜　甘草(炙)　白术各三两

上四味，捣筛，蜜和为丸，如鸡子黄许大。以沸汤数合，和一丸，研碎，温服之，日三四，夜二服。腹中未热，益至三四丸，然不及汤。汤法，以四物，依两数切，用水八升，煮取三升，去滓，温服一升，日三服。若脐上筑者，肾气动也，去术，加桂四两。吐多者，去术，加生姜三两。下多者，还用术。悸者，加茯苓二两。渴欲得水者，加术，足前成四两半。腹中痛者，加人参，足前成四两半。寒者，加干姜，足前成四两半。腹满者，去术，加附子一枚。服汤后如食顷，饮热粥一升许，微自温，勿发揭衣被。

那么（本条）这个就是根据那个（第383条：问曰：病发热，头痛，身疼，恶寒，吐利者，此属何病？答曰：此名霍乱。霍乱自吐下，又利止，复更发热也），就是霍乱之初来，也是头

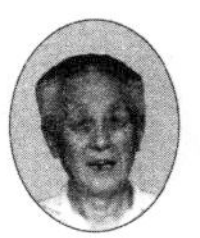

痛发热，身疼痛。如果他欲饮水，渴的厉害，渴都是胃有热，这时说是“热多”，不是这之外另有什么热，不是的。就是说，“欲饮水者”，可见是热多，这个时候可以用五苓散。五苓散，一方面解表，分解水了。水一分解开，吐利也就好了。

“寒多，不用水者”，一开始里头就虚，虚就生寒了。他一点水不想喝，虽然也“头痛发热身疼痛”，应该舍表救里，用理中汤。理中丸不如理中汤，他（在本条）这个儿搁个理中丸，（我认为）还是用理中汤好。

所以，一样儿的病（如霍乱），是得辨证啊。那么古人说是多热多寒，就看他渴不渴。他渴呢，欲饮水，说明热多，这个用五苓散是没问题的。

我用这个（白矾）就治过（霍乱）。白矾这个药非常好。真正的霍乱，他拉的不是一般的屎，见不着（屎），就是红水汤子，那是没完没了的，要不人怎么渴呢？（治以）白矾挺好。白矾这东西挺苦挺酸，可是要有这个病（霍乱）的人他喝着香。（有个白帆治霍乱的案例，之所以单用白帆）我那是没办法了，（治疗地点是）在我家里头，因为那一阵儿我回去了（编者按：指胡老从北京回老家沈阳），在（抗战）胜利那一年。回去我打算在家乡开个小药铺算了，养老，打算那么样子。好！到那儿找不着房子，房子（很紧张，所以）大家乱抢。那时候我在北京认识一个姓马的大夫，他以前在华北医学院。他跟我说：您老走把我带去吧，在这儿我搞不出饭吃来。那时刚毕业的学生，刚在北京市考取的大夫，那一阵儿自己在家开业是不很好搞，没人（患者）儿找。他一直跟我说，我就说好吧，我就把他带回去了。带回去了，他在我家住着，还没等给他往外介绍事儿呢，他就得了（霍乱）。我在楼上住，他在楼底下住。他就招呼我，我下去，他说“我不好”，我说“怎么呢”？他说“我霍乱

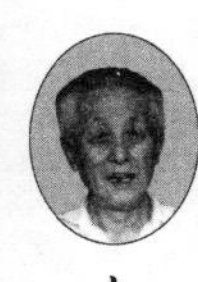

了”！那阵儿沈阳（霍乱）闹得最厉害。那正是（夜里）一两点钟的时候了，从外头买药也来不及了，那时候市面上不很太平。我说“怎么办呢”？还不敢声张，一声张了，这一家子人就坏了，就给你隔离开了。我说“得了”，我就上厨房，我问有没有白矾，说有，我就弄了挺大的一大块，浓浓的我给他弄了一大碗，我说“你喝吧”。他就喝了，喝完了他就好了。我亲身有体会，（治霍乱）白矾这个药最好。

也有的时候，真正虚寒，那是得用理中汤，（假如）不到那个（虚寒）地步，他还是有热的多得多，那么这个时候有用白虎人参汤的机会，也有白虎加人参合用五苓散的机会，五苓散用面儿粉，另外给用白虎加人参汤，这我都用过。

单独的五苓散证、理中汤证，比较少见，但是这个方法是对的。他如果要是渴得厉害，可以表里双解，一方面利水祛热，一方面解表。要是不渴，不渴就是阴证，咱们前面说过：“自利不渴者，属太阴，以其脏有寒故也。（277 条）”所以这时候解热的药都不能用，就用理中汤。

理中汤，咱们前面也讲过，就是：人参、甘草、干姜、白术。人参、甘草都是健胃安中的药，干姜、白术是温中祛湿的药，祛水，之所以呕吐下利，是由于胃虚有寒，这个方药它叫理中，很好。霍乱还是由胃而来的。

387　吐利止，而身痛不休者，当消息和解其外，宜桂枝汤小和之。

霍乱这一章挺重要。

“吐利止，而身痛不休者，当消息和解其外，宜桂枝汤小和之。”这就指着服用理中汤了，吐利是好了。“身疼而不休”，表证还是不了了。那么这个“当消息和解其外”，消息之，和解

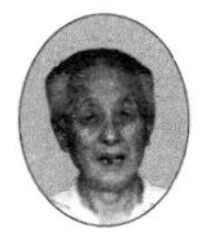

之，不要大发汗，只能够用桂枝汤小和之。“小和之”，这语气也很含蓄，就是我们用桂枝汤也用小剂量，不要用大量。因为体液丧失太多了，就是发汗也是微似有汗就可以了。

这跟我们讲的《伤寒论》是一样了。先救其里，后救其表。里好了，多少还有一些表证不了了，那么只能够用桂枝汤，没有再大发汗的必要了。（要是大发汗）那就是错了。

底下这几段是相当严重的病，这都不是初期了。

388　吐利汗出，发热恶寒，四肢拘急，手足厥冷者，四逆汤主之。

既吐又利而又汗出，这个（病情）厉害，津液顷刻绝灭了；还有表证“发热恶寒”；“四肢拘急”，拘急者就是抽了，就是津液、体液丧失太厉害了，组织失和就要抽了。“手足厥冷”，胃也是虚得厉害，血液、体液达不到远处四末，所以才厥冷。

你看这时他不用理中汤，用四逆汤，因为理中汤还有人参，这都不行。人参这个药味苦微寒，所以我们对危急的、真正虚寒的（病症）人参不能用了，所以（惯用）人参、人参汤（治疗虚寒危证）都是后世（医家）瞎扯。真正四肢厥冷、脉微欲绝，大夫用一个独参汤就治，那是治不好的，这种情况（应该）光用四逆汤。

津液是虚到家了，胃也虚得厉害，那么吐利汗出是脱汗，是虚脱的样子。还不赶紧用四逆汤这种大力的药，（则）这个人马上就虚脱而活不了了。

389　既吐且利，小便复利，而大汗出，下利清谷，内寒外热，脉微欲绝者，四逆汤主之。

“既吐且利，小便复利，而大汗出。”这个更凶。

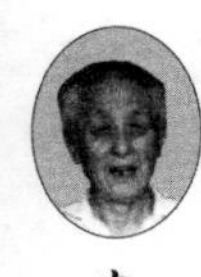

“下利清谷，内寒外热，脉微欲绝，四逆汤主之。”这个好在他没有手足厥逆。脉微欲绝本来应该用通脉四逆汤，（因为）他没有手足厥逆，胃气还没有沉衰到家，用四逆汤还行，光脉微欲绝，脉微欲绝就是因为津液丧失太厉害了。他既吐又利，小便还复利，这丧失人身上体液是多方面的，他有虚脱之象，还大汗出。

那么里面的是完谷不化，不但有寒，而且虚。内寒外热，内是真寒，外面就是有浮火了。就是所说的“无根之火”，当然也有一些像上边一样，他也许有发热，没有发热而大汗出，也是有热之象的。

其实呢，就他的症候说，他是有热之象，实质就是虚脱，也只能用四逆汤，也只有这么一个方法了，没有其他（更好的法子了）。这个比上面的理中汤证重得不得了，要是遇上游医用一些平稳治吐治利的药，是绝对要送命的。绝对好不了！这地方都非常得好。

390　吐已下断，汗出而厥，四肢拘急不解，脉微欲绝者，通脉四逆加猪胆汁汤主之。

通脉四逆加猪胆汁汤方

甘草二两（炙）　**干姜**三两（强人可四两）　**附子大者**一枚（生，去皮，破八片）　**猪胆汁**（半合）

上四味，用水三升，煮取一升二合，去滓，内猪胆汁，分温再服，其脉即来，无猪胆，以羊胆代之。

“吐已下断”，这是承接着第388条（吐利汗出，发热恶寒，四肢拘急，手足厥冷者，四逆汤主之）说的。这是吃了四逆汤也不吐了，也不下了，但是旁的病不好，“汗出而厥，四肢拘急不解”。这个还是不好（没有痊愈）。脉呢？反微而欲绝，这个

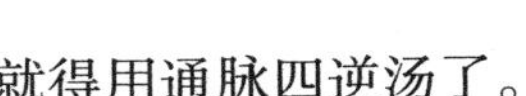

就得用通脉四逆汤了。

这是心脏衰竭的现象，吃了四逆汤不是不好，是好一些，吐利都好了，但还是大汗出，四肢厥冷，还是抽，这些没解决。这纯粹是亡津液、亡血液的现象，要是不敢用大热药这回就不行了。只能用通脉四逆汤这种方法了。加猪胆汁更起亢奋作用，所以咱们那时说白通汤加猪胆汁，应该是通脉四逆加猪胆汁，我也就从（本条）这个地方看出来的。

他这个书全是这样，要不然“吐已下断”你都看不清楚。就是前边有讲的，底下就有这些话，像我们前面讲的有许多阳明篇提到太阳病，（本条）这个也是，（简洁）提到上面那个四逆汤证（388 条），（四逆汤证之后的变化为）“吐已下断，汗出而厥，四肢拘急不解”，他搁“不解”两字，“不解”两字很有分量。这个“不解”者，说明吃药而病不解。吃什么药？他提出来了：“吐已下断”以前有“上吐下泻，汗出而厥，四肢拘急”这肯定是第 388 条的情形。所以他这个书不好读就在这一点，不假思索而顺口读过的是读不出来（背后的底蕴）的。

391　吐利发汗，脉平小烦者，以新虚，不胜谷气故也。

“吐利发汗”者，又有点吐利，而微微汗出，“发汗”不是咱们拿药发汗，不是。

但是虽然他有点吐利而汗出，但是“脉平”，脉平者说表里，表里没什么病。而且不大烦躁，而“小烦”。烦大概都指胃说的，胃不和者，烦嘛。小烦，里头不舒服。

吐利而微微汗出。咱们讲“阳明病法多汗”嘛，这个（阳明病的汗）主要指的吃着了，有存食，才有这个情况。所以（本条）脉平，没有什么大的其他问题，表里上没有什么特殊邪气。

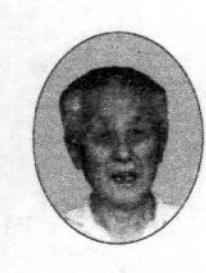

这是由于什么呢？“新虚不胜谷气故也”，他得了霍乱病，丧失人的津液，所以胃气最虚了。那么胃气新虚没复，这就是瞎吃，吃而不能消化，蓄食在胃，就小烦，就呕吐、利，这都是这么来的。那么这时减食就好了，我们不必治疗。所以新虚不胜谷气，它没有克化谷气的能耐。

霍乱就完了，霍乱讲得挺好，又紧凑，要点的东西都讲了。

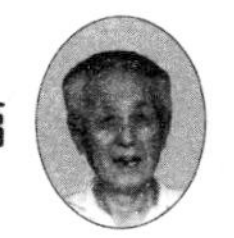

阴阳易瘥后劳复病篇

辨阴阳易瘥后劳复病脉证并治

底下劳复易很少了。

392　伤寒阴易之为病，其人身体重，少气，少腹里急，或引阴中拘挛，热上冲胸，头重不欲举，眼中生花，膝胫拘急者，烧裈散主之。

烧裈散方

妇人中裈近隐处，取烧作灰。

上一味，水服方寸匕，日三服，小便即利，阴头微肿，此为愈矣。妇人病，取男子裈烧服。

劳复易也不错，不过头一条这个方药，这个问题我问过多少人，我从学医的时候就问，没人遭遇这种病，这个看起来恐怕不合理。

他说的是得了伤寒，古人说伤寒就是热病，古人认为这个是大病。如果女的得病，男女同床，女病就能够易到男人身上，它叫阴阳易嘛，这叫阴易，由阴易到了男人身上。假如这个病在男人，也能易到女人身上，叫阳易。

叫我看这是个神话。那么伤寒病初愈时，人身上带菌，可能传染，这个是可能的，但是不一定由于男女同床。所以他这个说法，靠不住的。因为这个我问过很多人，讲起来都挺津津有味，但是谁也没遇到这个病。古人呢？古人也就是瞎说，我看《千金》上也是的，孙思邈说得玄天玄地的，可是事实我看不像有。这个病是怎么个病呢？

“其人身体重，少气，少腹里急”，咱们知道身体重就是身上停湿，伤了肾气了。

“少腹里急”，少腹里急有两种问题：一种停水，小腹满；一种有瘀血，小腹也满。他也没提是什么，当然（本条）这个看样是蓄水了。

“或引阴中拘挛”，那么小腹拘挛以至于引到前阴，这是下边，看样子是虚，伤了肾气，虚而停水停湿。

那么有一种虚热冲于上，“热上冲胸，头重不欲举，眼中生花，膝胫拘急者”，“膝胫拘急”，这就说明有点抽的样子。

古人说这是毒闹的。用烧裈散，这更近乎怪诞。裈，就是所谓中裈，就是靠着内里头衣裤。我认为这个事情是怪诞不经。你们看看烧裈散是这么个情形，取妇人中裈近隐处，剪烧灰。把这个地方裤子剪下来，把它烧灰存性。剪下来烧灰，然后服一方寸匕，就是现在说是很小分量，因为灰它也轻呀，（量的）多少都没有关系。“日三服”，用水把它合服。“小便即利”，这东西看来是利小便的，前面症候像是小便不利，停湿停水嘛，“其人身体重，少腹里急”，看这样是停水。他说吃这个能利小便，同时“阴头微肿，此为愈矣”。“妇人病取男子裈烧服”，一样。

这个做个参考吧，后来咱们根据实践再研究，我看这东西不合理。我以前给他们讲的时候我也这样子说，可是各医书上都提这一节。所以张仲景这个书有些地方（不一定全部正确），教书的人，照本往下传。（我认为）这个东西就应该扬弃。就像消渴证，由于厥阴病它头一节的提纲“消渴，气上撞心，心中疼热”，有些注家撒谎，（他们诡辩说）我就遇到过干消渴的，还有干消渴的，（我认为是）瞎说八道。（本节）这个地方也有

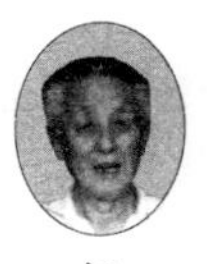

（类似瞎说的），也有说遇着过这个（阴阳易）的，这都是医书上（文献记载），但是活人中没有看到谁遇到过这个的。这个咱们留在后头研究，我是不敢说它（阴阳易）是真的。说是传染是可能的，伤寒病好了，人身上带菌，还传染，伤寒病传染挺厉害的。

393　大病瘥后劳复者，枳实栀子豉汤主之。

枳实栀子豉汤方

枳实三枚（炙）　**栀子**十四个（擘）　**豉**一升（绵裹）

上三味，以清浆水七升，空煮取四升，内枳实栀子，煮取二升，下豉，更主煮五六沸，去滓，温分再服，覆令微似汗。若有宿食者，内大黄如博棋子五六枚，服之愈。

古人有病之复，复就是重发。这个“大病瘥后”就指的伤寒，由于不慎劳役，过劳它也犯。尤其过吃着，古人大概吃着的时候多。也有由于房室之劳说的，所以古人对伤寒病之后（的护理）男女要隔床的。他这个说“劳复者”，换言之，不是吃着了。

而发烦热，可以用栀子豉汤主之。那么有些胀满呢，加枳实。若有宿食者，那就是吃着了，就是所谓食复了，这个准是大便干了，可以加大黄，就是枳实栀子豉再加大黄，就是枳实栀子豉大黄汤。

伤寒病所谓劳复，不是又得伤寒病了，不是那样的，就是又发烧了，又发烦热了，就指的这个。从用栀子豉汤看，还是发烦热。发烦热而大便不干，有些心中懊侬，肚子有点满，那可以吃栀子豉加枳实。如果大便再干，就可以加大黄。他说“如博棋子五六枚”，就是围棋子那么大搁五六个，这是个约略之词，我们一般用不了这么重的药量，就搁 6 克就行，6 克切得

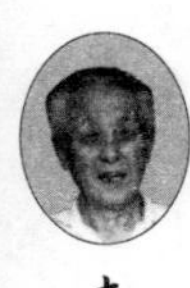

薄也得五六枚，切得厚两三枚就够了。这个病是常有的，心烦，摸着脑袋有点烫，吃点栀子豉汤。要是有胀满加枳实，要是大便干加大黄。

枳实栀子豉汤，就是咱们讲的栀子豉汤又加上枳实。“上三味，以清浆水七升，煮取四升，内枳实、栀子，煮取二升，下豉，更煮五六沸，去滓，温分再服，覆令微似汗”。你看这个书矛盾了啊，咱们以前讲栀子豉汤，都是（谈到）吐，“得吐者，止后服”。在这个（本条）不是（吐）了，让你吃，让你多盖点，出点微汗就好了，不吐了。所以这个方药根本不吐。咱们以前在“太阳篇”讲的那个吐全是错的，你看（本条）这个很明显，现在大家讲（伤寒论）还是这么讲（依照原文说栀子豉汤能吐），该吐的还是吐，（本条）这个不吐的他就不说了。其实就是不吐，在前面“太阳篇”讲的吐就是错的。咱们讲（栀子豉汤）时，我倒提了（栀子豉汤不吐），我常用这个方子，不吐。

（本条）也就是栀子豉汤心中懊侬而烦，若有些腹胀满则加枳实。那么胀满再加大便不通呢？再加大黄。劳复以“食复”为多，这个方子（枳实栀子豉汤加大黄）用的机会最多。

394　伤寒瘥以后，更发热，小柴胡汤主之。脉浮者，以汗解之；脉沉实者，以下解之。

得了伤寒病，（本条）这个不是太阳伤寒，这个就指着“伤寒病”说的。好了以后，由于不善摄生，或者过劳，吃着（食复）最厉害，伤寒病（编者按：特指伤寒杆菌而致疾病）我得过，我也“更发过热”，也就是吃的（食复所致）。（所以，得伤寒病好了之后不要吃得太过）他是饿，饿也得戒着点，要是吃过了也就发作。那么这个（情况）一般用小柴胡汤最好。这

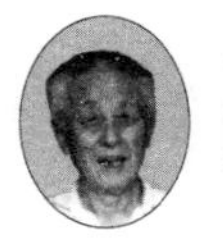

个病没有表里的明显症候，就是人手脚、耳面觉得发热。

如果脉浮呢，就是有了外感了，那根据外感的情况该用什么药用什么药发汗。

脉沉的，这是在里，这是吃着了（食劳），也要选用适用方剂来泻下。一般泻下也都用大柴胡汤的机会多，用承气汤的机会很少。

可见柴胡剂的应用范围是非常的广。既不关系表和里而有发热，大概都属柴胡证，半表半里嘛，发热是阳性证，这都属于少阳病。

395　大病瘥后，从腰以下有水气者，牡蛎泽泻散主之。

牡蛎泽泻散方

牡蛎(熬)　**泽泻**　**蜀漆**(暖水洗，去腥)　**葶苈子**(熬)　**商陆根**(熬)　**海藻**(洗，去咸)　**瓜蒌根**各等分

上七味，异捣，下筛为散，更于臼中治之，白饮和服方寸匕，日三服。小便利，止后服。

这个也是常见的，《金匮要略》里有，水气病就是浮肿的（病），在腰以下肿，利小便；腰以上肿，可发汗。我们在门诊上有一个小姑娘（患者），她就是眼睛肿，我就给她吃的越婢汤，现在还挺好。要是腰以下肿的，就利小便。水与部位也有关系。腰以下肿与下焦小便不利有关系，所以利小便就好了。大病瘥后，这个事情（腰以下有水气）很多，由于代谢没有恢复正常，有的时候吸收上不好，或者是小便有些排泄不够，有时候就有停饮，有时候有浮肿。腰以下的用利尿药。

（牡蛎泽泻散）这个方子就是普通的利尿药，其中包含的瓜蒌牡蛎散也是《金匮要略》的方子，瓜蒌牡蛎散滋阴解热。那么大病瘥后，由于有水肿他也有烦热，看牡蛎泽泻散这个方子

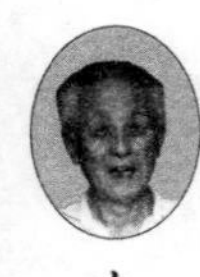

肯定是这样，他用的瓜蒌、牡蛎嘛。其他几味药都是祛水利尿的，泽泻我们知道了，蜀漆也是一样，蜀漆大量用时要吐的，所以要洗去腥。葶苈子、商陆根、海藻都是祛水的。但是药用得挺厉害的（敢用毒性药），你看商陆根和蜀漆都多少有毒，所以我们要用呢，叫我看，利尿用五苓散比较强。如果有烦渴的情形，瓜蒌、牡蛎可以用，其他的根据情况用五苓散，或者用防己茯苓汤的法子都行。

他也只是举了个例子，这只说利小便，他举了个（牡蛎泽泻散）例子。怎么利小便呢？根据情形看吧。由于小便不利下身肿，你根据情形用利小便的药物就可以了，不一定限制于（牡蛎泽泻散）这个方子。（牡蛎泽泻散）这个方子很厉害（敢用毒性药），尤其蜀漆那个药用不好会吐；葶苈子没问题，葶苈子它祛上边水的，如果有浮肿，有些咳嗽、痰多，葶苈子可以用，往旁的利尿药加也行呀；商陆根是治水肿挺有力量的药，但是我们用商陆根（因为有毒）也可以用木防己，木防己这药也挺好，它没有毛病（毒性）。

（牡蛎泽泻散）这个方子也是举个例子，不一定非用它不可。所以这个方子祛水肿是相当有力量，同时有些烦渴的样子，所以用瓜蒌、牡蛎配合这几个祛水利尿的药。

396　大病瘥后，喜唾，久不了了，胸上有寒，当以丸药温之，宜理中丸。

（本条）这是没问题的。

“大病瘥后”，胃气不复，就是胃虚有寒，尤其有寒饮。胃虚才停饮嘛，胃要不虚则饮在那儿待不住。

由于有饮，所以他“喜唾”，饮往上。根据辨证这都挺好：口干口渴是里头有热，“喜唾”，口当然不干了，口水多，都是

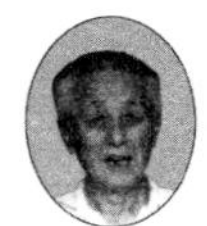

里头有寒。

那么有寒怎么办呢？就用温药吧，一般最常用的就是理中丸。理中就是理中焦，就是治胃，古人说是治脾，脾胃，（其实我认为）古人说的脾的功能大多是胃的功能。

不过我们也可以加个小心，有的时候（本条所述）也有吴茱萸汤证。吴茱萸汤证也喜唾，但它（吴茱萸汤证）那个喜唾，胃的毛病比较重，总是要有恶心，起码是恶心，甚至于头要晕，胃停水多，那就是吴茱萸汤证。吴茱萸汤证也有唾涎沫，头痛，或者头晕，或者胃疼。吴茱萸汤也是温中祛饮，祛饮的力量大，吴茱萸汤证影响到头部。理中汤不影响头部，但是心下痞硬，胃特别虚。

397　伤寒解后，虚羸少气，气逆欲吐，竹叶石膏汤主之。

竹叶石膏汤方

竹叶二把　**石膏**一斤　**半夏**半升（洗）　**麦门冬**一升（去心）　**人参**二两　**甘草**二两（炙）　**粳米**半斤

上七味，以水一斗，煮取六升，去滓，内粳米，煮米熟，汤成去米，温服一升，日三服。

这是很要紧的一个方子。

伤寒大病是解了，但人不爱恢复，人不爱恢复主要（原因）还是在胃。人也虚，也瘦，感觉气不足，气短，而且老要欲吐，“气逆欲吐”。

古人说“壮火食气”，气短总是有热的关系，热能够伤人气，这是《内经》上的话，（壮火之气衰，少火之气壮）“壮火食气，气食少火”（壮火散气，少火生气）。胃喜温不喜寒，所以胃平时得温才能够“少火生气”，不要温大发劲儿了，你要是

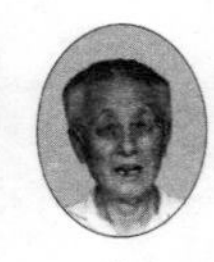

热大发了反倒食气，就短气。所以冲“（虚羸）少气”上说，是有热象。那么“气逆欲吐”呢，是胃不好。当然胃虚，按我们现在（后世医家）的话就是胃阴虚了，就是胃虚有热。

竹叶石膏汤这是个好的方药，这个方子由麦门冬汤来的，又另外加石膏。竹叶、半夏都是下气的药，下气止逆，所以竹叶也治咳逆，半夏治呕逆，是下气止逆的。另外，人参、甘草、粳米、麦门冬都是健胃的。不过麦门冬健胃，是健胃生津，它是甘寒的，胃要是真正虚有热可用麦门冬，胃虚而有寒是万不可用麦门冬的。人参这个药它是平稳药，它微寒，寒热都可以用。唯独麦门冬不是这样（只能用于热不能用于寒）。尤其石膏更不行了，那是专祛热的。

这个（竹叶石膏汤方证）主要是胃既虚而又热，才有“虚羸少气，气逆欲吐”，气逆有多种，一方面咳嗽也有了，一方面呕逆也有了，欲吐。

竹叶石膏汤这个方药，对于一般的肺结核挺好，在末期时挺有效，但是在初期时用石膏的机会还是少的。这个方药很好，我们一般治人胃虚有热、咳逆呕逆，这个方子都挺好使。大病瘥后，虚热老是不断，老有，那么发生“虚羸少气，气逆欲吐”时可用这个方子。这个方子你们看看，半夏、人参、甘草、粳米、麦门冬，就麦门冬汤，麦门冬汤是治火逆上气、咽喉不利，就是治咳嗽，咱们说清阴养肺就是这个办法。另外它（麦门冬汤）加上竹叶、石膏，祛热下气的力量更大了。（竹叶石膏汤）这个方子最常用了。

398　病人脉已解，而日暮微烦，以病新瘥，人强与谷，脾胃气尚弱，不能消谷，故令微烦，损谷则愈。

这是最后了，告诉人护理是最要紧的。尤其是大病将好。

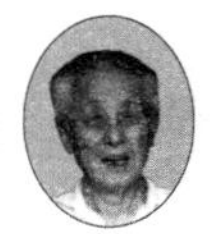

脉是如平，没有什么大问题了，可是“日暮微烦”，就是“日晡所”了，“日晡所发烦热”，这是属胃，属阳明嘛。日降暮的时候微微有点烦，不是大烦。虽然胃有些问题，不是个大病。

这是什么道理呢？就是病新好，“人强与谷”。咱们旧日有个陋习，人有了病了，尤其爹妈很怕饿着，又给做这个吃那个吃，多吃点儿，才好强壮。这才坑人呢！就吃出病来了。

由于大病差后，脾胃气一半时不恢复，还在弱的时候，它“不能消谷”。所以，（因为）停食了他就“微烦”。

“损谷者愈”，少吃就好了，他没什么病嘛，只是微烦，而脉如平，这就是，不要那么吃就行了。这很有教育意义。所以咱们尤其老人疼儿女，犯这个毛病，见着病不能吃了，老劝他吃，这不是好事儿。

咱们到这儿算讲完了。

这两章都好懂，霍乱和劳复易，他附在伤寒之后了，因为与伤寒也有关系，尤其是这个霍乱。

咱们暂时就休息了，等着秋后凉快了，咱们再继续讲《金匮要略》。

附录一　经方大家胡希恕年谱

1898 年 3 月 10 日　生于辽宁省沈阳市北郊区东伍旗村。

1906～1910 年　在本村初级小学念书。

1911～1915 年　在蔡台子村、沈阳县高等小学读书。

1915～1919 年　在奉天省立第一中学校读书。在此期间有国文老师王祥徵，于课余教授中医，并于此期间在沈阳市政公所考取中医士，取得合格证书。（17—21 岁）

1919～1923 年　在北京通才专门学校（交通大学前身）读书。（21—25 岁）

1924～1925 年　沈阳县立初级中学校任英文教员。（25—27 岁）

1925～1926 年　辽阳县立高级中学校任英文教员。（27—28 岁）

1926～1927 年　辽宁省立第四高级中学校任英文教员。（28—29 岁）

1927～1928 年　哈尔滨电业公司会计科任簿记股长。（29—30 岁）

1928～1931 年　哈尔滨特别市市政局市业科内市业股任股长。（30—33 岁）

1932～1935 年　哈尔滨市市产视察员。（34—37 岁）

1936～1945 年　在北京市西城区灵境胡同二号与陈慎吾先生合办联合诊所。（38—47 岁）

1946～1947 年　沈阳市辽宁省立师范专科任教务主任、秘书主任。（48—49 岁）

1947～1958 年　北京市私设中医诊所执业中医。（49—60 岁）

1955～1958 年　在北京交道口自办求实中医学校任校长兼讲师。（57—60 岁）

1958～1984 年　在北京中医学院东直门医院任副教授、教授。（60—86 岁）

附录二　条文索引

（括号中数字为正文页码）

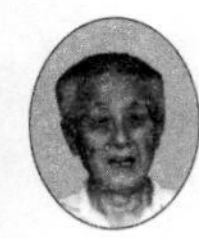

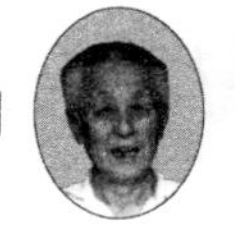

附录三　方剂索引

（括号中数字为正文页码）

二　画

三　画

四　画

五　画

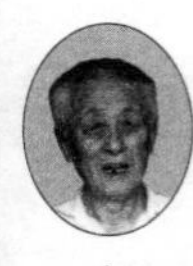

六　画

七　画

八　画

九　画

十　画

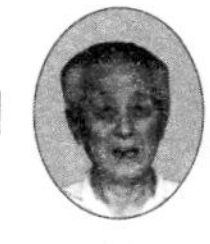

十一画

十二画

十四画